全国中医住院医师规范化培训教材

中医外科学

第 2 版

主　编　刘　胜

副主编　万　华　张书信　陈其华　袁少英　黄树林

编　委　(按姓氏笔画排序)

万　华(上海中医药大学附属曙光医院)　　　陈雪清(河北省中医院)

王立柱(山东中医药大学)　　　　　　　　陈德轩(南京中医药大学附属医院)

邓柏杨(广西中医药大学附属瑞康医院)　　郁　超(上海中医药大学附属龙华医院)

朱桂祥(江苏省中西医结合医院)　　　　　袁少英(广东省中医院)

刘　胜(上海中医药大学附属龙华医院)　　夏仲元(中日友好医院)

刘佃温(河南中医药大学第三附属医院)　　郭晨璐(湖南中医药大学第一附属医院)

刘秋江(福建中医药大学附属泉州中医院)　黄树林(安徽省芜湖市中医医院)

李国峰(长春中医药大学)　　　　　　　　龚　昭(武汉市中西医结合医院)

张书信(北京中医药大学东直门医院)　　　崔雅飞(黑龙江中医药大学附属第二医院)

陈其华(湖南中医药大学)

秘　书　单　玮(上海中医药大学附属龙华医院)

人民卫生出版社

·北　京·

图书在版编目（CIP）数据

中医外科学 / 刘胜主编 . —2 版 . —北京：人民
卫生出版社，2020.10
ISBN 978-7-117-30487-0

Ⅰ . ①中… Ⅱ . ①刘… Ⅲ . ①中医外科学 – 中医学院
– 教材 Ⅳ . ①R26

中国版本图书馆 CIP 数据核字（2020）第 181056 号

人卫智网	**www.ipmph.com**	医学教育、学术、考试、健康，购书智慧智能综合服务平台
人卫官网	**www.pmph.com**	人卫官方资讯发布平台

中医外科学
Zhongyi Waikexue
第 2 版

主　　编：刘　胜
出版发行：人民卫生出版社（中继线 010-59780011）
地　　址：北京市朝阳区潘家园南里 19 号
邮　　编：100021
E - mail：pmph @ pmph.com
购书热线：010-59787592　010-59787584　010-65264830
印　　刷：天津安泰印刷有限公司
经　　销：新华书店
开　　本：787 × 1092　1/16　印张：30
字　　数：674 千字
版　　次：2015 年 4 月第 1 版　　2020 年 10 月第 2 版
印　　次：2020 年 11 月第 1 次印刷
标准书号：ISBN 978-7-117-30487-0
定　　价：95.00 元

打击盗版举报电话：010-59787491　E-mail：WQ @ pmph.com
质量问题联系电话：010-59787234　E-mail：zhiliang @ pmph.com

数字增值服务编委会

主　　编　刘　胜

执行主编　陈其华

副 主 编　万　华　张书信　袁少英　黄树林

编　　委　(按姓氏笔画排序)

万　华(上海中医药大学附属曙光医院)

王立柱(山东中医药大学)

邓柏杨(广西中医药大学附属瑞康医院)

朱桂祥(江苏省中西医结合医院)

刘　胜(上海中医药大学附属龙华医院)

刘佃温(河南中医药大学第三附属医院)

刘秋江(福建中医药大学附属泉州中医院)

李国峰(长春中医药大学)

张书信(北京中医药大学东直门医院)

陈其华(湖南中医药大学)

陈雪清(河北省中医院)

陈德轩(南京中医药大学附属医院)

郁　超(上海中医药大学附属龙华医院)

夏仲元(中日友好医院)

郭晨璐(湖南中医药大学第一附属医院)

黄树林(安徽省芜湖市中医医院)

龚　昭(武汉市中西医结合医院)

崔雅飞(黑龙江中医药大学附属第二医院)

秘　　书　单　玮(上海中医药大学附属龙华医院)

修 订 说 明

　　为适应中医住院医师规范化培训快速发展和教材建设的需要，进一步贯彻落实《国务院关于建立全科医生制度的指导意见》《医药卫生中长期人才发展规划(2011—2020 年)》和《国家卫生计生委等 7 部门关于建立住院医师规范化培训制度的指导意见》，按照《国务院关于扶持和促进中医药事业发展的若干意见》要求，规范中医住院医师规范化培训工作，培养合格的中医临床医师队伍，经过对首版教材使用情况的深入调研和充分论证，人民卫生出版社全面启动全国中医住院医师规范化培训第二轮规划教材(国家卫生健康委员会"十三五"规划教材)的修订编写工作。

　　为做好本套教材的出版工作，人民卫生出版社根据新时代国家对医疗卫生人才培养的要求，成立国家卫生健康委员会第二届全国中医住院医师规范化培训教材评审委员会，以指导和组织教材的修订编写和评审工作，确保教材质量；教材主编、副主编和编委的遴选按照公开、公平、公正的原则，在全国 60 余家医疗机构近 1 000 位专家和学者申报的基础上，经教材评审委员会审定批准，有 500 余位专家被聘任为主审、主编、副主编、编委。

　　本套教材始终贯彻"早临床、多临床、反复临床"，处理好"与院校教育、专科医生培训、执业医师资格考试"的对接，实现了"基本理论转变为临床思维、基本知识转变为临床路径、基本技能转变为解决问题的能力"的转变，注重培养医学生解决问题、科研、传承和创新能力，造就医学生"职业素质、道德素质、人文素质"，帮助医学生树立"医病、医身、医心"的理念，以适应"医学生"向"临床医生"的顺利转变。

　　根据该指导思想，本套教材在上版教材的基础上，汲取成果，改进不足，针对目前中医住院医师规范化培训教学工作实际需要，进一步更新知识，创新编写模式，将近几年中医住院医师规范化培训工作的成果充分融入，同时注重中医药特色优势，体现中医思维能力和临床技能的培养，体现医考结合，体现中医药新进展、新方法、新趋势等，并进一步精简教材内容，增加数字资源内容，使教材具有更好的思想性、实用性、新颖性。

　　本套教材具有以下特色：

　　1. 定位准确，科学规划　本套教材共 25 种。在充分调研全国近 200 家医疗机构及规范化培训基地的基础上，先后召开多次会议深入调研首版教材的使用情况，并广泛听取了长期从事规培工作人员的意见和建议，围绕中医住院医师规范化培训的目标，分为临床学科(16种)、公共课程(9 种)两类。本套教材结合中医临床实际情况，充分考虑各学科内亚专科的培训特点,能够满足不同地区、不同层次的培训要求。

2. **突出技能,注重实用**　本套教材紧扣《中医住院医师规范化培训标准(试行)》要求,将培训标准规定掌握的以及编者认为在临床实践中应该掌握的技能与操作采用"传统"模式编写,重在实用,可操作性强,强调临床技术能力的训练和提高,重点体现中医住院医师规范化培训教育特色。

3. **问题导向,贴近临床**　本套教材的编写模式不同于本科院校教材的传统模式,采用问题导向和案例分析模式,以案例提示各种临床情境,通过问题与思路逐层、逐步分解临床诊疗流程和临证辨治思维,并适时引入、扩展相关的知识点。教材编写注重情境教学方法,根据诊治流程和实际工作中的需要,将相关的医学知识运用到临床,转化为"胜任力",重在培养学员中医临床思维能力和独立的临证思辨能力,为下一阶段专科医师培训打下坚实的基础。

4. **诊疗导图,强化思维**　本套教材设置各病种"诊疗流程图"以归纳总结临床诊疗流程及临证辨治思维,设置"临证要点"以提示学员临床实际工作中的关键点、注意事项等,强化中医临床思维,提高实践能力,体现中医住院医师规范化培训教育特色。

5. **纸数融合,创新形式**　本套教材以纸质教材为载体,设置随文二维码,通过书内二维码融入数字内容,增加视频/微课资源、拓展资料及习题等,使读者阅读纸书时即可学习数字资源,充分发挥富媒体优势和数字化便捷优势,为读者提供优质适用的融合教材。教材编写与教学要求匹配、与岗位需求对接,与中医住院医师规范化培训考核及执业考试接轨,实现了纸数内容融合、服务融合。

6. **规范标准,打造精品**　本套教材以《中医住院医师规范化培训实施办法(试行)》《中医住院医师规范化培训标准(试行)》为编写依据,强调"规范化"和"普适性",力争实现培训过程与内容的统一标准与规范化。其临床流程、思维与诊治均按照各学科临床诊疗指南、临床路径、专家共识及编写专家组一致认可的诊疗规范进行编写。在编写过程中,病种与案例的选择,紧扣标准,体现中医住院医师规范化培训期间分层螺旋、递进上升的培训模式。教材修订出版始终坚持质量控制体系,争取打造一流的、核心的、标准的中医住院医师规范化培训教材。

人民卫生出版社医药卫生规划教材经过长时间的实践和积累,其优良传统在本轮教材修订中得到了很好的传承。在国家卫生健康委员会第二届全国中医住院医师规范化培训教材评审委员会指导下,经过调研会议、论证会议、主编人会议、各专业教材编写会议和审定稿会议,编写人员认真履行编写职责,确保了教材的科学性、先进性和实用性。参编本套教材的各位专家从事中医临床教育工作多年,业务精纯,见解独到。谨此,向有关单位和个人表示衷心的感谢!希望各院校及培训基地在教材使用过程中,及时提出宝贵意见或建议,以便不断修订和完善,为下一轮教材的修订工作奠定坚实的基础。

人民卫生出版社有限公司

2020 年 3 月

国家卫生健康委员会"十三五"规划教材
全国中医住院医师规范化培训
第二轮规划教材书目

序号	教材名称	主编		
1	卫生法规(第2版)	周　嘉	信　彬	
2	全科医学(第2版)	顾　勤	梁永华	
3	医患沟通技巧(第2版)	张　捷	高祥福	
4	中医临床经典概要(第2版)	赵进喜		
5	中医临床思维(第2版)	顾军花		
6	中医内科学·呼吸分册	王玉光	史锁芳	
7	中医内科学·心血管分册	方祝元	吴　伟	
8	中医内科学·消化分册	高月求	黄穗平	
9	中医内科学·肾病与内分泌分册	倪　青	邓跃毅	
10	中医内科学·神经内科分册	高　颖	杨文明	
11	中医内科学·肿瘤分册	李和根	吴万垠	
12	中医内科学·风湿分册	刘　维	茅建春	
13	中医内科学·急诊分册	方邦江	张忠德	
14	中医外科学(第2版)	刘　胜		
15	中医皮肤科学	陈达灿	曲剑华	
16	中医妇科学(第2版)	梁雪芳	徐莲薇	刘雁峰
17	中医儿科学(第2版)	许　华	肖　臻	李新民
18	中医五官科学(第2版)	彭清华	忻耀杰	
19	中医骨伤科学(第2版)	詹红生	冷向阳	谭明生
20	针灸学	赵吉平	符文彬	
21	推拿学	房　敏		
22	传染病防治(第2版)	周　华	徐春军	
23	临床综合诊断技术(第2版)	王肖龙	赵　萍	
24	临床综合基本技能(第2版)	李　雁	潘　涛	
25	临床常用方剂与中成药	翟华强	王燕平	

国家卫生健康委员会
第二届全国中医住院医师规范化培训教材
评审委员会名单

前　言

　　为适应中医住院医师规范化培训的不断发展和教材建设持续需要,进一步贯彻落实《国家卫生计生委等7部门关于建立住院医师规范化培训制度的指导意见》《国务院关于建立全科医生制度的指导意见》《医药卫生中长期人才发展规划(2011—2020年)》等有关文件精神,按照《国务院关于扶持和促进中医药事业发展的若干意见》要求,全面开展中医住院医师规范化培训工作,培养合格的中医临床医师队伍,在国家卫生健康委员会和国家中医药管理局的指导下,人民卫生出版社经过对第一轮"国家卫生和计划生育委员会中医、中西医结合住院医师规范化培训教材"使用情况的深入调研和充分论证,组织专家教授开展全国中医住院医师规范化培训第二轮规划教材(国家卫生健康委员会"十三五"规划教材)的修订编写。

　　本教材由长期从事中医外科专业的临床专家参与编写,涉及全国18所中医院校及附属医院。通过多次编委会的认真讨论,大家认为,中医住院医师规范化培训的教材应该从临床实际出发,严格遵循国家中医药管理局颁布的相关政策、标准与要求,根据教材编写的总体思路与编写原则,精选教材内容进行编写。既要考虑到与前期课堂教学知识点的衔接,又要兼顾住院医师规范化培训的临床具体要求;教材应体现基本理论向临床实践转化、基本知识向临床思维转化、基本技能向临床能力转化,同时,凸显毕业后教育特色,注重院校教育、毕业后教育和继续教育有机衔接,使住院医师在面对患者时,知道做什么、怎么做以及为什么,明确中医外科诊治疾病的特色优势,提高年轻中医师临证诊治处理能力。

　　本教材分总论、各论及数字化教材三大部分。其中总论主要介绍中医外科学的现状与发展概况、中医外科疾病的辨证方法、中医外科疾病的治疗方法、中医外科临床操作技能、中医外科临证处理思路。各论按系统分类,主要介绍中医外科常见疾病的诊治方法,遵照临床思维过程,通过典型案例的分析,导入知识点,并在每个病种中增设"培训目标""临证要点""诊疗流程图"模块,在适当淡化"基础理论、基本知识、基本概念"的基础上,进一步强化临证处理思路的培训。本版教材,增加了数字化教材部分,作为知识拓展和考查考核,补充了文字教材中缺少的中医外科常见疾病的病名来源、鉴别诊断、名中医经验、研究进展等,并在章首附PPT课件、书末附复习思考题答案要点与模拟试卷,以期帮助年轻中医师更全面、直观地掌握相关知识。

　　本教材在全体编写人员团结协作、共同努力下如期完成。其中总论由刘胜、单玮编写，各论中疮疡、周围血管疾病和淋巴管病、外科其他疾病由黄树林、陈德轩、朱桂祥、龚昭、刘秋江、邓柏杨编写；乳房病、瘿、瘤、岩由万华、夏仲元、刘胜编写；肛门直肠疾病由张书信、陈雪清、崔雅飞、李国峰、刘佃温、王立柱编写；泌尿、男性生殖系统疾病由袁少英、陈其华、郁超编写；数字化教材部分由陈其华、郭晨璐汇总整理。编写组成员对教材审稿、统稿严格把关，努力保证教材质量。

　　本教材的编写，得到了各参编院校领导的支持，上海中医药大学附属龙华医院、上海中医药大学附属曙光医院、北京中医药大学东直门医院、湖南中医药大学、广东省中医院、安徽省芜湖市中医医院等院校的专家学者参加了教材编写、校对、整理工作，谨此一并致谢！

　　在本教材编写过程中，我们做了一些探索和尝试，希望通过临床案例导入知识点的写作方法，进一步强调中医临床思维能力的培养。由于时间紧、任务重，这些探索和尝试难免有疏漏之处，敬请各使用单位师生在使用过程中，提出宝贵意见，以便日后加以修正。

《中医外科学》编委会

2020 年 8 月

目　录

上篇　总　论

下篇　各　论

上 篇

总 论

第一章

中医外科学的现状与发展概况

PPT 课件

中医外科学是一门以整体观等中医药理论为指导、以中医药内外结合为主要治疗方法、以人体体表疾病为主要诊治范围的临床主干学科,历史悠久,与中医内科、妇科、儿科、伤科等共同构成中医临床医学的主干体系;其研究内容包括疮疡、乳房病、瘿、瘤、岩、肛门直肠疾病、男性前阴病、皮肤及性传播疾病、外伤性疾病与周围血管疾病等。在历史上,跌打损伤、金刃刀伤、眼耳鼻喉疾病、口腔疾病等曾属于外科范围。由于医学的发展,分工细化,上述疾病都先后发展分化成了相关中医学科。

一、中医外科发展的历史渊源

中医外科学起源于原始社会,形成于春秋战国,发展于秦汉隋唐,宋代以后进一步成熟和完善,至明清时代,有了进一步发展,治疗水平也有很大提高,外科专著增多,并形成了不同的学术流派。明代,汪机的《外科理例》提出了"治外必本诸内"的思想,并创制玉真散治疗破伤风;王肯堂的《疡科准绳》、申斗垣的《外科启玄》、陈文治的《疡科选粹》、窦梦麟的《疮疡经验全书》、张景岳的《外科钤》等也很有特色。

其中,陈实功的《外科正宗》广辑病名,"列证最详,论治最精",附案论证,条理清晰,十分完备;学术上,重视调理脾胃,在外治和手术方面总结唐以来的各种中医外科治疗方法,倡导脓成切开、位置宜下、切口够大、腐肉不脱则割、肉芽过长则剪,沿用至今。该书影响巨大,并为后人继承发展而形成了中医外科"正宗派"。清代,王维德的《外科全生集》,创立了以阴阳为主的辨证论治法则,主张以"阳和通腠,温补气血"法治疗阴证,提出"以消为贵,以托为畏"的观点,反对滥用刀针,所列阳和汤、醒消丸、小金丹等方药,至今仍为临床常用。许克昌《外科证治全书》等宗其观点,形成了中医外科的"全生派"。高秉钧的《疡科心得集》立论以鉴别诊断为主,并将温病三焦辨证学说融合于疡科的辨证施治,认为"疡科之证,在上部者,俱属风温、风热……在下部者,俱属湿火、湿热……在中部者,多属气郁、火郁",应用犀角地黄汤、紫雪丹、至宝丹等治疗疔疮走黄,至今还在临床应用,开创了中医外科"心得派"。以《外科正宗》《外科全生集》《疡科心得集》为代表的中医外科三大流派,至今仍对中医外科临床具有很大的影响。

清代陈士铎的《外科秘录》(即《洞天奥旨》)、顾世澄的《疡医大全》等也各有特

3

点;吴师机的《理瀹骈文》专述药膏的外治法。近代张山雷所著《疡科纲要》,内容简要,立论、辨证、用药有特色,对外科发展也有一定的影响。

中华人民共和国成立后,中医外科进入了一个历史发展新阶段,在教学、临床、科研等方面都取得了显著成就。1954 年后,各省、市先后成立了中医药研究院(所)。1956 年起,各省、市相继成立了中医学院。之后,为适应教育需要,1960 年中华人民共和国卫生部中医研究院编著《中医外科简编》,1960 年、1964 年、1983 年上海中医学院(现上海中医药大学)先后 3 次主编了《中医外科学》教材,1980 年广州中医学院(现广州中医药大学)主编了中医专业用的《外科学》,均作为全国中医学院外科教学的统一教材,使学生系统地学习和掌握中医外科学的理论知识,同时还编著出版和重印了大量中医外科学专著,使中医外科学的理论和经验得到较快普及与提高。随着全国各市、县中医医院的开办,中医外科独立设科,一批外科疾病的诊疗和临床研究成果也不断涌现。如西苑医院等单位治疗颈、腋淋巴结结核,天津市中西医结合疮疡研究所用去腐生肌法治疗慢性窦道等,曾获得卫生部医药卫生科技成果奖乙级成果;上海采用切开、拖线、垫棉等综合疗法治疗浆细胞性乳腺炎等获得了卫生部甲级科技成果奖;河北省新乐县骨髓炎医院采用内服药物结合手术摘除死骨的方法治疗骨髓炎、"六腑以通为用"指导治疗外科急腹症的研究、湿润疗法治疗中小面积烧烫伤等研究也获得了国家重大科技成果奖,为全国医学界瞩目;用于治疗血栓闭塞性脉管炎的"通塞脉""清脉 791",注射治疗各期内痔均有效的"消痔灵"注射液,治疗多种皮肤病的"五妙水仙膏"等,也都先后获得国家科技进步奖或卫生部科技成果奖。中西医结合治疗系统性红斑狼疮、硬皮病、毒蛇咬伤等,也都取得了很大的成绩。在人才培养方面,目前全国已有中医外科学专业博士培养点 6 个和博士后流动站 4 个,为培养中医外科高层次人才奠定了基础。以上海中医药大学中医外科学为代表,国家及各省市重点学科的建设,也推进了中医外科学的发展。信息技术在中医临床研究中的运用,为中医外科临床循证研究,挖掘、整理外科临床经验,提供了有利条件。

二、中医外科学的发展现状

进入 21 世纪,中医外科学的发展也出现了很大的变化。随着社会和科学技术的进步,人们生活方式及影响健康的社会、自然等因素发生了显著变化,中医外科临床的疾病谱发生了结构性变化。疮疡病发病减少,而乳腺疾病、甲状腺疾病、肿瘤、周围血管疾病、糖尿病并发症、痛风、创伤及手术后窦、瘘的发病率不断增加。随着临床及学科发展的需求,肛肠、皮肤、乳腺、周围血管、男性泌尿生殖等从传统的"中医外科"中分化独立成为三级学科,专科化的发展扩大了中医外科的临床诊疗范围,为中医外科学术的深化及医疗技术的提升创造了新的空间。

临床上辨病与辨证、宏观与微观辨证相结合,利用现代科技手段,提高诊断水平,中西医结合,融合现代普外科、肿瘤外科技术,在外科急危重症患者的救治上,也取得不少的经验。如根据"六腑以通为用"学说,用通里攻下方药治疗急腹症,辨证运用承气汤类、陷胸汤及温下剂,使肠梗阻、急性阑尾炎、消化道穿孔及胆道感染的非手术率明显增高。

随着西医外科手术的发展,中医药在外科疾病围手术期的应用也得到了较深入的研究,根据分期辨证,采用不同治疗方法,可以达到减少手术创伤、提高手术效果、降低手术风险的目的;中医外治疗法对手术后窦道形成、腹部手术后肠梗阻等也取得了相当的疗效;在常见肿瘤的围手术期、围放疗期、围化疗期,中医药治疗起到了减毒增效作用,提高了患者生活质量,减少了复发转移;在感染性急症中提出的菌毒并治概念和相应治法方药,使得严重感染、败血症的病死率有所下降。

在常见外科感染性疾病中,如丹毒、有头疽、乳痈等,抗生素的大量使用,一方面减少了疾病的发生,但同时也使一些患者容易形成慢性迁延性炎症,而中医治疗可使疗程缩短、后遗症减少。如糖尿病足的中医内服、外治治疗,加速了创面愈合,降低了截肢率和致残率,提高了患者生活质量。

尽管中医外科学源远流长,在现代医疗中也发挥着重要作用,但随着西医外科学的不断进步和飞速发展,中医外科学也遭遇了发展瓶颈,主要表现在队伍不够稳定、中医学术思维淡化、理论研究相对滞后、外治疗法创新不足、科研水平不高等。

今后中医外科学的发展,首先要在保持传统优势的学科主攻方向基础上,顺应疾病谱的变化,培育和发展新的技术增长点,扩大中医外科阵地。其次,系统整理、发掘中医外科历代文献,对各家学说和流派进行研究,进一步继承名老中医学术经验;立足临床,不断总结中医药治疗外科疾病的临证经验,凝练学术观点,不断归纳升华为中医外科学理论,也是中医外科发展的关键。再次,外治之法是外科治病的精华所在,传统的丸、散、膏、丹等外用药卓有疗效,手术疗法中的烙法、砭镰法、挂线法、药筒拔法、熏法、熨法、热烘疗法、滚刺疗法等也独有特色,这些方法也需用现代科学技术加以研究与规范,提升外治法的技术含量,进一步提高临床疗效。此外,通过在中医药理论指导下规范化的临床研究,遵循临床流行病学、循证医学的研究思路,建立能够反映中医外科特色与优势的疗效评价体系,探讨其治疗优势及干预的优势环节、适宜时机、适宜人群,阐明中医外科治疗疾病的科学性、有效性、规范化、安全性,形成具有中医特色的临床诊疗方案;并通过多学科、交叉、渗透的基础研究,从整体-细胞-基因等水平,多角度、多靶点研究中医药效的物质基础,阐明作用机制,丰富中医外科学的理论内涵,努力实现理论创新和技术创新。

总之,根据中医外科学的规律和特点,继承传统,坚定中医信念,立足临床,直面疾病谱变化,扩大临床诊疗范围,弘扬中医特色优势,融合现代科学技术成果,创新中医外科理论与技术,提高临床疗效,那么中医外科事业一定会迎来新的繁荣和发展。

(刘　胜　单　玮)

第二章

中医外科疾病的辨证方法

第一节　四诊在外科上的应用

1. 望诊在外科临床的应用　见表 2-1。

表 2-1　望诊在外科临床的应用

内容		外科上的应用
望局部病变	部位	疔疮好发于颜面部及手足部
		冻疮好发于四肢末端或暴露部位
		蛇串疮好发于胁肋部
		白疕好发于头皮、四肢伸侧
		牛皮癣好发于颈后侧
		玫瑰糠疹先见于躯干前侧
		痔疮母痔发于肛门 3、7、9 点
		肛裂好发于肛门 6、12 点
	形色	凡肿疡红者多为热证;白者多为寒证;青紫色多为血瘀;黑色者为死肌
		岩性溃疡,疮面多呈翻花或状如岩穴,色泽暗红,内有紫黑腐坏组织
		瘭疮边缘起缸口,周围皮肤乌黑
		瘰疬疮口呈空壳,脓水稀薄,并夹有败絮状物
		阳证溃疡未成脓而突然疮陷色暗,是走黄、内陷的征象
		阴证溃疡疮色紫暗,则为难愈、难敛的现象
望精神		精神振作,形容如常,目光有神,乃正气未衰,无论新久疾病,均属佳兆
		精神委顿,形容憔悴,目陷睛暗,乃正气已衰,不论急慢性疾病,均属凶险
望形态		患者形态肥胖者多痰湿,瘦者多火
		跛行或步履艰难者,多是下肢筋骨关节有病
		鸡胸、驼背者,多数是脊柱有病
		颈项强硬不能转侧者,提示颈项部有病变,如有头疽、颈痈
		患者以手托乳房缓慢而行者,多患乳痈
		见下肢屈曲,伸则剧痛者,为缩脚流注
		四肢抽搐,角弓反张,见于破伤风
		脸如狮面,眉毛脱落者是麻风

续表

内容	外科上的应用
望舌苔	疮疡初起,舌苔一般薄腻带黄或灰白,前者属湿热,后者属寒湿
	中期由薄腻转为黄腻或黄糙,同时发热不退,则为病势进展,或热盛肉腐,有酿脓趋势
	后期若苔剥、质红,为阴虚内热;苔薄白或少苔、舌质淡,为气血两亏;舌胖嫩而舌边有齿痕,多属气虚、阳虚;舌光如镜,舌质红绛,伴有口糜,为阴伤胃虚
	病程中若苔腻渐化,由糙转润,体温下降,即使局部症状未见减轻,亦为病情控制的先兆
	若苔黄腻不化,舌绛起刺,体温升高,局部突然疼痛减轻,疮陷色暗,则为病情恶化或并发走黄、内陷之象

2. 闻诊在外科临床的应用　见表2-2。

表2-2　闻诊在外科临床的应用

听声音	语音	患者谵语、狂言,多是疮疡热毒走黄或内陷的证候之一	
		呻吟呼号,多是疮疡毒势鸥张或溃烂时出现剧烈疼痛的表现	
	呼吸	气粗喘急,是走黄或内陷,毒邪传肺的危重证候之一	
		气息低促,是正气不足的虚脱现象	
	呕吐、呃逆	肿疡初起	热毒炽盛
		溃疡后期	阴伤胃虚
		呕吐而有蛔虫吐出伴中上腹剧痛	胆道蛔虫病
		大面积烧伤、岩症晚期	胃气已绝,预后不良
嗅气味		溃疡脓无特殊气味者	易痊愈
		脓液腥臭难闻	病在深里,较难愈
		胸腹部溃疡闻到臭气	透膜
		肛周痈疽溃脓臭秽	易成瘘管
		儿童头部糜烂结有黄痂,伴有鼠尿臭	头癣

3. 问诊在外科临床的应用　问诊包括问起病经过、寒热、汗液、饮食、二便、病因或诱因、旧病、职业、妇女经信、家族等。

4. 切诊在外科临床的应用　见表2-3。

表2-3　切诊在外科临床的应用

脉诊	脉象	肿疡	溃疡
	浮	风邪在表	正虚邪恋
	沉	邪气深闭	遗毒在内
	迟	寒邪内蕴、气血衰少	脓毒已泄,邪去正衰
	数	热盛或为酿脓	邪盛正衰

续表

滑	热盛有痰	邪热未退或痰多气虚
涩	实邪窒塞、气血凝滞	阴血不足
大	邪盛正气不虚	病势进展,其毒难化
小	气血两虚	气血两虚
虚、弱、细、缓不足(无力)之脉	毒气盛,正气虚	正气虚,毒亦去
洪、实、弦、紧有余(有力)之脉	毒气盛,正不虚	正未伤,毒未去
结、代	气血衰弱,寒痰瘀血凝滞;若因痛极、暂时见之,不可概作危象	气血衰弱,寒痰瘀血凝滞;若因痛极、暂时见之,不可概作危象
散、促	气血衰竭,脏腑之气将绝,病邪还在进展,预后不良	气血衰竭,脏腑之气将绝,病邪还在进展,预后不良
触诊	触之肿势高突,焮热,剧痛,是为阳证 触之肿势平塌,不热,不痛,是为阴证 疮疡按之坚硬而痛甚,为无脓 疮疡按之如鼓而应指,为有脓 疮肿软如棉团,是气瘿;硬如岩石,是岩症 右下腹部有固定剧痛,可能为急性阑尾炎,有肌紧张者,多属化脓性或坏疽性;无肌紧张者,多属单纯性 触及足趾冰冷,且趺阳脉微欲绝者,可疑为血栓闭塞性脉管炎	

第二节 阴阳辨证

阴阳是八纲辨证的总纲。中医外科疾病的阴阳辨证重点在于局部症状,兹将辨别要点列于表2-4。

表2-4 阴证、阳证鉴别表

辨别要点		阳证	阴证
局部症状	发病缓急	急性发作	慢性发作
	病位深浅	皮肤、肌肉	血脉、筋骨
	皮肤颜色	红赤	苍白或紫暗或皮色不变
	皮肤温度	灼热	凉或不热
	肿胀形势	高肿突起	平塌下陷
	肿胀范围	根盘收束	根盘散漫
	肿块硬度	软硬适度	坚硬如石或柔软如绵
	疼痛感觉	疼痛剧烈,拒按	疼痛和缓、不痛、隐痛、或酸麻
	脓液质量	脓液稠厚	脓液稀薄或纯血水
	溃疡形色	肉芽红活润泽	肉芽苍白或紫暗

续表

辨别要点	阳证	阴证
病程长短	比较短	比较长
全身症状	初起常伴形寒发热、口渴、纳呆、大便秘结、小便短赤,溃后症状渐次消失	初起一般无明显症状,或伴虚寒症状,酿脓期常有骨蒸潮热、颧红,或面色白、神疲自汗、盗汗等症状,溃后尤甚
预后顺逆	易消、易溃、易敛,预后多顺	难消、难溃、难敛,预后多逆

第三节 部位辨证

所谓部位辨证,是指按外科疾病发生的上、中、下部位进行辨证的方法,又称"外科三焦辨证"。详见表2-5。

表2-5 外科部位辨证

部位	发病部位	病因特点	发病特点	常见症状
上部	头面、颈项、上肢	风邪易袭,温热多侵,病因多风温、风热	来势迅猛,实证、阳证居多	局部红肿宣浮,忽起忽消,根脚收束,肿势高突,疼痛剧烈,溃疡则脓黄而稠,伴风热证、风温证
中部	胸腹、胁肋、腰背	与脏腑功能失调关系密切,病因多气郁、火郁	发病前有情志不畅刺激史,或素体性格郁闷,发病后情志变化影响症状的轻重与变化;初多气郁、火郁,属实,破溃则虚实夹杂,后期正虚为主;其病多及肝胆	呕恶上逆,胸胁胀痛,腹胀痞满,纳食不化,大便秘结或硬而不爽,腹痛肠鸣,小便短赤,舌红,脉弦数
下部	臀、前后阴、腿、胫、足	寒湿、湿热多见。多由湿邪所成,或从寒化,或从热化	起病缓慢,初觉沉重不爽,继则症形全现,病程缠绵不愈,反复发作。初起多为阴证,后期虚证为主,多兼夹余邪,病变涉及肺、脾、肾三脏	患部沉重下坠不爽,二便不利,或肿胀如棉,或红肿流滋,脓出清稀,或疮面紫暗、腐肉不脱、新肉不生。伴湿热证

第四节 经络辨证

依据疮疡所患部位,对照人体经络的循行分布,可以推求疾病所属何经,从而指导临床按经用药。详见表2-6。

表 2-6　疮疡部位与经络关系表

辨人体各部所属经络	头顶	正中属督脉,两旁属足太阳膀胱经		
	面部、乳部	足阳明胃经。乳房属胃经,乳外属足少阳胆经,乳头属足厥阴肝经		
	目部	足厥阴肝经		
	耳部之前后	足少阳胆经及手少阳三焦经,耳内属足少阴肾经		
	鼻部	手太阴肺经		
	口唇部	足太阴脾经		
	舌部	手少阴心经		
	颈部	足厥阴肝经,足少阳胆经		
	胸胁部	足厥阴肝经,足少阳胆经		
	背部	阳经。中行为督脉所主,两旁为足太阳膀胱经		
	腹部	阴经,中行为任脉所主		
	臀部	外侧属手三阳经,内侧属手三阴经		
	手心	手厥阴心包经		
	腿部	外侧属足三阳经,内侧属足三阴经		
	足心	足少阴肾经		
辨十二经脉气血多少	手足阳明经	多气多血	病多易溃易敛,实证多见	治疗注重行气活血
	手足太阴、少阴、少阳经	多气少血	气多则结必甚,血少则收敛较难	治疗注重行气、滋养
	手足厥阴、太阳经	多血少气	多血则凝滞必甚,气少则外发较缓	治疗注重破血、补托
引经药	手太阳经	黄柏、藁本		
	足太阳经	羌活		
	手阳明经	升麻、石膏、葛根		
	足阳明经	白芷、升麻、石膏		
	手少阳经	柴胡、连翘、地骨皮(上)、青皮(中)、附子(下)		
	足少阳经	柴胡、青皮		
	手太阴经	桂枝、升麻、白芷、葱白		
	足太阴经	升麻、苍术、白芍		
	手厥阴经	柴胡、牡丹皮		
	足厥阴经	柴胡、青皮、川芎、吴茱萸		
	手少阴经	黄连、细辛		
	足少阴经	独活、知母、细辛		

第五节　局 部 辨 证

外科疾患最显著的特征就在于局部病灶的存在,一般都有比较明显的外在表现,主要包括红肿、发热、疼痛、成脓、麻木、溃疡、结节、肿块、瘙痒、功能障碍以及皮肤部位的各种损害。

一、辨肿

肿是指各种致病因素引起的经络阻隔,气血凝滞而形成的体表症状。肿势的缓急、集散程度,常为诊断病情虚实、轻重的依据。

1. 辨肿的性质　见表 2-7。

表 2-7　肿的性质鉴别表

热	肿而色红、焮热疼痛、皮薄光泽、肿势急剧
寒	肿而木硬,皮色不泽,苍白或紫暗,皮肤清冷,常伴有酸痛,得暖则舒
风	发病急骤,漫肿宣浮,或游走无定,不红微热,轻微疼痛
湿	肿而皮肉重垂胀急,深按凹陷,如烂棉不起,浅则光亮如水疱,破流黄水,浸淫皮肤
痰	肿势或软如绵、馒,或硬如结核,不红不热
气	肿势皮紧内软,按之凹陷,复手即起,似皮下藏气,富有弹性,不红不热,常随喜怒消长
脓肿	肿势高突,皮肤光亮,焮红灼热,剧烈跳痛,按之应指
瘀血	肿而胀急,病程较快,色初暗褐,后转青紫,逐渐变黄至消退
虚	肿势平坦,根盘散漫
实	肿势高起,根盘收束

2. 辨肿的病位与形色　见表 2-8。

表 2-8　肿的病位、形色鉴别表

肿的病位与形色	辨证
局限性:红肿高突,根脚收束	多为实证、阳证
弥漫性:肿势平坦,散漫不聚,边界不清	阳证为邪气毒势不聚 阴证见之,为气血不充
全身性:头面、手足虚浮	气血大耗,脾阳不振
病发在皮肤浅表、肌肉之间	肿势高突而带焮红,发病较快,易脓、易溃、易敛
病发在筋骨、关节之间	肿势平坦而皮色不变,发病较缓,难脓、难溃、难敛

二、辨肿块、结节

肿块是指体内比较大的或体表显而易见的肿物,如腹腔内肿物或体表较大的包块等;而较小触之可及的称为结节,主要见于皮肤或皮下组织。详见表 2-9。

表 2-9　肿块、结节辨证鉴别表

大小	一般以厘米为测量单位,要特别注意肿块覆盖物的厚度
形态	良性肿瘤一般有完整包膜,触诊光滑 恶性肿瘤多无包膜,表面多粗糙,高低不平,形状不一
质地	骨瘤或恶性肿瘤质地坚硬如石 脂肪瘤柔软如馒 囊性肿块按之质韧
活动度	皮内肿块可随皮肤提起,推移肿块可见皮肤受牵扯 皮下肿块用手推之能在皮下移动,无牵拉感 良性肿块多活动度好 恶性肿块活动度较差
位置	蔓状血管瘤看似位于体表,却多呈哑铃状,很可能外小内大,深层部分可延伸到人体的骨间隙或内脏间隙 肌肉层或肌腱处肿块,可随肌肉收缩掩没或显露,如腱鞘囊肿、腘窝囊肿等 若患者平卧位抬头,腹肌紧张,可清楚地触及肿块,说明肿块位于腹壁;若肿块消失,说明肿块位于腹肌之下或腹腔内
界限	非炎症性、良性肿块常有明显界限 恶性肿块呈浸润性生长,与周围组织融合,无明显界限 炎性肿块或良性肿块合并感染,或良性肿块发生恶性变时,可由边界清楚演变为边界不清
疼痛	一般肿块多无疼痛,恶性肿块初期也很少疼痛,只有当肿块合并感染,或良性肿瘤出现挤压,或恶性肿瘤中、后期出现破溃或压迫周围组织时,可有不同程度的疼痛 结节疼痛多伴有感染
内容物	肉瘿(甲状腺囊肿)含淡黄色或咖啡色液体 水瘤(淋巴管瘤)为无色透明液体 胶瘤(腱鞘囊肿)为淡黄色黏冻状液体 结核性脓肿内为稀薄暗淡夹有败絮样物质 脂瘤(皮脂腺囊肿)内含灰白色豆腐渣样物质

三、辨痛

　　痛乃多种因素导致气血凝滞、阻塞不通而成。疼痛的增剧及减轻,常可作为病势进展与消退的标志。因此,欲了解和掌握疼痛的情况,还应从引起疼痛的原因、发作情况、疼痛性质等几方面进行辨证,必要时痛肿合辨。详见表 2-10~ 表 2-13。

表 2-10 疼痛原因鉴别表

热	皮色焮红、灼热疼痛,遇冷则痛减
寒	皮色不红、不热,酸痛,得温则痛缓
风	痛无定处,忽彼忽此,走注甚速,遇风则剧
气	攻痛无常,时感抽掣,喜缓怒甚
湿	痛而酸胀,肢体沉重,按之出现可凹性水肿或见糜烂流滋
痰	疼痛轻微,或隐隐作痛,皮色不变,压之酸痛
化脓	形势急胀,痛无止时,如有鸡啄,按之中软应指
瘀血	初起隐痛,胀痛,皮色紫暗或皮色暗褐
虚	喜按,按则痛减
实	拒按,按则痛剧

表 2-11 疼痛性质鉴别表

刺痛	痛如针刺	病变多在皮肤	如蛇串疮
灼痛	痛如烧灼	病变多在肌肤	如疖、颜面疔、烧伤等
裂痛	痛如撕裂	病变多在皮肉	如肛裂、手足皲裂较深者
钝痛	疼痛滞缓	病变多在骨与关节	如流痰等
酸痛	痛而酸楚	病变多在关节	如鹤膝痰等
抽掣痛	痛时扩散,除抽掣外,并伴有放射痛	病变多在经络	如石瘿、乳岩、失荣等
胀痛	痛而紧张,胀满不适		如血肿、癃闭等
绞痛	痛如刀割,发病急骤	病变多在脏腑	如石淋等
啄痛	痛如鸡啄,并伴节律性疼痛	病变多在肌肉	多在阳证疮疡化脓阶段

表 2-12 疼痛类别鉴别表

卒痛	突然发作,病势急剧	多见于急性疾病
阵发痛	时重时轻,发作无常,忽痛忽止	多见于胆道、胃肠等寄生虫疾病
持续痛	痛无休止,持续不减	一般阳证未溃前多见
	痛势缓和,持续较久	一般阴证初起时多见

表 2-13 痛与肿结合辨证

肿痛情况		辨证
先肿后痛		病浅在肌肤,如颈痈
先痛后肿		病深在筋骨,如附骨疽
痛发数处,同时肿胀并起,或先后相继		时邪或病后余毒流注等所致,如流注
肿势蔓延而痛在一处		毒已渐聚,其形虽巨,可以无虞
肿势散漫而无处不痛		毒邪四散,其势方张,变端堪忧
肿块坚硬如石不移,不痛或微痛,日久逐渐肿胀、时觉掣痛者		常为岩
肿势坚巨	已成脓而觉痛	证情多轻
	已成脓而不觉痛	证情多较重

四、辨痒

由于风、湿、热、虫之邪客于皮肤肌表,引起皮肉间气血不和,郁而生微热所致,或由于血虚风燥阻于皮肤间,肤失濡养,内生虚热而发。由于发生痒的原因不一,以及病变的发展过程不同,故痒的临床表现也各异。详见表2-14、表2-15。

表2-14 痒的原因鉴别表

风胜	走窜无定,遍体作痒,抓破血溢,随破随收,不致化腐,多为干性
湿胜	浸淫四窜,黄水淋漓,最易沿表皮蚀烂,越腐越痒,多为湿性,或有传染
热胜	皮肤瘾疹,焮红灼热作痒,或只发于暴露部位,或遍布全身,甚则糜烂,滋水淋漓,结痂成片,常不传染
虫淫	浸淫蔓延,黄水频流,状如虫行皮中,其痒尤烈,最易传染
血虚	皮肤变厚、干燥、脱屑、作痒,很少糜烂流水

表2-15 以病变过程辨痒

肿疡	局部肿势平坦,根脚散漫,脓犹未化之际	毒势炽盛,病变有发展趋势
	局部根脚收束,肿痛已减,余块未消之际	治疗后毒势渐衰,气血通畅,病变有消散趋势
溃疡	痈疽溃后,诸症消失,忽感局部焮热奇痒	脓区不洁,脓液浸渍皮肤,护理不善
		外用药过敏
	溃疡,脓流已畅,四周余肿未消之际,或于腐脱新生之际	治疗后毒邪渐化,气血渐充,助养新肌,将要收口

五、辨麻木

麻木是由于气血失调或毒邪炽盛,以致经络阻塞,气血不达而成。由于致病原因不同,故麻木的临床表现也有差别。如疔疮、有头疽坚肿色褐,麻木不知痛痒,伴有较重的全身症状,为毒邪炽盛,壅塞脉道,气血不运,常易导致走黄和内陷;麻风病患部皮肤增厚,麻木不仁,不知痛痒,为气血失和;脱疽早期患肢麻木而冷痛,为气血不畅,脉络阻塞,四末失养所致。

六、辨脓

脓是外科疾病中常见的病理产物,是皮肉之间热胜肉腐蒸酿而成,由气血所化生。及时正确辨别脓的有无、脓肿部位深浅,然后才能进行适当的处理。依据脓液性质、色泽、气味等变化,有助于正确判断疾病的预后顺逆,是外科疾病发展与转归的重要环节。详见表2-16~ 表2-19。

表2-16 辨脓的有无

有脓	皮肤肿胀、皮薄光亮焮红,肿块按之灼热痛甚,以指端重按一处其痛最甚,拒按明显;肿块已软,指起即复(即应指),有波动感,脉数(洪)。可伴发热、血白细胞计数增高等全身反应
无脓	按之微热,轻痛,肿块仍硬,无应指感,脉不数

表 2-17 辨脓的操作方法

触法	一般脓肿	一般将两示指的指端轻放于脓肿患部,相隔适当距离,然后以一手指端稍用力按一下,则另一手指端即有一种波动感,称为应指。若应指明显,为有脓。若脓肿范围较小,则用左手拇、示两指,固定于脓肿两侧,以右手的示指按压脓肿中央,如有应指,为有脓
透光法	指、趾部甲下脓肿	以患指(趾)遮挡手电筒的光线,然后注意观察患指(趾)部表面,如见其局部有深黑色阴影,为有脓
穿刺法	深部脓肿	用注射器穿刺抽脓。可辨别脓的有无及采取脓液标本
点压法	手指部脓肿,脓液很少时	用大头针尾或火柴头大小的圆钝物,在感染区轻轻点压,如测得明显剧痛点,显示已有脓肿形成
B 超	一般脓肿,尤其适用于深部脓肿	确定脓肿部位,判断脓肿大小,引导穿刺或切开排脓

表 2-18 辨脓的部位深浅

浅部	肿块高突坚硬,中有软陷,皮薄灼热焮红,轻按便痛而应指
深部	肿块散漫坚硬,按之隐隐软陷,皮厚,不热或微热,不红或微红,重按方痛而应指

表 2-19 辨脓的形质、色泽、气味

脓的形质	宜稠厚不宜稀薄	
脓的色泽	宜明净不宜污浊	
脓的气味	略带腥味	
辨脓的形质、色泽、气味与预后关系	脓的形质、色泽、气味	预后
	先出黄色稠厚脓液,后出黄稠滋水	收敛佳象
	脓由稀薄转稠厚	邪去正复,收敛有望
	脓由稠厚转稀薄	体质渐衰,一时难敛
	稠厚,略带腥味	气血充盛
	稀薄	气血虚弱
	溃后脓稀如水直流,其色不晦,其气不臭	气血虚弱,未为败象
	脓稀如粉浆污水,或夹絮状物,色晦臭腥	气血衰竭,且常是穿膜着骨之征
	脓液黄白质稠,色泽鲜明	气血充足
	脓液黄浊稠厚,色泽不净	气火有余,尚属顺证
	黄白质稀,色泽洁净	气血虽虚,未为败象
	脓色绿黑稀薄	蓄毒日久,有损筋伤骨的可能
	脓中夹有瘀血,色紫成块	血络损伤
	脓色黄如姜汁	每多兼患黄疸,病势较重
	脓液有气泡蟹沫	内膜已透,每多难治

七、辨溃疡

溃疡指一切外科疾病溃破的疮面,应从溃疡色泽、溃疡形态进行辨证。详见表2-20、表2-21。

表 2-20　辨溃疡色泽

阳证	色泽红活鲜润,疮面脓液稠厚黄白,腐肉易脱,新肉易生,疮口易敛,知觉正常
阴证	疮面色泽灰暗,脓液清稀,或时流血水,腐肉不脱,或新肉不生,疮口经久难敛,疮面不知痛痒
虚陷	疮面腐肉已尽,而脓水灰薄,新肉不生,状如镜面,光白板亮
疔疮走黄	疮顶突然陷黑无脓,四周皮肤暗红,肿势扩散

表 2-21　辨溃疡形态

化脓性溃疡	疮面边沿整齐,周围皮肤微有红肿,一般口大底小,内有少许脓性分泌物
岩性溃疡	疮面多呈翻花或如岩穴,有的在溃疡底部见珍珠样结节,内有紫黑坏死组织,渗流血水,伴腥臭味
压迫性溃疡	初期皮肤暗紫,很快变黑并坏死,滋水、液化、糜烂,脓液有臭味,可深及筋膜、肌肉、骨膜
疮痨性溃疡	疮口多凹陷或有潜行性空腔,伴有窦道或瘘管形成。疮面肉色不鲜,脓水清稀,夹有败絮样物,难以愈合或反复溃破
梅毒性溃疡	多呈半月形,边缘整齐,坚硬削直如凿,略带内凹,基底面高低不平,有稀薄臭秽分泌物

八、辨出血

出血是临床中常见而重要的症状之一。中医外科疾病以便血、尿血为最常见。便血,亦称"血泄",即指血从肛门下泄,包括粪便带血,或单纯下血,有"远血""近血"之别。尿血,亦称"溲血""溺血",是指排尿时尿液中有血液或血块而言。一般以无痛为"尿血",有痛称"血淋"。详见表2-22、表2-23。

表 2-22　辨便血

内痔	以便血为主,多发生在排便时,呈喷射状或便后滴沥鲜血
肛裂	排便时血色鲜红而量少,并伴剧烈疼痛
结肠癌	多以腹部包块就诊,血便混杂,常伴有黏液
直肠癌	以便血求治,肛门下坠,粪便表面附着鲜红或暗红色血液,晚期可混有腥臭黏液,指诊可以帮助确诊

表 2-23　辨尿血

肾、输尿管结石	在疼痛发作期间或疼痛后出现不同程度的血尿,一般为全程血尿
膀胱、尿道结石	终末血尿
肾肿瘤	全程无痛血尿,一般呈间歇性
膀胱肿瘤	持续性或间歇性无痛肉眼血尿,出血较多者可排出血块
外伤	器械检查或手术等均可引起尿血

九、辨善恶顺逆

善、恶、顺、逆均指病理过程,其中的"善"和"顺"并不指生理功能的正常情况。辨善证、恶证,是以观察分析外科疾病的全身症状变化为主,来判断其预后转归;顺证和逆证主要从局部症状进行辨析。详见表 2-24~ 表 2-26。

表 2-24　辨五善

心善	精神爽快,言语清亮,舌润不渴,寝寐安宁
肝善	身体轻便,不怒不惊,指甲红润,二便通利
脾善	唇色滋润,饮食知味,脓黄而稠,大便和润
肺善	声音响亮,不喘不咳,呼吸均匀,皮肤润泽
肾善	并无潮热,口和齿润,小便清长,夜卧安静

表 2-25　辨七恶

心恶	精神昏糊,心烦舌燥,疮色紫暗,言语呢喃
肝恶	身体强直,目难正视,疮流血水,惊悸时作
脾恶	形容消瘦,疮陷脓臭,不思饮食,纳药呕吐
肺恶	皮肤枯槁,痰多音暗,呼吸喘急,鼻翼扇动
肾恶	时渴引饮,面容惨黑,咽喉干燥,阴囊内缩
脏腑败坏	身体浮肿,呕吐呃逆,肠鸣泄泻,口糜满布
气血衰竭	疮陷色暗,时流污水,汗出肢冷,嗜卧语低

表 2-26　辨顺证与逆证

	顺证	逆证
初起	由小渐大,疮顶高突,焮红疼痛,根脚不散	形如黍米,疮顶平塌,根脚散漫,不痛不热
已成	顶高根收,皮薄光亮,易脓易腐	疮顶软陷,肿硬紫暗,不脓不腐
溃后	脓液稠厚黄白,色鲜不臭,腐肉易脱,肿消痛减	皮烂肉坚无脓,时流血水,肿痛不减
收口	疮面红活鲜润,新肉易生,疮口易敛,感觉正常	脓水清稀,腐肉虽脱,新肉不生,色败臭秽,疮口经久难敛,疮面不知痛痒

(刘　胜　单　玮)

第三章

中医外科疾病的治疗方法

第一节 内 治 法

内治法除了从整体观念进行辨证施治外,还要依据外科疾病的发生发展过程,按照疮疡初起、成脓、溃口三个不同发展阶段(即初起为邪毒蕴结,经络阻塞,气血凝滞;成脓期为瘀久化热,腐肉成脓;溃后则为脓毒外泄,正气耗损),确立消、托、补三个总的治疗原则。详见表3-1、表3-2。

表3-1 内治法的三大总则

法则	概念	适应证	注意点
消法	运用不同的治疗方法和方药,使初起的肿疡得到消散,不使邪毒结聚成脓,是一切肿疡初起的治法总则	适应于尚未成脓的初期肿疡和非化脓性肿块性疾病以及各种皮肤病	疮形已成时不可概用内消法
托法	用补益气血和透脓的药物,扶助正气,托毒外出,以免毒邪扩散和内陷的治疗法则	补托法适应于外疡中期,正虚毒盛的虚证 透托法用于毒气盛而正气未衰之实证	毒邪炽盛时须加用清热解毒药
补法	用补养的药物,恢复其正气,助养其新生,使疮口早日愈合的治疗法则	适用于溃疡后期,毒势已去,元气虚弱者	毒邪未尽时切勿遽用

表3-2 内治法简表

疮疡	病程	病机	病情		主要证候		治疗原则		方剂	注意点
肿疡	初期	毒已结聚	外感表证	风寒	寒热,头痛	恶寒重,发热轻,无汗	解表法	辛温	荆防败毒散、万灵丹	疮疡溃后,日久不敛,体质虚弱者,即使有表证存在,亦不宜发汗太过
				风热		恶寒轻,发热重,少汗		辛凉	银翘散、牛蒡解肌汤	

18

续表

疮疡	病程	病机	病情		主要证候	治疗原则		方剂	注意点
肿疡	初期	毒已结聚	里证	实热	口干,便秘	外科实热阳证 苔黄腻,脉沉数	通里法	攻下	大承气汤、内疏黄连汤、凉膈散	年老体衰,妇女妊娠或月经期慎用。中病即止
				虚热		阴虚肠燥便结 舌干质红,脉细数		润下	润肠汤	
			阳证	热毒蕴结	红肿热痛	发热,舌红苔黄,脉数	清热法	解毒	五味消毒饮	应用清热药切勿太过,须兼顾胃气
				热结气分		发热,出汗,口渴喜饮,苔腻,脉数		泻火	黄连解毒汤	
				热结血分		高热,口渴不饮,舌绛,脉数		凉血	犀角地黄汤、清营汤	
				阴虚火旺		低热		养阴	知柏八味丸	
				阴虚内热		低热不退		清骨蒸潮热	清骨散	
			阴证寒凝	漫肿酸痛,不红不热	口不作渴,形体恶寒,小便清利,苔白脉迟		温通法	通阳	阳和汤	阴虚有热者,不可应用
					恶寒重,发热轻,苔白腻,脉沉紧			散寒	独活寄生汤	
			气机郁滞		肿块坚硬,不红不热,伴胸闷、口苦,脉弦		行气法	理气活血	逍遥散、疏肝溃坚汤	气虚、阴伤或火盛患者,宜慎用或禁用
					肿势皮紧内软,随喜怒而消长,伴性情急躁,痰多而黏			解郁化痰	开郁散、海藻玉壶汤	
			瘀血凝滞	经络阻隔,气血凝滞	结块肿硬疼痛色紫;皮损表现有结节、赘生物、肿块、毛细血管扩张、紫癜、肥厚、发硬等		和营法	活血化瘀	桃红四物汤、活血散瘀汤	火毒炽盛及气血亏损患者慎用活血破血药
				瘀血凝聚,闭阻经络	如乳癌、筋瘤			活血逐瘀	大黄蟅虫丸	

续表

疮疡	病程	病机	病情		主要证候	治疗原则		方剂	注意点
肿疡	初期	毒已结聚	痰浊凝聚	风热夹痰	颈痈结块肿痛、咽喉肿痛,伴有恶风发热	祛痰法	疏风化痰	牛蒡解肌汤、二陈汤	痰每与气滞、火热混合,故一般很少用温化之品
				痰火凝聚	锁喉痈红肿坚硬,伴壮热口渴、便秘溲赤,舌质红绛,苔黄腻,脉弦滑数		清热化痰	清咽利膈汤、二母散	
				气郁夹痰	结块坚实,皮色不变不痛或微痛,伴有胸闷气塞、性情急躁		解郁化痰	逍遥散、二陈汤	
				体虚夹痰	脓水稀薄,或渗流血水、形容消瘦、神疲肢软		养营化痰	香贝养营汤	
			湿邪停滞	脾虚湿阻	外科疾病兼有胸闷呕恶、腹胀腹满、神疲乏力、纳食不佳、舌苔厚腻	理湿法	燥湿运脾	平胃散	
				湿热交并	下肢疮疡,皮肤病有糜烂渗液		清热利湿	二妙丸、萆薢渗湿汤、五神汤、龙胆泻肝汤	
				风湿袭于肌表			除湿祛风	豨莶丸	
	中期	毒化成脓	毒盛正气未衰		高肿化脓或脓成不溃	内托法	透托	透脓散	透脓法不宜用之过早;补托法在正实毒盛时不可施用
			毒盛正气已虚		疮形平塌、难溃难腐,伴气虚证		益气托毒	托里消毒散、薏苡附子败酱散	
					漫肿无头,疮色灰暗,化脓迟缓,或腐肉已尽,新肌不生,不知疼痛,伴阳虚证		温阳托毒	神功内托散	
		脓出毒泄	阳证		肿痛渐消,全身症状消失			无需内服	
			阴证或虚证		脓少或清稀,或坚硬不消	补托		托里消毒散	

续表

疮疡	病程	病机	病情	主要证候	治疗原则		方剂	注意点
溃疡	后期	生肌收口	气虚	疮形平塌散漫,成脓迟缓,溃后不敛,脓水清稀	补益法	益气	四君子汤	
			血虚			养血	四物汤	
			气血两虚			气血双补	八珍汤	
			阴虚	骨蒸盗汗,舌光剥		滋阴	六味地黄丸	
			阳虚	疮色灰暗,新肌难生,肢冷		助阳	附桂八味丸、右归丸	
			脾胃虚弱,运化失职	纳呆食少,便溏薄	调胃法	理脾和胃	异功散	
			湿浊中阻,胃失和降	胸闷泛恶,胃纳不振,苔白腻		和胃化浊	二陈汤	
			胃阴不足	胃纳不香,口干,苔光质红		清养胃阴	益胃汤	

第二节 外 治 法

外治法是运用药物、手术、物理方法或配合一定的器械等,直接作用于患者体表某部或病变部位以达到治疗目的的一种治疗方法。常用的方法有药物疗法、手术疗法和其他疗法三大类。外治法的运用同内治法一样,除了要进行辨证施治外,还要根据疾病不同的发展过程,选择不同的治疗方法,详见表3-3。

表3-3 外治法简表

疮疡	病程	治疗方法		阳证	阴证	其他
肿疡	初期	消散	敷药	金黄散、玉露散	回阳玉龙膏	半阴半阳证用冲和膏,如膏药过敏改用油膏
			膏药	太乙膏、千锤膏	阳和解凝膏	
			掺药	红灵丹、阳毒内消散	桂麝散、阴毒内消散	
			砭镰	刺血	禁忌	
			艾灸	禁忌	艾灸、隔药灸	
	化脓	排脓	手术	切开	切开、火针烙法	手术时可局麻
			掺药	白降丹		
			膏药	千锤膏		

右上角：续表

疮疡	病程	治疗方法		阳证	阴证	其他
溃疡	溃破	提脓祛腐	拔法	药筒拔法		脓出不畅可加药线引流；疮口太小或脓腔过大可扩创
			掺药	升丹		
			洗涤	黄柏溶液		
	瘘管	扩创	挂线切开	橡皮筋、丝线		
		腐蚀	掺药	白降丹、三品一条枪		
	胬肉	平胬	掺药	平胬丹		手术、丝线结扎
	出血	止血	掺药	桃花散		压迫、结扎、烙法
	收口期	生肌收口	掺药	生肌散		垫棉法
			膏药	太乙膏		
			药膏	白玉膏		
			灸法	不用	隔药灸	

一、药物疗法

药物疗法是根据疾病所在部位不同，以及病程发展变化所需，将药物制成不同的剂型，施用于患处，并依赖药物性能，使其直达病所，从而达到治疗目的的一种方法。常用的有膏药、油膏、箍围药、掺药、酊剂、草药等。详见表3-4。

表3-4　药物疗法

	适应证	种类	功能	用法	注意点
膏药	一切外科病证初起、已成、溃后各个阶段	太乙膏	性偏清凉，功能消肿、清火、解毒、生肌	阳证，为肿疡、溃疡通用之方	凡疮疡使用膏药，有时可能引起皮肤焮红，或起丘疹，或发生水疱，瘙痒异常，甚则糜烂等现象。这是由于皮肤过敏，形成膏药风，或溃疡脓水过多，浸淫皮肤而引起湿疹等，可改用油膏。膏药不宜去之过早；一般薄型的膏药，多适用于溃疡，宜勤换；厚型的膏药，多适用于肿疡，宜少换，一般5~7天换1次
		阳和解凝膏	性偏温热，功能温经和阳，祛风散寒，调气活血，化痰通络	阴证未溃	
		千锤膏	性偏寒凉，功能消肿、解毒、提脓、祛腐、止痛	一切阳证	
		咬头膏	有腐蚀性，功能蚀破疮头	肿疡已成，不能自破，同时患者不愿接受手术治疗者	

续表

	适应证	种类	功能	用法		注意点
油膏	肿疡、溃疡,皮肤病的糜烂结痂、渗液不多者;以及肛门病	金黄膏、玉露油膏	清热解毒,消肿止痛,散瘀化痰	疮疡阳证		皮肤湿烂,疮口腐化已尽,摊贴药膏,宜薄而勤换;油膏如引起皮炎时,应改用植物油或动物油调制油膏;油膏用于溃疡腐肉已脱,新肉生长之时,亦应薄摊薄贴
		冲和膏	活血止痛,疏风祛寒,消肿软坚	半阴半阳证		
		回阳玉龙油膏	温经散寒,活血化瘀	阴证		
		生肌玉红膏	活血祛腐,解毒止痛,生肌收口	一切溃疡或烧伤,腐肉未脱,新肉未生之时,或日久不能收口者		
		红油膏	防腐生肌	一切溃疡		
		生肌白玉膏	润肤生肌收敛	溃疡腐肉已净,疮口不敛者,以及乳头皲裂、肛裂等		
		疯油膏	润燥杀虫止痒	牛皮癣、慢性湿疮、皲裂等皮肤干燥肥厚作痒或皲裂之症		
		青黛散油膏	收湿止痒,清热解毒	蛇串疮、急慢性湿疮等皮肤焮肿痒痛出水不多之症		
		消痔膏、黄连膏	消痔退肿止痛	内痔脱出、赘皮外痔、血栓痔等出血、水肿、疼痛之症		
箍围药	凡外疡肿势散漫不聚,而无集中之硬块者	金黄散、玉露散	性寒凉,能清热消肿,散瘀化痰	一切阳证	肿而有结块	敷贴应超过肿势范围。外疡初起时,宜敷满整个病变部位;假使毒已结聚,或溃后余肿未消,宜敷于患处四周;阳证不能使用热性药敷贴,阴证不能用寒性药敷贴;箍围药敷后干燥时,宜时时以液体潮润调制法:以醋调的,散瘀解毒;以酒调的,助行药力;以葱、姜、韭、蒜捣汁调的,辛香散邪;以菊花汁、丝瓜叶汁、银花露调的,清凉解毒;以鸡子清或蜂蜜调的,缓和刺激;以油类调的,润泽肌肤
					焮红、灼热、漫肿无块	
		回阳玉龙膏	性温热,温经活血,散寒化痰	一切阴证		
		冲和膏	性平,行气疏风,活血定痛,散结消肿	半阴半阳证		

续表

	适应证	种类	功能	用法	注意点
消散药	肿疡初起,而肿势局限于一处	阳毒内消散、红灵丹	活血止痛,消肿化痰	一切阳证	若病变肿势不局限者,选用箍围药比较适宜;有明显全身症状时,必须和内治法共同配合使用
		阴毒内消散、桂麝散、黑退消	温经活血,破坚化痰,散风逐寒	一切阴证	
掺药	提脓去腐药	溃疡初期	九一丹、八二丹、七三丹	提脓祛腐	脓栓未落,腐肉未脱,或脓水不净,新肉未生	对升丹有过敏者禁用;病变在眼部、唇部附近的,宜慎用;对大面积创面,宜慎用;凡见不明原因的高热、乏力、口有金属味等汞中毒症状时,应立即停用;升丹越陈越好,并宜用黑瓶装置
			黑虎丹		升丹过敏者	
	腐蚀药	白降丹	腐蚀组织	溃疡疮口太小,腐肉不脱,或肿疡脓已成而不能穿溃,赘疣,瘰疬	在头面、指、趾等肉薄近骨处,不宜使用,即使使用,必须加辅型剂,以不损伤周围正常组织为原则;对汞、砒等过敏者,则应慎用
		枯痔散		痔疮	
		三品一条枪		漏管、内痔、瘰疬	
	平胬药	平胬丹	平复胬肉	胬肉突出	
	生肌收口药	溃疡腐肉已脱,脓水将尽	生肌散、八宝丹	生肌收口		脓毒未清,腐肉未尽时,不宜早用生肌收口药;若已成瘘管之证,宜配合手术疗法;若溃疡肉色灰淡而少红活,新肉生长缓慢,则宜配合内服药
	止血药	溃疡或创伤出血,凡属小络损伤而出血者	桃花散	收涩止血	溃疡出血	如大出血,必须配合手术与内治法急救
			圣金刀散		创伤性出血	

续表

	适应证	种类	功能	用法	注意点
掺药	**清热收涩药** 一切皮肤病急性或亚急性皮炎而渗液不多者	青黛散	清热止痒的作用较强	皮肤病大片潮红丘疹而无渗液者	一般不用于表皮糜烂、渗液较多的皮损处;也不宜用于毛发生长的部位
		三石散	收涩生肌作用较好	皮肤病糜烂,稍有渗液而已无红热之时	
	酊剂 疮疡未溃及皮肤病	红灵酒	活血、消肿、止痛	冻疮、脱疽未溃之时	凡疮疡破溃后,或皮肤病有糜烂者,均应禁用
		10%土槿皮酊、复方土槿皮酊	杀虫止痒	鹅掌风、灰指甲、脚湿气等皮肤病	
		白屑风酊	祛风、杀虫、止痒	白屑风	

膏药:古代称薄贴,现称硬膏,是按配方用若干药物浸于植物油中煎熬,去渣存油,加入黄丹再煎,利用黄丹在高热下发生物理变化凝结而成的制剂,俗称药肉。也有不用煎熬,经捣烂后再用竹签将药肉摊在纸或布上而成的膏药制剂。膏药可使肿疡消肿定痛,溃疡提脓祛腐、生肌收口。

油膏:现称软膏。将药物和油类煎熬或捣匀成膏的制剂。

箍围药:古称敷贴,是借药粉具有箍集围聚、收束疮毒的作用,从而促使肿疡初起、病情轻者可以消散;毒已结聚者,促使疮形缩小,趋于限局,达到早日成脓和破溃;破溃后余肿未消者,可用以消肿,截其余毒。

掺药:古称散剂,现称粉剂。将各种不同的药物研成粉末,根据制方规律,并按其不同的作用,配伍成方,用时掺布于膏药或油膏上或直接掺布于病变部位的制剂。

消散药:具有渗透和消散作用,掺布于膏药上,贴于患处,可以直接发挥药力,使疮疡蕴结之毒移深居浅,肿消毒散。

提脓祛腐药:具有提脓祛腐的作用,能使疮疡内蓄之脓毒早日排出,腐肉迅速脱落。

腐蚀药与平胬药:腐蚀药具有腐蚀组织的作用,掺布患处,能使疮疡不正常的组织得以腐蚀枯落。平胬药具有平复胬肉的作用,能使疮口增生的胬肉收缩。

生肌收口药:具有解毒、收涩、收敛,促进新肉生长的作用,掺布疮面能使疮口加速愈合。

止血药:具有收涩凝血的作用,掺布于出血之处,外用纱布包扎固定,可以促使创口血液凝固,达到止血的目的。

清热收涩药:具有清热收涩止痒的作用,掺扑于皮肤病糜烂渗液不多的皮损处,达到消除红热、干燥、止痒的目的。

酊剂;将各种不同的药物,浸泡于乙醇溶液内,根据制方规律,最后倾取其药液,即为酊剂。

洗剂：将各种不同的方药，先研成细末，然后与水溶液混合在一起而成。因加入的粉剂多系不溶性，故呈混悬状，用时须加以振荡，故也称混合振荡剂或振荡洗剂。

二、手术疗法

手术疗法是运用各种器械和手法操作来进行治疗的方法，常用的有切开法、烙法、砭镰法、挂线法、挑治法、结扎法等。详见表 3-5。

表 3-5　手术疗法

疗法	适应证	用法	注意点
切开法	一切外疡已成脓	一般以右手握刀，刀锋向外，拇示两指夹住刀口要进刀的尺寸，其余三指握住刀柄，并把刀柄的末端顶在鱼际上 1/3 处，同时左手拇示两指按捺在所要进刀部位的两侧，进刀时，刀口一般宜向上，在脓点部位向内直刺，深入脓腔即止。注意切开时机、切开位置、切开方向、切开深浅、切口大小等	在关节、筋脉部位，宜谨慎开刀；血瘤、岩肿等，不宜开刀；如患者过于虚弱，应先内服调补药，然后开刀，以免发生晕刀；凡颜面疔疮，尤其在鼻唇部位，应忌早期切开。切开后，由脓自流，切忌用力挤压。手术操作过程中，注意严格消毒，操作切忌粗暴；进刀时，刀头要向上挑起
砭镰法	急性阳证如丹毒、红丝疔等	常规消毒后，用三棱针或刀锋直刺皮肤或黏膜，迅速移动击刺，以患部出血为度	颜面部丹毒忌用；慢性阴证、虚证、禁用；宜浅刺；刺后可用敷药包扎或外涂吹口药
挂线法	凡疮疡溃后，脓水不净，虽经内服、外敷等治疗无效而成瘘管或窦道者，或疮口过深，或生于血络丛处，而不宜采用切开手术者	先在银丝球头探针一端缚扎橡皮筋 1 根，再将探针另一端从瘘管外口(或瘘管甲孔)轻轻向内口(或瘘管乙孔)探入，使银丝探针从内口(或乙孔)穿出(若内口封闭，可在局麻下用硬性探针顶穿，再从顶穿处穿出)；再将探针自内口处完全拉出，使橡皮筋经瘘管外口进入管腔，又从内口引出。然后拉紧两端橡皮筋用止血钳夹住固定，在止血钳下方用粗丝线扎紧，并以双重结结扎固定，在结扎线上 2cm 处剪去多余的橡皮筋	挂线松弛时，必须加线收紧；且须仔细探查管道，以免形成假道
火针烙法	附骨疽、流痰等肉厚脓深的阴证，脓熟未溃，或虽溃而疮口过小，脓出不畅者	将针头蘸麻油在炭火或酒精灯上烧红，从脓腔低处向上方斜入烙之，脓随之流出。一烙不透，可以再烙，烙后可插入药线	禁用于筋骨关节处及头面部，以及红肿焮痛的阳毒小疮；若发生于胁肋、腰、腹等部位，不可深刺

续表

疗法	适应证	用法	注意点
结扎法	瘤、赘疣、痔、血栓闭塞性脉管炎等，以及脉络断裂引起出血之症	凡头大蒂小的赘疣、痔核等，可在根部以双套结扣住扎紧；凡头小蒂大的痔核，可以缝针贯穿其根部，再用"8"字式结扎法，或采用"回"字形结扎；如截除血栓闭塞性脉管炎的指、趾，可预先用丝线缠绕10余圈，渐渐扎紧；如大络破裂，可先发现断裂的络头，再用缝针引线贯穿出血底部，然后系紧打结	如内痔用缝针穿线，不应穿过患处肌层；一般扎线应扎紧；扎线未脱，应待其自然脱落，不宜硬拉；对血瘤、岩肿当禁忌使用

切开法：运用手术刀进行脓肿切开的一种手术方法，以使脓液排出，从而达到疮疡毒随脓泄，肿消痛止，逐渐向愈的目的。

烙法：应用针和烙器在火上加热后，进行手术操作的一种方法。烙法分两种，一种是火针烙法，另一种是烙铁烙法。

砭镰法：俗称飞针，是用三棱针或刀锋在疮疡患处浅刺皮肤或黏膜，从而放出少量血液，促使内蕴热毒随血外泄的一种方法。适用于急性阳证，如丹毒、红丝疔等。

挑治法：在人体的腧穴、敏感点或在一定区域内，用三棱针挑破皮肤、皮下组织，挑断部分皮内纤维，通过刺激皮肤经络使脏腑得到调理的一种治疗方法。本法有调理气血、疏通经络、解除瘀滞的作用。

挂线法：采用普通丝线或药制丝线或纸裹药线或橡皮筋线等来挂断瘘管或窦道的治疗方法。使用之后，利用线的紧力，促使气血阻绝，肌肉坏死，达到切开的目的。

结扎法：又名缠扎法。它是利用线的紧力，通过结扎，促使患部经络阻塞，气血不通，使结扎上部的病变组织失去营养而逐渐坏死脱落，从而达到治疗的目的。同时对较大脉络断裂而引起的活动性出血，利用本法结扎血管，可以制止出血。

三、其他疗法

其他疗法有引流法、垫棉法、药筒拔法、灸法、熏法、熨法、热烘疗法、溻渍法、冷冻疗法和激光疗法等。详见表3-6。

引流法：脓肿切开或自行溃破后，运用药线、导管或扩创等法使脓液畅流，腐脱新生，防止毒邪扩散，促使溃疡早日愈合的一种治法。引流法包括药线引流、导管引流、扩创引流等。

药线引流：借药物及物理作用，插入溃疡疮孔中，使脓水外流；同时利用药线之线形，能使坏死组织附着于药线而使之外出的方法。

扩创引流：采用手术的方法来进行引流的方法，大多应用于脓肿溃破后有袋脓现象，经其他引流、垫棉法等无效时采用。

垫棉法：用棉花或纱布折叠成块以衬垫疮部的一种辅助疗法。它是借加压的力量，使溃疡的脓液不致下袋而潴留，或使过大的溃疡空腔皮肤与新肉得以粘合而达到愈合目的。

表 3-6　其他疗法

疗法		适应证	用法	注意点
引流法	药线引流法	溃疡疮口过小,脓水不易排出	外粘药物法	药线插入疮口中,应留出一部分在疮口之外,并将留出的药线末端向疮口侧方或下方折放,再以膏药或油膏盖贴固定;如脓水将尽,流出淡黄色黏稠液体时,即使脓腔较深,不可再插药线
		瘘管、窦道	内裹药物法	
	扩疮引流法	袋脓	在消毒局麻下,对脓腔范围较小者,只需用手术刀将疮口上下延伸;如脓腔范围较大,则用剪刀做十字形扩疮	扩疮后,须用消毒棉花按疮口之大小,蘸上八二丹、七三丹嵌塞疮口以祛腐,并加压固定
		瘰疬、漏管	须将空腔皮肤一并修剪	
		有头疽	切忌将空腔皮肤修剪	
		脂瘤继发感染化脓	须将疮面两侧皮肤稍做修剪,并用刮匙将渣样物质及囊壁一并刮清	
垫棉法		溃疡脓出不畅有袋脓	使用时将棉花或纱布衬垫在疮口下方空隙处,并用阔带缚住	在急性炎症红肿热痛尚未消退时,不得应用本法;在腋部、腘部的脓疡,应早日加用垫棉法;不同部位,在垫棉后采用不同的绷带予以加压固定,如项部用四头带,腹壁用多头带,会阴部用丁字带,腋部、腘部用三角巾包扎,小范围的用阔橡皮膏加压固定
		疮孔窦道形成脓水不易排尽	用棉垫压迫整个窦道空腔,并用绷带扎紧	
		溃疡脓腐已尽,新肉已生,而皮肤与肌肉一时不能粘合	用时可将棉垫按空腔的范围,稍微放大,满垫在疮口之上,再用阔带绷紧。	
熏法		肿疡、溃疡	神灯照法功能活血消肿、解毒止痛,适用于痈疽轻证;未成者自消,已成脓者自溃,不腐者即腐	要随时听取患者对治疗部位热感程度的反映,不得引起皮肤灼伤;室内烟雾弥漫时,亦要适当调节空气流通
			桑柴火烘法功能助阳通络、消肿散坚、化腐生肌、止痛,适用于疮疡坚而不溃、溃而不腐、新肉不生、疼痛不止之证	
			烟熏法功能杀虫止痒,适用于干燥而无滋水的各种顽固性皮肤病	
药筒拔法			有头疽坚硬散漫不收,脓毒不得外出者,或毒蛇咬伤,肿势迅速扩散,毒水不出者,以及反复发作的流火等	使用时必须验其筒内拔出之脓血,若是鲜明红黄稠厚者,预后较好;纯是败浆稀水,气秽黑绿者,预后较差。操作时须避开大血管,以免出血不止。目前,常因操作不便,以拔火罐的方法代替

续表

疗法	适应证	用法	注意点
灸法	肿疡初起坚肿,特别是阴寒毒邪凝滞筋骨,而正气虚弱,难以起发,不能托毒外达者,或溃疡久不愈合,脓水稀薄,肌肉僵化,新肉生长迟缓者;以及风寒湿痹等证		慎用于头面、颈项、手指等处;疔疮实热阳证,不宜灸之;在灸的同时,根据病情应与内治、外治等法共同施治
熨法	风寒湿痰凝滞筋骨肌肉等证,以及乳痈初起或回乳		同"熏法"。此外,疝病绞窄时应禁用
浸渍法	痈疽疮疡,溃后脓水淋漓或腐肉不脱,以及皮肤病瘙痒、脱屑,内、外痔的肿胀疼痛。常用坐浴、浸泡等。如黄连液、鹅掌风浸泡方、苦参汤、蛇床子散等		在浸渍时,冬月应保暖,夏令宜避风凉,以免感冒加重病变
冷冻疗法	瘤、赘疣、痔核、痣、早期皮肤癌。分棉签法、喷射冷冻法、冷冻头接触法、冷冻刀接触法等		使用后,有疼痛、水肿、水疱、出血或瘾疹发生,应做好相应的预防和处理;部分患者可能出现色素脱失或沉着,一般经数月后可自行消退
激光疗法	适用于瘤、赘疣、痔核、痣,以及部分皮肤良、恶性疾病		创面浅而小的患者,治疗后没有明显渗出及红肿反应,可不需处理,但要保持创面干净;创面较大,超过$1cm^2$,或创面有渗液者,应使用无菌敷料包扎
	适用于疮疡初起及僵块、溃疡久不愈合、皮肤瘙痒症、蛇串疮后遗症、油风等		

药筒拔法:采用一定的药物,与竹筒若干个同煎,乘热急合疮上,以吸取脓液毒水的方法。它是借药筒具有宣通气血、拔毒泄热的作用,从而达到脓毒自出,毒尽疮愈的目的。

熏法:用药物燃烧后,取其烟气上熏,借药力与热力作用,使腠理疏通,气血流畅而达到治疗的目的。

熨法:用药物加酒醋炒热,布包熨摩患处,可使腠理疏通,气血流畅,达到治疗的目的。

热烘疗法:在病变部位涂药后,再加热烘的一种疗法。通过热力的作用,使局部气血流畅,腠理开疏,药物渗入,从而达到活血祛风以减轻或消除痒感、活血化瘀以消除皮肤肥厚等治疗目的。

浸渍法:通过湿敷、淋洗、浸泡对患处的物理作用,以及不同药物对患部的药效作用而达到治疗目的的一种方法。

冷冻疗法:是利用各种不同等级的低温作用于患病部位,使之冰寒凝集,气血阻滞,致病变组织失去气血濡养而发生坏死脱落的一种治疗方法。

激光疗法:用各种不同的激光治疗不同疾病的方法。常用的有二氧化碳激光和氦-氖激光。

(刘　胜　单　玮)

第四章

中医外科临床操作技能

第一节 药膏的摊制方法

1. 基本方法

(1) 清洁洗手。

(2) 准备摊制药膏所需的纱布、压舌板、药膏。

(3) 用压舌板刮取适量药膏,均匀摊制于纱布上:敷贴于肿疡红肿热痛处的药膏摊制宜厚(压舌板平贴于纱布上进行摊制),范围应超过肿势范围;敷贴于溃疡处药膏摊制宜薄(压舌板与纱布之间呈90°夹角进行摊制),范围应覆盖于整个溃疡面。见图4-1、图4-2。

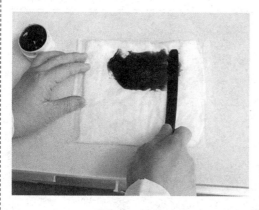 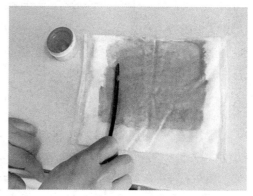

图4-1 厚贴   图4-2 薄贴

(4) 将摊制好的药膏置于无菌盘中备用。

2. 关键步骤

(1) 根据不同的疾病及相同疾病的不同阶段,辨证选择合适的药膏进行摊制。

(2) 药膏摊制过程中,根据压舌板与纱布之间的夹角不同,有厚贴与薄贴两种药膏摊制方法。肿疡患者宜厚贴,溃疡患者宜薄贴。

(3) 药膏摊制过程中,注意保持压舌板与纱布之间的固定角度,使药膏均匀摊制于纱布上。

（4）药膏摊制的范围根据不同疾病而异：肿疡患者药膏摊制范围宜广,超过肿势范围;溃疡患者药膏摊制范围根据溃疡面的大小而定,应完全覆盖整个溃疡面。

3. 操作误区及分析

（1）溃疡疮面药膏摊涂厚：溃疡疮面摊涂药膏宜薄,以免疮面肉芽生长过剩成胬肉而影响疮口愈合。

（2）肿疡患者药膏摊涂薄、范围小：肿疡患者药膏摊涂宜厚,范围应超过肿势范围,促进肿疡消散。

（3）摊制于纱布上的药膏分布不均匀：摊制药膏时需用力均匀,保持压舌板与纱布之间的固定角度,避免纱布上的药膏分布不均匀。

4. 操作小结

（1）药膏的摊制是中医外科的基本操作技术,是根据疾病的性质及不同的发病阶段,辨证选择药膏,摊制于纱布上,敷贴患处,以起到清热解毒、活血止痛、祛腐生肌、收湿止痒的作用。

（2）药膏摊制过程中,应注意保持压舌板与纱布之间的固定角度,使药膏均匀摊制于纱布上。

（3）药膏摊制时,压舌板平贴于纱布上进行摊制,可达到厚贴的目的;压舌板与纱布之间呈 90° 夹角进行摊制,可达到薄贴的目的。

（4）药膏摊制的范围根据不同疾病而异：肿疡患者药膏摊制范围宜广,超过肿势范围;溃疡患者药膏摊制范围根据溃疡面的大小而定,应完全覆盖整个溃疡面。

第二节　药捻的搓制方法

1. 外粘药物的药捻搓制方法

（1）清洁洗手。

（2）裁剪桑皮纸：1 号药捻需长 × 宽为 28cm×7cm 的桑皮纸;2 号药捻需长 × 宽为 20cm×6cm 的桑皮纸;3 号药捻需长 × 宽为 14cm×4cm 的桑皮纸;4 号药捻需长 × 宽为 10cm×3cm 的桑皮纸;5 号药捻需 7cm×2cm 的桑皮纸。（图 4-3、图 4-4,从大到小依次为 1 号、2 号、3 号、4 号、5 号药捻）

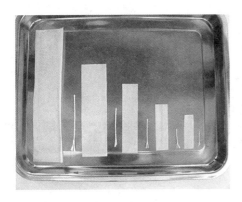

图 4-3　药捻 1

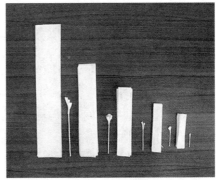

图 4-4　药捻 2

　　(3) 将裁剪好的桑皮纸向同一个方向搓捻,形成紧实的线状后,在中点处对折,一手捏紧对折点,另一手将纸的两端继续向同一个方向搓捻,捏紧对折点的手配合向相同方向搓捻顶端,直至形成一根螺旋状线形药捻。(图 4-5~ 图 4-8)

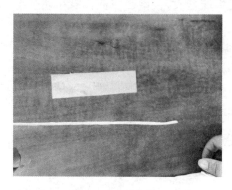

图 4-5　制作药捻 1

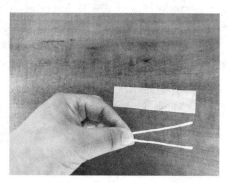

图 4-6　制作药捻 2

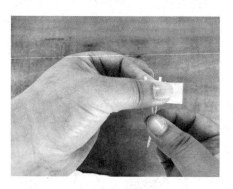

图 4-7　制作药捻 3

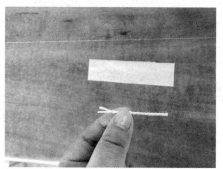

图 4-8　制作药捻 4

　　(4) 搓制好的药捻规格:1 号药捻长度为 12cm,2 号药捻长度为 8cm,3 号药捻长度为 6cm,4 号药捻长度为 4cm,5 号药捻长度为 3cm。

　　(5) 高压蒸汽消毒备用。

　2. 内裹药物的药捻搓制方法

　　(1) 清洁洗手。

　　(2) 裁剪桑皮纸:具体规格同外粘药物。

　　(3) 将药物放入裁剪好的桑皮纸内,参照外粘药物的药捻搓制方法进行搓捻。

　　(4) 高压蒸汽消毒备用。

　3. 关键步骤

　　(1) 裁剪出长宽符合规定的桑皮纸备用。

　　(2) 药捻搓制过程中,双手配合,要始终向同一个方向搓捻,使线的两端呈螺旋状环绕。

　　(3) 药捻搓制过程中,用力均匀,保持药捻的硬度。

　4. 操作误区及分析

　　(1) 搓制成的药捻,相同型号,但长短不一:在搓制药捻之前,要按照规定的长宽,裁剪桑皮纸;搓制过程中,用力均匀,避免相同型号的药捻,紧实度不一致,导致长短不一。

（2）药捻过软,不能进行窦道的探查及治疗:药捻搓制过程中,注意用力均匀,双手配合,向同一个方向搓捻,使纸的两端呈紧实螺旋状环绕。

5. 操作小结

（1）药捻,俗称药线、纸捻,目前多用桑皮纸搓制而成,具有探查及治疗窦道的作用。

（2）药捻的制备有外粘药物药捻及内裹药物药捻两种,目前临床常用的是外粘药物药捻。

（3）在药捻搓制前,要按照规定尺寸,裁剪桑皮纸。

（4）在药捻搓制过程中,注意双手配合,始终向同一个方向搓捻,使线的两端呈螺旋状环绕,并且用力均匀,保持药捻的硬度。

（5）药捻搓制后,必须高压蒸汽消毒后备用。

第三节 疮 面 换 药

1. 目的

（1）了解和观察疮面愈合情况,以便酌情给予相应的治疗和处理。

（2）清洁疮面,去除异物、渗液及坏死组织,减少细菌的繁殖和分泌物对局部组织的刺激。

（3）疮面局部外用药物,促使炎症局限,或加速疮面肉芽生长及上皮组织扩展,促进疮面尽早愈合。

（4）包扎固定患部,使局部得到充分休息,减少患者痛苦。

（5）保持局部温度适宜,促进局部血液循环,改善局部环境,为伤口愈合创造有利条件。

2. 疮面判断 ①脓腐期;②肉芽生长期;③上皮爬升期。

3. 基本方法

（1）取合理体位,暴露换药部位,垫治疗巾。

（2）揭去外层敷料,用镊子取下内层敷料。

（3）观察疮面,用镊子夹取 75% 酒精棉球消毒疮口周围皮肤,用 1:5 000 呋喃西林棉球清洁疮面。

（4）药粉均匀撒在疮面上,再将已摊涂好药膏的纱布覆盖疮面,胶布固定,酌情包扎。

4. 关键步骤

（1）药粉需均匀撒在疮面上。

（2）外敷药必须贴紧疮面,包扎固定时注意松紧适度,固定关节时注意保持功能位置。

（3）摊涂药膏宜薄,以免疮面肉芽生长过剩成胬肉而影响疮口愈合。

5. 操作误区及分析

（1）揭除干结敷料时未浸润:在揭除敷料时,如敷料干结,宜用消毒液浸润后再揭下,以免损伤肉芽组织和新生上皮。

(2) 清洁疮面时用力过大:用消毒液清洁疮面时,动作宜轻柔,以免损伤新生肉芽组织。

(3) 上丹药时,撒在疮面外正常皮肤:上丹药时须保护周围组织,勿将丹药撒于疮面外。

6. 操作小结

(1) 疮面换药法是对疮疡、烧伤、痔瘘等的疮面进行清洗、上药、包扎等,以达到清热解毒、提脓祛腐、生肌收口等目的的一种处理方法。

(2) 进行疮面换药法操作时,疮面要清洁干净,勿损伤肉芽组织,并应根据疮面情况选用合适的药物。

(3) 对汞剂过敏者禁用丹药;眼部、唇部、大血管附近的溃疡均不用腐蚀性强的丹药。

第四节　箍围药的敷贴法

1. 基本方法

(1) 将箍围药粉与液体调制成糊状备用。

(2) 用镊子夹取 75% 酒精棉球消毒患部肿胀处。

(3) 将已调制好的箍围药以药匙板均匀敷布于整个肿胀处,厚度约 3mm。

2. 关键步骤

(1) 箍围药的药性有寒、热的不同,所以在应用时应根据病情辨证使用,才能收到预期效果。

(2) 调制液体多种多样,临床应根据疾病性质与阶段的不同,正确选择使用。

(3) 敷贴应超过肿势范围。

(4) 敷贴时要保持湿润,维持药效。

3. 操作误区及分析

(1) 阳证用热性药敷贴,阴证用寒性药敷贴:阳证不能用热性药敷贴,以免助长火毒;阴证不能用寒性药敷贴,以免寒湿痰瘀凝滞不化。

(2) 箍围药敷贴后干燥:箍围药敷后干燥之时,宜时时以液体湿润,以免药物剥落及干板不舒。

4. 操作小结

(1) 箍围药的敷贴法,是借药粉具有箍集围聚、收束疮毒的作用,从而促使肿疡初起、病情轻者消散;即使毒已结聚,也能促使疮形缩小,趋于局限,达到早日成脓和破溃;就是在破溃后,余肿未消者,也可用来消肿,截其余毒。

(2) 凡外疡不论初起、成脓及溃后,肿势散漫不聚,而无集中之硬块者,均可使用本法。

(3) 操作时,要根据疾病的性质与阶段不同,正确选择使用箍围药粉及调制液体。如金黄散可用于红肿热痛明显的阳证疮疡,以醋调制,取其散瘀解毒。

(4) 凡用于外疡初起或炎症包块者,宜敷满整个病变部位。若毒已积聚,或溃后余肿未消,宜敷于患处四周,中央空出,不要完全涂布。

(5) 敷布时要超过肿势范围,敷药要有一定厚度,并保持湿润。

第五节　清　创　术

1. 基本方法

(1) 患者平卧位,暴露患处。

(2) 局部常规消毒。

(3) 予 1% 利多卡因溶液局部浸润麻醉。

(4) 用镊子或血管钳钳取已松动的坏死组织,用手术剪刀或手术刀去除已失活和已游离的组织,至红色肉芽组织暴露。

(5) 如深部仍有病灶,则适当扩大创口和切开筋膜,保持引流通畅。

(6) 如有活动性出血,则予结扎或电凝止血。

(7) 用生理盐水冲洗创口。

(8) 再次检查手术区无活动性出血后,用九一丹薄撒于疮面上,金黄膏贴敷后,包扎固定。

2. 关键步骤

(1) 疮面内已失去活力的组织及脓腐尽量去除干净。

(2) 探明病灶范围,不遗留死腔而造成脓液积聚。

(3) 清创后,用九一丹或八二丹等撒于疮面以祛腐,并加压固定,以防止出血。

3. 操作误区及分析

(1) 清创范围过小:清创后,如清创口过小,则不能起到引流的目的。

(2) 遗留深部病灶:病灶深度深,则必须清创到深部至正常组织暴露,以免毒邪深窜入里而使病情加剧。

4. 操作小结

(1) 清创术,是用外科手术的方法,清除疮口内的异物,切除坏死、失活或严重污染的组织,使之尽量减少污染,有利于受伤部位功能和形态的恢复。

(2) 清创术的目的是为了显现溃疡真正的面积,去除所有影响上皮组织从溃疡边缘生长的物理阻碍因素,引流脓液。

(3) 清创治疗的关键是清除无活力的感染组织,包括坏死的骨质,直到出现新鲜健康的组织边缘。

(4) 清创治疗后,创面保持湿润,促进创面微血管形成和结缔组织形成,促进溃疡愈合。

第六节　切　开　法

1. 基本方法

(1) 患者取俯卧位,暴露患处,常规消毒铺巾。

(2) 予 1% 利多卡因溶液局部浸润麻醉。

（3）在波动感最明显处,左手拇示两指按在要进刀部位的两侧,三角刀刀刃向上,在脓点部位向内直刺,深入脓腔可见脓液流出。

（4）再将刀口向上或向下轻轻延伸,然后将刀直出。

（5）用血管钳钝性分离脓腔,充分引流脓液。

（6）术后用纱条蘸取九一丹放置脓腔中引流,外敷金黄膏,胶布固定。

2. 关键步骤

（1）选择切口应为脓肿最低位或最薄弱处。

（2）切开深度以得脓为度。

（3）切口不超越脓腔范围。

3. 操作误区及分析

（1）切开时,进刀过浅:若患部为皮肉较肥厚的臀部,进刀稍深无妨,以得脓为度。

（2）切开时,切口过小:肌肉丰厚的深部脓肿,切口宜大,以免引流不畅,脓水难出。

（3）切开后用力挤压:切开后,拔出脓栓后应由脓自流,如用力挤压,会使红肿扩散,毒邪内攻。

4. 操作小结

（1）切开法是运用手术刀把脓肿切开,以使脓液排出,从而达到疮疡毒随脓泄、肿消痛止、逐渐向愈的目的。

（2）适应证为一切外疡,不论阴证、阳证,确已成脓者。

（3）运用切开法前,应当辨清脓成熟的程度、脓肿的深浅、患部的血脉经络位置等情况,然后决定切开与否。

（4）切口选择以便于引流为原则,选择脓腔最低点或最薄处进刀,一般疮疡宜循经直切,免伤血络。一些特殊部位,如乳房部、面部、关节区等的切口选择应依据解剖结构的不同而灵活选择切口。

（5）切开的深浅应根据脓腔的范围及深度而定。

（6）颜面部疔疮,忌早期切开,以免疔毒走散,并发走黄危证。

第七节 拖 线 法

1. 基本方法

（1）患者平卧位,硬膜外麻醉。

（2）局部常规消毒。

（3）以银质球头探针自上方溃口处探入,从下方溃口处穿出,贯通上下方溃口。

（4）以刮匙清除管道内的褐色坏死组织及虚浮的肉芽组织。

（5）将 6~10 股医用丝线（国产 7 号）引入管腔内,两端打结,使之呈圆环状,并保持松弛状态,以来回能自由拖动为度。

（6）检查手术区无出血点后,常规包扎固定。

（7）术后创面处理:手术次日起每日换药,1 次 /d。换药时拭净溃口、管腔及丝线上的腐组织;先用 0.9% 氯化钠溶液灌注冲洗,再用干燥的棉球吸干管道及疮面的分泌物;然后把祛腐九一丹撒在丝线上,拖动丝线,将丹药引入管道蚀管脱腐并引流。

(8) 拖线时间一般为 2~3 周。根据局部管腔腐肉组织脱落状况、肉芽组织色泽及脓液性状,采用"分批撤线法"撤除丝线,配合"垫棉法",至创面愈合。

2. 关键步骤

(1) 手术时,明确溃口位置,以硬刮匙清除溃口及管道内的腐肉组织。

(2) 通过银质球头探针将医用丝线(国产 7 号)引入主管道内,丝线两端打结,使之呈圆环状。

(3) 换药时,必须注意去除溃口及丝线上的腐肉,保持引流畅通,可配合生理盐水灌注冲洗。

(4) 换药时将提脓祛腐药放在丝线上,来回拖拉丝线。

(5) 待管腔腐肉已尽,局部肉芽组织红活,局部脓液纯净黏稠,可采用"分批撤线法",每 2 天撤线 1 次。自撤线开始之日起,管腔周围配合"垫棉法",至管腔闭合。

3. 操作误区及分析

(1) 充分重视操作前检查:操作前结合超声、X 线造影、CT 造影三维重建等检查,明确管腔位置、形态、数量、走向、分支,以及与邻近组织器官的相关性等。

(2) 根据管腔的腔径大小确定拖线的粗细,一般采用 10 股医用 7 号丝线;若管道腔径 >1cm 以上或管腔呈不规则结构,可以增加丝线股数或用纱条。

(3) 探查管道时宜耐心细致,动作轻柔,切忌用暴力,以防形成假性管道。

(4) 注意清除溃口及管道内腐肉组织,并配合刮匙搔刮。保持引流的通畅。

(5) 拖线时丝线或纱条两端要迂折于管外打结,以防脱落,但不必拉紧,以便日后来回拖拉引流。

(6) 根据局部腐肉组织脱落、肉芽组织色泽及脓液性状确定拖线时间。

(7) 换药时注意配合生理盐水灌注冲洗,以利管腔腐肉组织的去除及保持引流畅通。

(8) 适时配合局部垫棉压迫法。拆除拖线后,需配合局部垫棉法,压迫整个管道空腔,并用阔绷带扎紧,促使管腔粘连闭合。

(9) 对多层较大管腔的瘘管、窦道,应以切开法为主,配合拖线法。

4. 操作小结 拖线法是用球头银丝探针导引,到达管腔基底部,以粗丝线或纱条贯穿于瘘管、窦道管腔中,将祛腐药物掺于丝线上,通过拖拉引流,排净脓腐,从而达到治疗瘘管、窦道的一种治疗方法。主要适用于各种难愈性窦瘘类疾病,如各种先天性发育异常形成的窦瘘,以及皮肤感染性疾病、糖尿病性坏疽、浆细胞性乳腺炎、复杂性肛瘘及各种手术后形成的窦道、瘘管;对邻近心、肝、脑、肺等重要脏器,颅骨、胸骨等骨骼,以及肌肉、血管,而行手术扩创、风险大的病灶,尤其适用。进行拖线法操作时,应根据管腔大小、管壁厚薄及坏死组织的多少等,采用多股丝线或纱条的拖线疗法。每日换药时,注意将祛腐药物撒在丝线上,并去除溃口及丝线上的腐肉,保持引流畅通,必要时做辅助切口实施拖线法,或配合灌注冲洗法。拖线拆除后,注重局部垫棉法的运用。

第八节　药捻引流法

1. 基本方法

(1) 暴露换药部位,观察疮口,常规消毒。

(2) 将搓成的药捻粘取少量油膏,再蘸取九一丹,然后插入疮口。

(3) 药捻末端留出一小部分在疮口之外,向疮口下方折放,用胶布固定。

(4) 外敷油膏固定。

2. 关键步骤

(1) 根据窦道深度,选择合适长度及粗细的药捻。

(2) 药捻插入疮口时,首先应尽量插到窦腔底部,然后再适当拔出少许固定。

(3) 如疮口脓水已尽,药捻应蘸取生肌敛疮之品插入窦腔,不插药捻后,注重局部垫棉法的运用。

3. 操作误区及分析

(1) 药捻过短:药捻过短,不能插到窦道底部,则药物无法作用到整个窦腔。

(2) 药捻过粗:药捻过粗,则堵塞疮口,造成引流不畅。

(3) 脓水已尽,流出淡黄色黏稠液体,仍插药捻:脓水已尽,流出淡黄色黏稠液体,为将愈之象,如果仍插药捻,则影响收口时间。

4. 操作小结

(1) 药捻引流法是借药物及物理作用,将药捻插入溃疡疮孔中,使脓水外流,同时利用药捻之线形,使坏死组织附着于药捻而使之外出,腐脱新生,防止毒邪扩散,促使溃疡早日愈合的一种治法。

(2) 适用于溃疡疮口过小、脓水不易排出者,或已成瘘管、窦道者。

(3) 药捻法所使用的药线,有外粘药物和内裹药物两类。目前临床上多数应用外粘药物的药线。

(4) 操作时应先用球头银丝探针探查窦道的走向和深浅;做CT窦道造影、B超等检查,以了解窦道位置、形态、数量、长度、走向、分支、残腔以及与邻近组织器官的关系。如窦道位置深、弯曲、管道多、有分支等,要配合灌注法,后期愈合期,可配合垫棉法。

第九节　垫　棉　法

1. 基本方法

(1) 暴露换药部位,常规消毒。

(2) 将生肌散薄撒于疮口上,外敷红油膏纱布,胶布固定。

(3) 取棉垫折叠成约 8cm×5cm 大小,满垫在疮口之上。

(4) 再用阔绷带加压缠缚,使患处压紧,每天换药 1 次。

(5) 7~10 天疮口收口后,继续垫棉加压缠缚 10~14 天。

2. 关键步骤

(1) 所用棉垫必须比空腔范围稍大。

（2）用绷带缠缚时,必须超出棉垫范围且要均匀压紧。

（3）疮口闭合后仍须继续垫棉加压缠缚10~14天,以巩固疗效,避免复发。

3. 操作误区及分析

（1）棉垫大小未超过空腔范围:棉垫过小,则不能完全压迫空腔而遗留残腔,会造成脓液潴留或皮肤与新肉不能粘合。

（2）绷带缠缚时未绷紧:绷带缠缚时未绷紧,也会遗留残腔而造成脓液潴留或皮肤与新肉不能粘合。

4. 操作小结

（1）垫棉法是用棉花或纱布折叠成块以衬垫疮部的一种辅助疗法。此法是借加压的力量,使溃疡的脓液不致下坠而潴留,或使过大的溃疡空腔皮肤与新肉得以粘合而达到愈合目的。

（2）适用于溃疡脓出不畅有袋脓者;或疮孔窦道形成脓水不易排尽者;或溃疡脓腐已尽,新肉已生,但皮肉一时不能粘合者。

（3）急性炎症红肿热痛尚未消退时不可应用本法,否则有促使炎症扩散之弊。

（4）应用本法时,如未能获得预期效果,则宜采取扩创引流法。

（5）操作期间,如出现发热、局部疼痛加剧,则应立即终止使用,采取相应措施。

第十节 灌 注 法

1. 基本方法

（1）暴露换药部位,常规消毒。

（2）一次性注射针筒抽取中药药液后,与一次性静脉输液针相接。

（3）用球头银丝探针探明窦道走向。

（4）剪去静脉输液针前端针头及部分输液管后,将剩余输液管缓缓插入窦道底部,将祛腐中药药液缓慢注入管腔,每天1次。

（5）灌注结束后,窦道口内置药捻引流,用橡皮膏固定,外敷油膏固定。

2. 关键步骤

（1）根据窦道深度,留取合适长度的输液管。

（2）一次性输液器一端插入窦道时,手法宜轻柔,切勿用力而使输液管插入正常组织内,形成假性管道。

（3）随着窦道渐渐变浅,应及时缩短一次性输液管长度,使窦道基底部肉芽组织充分快速生长。

（4）灌注的药液组成、剂量、时间、速度等因人、因病而异。

3. 操作误区及分析

（1）灌注时过度加压:灌注时如过度加压则会因压力过大而形成假性管道,甚至造成透膜之变。

（2）灌注时输液管堵住窦口:灌注时如输液管堵住窦口,会使冲洗液及窦腔内的分泌液不能充分引流,而使窦腔加深,毒邪入里,甚至成透膜之变。

（3）灌注一段时间后,窦道内仍有脓性分泌物,而妄用生肌药物灌注:灌注的药液选择,不能仅凭灌注时间而定,必须根据患者的病情而辨证选用祛腐或生肌中药药液。

4. 操作小结

(1) 灌注法是利用液体无处不到之特性,在不同时相分别将祛腐或生肌等中药药液缓慢注入管腔而达到祛腐、生肌作用的一种外治方法。

(2) 适用于窦道分支较多,管道狭长或走向弯曲,管道狭长或外端狭小或内端膨大成腔的窦道,药线无法引流到位,又不宜做扩创者。

(3) 操作时应用球头银丝探针探查窦道的走向和深浅;做 CT 窦道造影、B 超等检查,以了解窦道位置、形态、数量、长度、走向、分支、残腔,以及与邻近组织器官的关系。

(4) 操作时应根据病情,在不同时相分别将相应的中药药液注入管腔,并可根据情况配合切开引流法、拖线法、药捻引流法、垫棉法等其他外治方法。

第十一节　砭　镰　法

1. 基本方法

(1) 患处用 75% 酒精棉球消毒。

(2) 用三棱针或刀锋直刺患处皮肤,令微微出血。

(3) 刺毕用消毒棉球按压针孔。

(4) 再予油膏敷料包扎。

2. 关键步骤　击刺时宜轻、准、浅、快,出血量不宜过多。

3. 操作误区及分析　如击刺过重,局部出血量多,可能造成感染加剧,甚至局部破溃。

4. 操作小结

(1) 砭镰法又称飞针,现多用三棱针或刀锋在疮疡患处皮肤或黏膜上浅刺,放出少量血液,使内蕴热毒随血外泄,有疏通经络、活血化瘀、排毒泄热、扶正祛邪的作用。

(2) 适用于急性阳证疮疡。如下肢丹毒、红丝疔及疖、疮、痈肿初起,外伤瘀血肿痛,痔疮肿痛等。

(3) 操作时,注意无菌操作,以防感染,击刺时宜轻、准、浅、快,同时根据病证不同可采用不同的砭镰手法,如红丝疔用挑刺手法,下肢丹毒用围刺手法,痔疮肿痛者用刺络手法。

(4) 头、面、颈部不宜施用砭镰法;阴证、虚证及有出血倾向者禁用。

(5) 操作时应避开神经和大血管。

第十二节　结　扎　法

1. 基本方法

(1) 患者取左侧卧位,尽量暴露臀部,肛门常规消毒,盖无菌洞巾,暴露视野。

(2) 予 1% 利多卡因溶液 40ml 局部浸润麻醉。

（3）用碘伏再次消毒肛管及直肠下段,用双手示指扩肛,使痔核暴露。

（4）用右手持弯血管钳夹住痔核基底部,左手持组织钳夹住痔核向肛外同一方向牵引。

（5）用持针钳夹住已穿有 10 号丝线的缝针,将双线从痔核基底部中央稍偏上穿过。

（6）将已贯穿痔核的双线交叉放置,并用剪刀沿齿线剪一浅表裂缝,再分段进行“8”字形结扎。

（7）结扎完毕后,用弯血管钳挤压被结扎的痔核,加速痔核坏死。

（8）将存留在肛外的线端剪去,再将痔核送回肛内,纳入痔疮栓 1 枚,红油膏适量,纱布覆盖,胶布固定。

2. 关键步骤

（1）充分暴露痔核。

（2）在痔核基底部进行结扎。

（3）结扎线必须扎紧。

（4）在结扎术后当天禁止排便,以免发生出血及水肿。

（5）在结扎后的 7~9 天,为痔核脱落阶段,嘱患者减少运动,大便时不宜用力努挣,以避免大出血。

3. 操作误区及分析

（1）内痔用缝针穿线结扎,穿过患处肌层:缝针穿过痔核基底部时,不可穿入肌层,否则结扎后可引起基层坏死或并发肛门直肠周围脓肿。

（2）结扎线未扎紧:结扎线应扎紧,否则不能达到完全脱落的目的,并易发生大出血。

（3）结扎线未脱落而提早硬拉脱:结扎线应待其自然脱落,硬拉可能造成出血。

4. 操作小结

（1）结扎法是将线缠扎于病变部位与正常皮肉分界处,通过结扎,促使病变部位经络阻塞、气血不通,使结扎远端的病变组织失去营养而致逐渐坏死脱落,从而达到治疗目的的一种方法。

（2）适用于瘤、赘疣、痔、脱疽等,以及脉络断裂引起的出血。

（3）凡头大蒂小的赘疣、痔核等,可在根部以双套线扣住扎紧;凡头小蒂大的痔核,可以缝针贯穿其根部,再用“8”字式结扎法,或“回”字式结扎法两线交叉扎紧;如截除脱疽坏死的趾、指,可在其上段预先用丝线缠绕 10 余圈,渐渐扎紧;如脉络断裂,可先找到断裂的络头,再用缝针引线贯穿出血底部,然后系紧打结。

（4）对血瘤、癌肿禁忌使用。

第十三节　热 烘 疗 法

1. 基本方法

（1）用疯油膏均匀涂于患处。

（2）用电吹风距患部约 15cm,烘 20 分钟,1 次 /d。

(3) 烘后即将所涂药膏擦去。

2. 关键步骤

(1) 所涂药膏须均匀极薄。

(2) 随时听取患者对治疗部位热感程度的反映,不得引起皮肤烫伤。

3. 操作误区及分析 热烘时距离患部过近:操作时如距离过近,可能会灼伤皮肤。

4. 操作小结

(1) 热烘疗法是在病变部位涂药后,再加热烘,通过热力作用,使局部气血流畅,腠理开疏,药物渗入,从而达到活血祛风以减轻或消除痒感、活血化瘀以消除皮肤肥厚的治疗目的的一种方法。

(2) 适用于鹅掌风、慢性湿疹、牛皮癣等皮肤干燥、瘙痒之症。

(3) 禁用于各种急性皮肤病。

(4) 使用本法的同时,还可配合其他疗法,以提高疗效。

第十四节 涂 擦 法

1. 基本方法

(1) 暴露涂药部位,用生理盐水清洁皮肤。

(2) 将药物充分振荡,使药液和匀。

(3) 用刷子蘸药液均匀涂于患处,3~5 次 /d。

2. 关键步骤

(1) 混悬液涂擦前必须充分和匀。

(2) 涂药次数依据病情、药物而定。

(3) 涂药不宜过厚、过多,以防毛孔闭塞。

3. 操作误区及分析

(1) 皮损干燥结痂时,用洗剂涂擦:洗剂具有干燥止痒的作用,皮损已干燥结痂,再用洗剂涂擦,患者局部皮损会出现干裂,自觉疼痛不适。

(2) 疮疡破溃或皮肤有糜烂者,用酊剂涂擦:一般酊剂都有刺激性,疮疡破溃或皮肤糜烂者,用酊剂涂擦,易引起皮肤烧灼感及剧痛。

(3) 皮疹见明显渗出者,用软膏涂擦:软膏具有保护、润滑、去痂等作用,皮疹已有明显渗出,用软膏涂擦后局部渗出加剧,病情加重。

4. 操作小结

(1) 涂擦法是将药物制成洗剂或酊剂、油膏、软膏等剂型,涂擦于患处的一种常用外治法。

(2) 涂擦法所用的药物剂型有数种,其各自的作用、适应证及使用方法不尽相同,临床需要根据具体病证来选择适当剂型。

(3) 洗剂是将各种不同的方药先研成细末,然后与水溶液混合在一起而成,具有消炎、止痒、保护、干燥等作用。适用于急性、过敏性皮肤病无渗液或渗液较少者,以及酒渣鼻、粉刺等。

（4）酊剂是将各种不同的药物浸泡于乙醇溶液内,根据制方要求浸渍一定时间后所得之溶液,具有祛风杀虫止痒、活血消肿止痛等作用。适用于疮疡未溃及鹅掌风、灰指甲、白屑风、手足癣、体癣、神经性皮炎等皮肤病。

（5）油剂是将药粉与植物油调成稀糊状,具有保护、润滑、止痒、干燥等作用。适用于亚急性皮肤病见糜烂、鳞屑、脓疱等皮损,以及湿敷间歇期。

（6）软膏是用药物研成细末,与动物或矿物油调匀而成,具有保护、润滑、透入、杀菌、止痒、去痂等作用。适用于无明显渗液之溃疡,一切慢性皮肤病见结痂、皲裂、苔藓样变等皮损,急性炎症结痂期。

（7）先用低浓度制剂,根据病情需要再提高浓度。

（8）面部、阴部皮肤慎用刺激性强的药物。

（9）涂药后观察局部皮肤,如有丘疹或局部肿胀、奇痒等过敏现象,停止用药,对症处理。

第十五节　湿　敷　法

1. 基本方法

（1）把所选药物浸泡,煎汤取汁,放凉。

（2）将 5~6 层纱布置于药液中浸透,挤去多余药液后,敷于患处。

（3）每 10 分钟将纱布重新浸入溶液,稍拧干再贴敷,如此持续 2 小时。

2. 关键步骤

（1）药物组成可根据不同的疾病,做适当的调整和化裁。

（2）湿敷时每次溶液都要新鲜配制。

（3）湿敷垫应用 6~8 层纱布做成,热湿敷需要准备棉垫。

（4）湿敷垫要保持湿润与清洁,以不流水为度。

（5）操作中尽量注意无菌原则。

（6）湿敷的面积一般不超过全身总面积的 1/3,面积大时应注意保温。

3. 操作误区及分析

（1）大疱性皮肤病及表皮剥脱松解不宜使用。

（2）对大面积的湿疹,应对药物的性质、浓度和湿敷面积的大小,给以适当的注意。

（3）治疗过程中观察局部皮肤反应,如出现苍白、红斑、水疱、痒痛或破溃等症状时,立即停止治疗。

（4）药液不要太烫,防止烫伤。

4. 操作小结

（1）湿敷法是用纱布浸吸药液,敷于患处的一种外治法,古称溻法。此法有疏通腠理、清热解毒、消肿散结、收敛止痒、消肿止痛、生肌敛疮等作用。

（2）现在临床常用的湿敷法分冷湿敷与热湿敷两种。冷湿敷有两种方式:①开放式,较常用,即把病损处用生理盐水清洁,将浸于室温溶液的湿敷垫准备好并放置患处使之紧密接触约 10~20 分钟,然后重新浸入药液,稍拧干再贴敷,此操作反复持续

1~2 小时为 1 次,每日次数依病情而定,一般需 4~5 次;②封闭式,如前法将湿敷垫敷于患处,外盖稍大于湿敷垫的棉垫,并用绷带包扎,每 2 小时更换 1 次。每日次数根据病情而定,具有消炎、收敛、清洁、保护的作用,适用于急性湿疹和皮炎有肿胀、糜烂渗出的皮损。热湿敷是将棉垫放在盆内加适量溶液煮开,用镊子将棉垫拧干以不滴水、不超过 50℃为宜,置于病损部位,在湿敷垫上加盖一层干棉垫以保持温度;一般 10~20 分钟更换 1 次;有止痒、消炎、收敛、保护糜烂面、使药物易吸收等作用;适用于亚急性皮肤炎症,局部血行不畅,且有瘀血,瘙痒剧烈时,以及慢性溃疡如有脓性分泌物或肉芽不新鲜时。

第十六节　蚕食疗法

1. 基本方法

(1) 患者平卧位或坐位。

(2) 局部常规消毒。

(3) 清洁患处疮面。

(4) 轻轻剪除疮面内完全无血供的松软组织。

2. 关键步骤

(1) 根据病史,明确疮面为缺血疮面。

(2) 手法轻,刺激小。

(3) 尽可能保留尚未完全坏死的组织。

(4) 将影响正常组织或明显影响功能的部分干性坏死去除,不能急于彻底清创。

(5) 在肢体血供改善,坏死界限清楚后,再行相对较彻底的清创。

3. 操作误区及分析

(1) 手法过重:将会加重患者疼痛,而且有可能损伤正常组织,使得疮面扩大或加速坏死。

(2) 过度清创:因为缺血疮面的处理,关键是避免破坏血供,而早期过度清创就会损伤疮面周围的组织血供,导致缺血加重,疮面扩大。

4. 操作小结

(1) 蚕食疗法常常用于缺血性疾病的坏死组织或溃疡组织疮面。因组织缺血,疮面坏死组织难脱者,清创换药时需要逐步清除疏松的坏死组织,尽量不要损伤尚有生机的组织。

(2) 在清除坏死组织的时候,是逐渐地、一点一点地清除,犹如蚕吃桑叶一样逐步进行,故称蚕食疗法。

(3) 因组织缺血坏死,导致局部营养严重不足,所以操作时手法要轻,刺激要小,以达到最终的治疗目的。不能沿用正常疮面的清创方法,否则易造成局部组织因缺血而坏死组织增加,延误伤口愈合,甚至导致截肢。

第十七节 缠缚疗法

1. 基本方法

(1) 患者平卧,下肢外旋位。

(2) 局部常规消毒换药。

(3) 局部包扎后,选用阔绷带缠缚整个患肢,隔日换药 1 次。

2. 关键步骤 阔绷带缠缚时应该自肢体远端开始,用力要适度均匀。

3. 操作误区及分析

(1) 足背水肿明显:由于绷带缠缚未从足部开始,而是自足踝部开始缠缚。

(2) 小腿肿胀或不适:由于绷带缠缚时用力不均匀,局部过紧使其远端静脉血回流受阻所致。

4. 操作小结 缠缚疗法是运用阔绷带绑缚患肢,以达到增加血液回流、加速疮口愈合的一种外治方法。

第十八节 封包疗法

1. 基本方法 在皮损处涂上药物,其上加盖不透气薄膜,再予以固定。封包时间依皮损情况及所用药物决定,从几小时到几天不等。

2. 关键步骤

(1) 封包时在皮损部位涂上药物。

(2) 在涂药部位加盖不透气薄膜,并且加以固定,否则容易脱落。

(3) 封包时间应根据皮损的面积、厚薄、药物本身来决定,可封包几小时到几天不等。

3. 操作误区及分析

(1) 涂药部位应在薄膜范围内,否则无法起到封包效果。

(2) 如皮损有水疱、渗出、糜烂性损害时,严禁使用封包疗法。

(3) 对封包药物过敏者禁用封包疗法。

4. 操作小结

(1) 封包疗法是在涂搽外用药物之后用透气或半透气的敷料和塑料薄膜进行密封包扎,以增加药物在局部对皮肤的渗透,减少挥发,延长作用时间,从而起到更好的治疗效果。

(2) 封包疗法适用于慢性肥厚性皮炎,如神经性皮炎、亚急性湿疹、慢性湿疹、扁平苔藓、斑块型银屑病、皮肤淀粉样变等;角化增生性皮肤病,如掌跖角化病、胼胝、鸡眼、皲裂等;疣状增生性皮肤病,如结节性痒疹、寻常疣、皮角、老年疣、角化棘皮瘤等。

(3) 进行封包疗法时,应在皮损部位涂上药物,在涂药部位加盖不透气薄膜,并且加以固定,否则容易脱落。封包的时间应根据皮损的面积、厚薄、药物本身来决定,可以封包几小时到几天不等。涂药部位应在薄膜范围内,否则无法起到封包效果。

(4) 如皮损有水疱、渗出、糜烂性损害,严禁使用封包疗法。

（5）对封包药物过敏者,禁用封包疗法。

第十九节 扩 肛 法

1. 基本方法

（1）患者取截石位,肛门直肠常规消毒,局麻或腰麻下使肛门松弛。

（2）术者戴无菌手套,涂润滑剂,先用两手示指掌面向外扩张肛管,再逐渐伸入两中指,呈四指扩肛,持续 3~5 分钟,做扩肛动作不可粗暴。

（3）术后每日便后坐浴,肛门换药至伤口愈合。

2. 关键步骤 先用两手示指掌面向外扩张肛管,待括约肌适应后逐渐伸入两中指呈四指扩肛,持续 3~5 分钟,做扩肛动作不可粗暴。

3. 操作误区及分析

（1）动作粗暴:扩肛动作粗暴,容易撕裂肛门括约肌,造成肛门失禁。

（2）扩肛时间不够:扩肛时间过短,括约肌尚未适应,容易造成肛门括约肌损伤。

4. 操作小结

（1）扩肛法又称肛门扩张术,是以手指扩张肛门括约肌,使括约肌松弛,减轻或解除括约肌痉挛,改善局部血运,促进裂损愈合,从而达到治愈目的。

（2）扩肛法适用于无哨兵痔等并发症的新鲜肛裂患者。

第二十节 挂 线 法

1. 基本方法

（1）患者侧卧位或截石位,硬膜外麻醉。

（2）局部常规消毒。

（3）用探针由外口探入,沿瘘管走行,至齿线附近时,另一手示指进入肛内协助寻找内口穿出,贯通内外口。

（4）以刮匙清除管道内的坏死组织及虚浮的肉芽组织。

（5）在探针的头部结扎一粗丝线,粗丝线的另一端结扎橡皮筋 1 条,再缓慢地将探针由内口经过瘘道退出外口,橡皮筋也跟随拉出。

（6）用手术刀或手术剪沿探针由外向内切开瘘管处的肛管皮肤、皮下组织及外括约肌皮下部浅部,再拉紧橡皮筋于紧贴切口处用止血钳夹住,在止血钳下方用粗丝线将橡皮筋扎紧。

（7）检查手术区无活动性出血后,用凡士林纱布填塞疮面,外盖无菌敷料,胶布固定。

（8）术后疮面处理:手术次日起每日换药,1 次 /d;换药时拭净内口、窦道上的腐坏组织。

2. 关键步骤

（1）明确内口位置。

（2）用粗丝线将橡皮筋扎紧,使橡皮筋紧扎在外括约肌深部或肛管直肠环上,达到慢勒割作用。

（3）换药时须去除内口及窦道内的腐坏组织,保持引流通畅,可配合生理盐水灌注冲洗。

（4）7~10 天后,橡皮筋即可切开瘘管表面组织而脱落,留下一沟状肉芽疮面,逐渐愈合。

3. 操作误区及分析

（1）未能准确找到内口:未准确找到内口的确切位置,可造成假道。

（2）未能收紧橡皮筋:收紧橡皮筋前,在局麻下切开皮肤及外括约肌皮下部,除可减轻疼痛外,并可缩短脱线日期。

（3）橡皮筋过紧或过松:结扎橡皮筋时要适当收紧,过松则往往需手术后再次收紧,给患者增加痛苦。

4. 操作小结

（1）挂线疗法是中医学治疗肛瘘采用的传统方法之一,适用于各种肛瘘,尤其适用于高位肛瘘。

（2）肛瘘挂线治疗的原理是利用橡皮筋或药线的机械作用(药线尚有药物腐蚀作用)使结扎处组织发生血运障碍,逐渐压迫坏死;同时结扎线可作为瘘道引流物,使瘘道内渗液排出,防止急性感染发生。在表面组织切割的过程中,基底疮面同时开始逐步愈合。此种逐渐切割瘘道方法的最大优点是肛门括约肌虽被切断,但不致因收缩过多而改变位置,一般不会造成大便失禁,较好地解决了高位肛瘘手术中切断肛门括约肌造成的肛门失禁问题,显著减少了肛管及其周围组织的缺损,瘢痕小,不会造成严重的肛门畸形。引流通畅,复发率低。

（3）每日换药时,注意保持引流通畅,必要时做辅助切口实施拖线法,或配合灌注冲洗法。

（刘　胜　单　玮)

第五章

中医外科临证处理思路

中医外科在临床治疗过程中,具有独特的治疗体系,临床处理思路也具有自身学科特色。临床诊治,审证求因,治病求本;病证结合,以病统证,以证辖病;辨证过程中把握整体与局部的关系,因时、因地、因人治疗,重视方剂辨证、经络辨证;治疗上强调内治与外治结合治疗。

一、审证求因,治病求本

《景岳全书·传忠录中·求本论》提到:"起病之因,便是病本。"疾病的产生,必有其根本的原因,而病机的变化,也有其关键所在。徐大椿在《医学源流论·病同因别论》中提出:"所以致此病者谓之因。如同一身热也,有风有寒,有痰有食,有阴虚火升,有郁怒、忧思、劳怯、虫疰,此谓之因。知其因,则不得专以寒凉治热病矣。盖热同而所以致热者不同,则药亦迥异。"可见,疾病证候虽然繁乱复杂,也有其主次真伪可辨,在疾病的发生发展过程中,必然或产生一些与其相关的症状与体征,这些客观的指征是疾病外在的现象,而在临诊中运用四诊和辨证辨病相结合的手段,对其加以综合分析,找出疾病在某一阶段的病变本质,就是审因求本的关键所在。

对于疾病的治疗思路,《素问·阴阳应象大论》中提到"阴阳者,天地之道也,万物之纲纪,变化之父母,生杀之本始,神明之府也,治病必求于本"。阴阳是天地万事万物变化规律的体现,对于人体而言,其本于阴阳,就是本于人体内气、血、水的运行,而恢复气、血、津、液周布运行正常则是中医治疗的目标与思路。因此,审证求因的目的,就在于探求引起人体阴阳不平衡的原因,在临床辨治过程中,尤需注意因与果之间的关系。临床诊治中,需要对患者出现不适症状的"因"与"果"进行分析,由因及果,由果导因,通过对脉象、舌象、证象的分析,确定疾病性质后,结合整体与局部变化,确定疾病部位,辨出相应证候之后,急则治其标,缓则治其本,把握治疗时机,取得效果。

二、病证结合,先辨病后辨证,以病统证,以证辖病

辨病的目的在于搞清疾病的诊断,明确疾病必然出现的局部病变和由此产生的典型症状,从而揭示疾病的普遍规律性,是对疾病的整体把握;辨证的目的则在于揭示患者机体在疾病的具体发展阶段的个体特殊性,对患者当下状态的判断,总结出证

48

候规律,把握疾病发展现阶段的主要矛盾,使诊断更加细致深入。中医外科强调辨病的重要性,因为中医外科诊治的疾病大多以局部病理改变为突出表现,病变形诸外,可以经人体五官感觉直接察觉到疾病的表现,这就要求临床医师详细收集四诊所得资料,并加以分析,鉴别区分类似症状,抓住每种疾病局部与整体的主要症状,判断局部改变是由什么病因所产生的,从而诊断出疾病,确定病名。近年来,中医外科病名体系在结合西医学对外科疾病认识的基础上,形成了以本质属性来分类,以临床主要特征来命名的合理、科学的体系。某一外科疾病病名所定义的内涵,大多可与西医的一个或几个疾病对应,如有头疽即西医的痈,流痰即西医的骨关节结核,一些疾病甚至直接沿用了西医的病名,这样,就使得辨别诊断疾病更为精确。

清代徐大椿在《兰台轨范·序》中说:"欲治病者,必先识病之名。能识病名,而后求其病之所由生。知其所由生,又当辨其生之因各不同,而病状所由异,然后考其治之之法。一病必有主方,一方必有主药。"由于几千年经验的积累及历代医家不断的总结整理,中医外科对各种疾病有了较深刻的认识,通过对每一种疾病的临床表现、诊断、辨证、内服外治、转归预后的详尽了解,使病名和理、法、方、药之间形成了相对应的联系,其中提炼出的诊断治疗要点以及一些疾病所找到的行之有效的针对性治疗方法,对诊治疾病有十分重要的意义。比如,疔疮是发病迅速而危险性较大的体表感染,发于头面部者,易走黄而危及生命;发于手足部者,可以损筋伤骨,影响骨与关节功能,必须及早切开排脓。这些对疾病整体过程的规律性认识,使得我们在诊治这些疾病过程中有了宏观的预见性,并能够迅速、准确地进行针对性治疗。因此,临床上一旦诊断出疾病,就可以对该病的整个演变过程及治疗要点、预后有概括性的了解。这便是中医外科中强调首先辨病的意义所在。

其次,对于外科疾病的治疗往往需要将辨病与辨证相结合。病证结合不仅是中医疾病与中医证候结合,西医疾病也可以与中医证候结合,在辨病了解疾病病机演变的基础上,把握整体规律,进一步根据病史、体征进行辨证分期、分型,对当下的症状进行总结归纳,把辨证与该病所有的治疗方法和方药紧密联系,使治疗方法具体化,并可对疾病的善恶顺逆进行预见性判断,从而做到对每一种疾病胸有成竹。

在外科临床中,常常会遇到"无证可辨"的情况,患者就诊时无明显的全身症状和体征可查,就诊时往往只有一个局部病灶存在,有的甚至还需通过影像学检查发现病灶,辨证论治无从下手。此时就应该以辨病为主,通过研究疾病在发生、发展、转归预后中存在的基本病机,即使在没有症状可辨的情况下,仍然可以找出这一疾病的基本病机加以分析,了解疾病现在以及即将发生的病机演变来指导治疗。

再者,中医外科强调辨病并不是摈弃辨证,临床上先辨病后辨证也并不是绝对的,需要做到以病统证,以证辖病,病证结合。所谓的辨证是认证、识证的过程,证是对机体在疾病发生、发展过程中某一阶段的病理概括,包括了对病因、病位、病性、病势以及邪正关系的分析与确定,反映了患者在此阶段病理变化的本质。不同的人所患相同的疾病,在发生、发展过程中,其产生的原因不同,受到不同环境以及个体的差异等多种因素影响,使得临床表现复杂而各不相同,其中涉及外感六淫、七情内伤以及五脏六腑、气血津液等变化,表现出不同的证候和病机。因此,同一疾病根据其不同的病机而确立不同的治法,即"同病异治";反之,不同疾病在某一阶段可出现相同的主证,在治疗上可以采用同样或相似的方法,即"异病同治"。

有时临床也会出现多种疾病同时出现于同一个患者,这时就需要以证为纲,通过分析各个疾病的病因、病机、症状、转归、预后等情况,找出疾病之间相同的病因病机,以证辖病,异病同治。比如,临床上常见乳腺增生的患者,常可同时并见甲状腺结节、子宫肌瘤等,由于冲任之脉起于胞中,冲任之气血上行则为乳,下行则为经,若肝郁气滞,冲任失调,则痰凝瘀血集聚乳络或胞中,而为乳癖或为癥瘕;而瘿位于颈前喉结两侧,为任脉、肝肾两经所系,瘿病也多与肝郁气滞,肾气不足,冲任失调,痰凝血瘀有关,因此,虽然疾病不同,但其发病的病因病机在中医的认识上是类同的,所以,治则治法是相同的,都可以采用疏肝解郁、活血化痰、调摄冲任法,选用逍遥散合二陈汤、二仙汤加减。

三、重视局部辨证与整体辨证相结合

从常见疾病表现的形式来看,中医外科疾病不仅具有全身症状,更有明显的局部症状,因此在辨证过程中更重视从局部着手、从整体考虑的辨证思维方法。

临床上,首先在四诊过程中,望局部的损害,皮色红者为热、白者属寒,闻诊主要是嗅脓液及分泌物的气味,问诊侧重于询问局部的疼痛瘙痒等,触诊则通过触摸病变局部来辨明疾病的性质、肿块的软硬及有无成脓等问题。在此基础上,通过辨别局部病变的阴阳属性,辨别肿、痛、痒、脓的性质,辨疾病的善恶顺逆,以指导治疗、判断疾病的预后和转归。《疡医大全》就明确指出:"凡诊视痈疽,施治,必须先审阴阳,乃医道之纲领。阴阳无谬,治焉有差!"如此,则治疗上就不会或少发生原则性错误。

但是注重局部辨证并不是意味着否定整体辨证。《外科理例》说:"外科必本于内,知乎内以求乎外,其如视诸掌乎。……治外遗内,所谓不揣其本而齐其末。"外科疾病的发生,除了局部病变,还与全身脏腑、经络、津液、气血的变化有着密切联系,因此还必须从人的整体出发,结合全身症状、舌诊、脉诊等进行辨证,结合局部与整体的辨证,共同形成诊断结果。机体是一个有机的整体,任何局部病变都会导致全身阴阳平衡失调、脏腑功能紊乱、气血逆乱等,而全身脏腑功能异常也常可导致局部病变,所以,注重局部辨证,是用局部来推测全身整体状况,强调全身的整体辨证,是为了更好地指导局部病变的治疗。

四、强调因时、因地、因人相结合

不同疾病的发生发展、预后转归都受到各个方面因素的影响,比如气候变化、生活环境、个人体质不同,因而对于疾病的治疗思路需要因时、因地、因人相结合,采取合适的方法。

对于外科疾病而言,因时治疗就是对疾病各个发展阶段的准确把握。当外科疾病处于不同的时间发展点时,其内在的病理变化机制和主要矛盾也不相同,如中医外治法可分为初起、成脓期、溃后期三个阶段,癌症可分为手术前、围手术期、化疗期、放疗期等不同阶段,治疗侧重各有不同,因此对疾病发展分期的了解也就是对疾病全面认识的先决条件。

治疗时应当考虑到不同地域的地理环境因素。《素问·阴阳应象大论》指出"东方生风""南方生热""中央生湿""西方生燥""北方生寒"。人体的生理功能、病理变化也必然受到地理环境的影响,治疗用药思路也当与地理环境结合。例如,对于麻黄的用药原则,张锡纯在《医学衷中参西录》中引陆懋修之言:"麻黄用数分,即可发汗,此以治南方之人则可,非所论于北方也。盖南方气暖,其人肌肤薄弱,汗最易出,故南方有麻黄不过钱之语;北方若至塞外,气候寒冷,其人之肌肤强厚,若更为出外劳碌,不避风霜之人,又当严寒之候,恒用七八钱始能汗者。"由此可见,用药之道,当灵活斟酌以胜病为主,不可拘于成见。

此外,治疗时还应当根据患者年龄、体质等不同点,考虑用药原则。体质是一种生理、心理特性,其形成与脏腑、经络、精气神的功能有关。由于年龄、性别、社会因素、精神状态等的差异性,导致了个体体质的不同,进而导致发病过程、症状、病灶部位等的不同。例如,肿块好发于体表,多为外因,属阳证、火证,故治疗上少用、慎用温阳药;肿块好发于内,多为内因,属阴证,治疗上常予大剂量温阳药;肿块好发于头颈部,以风、热、痰为多,治疗常予祛风、清热解毒、化痰;肿块好发于下肢,则多夹湿夹寒,治疗上多考虑温阳化湿。

综上,因人、因时、因地的治疗原则,充分体现了中医学整体观和辨证论治理论体系,在外科疾病实际运用中当原则性与灵活性相结合,全面整体看待,具体问题具体分析。

五、重视方剂辨证、经络辨证

方剂辨证是中医外科乃至中医临床一直在使用的重要的辨证方法,是以方剂的主治病证范畴及该方组方之理法为基础,通过对患者表现出来的主要病症(或病机)与方证相符与否的分析,选择合乎理法的方剂主治疾病的一种辨证施治方法。以方测证是临床论治的重要手段的补充,可以抓重点、切中病机,且具有较强的直观性、客观性以及确定性。

方剂针对的是一组集合的证,这些证与证之间本身就固有一些模式,而药证、药对(组)与证、方证相对是其重要内涵。例如,恶寒发热有汗投以桂枝汤,无汗投以麻黄汤;中医外治法中阳证常用金黄膏,半阴半阳证常用冲和膏等。这些都是固定配套的模式,其起效的实质就是方证相对、药证相对。经典方剂经历过千锤百炼,是古人智慧的结晶。药对在配伍上具有很好的结构,具有可重复性,只要与其证相符,往往效佳。传统的辨证论治只是思路之一,方剂辨证拓展了思维,故而临床强调方剂辨证。

经络辨证是中医外科的重要辨证方法之一。经络既是人体经气运行的通道,又是疾病发生和传变的途径。经络分布周身,运行全身气血,联络脏腑肢节,沟通上下内外,使人体各部相互协调,共同完成各种生理活动。《灵枢·经脉》指出:"经脉者,所以能决死生,处百病,调虚实,不可不通。"经络辨证是以经络学说为理论依据,对患者的若干症状、体征进行分析综合,以判断病属何经、何脏、何腑,从而进一步确定发病原因、病变性质、病理机转的一种辨证方法。

经络辨证包括探求局部病变与脏腑之间的内在联系,以了解疾病传变规律。其次，根据经络循行分布，了解循经脏腑病变，如耳部前后病变多属足少阳胆经和手少阳三焦经，腿部外侧病变多属足三阳经、内侧属足三阴经等。第三，经络气血的多少与外科疾病的性质以及转归密切相关。如疮疡发于多血少气之经者，血多则凝滞必甚，气少则外发较缓，治疗上重视补气活血；发于多气少血之经者，气多结必甚，血少则收敛较难，治疗上以行气养血为主；发于多气多血之经者，多易溃易敛，以实证居多，治疗上注重行气活血等。第四，由于疮疡所发生部位和经络的不同，治疗法则有所区别，必须结合经络所主的一定部位选择合适的引经药物，使得药力直达病所，以获良效。如太阳经引经药常用藁本、羌活；阳明经常用升麻、石膏、葛根；少阳经常用柴胡等等。

对于奇经的辨证多责之于肝肾：肝肾两脏同属下焦，肾为主体。冲、任、督三脉皆起于肾下胞中，冲脉为"经络之海"，任脉为"阴脉之海"，督脉为"阳脉之海"，三者在奇经中具有统帅地位。奇经皆与足少阴、足太阳相联系，而足厥阴肝经与督脉会于巅顶而通于任脉，故叶天士提出"八脉隶乎肝肾"。在外科疾病中，奇经辨证也有重要地位。如《临证指南医案·肩臂背痛》指出："凡冲气攻痛，从背而上者，系督脉主病，治在少阴；从腹而上者，治在厥阴，系冲任主病。或填补阳明。此治病之宗旨也。"

六、治疗上强调内治与外治相结合

外治法在外科治疗中占有举足轻重的地位。《医学源流论》曰："外科之法，最重外治。"

外治法以中医理论为指导，将药物施用于皮肤、腧穴、孔窍等部位，以发挥其疏通经络、调节气血、解毒化瘀、扶正祛邪等作用，使失去平衡的阴阳气血得以重新调整或改善，促进机体功能的恢复，从而达到治病目的；具有作用迅速、疗效显著、副作用少、使用方便、操作简单、取材容易等多种优点。常采用药物外洗、敷、熏、针灸、按摩、中药灌肠等物理、化学疗法。外治法配合内治法可以提高中医外科疾病疗效，如果是轻浅之症，单用外治法就可以取得疗效，而比较严重的疮疡等病，则需内治法与外治法配合使用。外治法的运用与内治法一样，也需要辨证论治。如脊柱结核的寒性脓肿，局部表现不红不痛、时流稀薄脓液，不可一见脓肿就用金黄散消肿解毒，往往难于取效，应根据局部症状，辨为阴性脓肿，选用温经活血、散寒化痰的回阳玉龙膏外敷，则疮口可愈。

思维模式导图

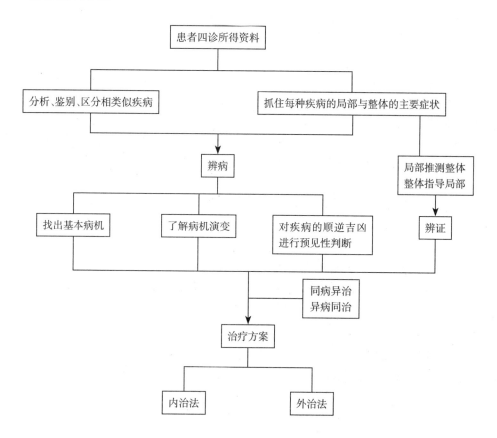

病案举例

　　黄某,38岁,男,"因左小腿间歇性跛行,酸胀麻木2年,左足第2趾外伤溃烂2个月"就诊。问诊发现患者有嗜烟史,发病过程中伴有游走性静脉炎,左小腿肌肉萎缩、无力等症状;左第2趾外伤后,经清创、抗菌治疗无效,疮面扩大,疼痛入夜加剧;左第2趾色泽暗紫。

　　检查发现足背趺阳脉、胫后动脉搏动消失,左足肤温下降,左足背、足趾暗紫,苔薄黄腻尖红,脉弦细。

　　综合上述四诊资料,根据患者性别、年龄,主诉有间歇性跛行,伴有游走性静脉炎,左足背趺阳脉搏动消失,左足第2趾溃烂紫暗、疼痛等局部症状,首先考虑为脱疽(血栓闭塞性脉管炎),但须与闭塞性动脉硬化症、雷诺病、糖尿病性坏疽、动脉栓塞、红斑性肢痛病等相鉴别。

　　结合患者的性别、年龄、嗜烟史、发病的渐进性及病变特征,可以排除上述其他疾病,从而脱疽(血栓闭塞性脉管炎)诊断成立。

　　血栓闭塞性脉管炎多由寒冷、吸烟等所诱发,临床可分功能障碍期、营养障碍期和坏疽期三期,辨证分型上大致有寒湿型、血瘀型、热毒型、气血两虚型等证型,治疗上总以和营活血为大法;根据不同的证型,可以配合温阳利湿、清热解毒、益气养营等中药,或配合静脉滴注黄芪注射液、丹参注射液等,对本病有较好疗效。外治以和营通络、提脓祛腐、生肌收口分期论治。在应用提脓祛腐药时忌用强烈的腐蚀剂。预后上,本病早中期经治疗,预后良好,如疾病进一步发展,至坏疽期,治疗较为困难,必要时需行低位截肢(趾)。

在对本病上述较全面认识的基础上,还应进一步根据病史、体征等进行辨证、分期,明确该患者目前的状况,使治疗方法具体化、有针对性。根据患肢干性坏死,结合舌红苔薄黄腻、脉弦细,可认为本病目前属坏疽期,证属热甚伤阴,治宜和营活血、养阴清热解毒,方以解毒济生汤合四妙勇安汤加减。因患者疼痛难忍,需酌加延胡索、乳香、没药等,外治予红油膏纱布掺九一丹以提脓祛腐,腐脱后以生肌散、白玉膏生肌收口。

以目前的辨证分析,局部足趾色暗紫而未变黑,也无浸润性蔓延之趋势,可以判断本病治疗时间虽较长,然经积极治疗预后仍属良好,暂可不必截肢。

由此可见,中医外科治疗疾病首先需辨清病,而后在辨病的基础上深入细致地辨证,将辨病与辨证相结合,注意整体与局部的关系,加上内治与外治配合治疗,两者相辅相成,使诊断治疗更加具体精确。这便是中医外科临证思维的特色所在。

(刘胜 单玮)

复习思考题

1. 何谓"痈疽原是火毒生""经络阻隔气血凝"?
2. 中医外科部位辨证的具体内容是什么?
3. 中医外科如何辨脓?
4. 中医外科内治三大法则是什么?
5. 何谓托法?其代表方是什么?
6. 中医外科常用清热法的代表方剂有哪些?
7. 中医外科常用行气法的代表方剂有哪些?
8. 仙方活命饮的功效、方解、适应证是什么?
9. 中医外科手术外治法中砭镰法的主要方法和适应证是什么?
10. 中医外科其他外治法中引流法的主要方法及适应证是什么?
11. 中医外科其他外治法中垫棉法的主要方法和适应证是什么?

下 篇

各 论

第六章

疮 疡

第一节 概 论

培训目标

1. 掌握疮疡的辨证、转化过程,以及疮疡初、中、后期的内治、外治。
2. 熟悉疮疡的辨证施护。

疮疡是各种致病因素侵袭人体后引起的体表化脓性疾病,相当于西医的外科感染。疮疡按阴阳分类,可分为阳证、阴证、半阴半阳证;以发病部位深浅分类,可分为痈与疽两类(痈病位较浅,内属六腑,预后较好;疽病位较深,内联五脏,预后较差);按病程长短分类,可分为急性、慢性;按临床特征区分,可分为痈、疽(有头疽、无头疽)、疖、疔、发、丹毒、流注、流痰、瘰疬、走黄、内陷、褥疮、窦道等。

知识点 1

疮疡的病因病机

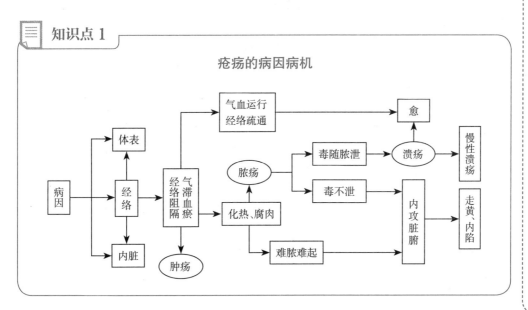

　　疮疡的致病因素分外感(外感六淫邪毒、感受特殊之毒、外来伤害等)和内伤(情志内伤、饮食不节、房室损伤等)两大类。各种致病因素可以单独致病,亦可多种因素同时致病,并且内因和外因常相合为病。外邪引起的疮疡,急性者居多,以"热毒""火毒"为最常见的致病因素,然而风、寒、暑、湿、燥等引起的疮疡,有的初起并不都具有热毒、火毒为患的红热现象,病情发展至中期才能显现,即"五气过极,均能化热生火"。若正气不虚,正盛邪实,多属阳证、实证,具有易肿、易脓、易溃、易敛等特点,预后较好,即"从外感受者轻"。内伤,尤其是五脏不调引起的疮疡,大多由虚致病,正虚邪实,且属慢性者居多,属阴证、半阴半阳证,具有难于起发、难肿、难脓、难溃、难敛等特点,预后较差,即"因脏腑蕴毒而内发者重"。以上各种致病因素侵入人体肌表、脏腑,并通过经络沟通表里上下,均可引起局部和全身的一系列病理反应,且以局部为主。

　　疮疡的发病过程与机体有无气血凝滞及其盛衰状况密切相关。一般都表现为局部气血凝滞、营卫不和、经络阻隔,产生肿痛症状,即为疮疡初期(肿疡期)阶段。若正能胜邪,使邪热不能鸱张,渐而肿势局限,加之治之得当,可使疮疡消散;若正不胜邪,加之失治、误治,邪毒壅滞不散,久则郁而化热,热胜肉腐,血肉腐败,蒸酿为脓,导致脓肿形成,即为疮疡中期(脓疡期或成脓期)阶段。此时如治疗得当,脓肿自溃或刀溃后,脓液畅泄,毒随脓出,形成溃疡,腐肉渐脱,新肉生长,最后疮面愈合,即为疮疡后期(溃疡期)。在疮疡的初、中期,若邪毒炽盛,又失治误治,促使邪毒走散,内攻脏腑,可形成走黄;若人体气血虚弱,不能托毒外达,正不胜邪,内犯脏腑,可形成内陷。疮疡后期,毒从外解,病邪衰退,疾病向愈,若由于气血大伤,脾胃生化功能不能恢复,加之肾气亦衰,可致生化乏源,阴阳两竭,亦可使毒邪内陷,危及生命。

📋 **知识点 2**

疮疡的辨证及转化过程

　　局部红、肿、热、痛、溃脓及功能障碍,是疮疡共同的局部症状。可针对这些局部症状进行辨证,分清阴阳等不同属性,为内治、外治提供依据。但这些症状并非一定全部出现,而随受邪性质,病程迟早,病变范围和病位深浅而异。火热阳邪致病,局部多以红热见症;风寒痰浊致病,初始局部多不红不热,待致化火生热时才见红热;病位浅,初起局部症状即十分显著;病位深,如附骨疽等,初起虽有肿热痛,但多皮色不变或仅微红,乃因病位较深,邪热未及透达体表之故。此外,"腐去肌生""肌平皮长"是疮疡疮面愈合的两个基本阶段,而腐肉脱尽是疮面愈合的前提,肉芽充填又是长皮的必要条件。所以,对于化脓性疮疡后期疮面肉芽的辨别亦十分重要。肉芽色泽鲜红、润泽,表面平整,颗粒细且匀,触之出血,津脂晶莹,为气血充实,愈合较快;肉芽色泽淡红或苍白,宣浮水肿,颗粒大而不匀,触之不易出血,津脂清淡如水,为气血不足,愈合较难;肉芽色泽紫暗(或灰紫),外华不亮,颗粒不明显,触之不易出血,津脂少而稀,为气血瘀滞,愈合较慢;肉芽苍白极亮,如同镜面,津脂稀少,属气血衰竭,一时难瘥。

　　疮毒可经过经络的传导,由表传里,内侵脏腑,导致脏腑功能失调,或由里及表,而出现全身症状,并因人、因病的各个阶段不同而在程度上又轻重不一。轻证小恙可无全身症状,火毒、热毒较重的常有发热恶寒、头痛身痛、口渴、全身不适、纳呆、便秘、溲赤等;重则可发生疮毒内陷,有恶心呕吐、烦躁不安、神昏谵语、咳嗽痰血等症,甚则危及生命;病程长者,还可出现气血虚损、脏腑不足的表现。

在疮疡发病过程中,由于病理变化造成的特殊形态,或由于功能障碍产生的特殊体形,对诊断常有一定帮助。若颜面部疔疮患者步态蹒跚,局部疮口凹陷,皮色暗红,常是走黄的征兆;红丝疔必有红丝1条或数条;蛇头疔有损骨,其溃后每多形如蛇头;胸椎流痰,形如鸡胸、驼背;髋关节流痰除两臀肌不对称外,甚至患肢短缩,髋部外凸;膝关节流痰因大小腿肌肉萎缩后状如鹤膝;髂窝流注使患肢屈曲难伸。此外,疮毒除热盛肉腐成脓外,尚可向深部侵蚀,导致损骨和透膜。疮疡损骨多在四肢,肿疡时见局部胖肿,皮面可有细小红丝或青筋暴露,触之骨骼可能增粗;溃疡时疮口胬肉外翻,经久不愈,脓出带臭,以纸捻探之有锯齿感。疮疡透膜多在躯干,肿疡时见肿势漫无边际,扣之绵软,或有捻发感,多为气肿或透膜;溃疡时脓出似蟹沫,或夹有气泡,在胸壁有时可听到如儿啼声(贴纸试验:取薄纸片贴疮口上,可见纸片随呼吸而微微扇动),在腹部有时可看到粪便流出,多为透膜。

知识点 3

疮疡的治疗——内治和外治

疮疡的治疗分内治和外治两类,较轻或范围较小的浅部疮疡,可单用外治收功,一般常需内治和外治相结合;对于疮毒走散,客于营血,内攻脏腑的走黄、内陷等,以及烂疔、疫疔、瘰疬、流痰等疡科大症、重症,不仅需要内治、外治结合,还要配合西医西药治疗。疮疡在病理变化过程中常明显表现为早、中、后三个阶段,其治疗根据致病因素、疮疡转化的阶段、机体正气盛衰、邪毒轻重及患者体质等分期辨证施治。

1. 疮疡的内治法　消、托、补是针对疮疡初、中、后三个阶段不同的病机变化而确立的内治法的三个总则。

疮疡初期,尚未成脓之际,邪毒壅结,以祛邪为主,宜用消法,用消散药物使肿疡得以消散吸收,免受溃脓及手术之苦,故有“以消为贵”之说,并针对病因、病情运用清热、和营、行气、解表、温通、通里、理湿、祛痰等治法。其中,清热解毒为疮疡最常用的治法。

疮疡中期,脓成不溃或脓出不畅,当扶正祛邪并重,宜用托法,用补益气血、透脓托毒的药物,扶助正气,托毒外出,以免邪走散、内陷。托法又可分透托法和补托法。此法不宜用之过早,否则犯“实实之戒”,故有“以托为畏”之说。后期正虚邪衰,以扶正为主,宜用补法,恢复正气,助养新生,促使疮面早日愈合。补法通常分益气、养血、滋阴、助阳等治则。疮面难愈合者,多用调补气血之剂。

2. 疮疡的外治法　可根据疮疡的初期、中期、后期,分辨阳证、阴证、半阴半阳证,然后选择不同的外治剂型、方药和方法辨证施治。

初期,宜箍毒消肿。阳证可选用金黄散、玉露散等箍围药,以温开水调敷,或葱汁、或姜汁、或蒜泥、或醋、或酒、或菊花汁、或银花露、或蛋清、或蜂蜜等调敷;亦可用金黄膏、玉露膏、太乙膏、千锤膏,可加掺红灵丹、阳毒内消散,或用清热解毒消肿的新鲜草药如蒲公英、紫花地丁、犁头草、马齿苋、芙蓉花(叶、皮、根)、野菊花、七叶一枝花等,任选1~2味,捣烂加少许食盐,敷患处,或煎汤湿热敷患部。阴证可选用回阳玉龙散、回阳玉龙膏、阳和解凝膏,加掺黑退消、桂麝散、十香散、丁桂散;还可选用温经散寒、化痰通络的中草药如桂枝、草乌、石菖蒲、川椒、丁香、川芎、麻黄、细辛、葱根、胡椒、牙皂、穿山甲等,煎汤熏洗。半阴半阳证选用冲和散、冲和油膏;亦可用活血化瘀、消肿止痛的汤剂淋洗或溻敷患处。

中期,脓熟时宜及时切开排脓,以防脓毒旁窜、内陷;注意切开时机、切口位置、切口方向等的选择。如颜面疗疮忌早期切开,而蛇头疗、附骨疽应及早切开;如手指疗宜从侧方切开,以免影响屈伸功能等。切排时均以达到脓液畅通引流为目的,一般都要酌情放引流条,如药捻等。

后期,先宜提脓祛腐,继则生肌收口。其步骤与方法如下:

(1) 提脓祛腐:阳证疮疡腐肉未尽者,选用含升丹浓度较低的九一丹、八二丹等;阴证疮疡一般选用含升丹浓度较高的七三丹、五五丹。疮面浅的,一般直接撒掺,外用红油膏或金黄膏纱布盖贴、包扎;疮面深的,可将药粉黏附在药捻上插入疮口中,亦外用红油膏、金黄膏纱布盖贴、包扎。一般1日1换,但脓液多时,则1日换2~3次,或可应用中药煎液清洗创口;若疮口小,或有袋脓现象,则宜扩创引流,或再做切口,务必使脓液引流通畅。

(2) 腐蚀平胬:疮面腐肉不脱,或疮如缸口,边缘发硬,或疮面胬肉凸出,一般提脓祛腐药难以达到治疗效果的,则可手术切除一切死肌腐肉、漏管或异物、死骨;或应用腐蚀平胬药。常用者为白降丹、千金散药线腐蚀;疮面浅的,直接外掺、或涂;疮口深的,以其药线(捻)插入,均外用红油膏摊于纱布上盖贴,纱布包扎。疮面胬肉凸出的,除可用剪刀剪平外,还可用平胬丹直接掺胬肉上,外盖红油膏,纱布包扎。值得注意的是,此类药物多数含砒、汞,故对砒、汞过敏者禁用;头面部、指、趾、大血管处、骨突皮薄处等,最好不用;儿童、65岁以上老年人不宜用;限制每次用药量,防止吸收中毒;长期使用者要注意是否有蓄积中毒等。

(3) 生肌收口:疮面腐肉已尽,则宜生肌长肉、敛疮收口。常用者有八宝丹、生肌散、生肌白玉膏等;油膏和掺药均宜薄而均匀,掺药过多易堆积结痂,油膏过厚易生胬肉,不利于生肌收口;一般每日疮面处理1次即可。或在疮面肉芽组织改善的前提下,进行疮面植皮,力争短期内使疮面愈合。

(4) 溻渍疗法:疮面脓水较多时,可先用黄连、马齿苋、皂荚、明矾等清热利湿解毒中药煎液冲洗、湿敷疮面。

(5) 垫棉疗法:适用于溃疡脓出不畅有袋脓者,或疮孔窦道形成脓水不易排尽者,或溃疡腐肉已尽、新肉一时不能粘合者。注意垫棉疗法的运用时机及适度压力,如垫棉疗法无效,则须改用扩创引流法。

知识点 4

疮疡的辨证施护

在疮疡的治疗过程中,要注意固定和减少局部活动,以减轻疼痛。如颜面部和颌部疮疡,应少说话,进食流质;四肢部疮疡,宜抬高患肢,固定于功能位置。要注意饮食宜忌,辨证忌口。凡辛辣炙煿助火之物、肥甘厚腻之品及鸡肉、羊肉、牛肉、鹅肉、狗肉及无鳞鱼、虾、蟹、海参、香椿等发物,在疮疡急性发作期,见局部红肿热痛,或伴发热等全身症状者,主张忌口。此外,要重视患者的精神调摄、劳逸结合、日常起居、疮面处理等,加强医患配合,争取早日痊愈。

（陈德轩）

第二节 疖

培训目标

1. 掌握不同疖的临床特点。
2. 掌握暑疖、疖病的辨证论治及常用外治法。
3. 熟悉蝼蛄疖的辨证论治及外治法。
4. 了解疖的辨证施护。

疖是一种生于皮肤浅表的急性化脓性疾患,属于西医的单个毛囊及其皮脂腺或汗腺的急性化脓性炎症。临床特点是突起根浅,肿势局限,焮红疼痛,范围多在 3cm 左右,易肿、易溃、易敛,多发于夏秋季节。根据临床表现,疖分为暑疖、蝼蛄疖、疖病等。因证治不同,故下面分别叙述。

古代文献中的病名来源
ER-6-1

暑 疖

本病易发于夏秋季节,故名暑疖(图 6-1),又叫热疖,若生于其他季节者称为疖。多发于头面,小儿易患,产妇亦常见此病。

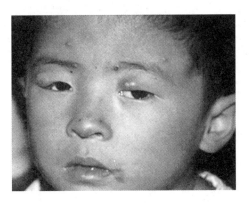

图 6-1 暑疖

典型案例

简要病史

患者男性,15岁,学生。因"颈后红肿结块3天"就诊。患者3天前因太阳暴晒颈后皮肤局部出现2枚红肿结块,灼热疼痛,后红肿逐渐增大,顶部有脓点出现,疼痛发热,故而就诊治疗。

问题一

为进一步明确诊断,需补充完善哪些相关病史?

思路

青少年男性,3天前因太阳暴晒而见颈后局部出现2枚红肿结块,后加重伴顶部有脓点,疼痛发热,首先考虑的诊断是颈后疖肿(暑疖可能)。为进一步明确诊断,制订治疗方案,需补充了解以下病史资料。

1. 首次发作,还是经常发作。

2. 伴随症状,是否有脓头逐渐增多融合现象,全身情况等。

3. 中医十问(是否为散发全身或簇集一处;是否有此起彼伏的表现;是否有恶寒、发热;是否有自汗、盗汗;是否有口干、口苦,如有口干,饮水是否能缓解;喜温饮还是喜冷饮;胃纳、二便、夜寐等情况)。

4. 既往相关病史,如糖尿病、风湿免疫等疾病史及用药情况。

5. 传染病史。

6. 患者目前疮面情况,有无融合情况。

7. 舌脉。

8. 相关辅助检查结果。

完善病史

患者为学生,生于农村,平时野外活动较多,3天前野外活动受太阳暴晒,渐出现颈后项部红肿结块2枚,散在,不相融合,近2天来肿块增大,红肿疼痛加重,并见顶部有脓点出现,没有溃破。有头重头昏感觉,口干,喜冷饮,2天未解大便,小便黄赤。发热37.8℃。既往无风湿免疫等疾病病史,亦无糖尿病病史以及激素类药物使用史。专科检查:患者项部有蚕豆大结块2枚,触痛明显,无波动感觉,顶端见脓点,周围皮肤红热,境界相对清楚,2枚肿块不相连续,周围未见其他红肿结块。舌质红,舌苔薄黄腻,脉弦滑。辅助检查:血常规提示白细胞计数 10.5×10^9/L,中性粒细胞百分比80%。

问题二

请问该患者的诊断是什么?

思路

中医:暑疖(暑热浸淫证)。

西医:项部毛囊炎。

知识点 1

诊断与鉴别诊断

本病应与痈、颜面部疔疮、有头疽鉴别。(详细鉴别诊断可参考融合教材)

问题三

请简述该患者的辨病辨证思路。

思路

患者少年气血盛,太阳暴晒,感受暑热阳邪,外感暑湿,两相搏结出现项部红色结块,热盛肉腐而出现脓点;暑热外感,伤阴耗津而致口干、溲赤、便结等;暑湿热外受,清阳被蒙,故头重、头昏、发热等。结合舌脉,证属暑热浸淫证。

 知识点 2

病 因 病 机

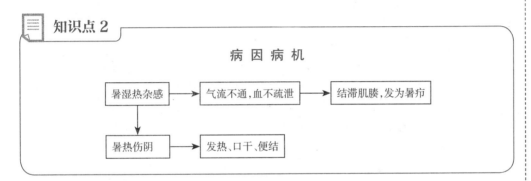

问题四

请简述该患者的治疗方案

思路

1. 内治 清暑化湿解毒。方药:清暑汤加减。成药六神丸,每次 10 粒,每日 3 次。或金银花、鲜藿香、鲜佩兰、菊花、生甘草煎汤代茶;或鲜蒲公英煎汤代茶等。

2. 外治

(1) 箍围药金黄散或玉露散,用温开水调成糊状,敷于患处。草药外敷鲜蒲公英、紫花地丁、木芙蓉叶、野菊花叶、马齿苋等,选用 1~2 种,洗净捣烂外敷,药干则易,或以茶水润湿,每日换药 2~3 次。

(2) 若成脓后,可切开排脓。

 知识点 3

治 疗 方 案

本病依局部症状可分期论治。暑疖的内治以清解暑热为主,兼以利湿,并注意固护气阴。若病情轻浅,可仅予外治。

1. 内治

(1) 暑热浸淫证:多为发病初期。患处结块,灼热红痛,根脚浮浅,肿势局限,一般无明显全身症状或有轻微发热,舌质正常,舌苔薄黄或白腻,脉象滑数。治宜清暑化湿。方选清暑汤加减,热毒盛者加黄连、黄芩、山栀子;暑湿明显者加芳香化湿药佩兰、藿香等。

(2)暑湿蕴毒证:多为疖化脓阶段。疮形肿突,灼热疼痛,无头者皮薄中软,按之复指,脓成破溃,数日而愈;有头者顶突焮赤,薄皮,虽溃而脓液稀少,肿硬不消。此期或有发热,头痛不适,胸闷少食,小便短赤等全身症状。舌质红,苔薄黄,脉滑数或濡数。治宜清热解毒。方选五味消毒饮加减,小便短赤者加茯苓、六一散,大便秘结者加生大黄,脓成未溃者加皂角刺,体质虚弱者加黄芪、当归。

(3)暑热伤阴证:多属疖之溃后期,病久新愈,热邪已去而阴津被伤。故疖肿已愈,但余毒未尽,新疮又起,全身违和,午后潮热,或见烦热口渴,尿黄。舌质红而少津,脉象细数。治宜益气养阴,清暑解毒。方选王氏清暑益气汤加减。

(4)成药:清解片,每次5片,每日2次;六神丸,每次10粒,每日3次。金银花、鲜藿香、鲜佩兰、菊花、生甘草煎汤代茶;或鲜蒲公英煎汤代茶。

2. 外治

(1)初期:箍围药金黄散或玉露散,用温开水调成糊状,敷于患处。珠疖,可用青黛散茶水或麻油调敷;膏药千锤膏贴患处。如在头皮部,须剪去头发再贴;草药外敷鲜蒲公英、紫花地丁、木芙蓉叶、野菊花叶、马齿苋等,选用1~2种,洗净捣烂外敷,药干则易,或以茶水润湿,每日换药2~3次。

(2)成脓:可用千锤膏咬头促溃,或切开排脓。

(3)溃后:可用黄连素软膏换药至愈。也可用太乙膏掺九一丹贴疮口,每日换药至愈。

临证要点

1. 临证应详细询问病史及发病季节、过程等,明确疖肿的性质。

2. 仔细观察局部疮面,结合舌脉及患者全身症状,选择合适的内治方药和外治疗法,应根据其具体的发病季节、部位不同及患者的体质差异而施治。

3. 注意观察局部疮面发展情况,如果项背部多个脓头融合并不断向周围扩展,有发展成有头疽的可能。

4. 注意个人卫生,少食辛辣炙煿助火之物,高温作业要做好防暑降温工作。

5. 疖疮不宜挤压、碰撞,以免引起并发症。

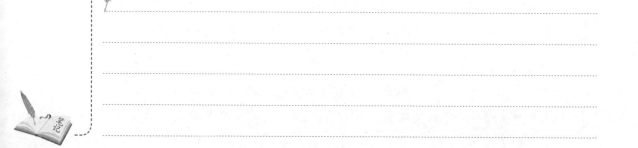

诊疗流程图

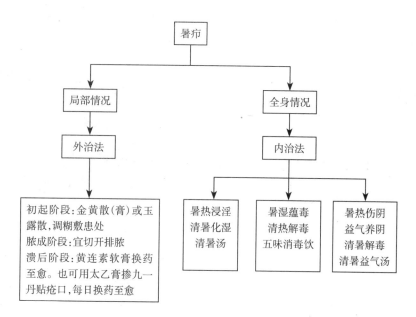

蝼 蛄 疖

蝼蛄疖俗称蟮拱头,西医称为头部脓肿性穿掘性毛囊周围炎(图6-2)。临床特点为病变多在头皮,小儿多见,疖肿多无头,一处或数个,未破时如蛐蟮拱头,溃后如蝼蛄窜穴。

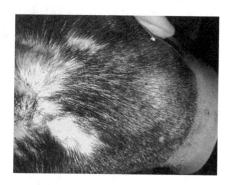

图6-2 蝼蛄疖

典型案例

简要病史

患者男性,16岁,学生。因"头部散在疖肿伴痛痒3个月"就诊。患者3个月前因头皮部出现散在红色丘疹伴瘙痒,后丘疹逐渐增大为蚕豆大小至核桃大小红色结节,部分顶部有脓点,疼痛,故而就诊治疗,至今未愈。

问题一

为进一步明确诊断,需补充完善哪些相关病史?

思路

青少年男性,3 个月前因头皮部出现散在丘疹伴瘙痒,后丘疹逐渐增大且部分顶部有脓点,疼痛,治疗不愈,首先考虑的诊断是头皮部疖肿(蝼蛄疖可能)。为进一步明确诊断,制订治疗方案,需补充了解以下病史资料。

1. 首次发作,还是复发。

2. 伴随症状。

3. 中医十问(是否为散发全身或簇集一处;是否有此起彼伏的表现;是否有恶寒、发热;是否有自汗、盗汗;是否有口干、口苦,如有口干,饮水是否能缓解;喜温饮还是喜冷饮;胃纳、二便、夜寐等情况)。

4. 既往生活史及其他相关病史。

5. 传染病史。

6. 患者目前疮面情况。

7. 舌脉。

8. 相关辅助检查结果。

完善病史

患者平素喜食辛辣油腻食物,患脂溢性皮炎 2 年余,3 周前头皮部出现散在粟粒大小红色丘疹伴瘙痒,后丘疹逐渐增大为蚕豆大小至核桃大小红色结节,部分顶部有脓点,疼痛明显,局部可见脓液渗出。专科检查:患者头顶部有蚕豆大到核桃大炎性结节,为波动性脓肿,有相互穿凿的脓孔 2~3 处,压迫后有少许脓汁流出,但排脓不畅,疼痛,四周有毛囊性丘疹,顶端有小脓疮。大便调,小便黄,舌质红,舌苔薄黄腻,脉弦滑。辅助检查:血常规提示白细胞计数 $14.5 \times 10^9/L$,中性粒细胞百分比 89%。疮面分泌物培养 + 细菌药敏:金黄色葡萄球菌生长,对红霉素敏感。

问题二

请问该患者的诊断是什么?

思路

中医:蝼蛄疖(风热上攻证)。

西医:穿凿脓肿性头部毛囊炎。

知识点 1

诊断与鉴别诊断

本病应与发际疮、有头疽、头癣鉴别。(详细鉴别诊断可参考融合教材)

问题三

请简述该患者的辨病辨证思路。

思路

患者青年,气血盛,喜食肥甘厚味,脾胃运化失常,痰湿内蕴,郁久化火,外感风邪,两相搏结,出现头皮部红色丘疹伴瘙痒,由于搔抓碰伤,以致脓毒旁窜,在头皮较薄之处发生蔓延,窜空而成蝼蛄疖。结合舌脉,证属风热上攻证。

知识点 2

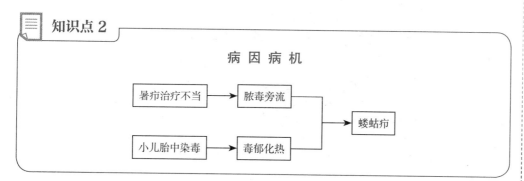

病 因 病 机

| 暑疖治疗不当 | → 脓毒旁流 | |
| 小儿胎中染毒 | → 毒郁化热 | → 蝼蛄疖 |

问题四

请简述该患者的治疗方案。

思路

1. 内治 疏风清热,解毒散结。方药:防风通圣散加减。

2. 外治

(1)小者用千锤膏盖贴或三黄洗剂外搽,大者用金黄散或玉露散,以银花露或菊花露调成糊状外敷。

(2)成脓后,切开排脓。

知识点 3

治 疗 方 案

蝼蛄疖有并发症者,可适当选用内服药调理;外治分三期论治。

1. 内治

(1)暑湿毒结证:疖肿如梅李,溃脓不畅,久不收口,脓窦串通,或脓出渐消,复日又肿。常伴精神不振,食少纳呆,烦躁不安,舌苔薄黄而腻,脉濡数。治宜清暑利湿,解毒托脓。方选五神汤加减,脓出不畅加木芙蓉花、皂角刺解毒透脓。

(2)风热上攻证:初起如豆,根脚坚硬,肿势局限,浓溃不消,或本处未罢,他处又生,疖肿相近,疮口不敛,宛如蝼蛄窜穴,可有面赤口渴,头痛烦躁,小便黄,苔黄,脉数。治宜疏风清热,解毒散结。方选防风通圣散加减,小便短赤者,加六一散清热利尿。

2. 外治

(1)初期:同暑疖。

(2)成脓:扩创手术将相互串通的空壳做"+"字形剪开,如遇出血,可用垫棉法,以压迫止血;用太乙膏掺九一丹外贴,每日换药2~3次,脓尽改用生肌散收口。有死骨者,待松动时可用镊子钳出。

（3）溃后：溃后创面脓液较少，肉芽欠鲜时，用黄连油纱布外敷；创面分泌物少，肉芽较鲜时，用生肌玉红膏油纱布等外敷。

临证要点

1. 临证应详细询问病史及治疗过程等。

2. 仔细观察局部疮面，结合舌脉及患者全身症状，选择合适的内治方药和外治疗法。

3. 必要时对蝼蛄疖行疮面分泌物培养。

4. 对于有糖尿病的患者，应积极控制血糖。

5. 禁食辛辣刺激食物及酒类。

6. 扩创术后要注意引流通畅，多吃水果、蔬菜。

诊疗流程图

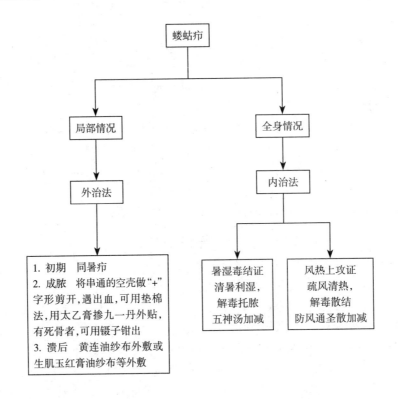

疖 病

疖病是指多个疖在一定部位或散在身体各处反复发作的疾患，西医亦称疖病；其特点是此愈彼起，日久不愈，治疗往往不能控制其复发。本病四季均可发生，生于项后发际部的称"发际疮"；生于臀部的叫"坐板疮"（图6-3）。

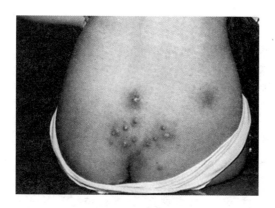

图6-3　疖病(坐板疮)

典型案例

简要病史

患者男性,60岁,农民。因"项后发际处出现多发红肿结块2个月"就诊。患者2个月前开始发际处反复出现红色疼痛结块,此处将愈,他处又起,缠绵难愈,现疼痛加重而就诊治疗。

问题一

为进一步明确诊断,需补充完善哪些相关病史?

思路

老年男性,2个月前发际处反复发作的红色结块,此起彼伏,有发作疖病的可能。为进一步明确诊断,制订治疗方案,需补充了解以下病史资料。

1. 首次发作,还是复发。

2. 伴随症状,如低热、消瘦、多饮等。

3. 中医十问(是否为散发全身或簇集一处;是否有恶寒、发热;是否有自汗、盗汗;是否有口干、口苦,如有口干,饮水是否能缓解;喜温饮还是喜冷饮;胃纳、二便、夜寐等情况)。

4. 既往工作史及其他相关病史。

5. 传染病史。

6. 患者目前疮面情况。

7. 舌脉。

8. 相关辅助检查结果。

完善病史

患者有糖尿病病史5年,口服二甲双胍控制血糖。嗜酒,每日约3两。项后发际处10余个红色结块,疼痛,伴口干、低热、消瘦等,乏力较明显,舌质红,苔薄黄,脉细数。专科检查:患者项后发际处有10余个直径约1cm大小不等的红色结块,部分结痂,突起根浅,部分见脓头,部分颜色暗红,脓水稀少。辅助检查:血常规提示白细胞计数$8.90×10^9/L$,中性粒细胞百分比78%。

问题二

请问该患者的诊断是什么?

思路

中医:疖病(体虚毒恋证)。

西医:疖病。

知识点 1

诊断与鉴别诊断

本病应与暑疖、有头疽、沥青皮炎、囊肿性粉刺鉴别。(详细鉴别诊断可参考融合教材)

问题三

请简述该患者的辨病辨证思路。

思路

患者老年男性,既往糖尿病病史,平素嗜酒,更加耗伤阴津,渐成阴虚火旺之体。发际处结块,色红疼痛,为毒邪侵袭,蕴结肌肤所致。反复发作,缠绵不愈为正气不足,无力驱邪外出。口干、低热、消瘦为毒邪蕴结较久,阴津耗伤,虚热内生之现象。结合舌脉,证属体虚毒恋证。

知识点 2

病 因 病 机

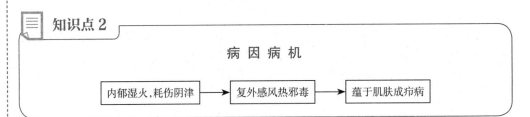

| 内郁湿火,耗伤阴津 | → | 复外感风热邪毒 | → | 蕴于肌肤成疖病 |

问题四

请简述该患者的治疗方案。

思路

1. 内治　扶正解毒。方药:四妙汤加减。

2. 外治

(1) 用千锤膏外贴,或三黄洗剂外搽。

(2) 部分结块成脓不消,则切开排脓。

知识点 3

治 疗 方 案

本病应内外合治,并对原发疾病积极辨证论治。

1. 内治

(1) 湿火风邪证:疖散发于全身各处,但多发于顶后、胸腹以上部位,尤多好发于四肢,以上肢为多见。疖呈现有头或无头,高肿焮红,根盘收束,护场宣浮,成脓较速,脓出黄稠,可伴有恶寒发热、大便干结、小便黄赤等全身症状。苔薄黄,脉数。治宜祛风清热利湿。方选防风通圣散加减,大便秘结者加生大黄泄热通腑。

(2)**体虚毒恋证**:疖肿散发于全身各处,此愈彼起,不断发生,疖肿较大,易转变成有头疽,疖肿颜色暗红,脓水稀少;常伴低热,烦躁口渴,或乏力肢软;舌质红,苔薄黄,脉细数。治宜扶正解毒。方选四妙汤加减,阴虚口渴甚者加天冬、玄参、麦冬养阴生津。如有糖尿病等疾病者,应积极治疗原发疾病。

2. **外治** 用千锤膏外贴,或三黄洗剂外搽。

3. **其他疗法**

针刺:在督脉上,第6胸椎棘突处取主穴,后取合谷(在第1、2掌骨连线之缘)为配穴,用毫针快速进针,得气后将针退至皮下,然后将针倾斜呈15°,沿第2掌骨前缘约达指掌关节处,得气后留针10~15分钟。每周2~3次,2~3周为1个疗程。

临证要点

1. 临证应详细询问既往病史及发病过程等,明确疖肿的性质。

2. 仔细观察局部疮面,结合舌脉及患者全身症状,选择合适的内治方药和外治疗法,应根据其不同的体质差异而施治。

3. 对于有糖尿病的患者,应积极控制血糖。

4. 经常保持局部皮肤清洁,在头部者宜勤理发,在背臀部者宜勤洗澡、勤换衣,宜穿宽松棉质衣裤,并在病灶周围消毒。

5. 外用药物尽量少用油膏类。

诊疗流程图

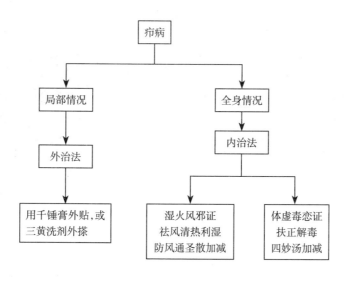

名中医经验

研究进展

(陈德轩)

第三节　疔　疮

培训目标

1. 掌握不同部位疔疮的临床特点。
2. 掌握颜面部疔疮的病因病机、辨证和治疗。
3. 掌握手足部疔疮、红丝疔的辨证及外治法。

疔疮是一种发病迅速,易于变化而危险性较大的急性化脓性疾病。临床特点是多发于颜面和手足等处,疮形小,根脚深,坚硬如钉,肿痛灼热,病情变化迅速,毒邪易于走散。若处理不当,发于颜面部的疔疮,易走黄而有生命危险;发于手足部的疔疮,易损筋伤骨而影响功能。

颜面部疔疮

颜面部疔疮是一种发生于颜面部的急性化脓性疾病,相当于西医学的颜面部急性化脓性感染、颜面部疖或痈并发蜂窝织炎(图6-4~图6-6)。其临证特点是多发于额前、颧、颊、鼻、颏、口唇等部位,病变迅速,疮形如粟,坚硬根深,状如钉钉,全身发热症状明显,易成走黄之变。

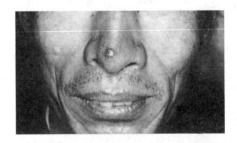

图6-4　鼻疔

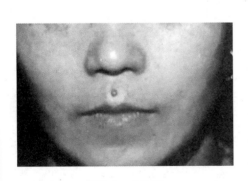

图6-5　人中疔

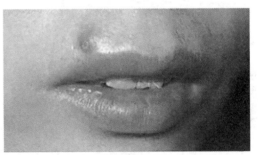

图6-6　唇疔

典型案例

简要病史

李某,男,32岁。因"右颜面部红肿热痛3天伴发热"就诊。患者3天前右颧部出现结块,自行用针挑破并挤压,次日局部疼痛加剧,肿势扩大,伴恶寒高热。

问题一

为进一步明确诊断,需补充完善哪些相关病史?

思路

青年男性,3 天前自行挑破并挤压右颧部出现的结块,次日局部痒痛加剧,肿势扩大,伴恶寒高热。首先考虑颜面部疔疮,为进一步明确诊断,制订治疗方案,需补充了解以下病史资料。

1. 初发时结块状态。

2. 病情发展过程。

3. 伴随症状。

4. 中医十问(是否为单发或多发;是否有恶寒、发热;是否有自汗、盗汗;是否有口干、口苦,如有口干,饮水是否能缓解;喜温饮还是喜冷饮;饮食习惯,是否有辛辣肥腻饮食;目前胃纳情况,大便是否干燥,小便是否黄赤,夜寐情况等)。

5. 既往工作史及相关病史。

6. 传染病史。

7. 患者目前疮面情况。

8. 舌脉。

9. 相关辅助检查结果。

完善病史

李某,男,32 岁。因"右颜面部红肿热痛 3 天伴发热"就诊。3 天前右颧部出现结块约 1.0cm×1.0cm 大小,先痒后痛,根脚很浅,后顶端出现一脓头,自行用针挑破并挤压,次日局部痒痛加剧,肿势扩大,伴恶寒高热(40℃),心烦口渴,便干溲赤,神识恍惚,但能对答。平素嗜食醇酒辛辣肥甘。专科检查:右颧部有一脓头,坚硬根深,疮周皮肤焮红灼热明显,肿势散漫,延及同侧额前、耳前、眼眶及颌部,范围约 10.0cm×8.0cm,睁眼困难。舌质红绛,舌苔黄糙,脉洪数。血常规检查:血白细胞总数 $19.20×10^9/L$,中性粒细胞百分比 93%。

问题二

请问该患者的诊断是什么?

思路

中医:颜面部疔疮(火毒炽盛证)。

西医:颜面部疖并发蜂窝织炎。

知识点 1

诊断与鉴别诊断

本病应当与疖、有头疽、脂瘤染毒相鉴别。

鉴别诊断
HR-6-6

问题三

请简述该患者的辨病辨证思路。

思路

平素嗜食醇酒辛辣肥甘,脏腑蕴热,火毒结聚,故见局部红肿热痛;毒邪深重,故见局部坚硬根深;毒邪炽盛,自行用针挑破局部并挤压,毒邪走散,入于营血,内攻脏腑,故见局部漫肿,全身恶寒高热,便干溲赤,神识恍惚。结合舌脉,证属火毒炽盛证。

知识点 2

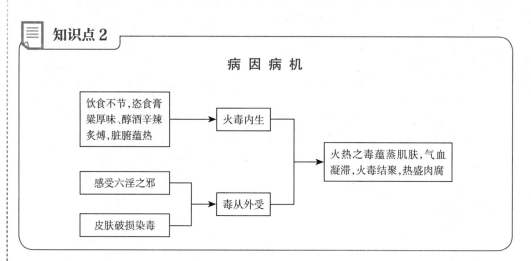

病 因 病 机

问题四

请简述该患者的治疗方案。

思路

1. 内治　凉血清热,泻火解毒。方药:五味消毒饮、黄连解毒汤、犀角地黄汤加减。

2. 外治　予如意金黄散以金银花露水调成糊状箍围,疮顶处予九一丹外用。

知识点 3

治 疗 方 案

治疗以清热解毒为大法,并根据疗疮病位相对应的五脏所属而有所偏重。外治根据初起、成脓、溃后三期辨证施治。

1. 内治

(1)热毒蕴结证:局部红肿高突,根脚收束。伴发热、头痛等。舌质红,舌苔黄,脉数。治宜清热解毒。方选五味消毒饮、黄连解毒汤,毒盛肿甚者,加大青叶,重用黄连;壮热口渴者,加竹叶、石膏、连翘;肿块大者,加大贝母。

(2)火毒炽盛证:局部疮形平塌,肿势散漫,皮色紫暗,焮热疼痛。伴高热、头痛、烦渴、呕恶、溲赤等。舌质红,舌苔黄腻,脉洪数。治宜凉血泻火解毒。方选犀角地黄汤、黄连解毒汤、五味消毒饮,痛甚加乳香、没药,不易出脓者加皂角刺。

2. 外治

(1)初起:宜箍毒消肿。用金黄散以金银花露或水调成糊状箍围,或千锤膏盖贴。

(2)成脓:宜提脓祛腐。用九一丹、八二丹撒于疮顶部,再用玉露膏或千锤膏敷贴;若脓出不畅,用药线引流;若脓已成熟,中央已软有波动感时,可切开排脓。

（3）溃后:宜提脓祛腐,生肌收口。初溃时腐肉未尽,疮口掺入八二丹、九一丹,外敷金黄膏;腐尽,宜用生肌散、白玉膏盖贴。

3. 其他疗法 病情严重、发展迅速者,应及早选用有效抗生素治疗。

临证要点

1. 临证应详细询问病史及发病过程,掌握颜面部疔疮的危险性。

2. 仔细观察局部疮面,结合舌脉及患者全身症状,选择合适的内治方药和外治疗法。

3. 有全身症状的,宜保持卧室安静,卧床休息。

4. 忌内服发散药,忌灸法,忌早期切开、针挑,忌挤脓,防止患部外伤。

5. 饮食宜清淡;壮热汗多者,宜多饮水或菊花露。

诊疗流程图

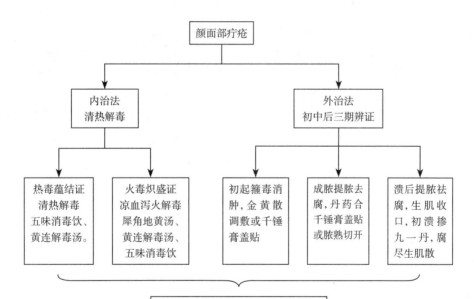

颜面部疔疮

内治法 清热解毒 —— 外治法 初中后三期辨证

| 热毒蕴结证 清热解毒 五味消毒饮、黄连解毒汤。 | 火毒炽盛证 凉血泻火解毒 犀角地黄汤、黄连解毒汤、五味消毒饮 | 初起箍毒消肿,金黄散调敷或千锤膏盖贴 | 成脓提脓去腐,丹药合千锤膏盖贴或脓熟切开 | 溃后提脓祛腐,生肌收口,初溃掺九一丹,腐尽生肌散 |

病情重,尽早用抗生素
全身症状重则静养
忌服发散药,忌挤压,忌灸法,忌针挑
饮食宜清淡,忌鱼腥

手足部疔疮

手足部疔疮是发生在手足部的急性化脓性疾病,相当于西医的甲沟炎、化脓性指头炎、急性化脓性腱鞘炎、掌中间隙感染、足底皮下脓肿等手足部急性化脓性感染。其临床特点是手部发病多于足部,发病较急,初起无头,红肿热痛明显,易损筋伤骨,影响手、足功能。因发生的部位及形态、预后的不同有多种命名。临床比较常见的有蛇眼疔（图 6-7）、蛇头疔（图 6-8）、蛇腹疔（图 6-9）、托盘疔（图 6-10）、足底疔。

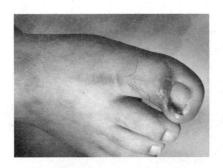

图 6-7　蛇眼疔

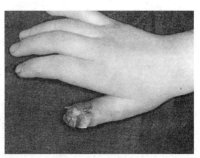

图 6-8　蛇头疔

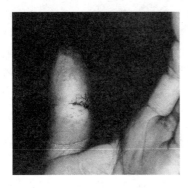

图 6-9　蛇腹疔

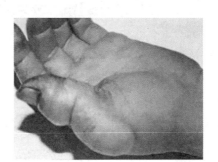

图 6-10　托盘疔

典型案例

简要病史

李某,男,32 岁。左手示指末端被钉尖刺伤 1 周,初起指端感觉麻痒而痛,近日加重,自觉灼热胀痛。

问题一

为进一步明确诊断,需补充完善哪些相关病史?

思路

青年男性,1 周前示指末端被钉尖刺伤,初起指端感觉麻痒而痛,近日加重,自觉灼热胀痛。首先考虑手足部疔疮,为进一步明确诊断,制订治疗方案,需补充了解以下病史资料。

1. 初发时的具体状态。

2. 病情发展过程。

3. 伴随症状。

4. 中医十问(是否为单发或多发;是否有恶寒、发热;是否有自汗、盗汗;是否有口干、口苦,如有口干,饮水是否能缓解;喜温饮还是喜冷饮;饮食习惯,是否有辛辣肥腻饮食;目前胃纳情况,大便是否干燥,小便是否黄赤,夜寐情况等)。

5. 既往工作史及相关病史。

6. 传染病史。

7. 患者目前疮面情况。

8. 舌脉。

9. 相关辅助检查结果。

完善病史

> 李某,男,32岁。左手示指末端被钉尖刺伤1周,初起指端感觉麻痒而痛,近日加重。刻下左手示指末端刺痛,灼热肿胀,色红不明显。伴畏寒发热,无头痛、恶心呕吐等其他不适症状,小便正常,大便略干。舌质红,苔黄,脉数。既往健康。否认传染病史,无疫区居住史。生活条件一般,无特殊不良嗜好。体温37.6℃。左手示指末节肿胀,皮色发红,灼热,触之疼痛剧烈,屈伸活动略受限。血常规检查:血白细胞总数12.20×10⁹/L,中性粒细胞百分比78%。

问题二

请问该患者的诊断是什么?

思路

中医:蛇头疔(火毒凝结证)。

西医:左手示指化脓性指头炎。

知识点 1

鉴别诊断

ER-6-10

诊断与鉴别诊断

本病应当与类丹毒、蛇螺蛀等相鉴别。

问题三

请简述该患者的辨病辨证思路。

思路

手指末端刺伤1周,外伤染毒,火毒凝聚,阻塞经络,致气血凝滞之变化,故局部出现刺痛、灼热、肿胀等主要证候;畏寒发热,大便略干,是火毒影响全身的表现。结合舌红脉数,辨为火毒凝结证。

知识点 2

病因病机

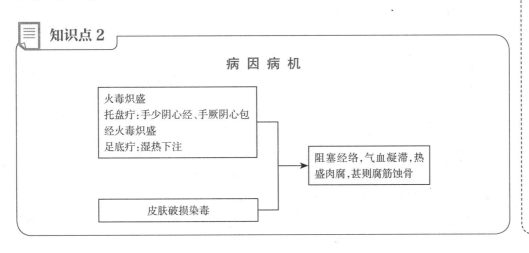

火毒炽盛
托盘疔:手少阴心经、手厥阴心包经火毒炽盛
足底疔:湿热下注

皮肤破损染毒

→ 阻塞经络,气血凝滞,热盛肉腐,甚则腐筋蚀骨

问题四

请简述该患者的治疗方案。

思路

1. 内治　清热解毒,方选五味消毒饮、黄连解毒汤加减。

2. 外治　予如意金黄散,以金银花露水调成糊状箍围或金黄膏外敷。

知识点 3

治 疗 方 案

　　以清热解毒为主。如发于下肢者,注重清热利湿。脓成后应尽早切开排脓,并注意防治损筋伤骨,加强愈后功能锻炼。

　　1. 内治

　　(1) 火毒凝结证:局部红肿热痛,麻痒相兼。伴畏寒发热。舌质红,舌苔黄,脉数。治宜清热解毒。方选五味消毒饮、黄连解毒汤加减。

　　(2) 热胜肉腐证:局部红肿明显,疼痛剧烈,痛如鸡啄,肉腐为脓,溃后脓出肿痛消退;若溃后脓泄不畅,肿痛不退,胬肉外突,可能是损筋伤骨。舌质红,舌苔黄,脉数。治宜清热和营,托毒消肿。方选五味消毒饮、黄连解毒汤加皂角刺、穿山甲等。

　　(3) 湿热下注证:足底部红肿热痛。伴恶寒,发热,头痛,纳呆。舌质红,舌苔黄腻,脉滑数。治宜清热解毒利湿。方选五神汤合草薢渗湿汤加减。

　　2. 外治

　　(1) 初起:金黄膏外敷。蛇眼疗也可用 10% 黄柏溶液湿敷。

　　(2) 成脓:宜及早切开排脓,一般应尽可能循经直开,并应在指(趾)端侧面切开,或剪去部分边缘组织以扩大引流。蛇眼疗宜沿甲旁 0.2cm 挑开引流;蛇头疗宜在末节手指掌面一侧做纵行切口,长度以不越过指节为宜,必要时贯穿切开指端直至对侧,不可在指掌面正中切开,若指头有黄疱明亮者,亦宜挑破,去其脓水。蛇肚疗切口宜在手指侧面做纵行切口,切口长度不得超过上下指关节面。托盘疗应依掌横纹切开,切口应够大,保持引流通畅,手掌处显有白点者,应先修去厚皮,再挑破脓头。

　　(3) 溃后:用药线蘸八二丹或九一丹插入疮口,外敷金黄膏或红油膏,油膏宜极薄。腐尽,用生肌散、白玉膏外敷。

　　(4) 若甲下积脓,胬肉突出,应切除部分指甲,或指甲面"开窗"引流,外敷九一丹或平胬丹;指甲溃空需拔甲,拔甲后以红油膏纱布包扎换药;若已损骨,溃烂肿胀,脓液污秽不尽,久不收口者,可用 2%~10% 黄柏溶液浸泡患指,每天 1~2 次,每次 10~20 分钟;有死骨存在,可用七三丹提脓祛腐,待死骨松动时用血管钳或镊子钳出死骨;筋脉受损导致手指屈伸障碍者,待伤口愈合后,用桂枝、桑枝、红花、丝瓜络、伸筋草等煎汤熏洗,并加强患指屈伸功能锻炼。

　　3. 其他疗法　参照"颜面部疗疮"。

临证要点

1. 临证应详细询问病史及发病过程,掌握手足部疔疮的特点,区分手足部疔疮的种类。

2. 仔细观察局部疮面,结合舌脉及患者全身症状,选择合适的内治方药和外治疗法。

3. 不同的手足部疔疮,切开排脓的原则不同。

4. 注意劳动保护,防止手足皮肤损伤。一旦外伤或发生冻疮、皲裂等,必须及时治疗。

5. 愈后影响手指屈伸功能者,宜早加强活动锻炼。

诊疗流程图

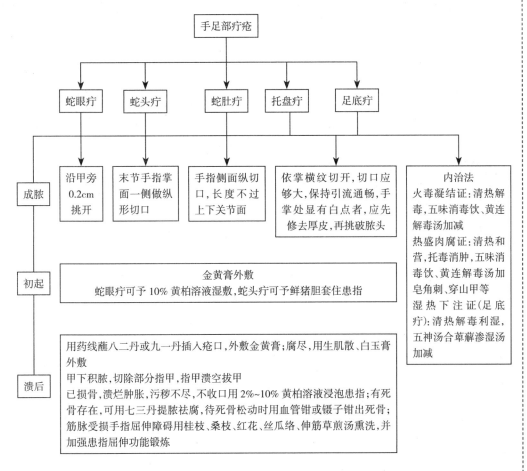

名中医经验
ER-6-11

研究进展
ER-6-12

古代文献中
的病名来源
ER-6-13

红 丝 疔

红丝疔是发于四肢,以病变前臂或小腿内侧皮肤呈红丝显露,迅速向上走窜,伴全身不适,甚至出现走黄为特征的急性感染性疾病(图6-11)。本病相当于西医的急性淋巴管炎。

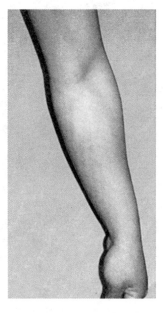

图 6-11 红丝疗

典型案例

简要病史

王某,男,22 岁。右手腕处刺伤 2 天,右上肢前内侧见红丝并向上走窜,疼痛不适。

问题一

为进一步明确诊断,需补充完善哪些相关病史?

思路

青年男性,2 天前右侧手腕处被刺伤,继而出现右上肢内侧红丝,向近心端走窜,疼痛而肿。首先应考虑红丝疗,为进一步明确诊断,制订治疗方案,需补充了解以下病史资料。

1. 初发时的具体状态。

2. 病情发展过程。

3. 伴随症状。

4. 中医十问(是否为单发或多发;是否有恶寒、发热;是否有自汗、盗汗;是否有口干、口苦,如有口干,饮水是否能缓解;喜温饮还是喜冷饮;饮食习惯,是否有辛辣肥腻饮食;目前胃纳情况,大便是否干燥,小便是否黄赤,夜寐情况等)。

5. 既往工作史及相关病史。

6. 传染病史。

7. 患者目前疮面情况。

8. 舌脉。

9. 相关辅助检查结果。

完善病史

王某,男,22 岁。右手腕处被刺伤 2 天,初起损伤处麻痒而痛,继而从伤处开始出现红丝 1 条,自前内侧向上走窜,红丝较细,红肿而痛,肘关节处有肿块,疼痛,伴畏寒发热,小便正常,大便略干。舌质红,苔薄黄,脉濡数。既往健康。否认传染病史,无疫区居住史。生活条件一般,无特殊不良嗜好。体温 37.6℃。查见右手腕伤处有脓点,皮色发红,灼热,触之疼痛,红丝周围触之肿硬、触痛,右侧肘关节处触及肿大淋巴结、质地韧。血常规检查:血白细胞总数 $14.30×10^9/L$,中性粒细胞百分比 79%。

问题二

请问该患者的诊断是什么?

思路

中医:红丝疗(火毒入络证)。

西医:右上肢淋巴管炎。

FR-6-14

知识点 1

诊断与鉴别诊断

本病应当与青蛇毒、股肿等相鉴别。

问题三

请简述该患者的辨病辨证思路。

思路

右手腕外伤染毒,火毒凝聚,阻塞经络,致局部疮疖发生,毒流经脉,向上走窜,继发红丝显露,出现局部疼痛、灼热、肿胀等主要证候;畏寒发热,大便略干是火毒影响全身的表现。结合舌红脉濡数,辨为火毒入络证。

知识点 2

病 因 病 机

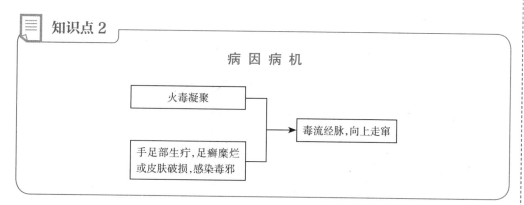

问题四

请简述该患者的治疗方案。

思路

1. 内治　清热解毒,方选五味消毒饮加减。
2. 外治　处理原发病灶,砭镰法挑断红丝,挤出毒血,盖贴太乙膏。

知识点 3

治 疗 方 案

以清热解毒为主,佐以活血散瘀。红丝较细者,多属火毒入络证;红丝较粗,全身症状重者,多属火毒入营证。外治应首先积极治疗原发病灶,红丝较细者,宜用砭镰法;红丝粗者,可按痈论治。

1. 内治

(1) 火毒入络证:患肢红丝较细,红肿而痛。全身症状较轻。舌苔薄黄,脉濡数。治宜清热解毒。方选五味消毒饮加减。

(2) 火毒入营证:患肢红丝粗肿明显,迅速向近端蔓延。伴寒战高热,烦躁,头痛,口渴。舌苔黄腻,脉洪数。治宜凉血清营,解毒散结。方选犀角地黄汤、黄连解毒汤、五味消毒饮加减,成脓加皂角刺、芙蓉叶,发于下肢加黄柏、薏苡仁、牛膝。

2. 外治

(1) 先按"手足部疔疮"处理原发病。

(2) 砭镰法:若红丝细,宜用砭镰法,局部皮肤消毒后,以刀针沿红丝行走途径,寸寸挑断,并用拇指和示指轻捏针孔周围皮肤,微令出血,或在红丝尽头挑断,且挑断处均盖贴太乙膏掺红灵丹。

(3) 初起可外敷金黄膏;成脓则切开排脓;溃后,用药线蘸八二丹、九一丹引流,外敷红油膏;如二三处串连贯通者,宜彻底切开贯通的脓腔。或用垫棉加绑缚以加速疮口愈合;腐尽,予生肌散、白玉膏收口。

3. 其他疗法 参照"颜面部疔疮"。

临证要点

1. 临证应详细询问病史及发病过程,掌握红丝疔的特点,区分红丝粗细及伴随症状,辨明轻重。

2. 仔细观察局部疮面,结合舌脉及患者全身症状,选择合适的内治方药和外治疗法。

3. 不同的红丝疔,处理、治疗原则不同。

4. 注意劳动保护,防止手足皮肤损伤。一旦发生局部损伤,需要及时处理创面。

5. 患病后抬高患肢,减少活动。

诊疗流程图

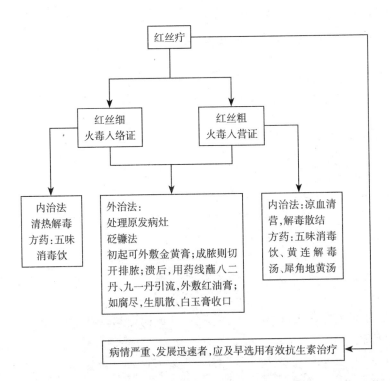

烂 疔

烂疔是发生于皮肉之间容易腐烂,病势暴急的急性化脓性疾病,相当于西医的"气性坏疽",现称"梭状芽胞杆菌肌坏死"(图6-12)。其临床特点是起病急骤,局部焮热肿胀,疼痛剧烈,皮色暗红,然后稍黑或有白斑,疮形略带凹形(如匙面),范围甚大,皮肉迅速腐烂,流臭秽污血,轻按患处有捻发音,易并发走黄,危及生命。

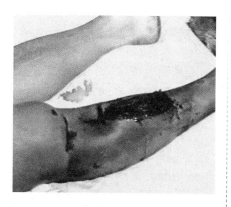

图6-12 烂疔

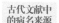

典型案例

简要病史

张某,男,22岁,农民。右小腿外伤伴沉重紧束感1天,今日出现涨裂样疼痛来诊。

问题一

为进一步明确诊断,需补充完善哪些相关病史?

思路

青年男性,1天前右小腿外伤,并有沉重束缚感,今日加重并有涨裂样感觉。首先应考虑烂疔的可能,为进一步明确诊断,制订治疗方案,需补充了解以下病史资料。

1. 外伤时的具体状态,是否有较长时间的压伤并接触泥土、污物的病史。

2. 病情发展及治疗过程。

3. 伴随症状。

4. 中医十问(是否为单发或多发;是否有恶寒、发热;是否有自汗、盗汗;是否有口干、口苦,如有口干,饮水是否能缓解;喜温饮还是喜冷饮;饮食习惯,是否有辛辣肥腻饮食;目前胃纳情况,大便是否干燥,小便是否黄赤,夜寐情况等)。

5. 既往工作史及相关病史。

6. 患者目前疮面情况。

7. 舌脉。

8. 相关辅助检查结果。

完善病史

张某,男,22岁,农民。1天前帮助邻居拆房时不慎被土墙压伤右小腿,小腿后侧被土墙内污物刺伤,当地医院拍X线片排除骨折,小腿伤口处理后返家。当晚出现小腿沉重、紧张感,拆除包扎绷带后仍觉紧束感,并出现高热、恶寒。今晨来诊,诉夜间起紧束感逐渐加重,涨裂样疼痛,伤口周围皮肤发红,肿胀发亮,并且较前扩大。现恶寒发热明显,小便少,大便未解,口干,头昏,面色苍白,能对答,小腿疼痛剧烈,注射盐酸布桂嗪注射液后未见明显缓解。既往健康。否认传染病史,无疫区居住史。生活条件一般,无特殊不良嗜好。体温39.6℃。查见右小

笔记

腿涨急,较左侧明显增粗,皮肤高度水肿,紧张光亮,按之陷下不能即起,伤口处掀红发亮,灼热,触之疼痛,红肿边界不清,中心有腐烂趋势,并见周围皮肤水疱,弄破后流出淡棕色浆水,气味臭秽。舌质红,苔薄黄,脉弦数。急查血常规示:血白细胞总数 $24.50×10^9$/L,中性粒细胞百分比 89%,血红蛋白 98g/L。局部分泌物涂片见大量革兰氏染色阳性杆菌;X 线检查右小腿部见气体积聚的阴影。

问题二

请问该患者的诊断是什么?

思路

中医:烂疔(湿火炽盛证)。

西医:气性坏疽。

鉴别诊断

知识点 1

诊断与鉴别诊断

本病应当与丹毒、发等相鉴别。

问题三

请简述该患者的辨病辨证思路。

思路

右小腿外伤染毒,火毒凝聚,阻塞经络,致局部疔疮发生;毒流经脉,热盛肉腐,见疮面向周围扩散,继发水疱、腐肉等,出现局部剧烈疼痛、灼热、涨裂感等主要证候;高热恶寒,头昏、尿少、便干等是湿热火毒影响全身的表现。湿热火毒内蕴,易成走黄重证,然此患者发病时间较短,尚未出现。结合舌红脉弦数,辨为湿火炽盛证。

知识点 2

病 因 病 机

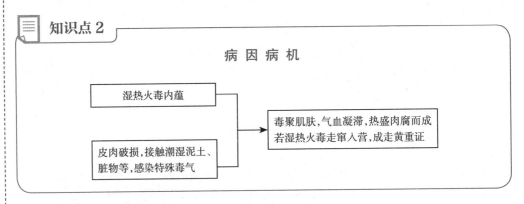

问题四

请简述该患者的治疗方案。

思路

1. 内治 清热解毒利湿,方选黄连解毒汤合三妙丸加减。并应用大剂量广谱抗生素,首选青霉素治疗。

2. 外治　立即清创。针对右小腿伤口纵深切开,切除所有坏死组织至颜色正常,敞开伤口并应用过氧化氢溶液或高锰酸钾溶液冲洗,湿敷创口,或创口内掺蟾酥合剂。

知识点 3

治 疗 方 案

宜早期中西医结合治疗。内治宜大剂凉血清热、解毒利湿,并注意活血散瘀。外治宜广泛切开,畅通引流。

1. 内治

(1) 湿火炽盛证:初起患肢有沉重和紧束感,以后逐渐出现胀裂样疼痛,创口周围皮肤呈红色、肿胀发亮,按之陷下,迅速蔓延成片。1~2 天后肿胀剧烈,可出现水疱,皮肉腐烂。伴持续高热。舌质红,舌苔薄白或黄,脉弦数。治宜清热泻火,解毒利湿。方选黄连解毒汤合三妙丸加减。

(2) 毒入营血证:局部胀痛,疮周高度水肿发亮,迅速成暗紫色,间有血疱,肌肉腐烂,溃流血水,脓液稀薄,混有气泡滋出,气味恶臭。伴壮热头痛,神昏谵语,气促,烦躁不安,呃逆呕吐。舌质红绛,舌苔薄黄,脉洪滑数。治宜凉血解毒,清热利湿。方选犀角地黄汤、黄连解毒汤合三妙丸加减。

2. 外治

(1) 初起用金黄膏、玉露膏外敷,如皮色紫黑,加掺蟾酥合剂。

(2) 明确诊断后应立即施行彻底清创手术,在伤口及周围水肿或气肿区进行广泛、多处、纵深切开,切除所有坏死或濒于坏死和已经变性的肌肉、筋膜和脂肪组织,直至颜色正常、流出鲜血的健康组织为止,必须完全敞开伤口,彻底清除异物、碎骨片,用大量 3% 过氧化氢溶液或 1∶1 000 高锰酸钾溶液冲洗,湿敷创口,或掺蟾酥合剂。

(3) 腐肉与正常皮肉分界明显时,改掺 5%~10% 蟾酥合剂或五五丹。腐肉脱落,周围肿势退净,肉色鲜润红活者,予白玉膏掺生肌散盖贴。

3. 其他疗法

(1) 抗生素　宜早期应用大剂量广谱抗生素。首选青霉素。

(2) 高压氧疗法　宜在一般处理后早期进行。

(3) 支持疗法　提供高能量、高蛋白饮食,维持水、电解质平衡,适当应用止痛剂,少量多次输注新鲜血液、血浆、白蛋白制品等。

临证要点

1. 临证应详细询问病史及发病过程,掌握烂疔的特点,认识烂疔的危险性。

2. 仔细观察局部疮面,结合舌脉及患者全身症状,选择合适的内治方药和外治疗法。

3. 烂疔传变迅速,需要全身综合治疗。

4. 必须严格消毒隔离,用过的敷料应该焚毁,换药用具应彻底消毒。

5. 加强宣教,尽量避免赤足劳动,以预防本病的发生。

名中医经验
ER-6-19

研究进展
ER-6-20

诊疗流程图

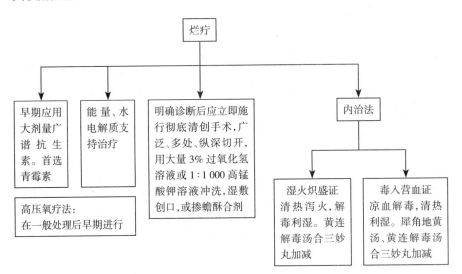

烂疔

早期应用大剂量广谱抗生素。首选青霉素

高压氧疗法：在一般处理后早期进行

能量、水电解质支持治疗

明确诊断后应立即施行彻底清创手术，广泛、多处、纵深切开，用大量3%过氧化氢溶液或1:1000高锰酸钾溶液冲洗,湿敷创口,或掺蟾酥合剂

内治法

湿火炽盛证清热泻火，解毒利湿。黄连解毒汤合三妙丸加减

毒入营血证凉血解毒，清热利湿。犀角地黄汤、黄连解毒汤合三妙丸加减

（陈德轩）

第四节　痈

📖 **培训目标**

1. 掌握不同部位痈的病因病机、辨证论治的异同点。

2. 掌握体表痈、颈痈的病因病理、临床特点以及初起的治则和主方及内治、外治方法。

3. 熟悉脐痈不同的发病原因及临床表现。

痈是一种发生于皮肉之间的急性化脓性疾患,相当于西医的皮肤浅表脓肿、急性化脓性淋巴结炎、脐炎,或脐肠管异常、脐尿管异常继发感染等。"痈"的含义是气血为毒邪壅塞而不通之意,临床上有"内痈""外痈"之分。外痈生于体表部位,而内痈是指生于脏腑的脓肿,如肝痈、肺痈。

体 表 痈

体表痈是一种发生于体表皮肉之间的急性化脓性疾患,相当于西医的皮肤浅表脓肿(图 6-13)。其临床特点是局部光软无头,红肿疼痛(少数初起皮色不变),结块范围多在 6~9cm 左右,发病迅速,易肿、易脓、易溃、易敛,或伴恶寒、发热、口渴等全身症状。

古代文献中的病名来源
ER-6-21

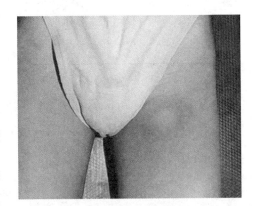

图 6-13　体表痈

典型案例

简要病史

王某,男,35 岁。右大腿内侧突然出现肿胀结块 2 天,范围约 6cm 大小,局部皮肤红热、疼痛不适,故而来诊。

问题一

为进一步明确诊断,需补充完善哪些相关病史?

思路

青年男性,2 天前右大腿内侧肿胀结块,色红、疼痛,范围约 6cm 大小。首先应考虑为体表痈,为进一步明确诊断,制订治疗方案,需补充了解以下病史资料。

1. 初发时的具体状态,发病前是否有局部外伤或疖肿。

2. 病情的发展、治疗过程。

3. 伴随症状。

4. 中医十问(是否为单发或多发;是否有恶寒、发热;是否有自汗、盗汗;是否有口干、口苦;喜温饮还是喜冷饮;饮食习惯,是否有辛辣肥腻饮食;目前胃纳情况,大便是否干燥,小便是否黄赤,夜寐情况等)。

5. 既往工作史及相关病史。

6. 传染病史。

7. 患者目前疮面情况。

8. 舌脉。

9. 相关辅助检查结果。

完善病史

王某,男,35 岁,7 月 22 日来诊。诉 2 天前外地露营,发病前局部瘙痒,搔抓后见红点,2 天前右大腿内侧突然出现肿胀结块,范围逐渐扩大,现约 6cm 大小,无脓头,局部皮肤红热、疼痛不适,伴恶寒发热,头痛、泛恶,口渴,小便正常,大便略干。舌质红,苔黄腻,脉弦滑。既往健康。否认传染病史,无疫区居住史。生活条件一般,平素喜食辛辣食物。体温 37.8℃。查见肿块光软无头,灼热触痛,皮肤嫩红,无波动感。血常规检查:血白细胞总数 $13.30×10^9$/L,中性粒细胞百分比 78%。

问题二

请问该患者的诊断是什么?

思路

中医:体表痈(火毒凝结证)。

西医:右大腿皮肤浅表脓肿。

图6-22

鉴别诊断

知识点 1

诊断与鉴别诊断

本病应当与疖、有头疽、脂瘤染毒、发等相鉴别。

问题三

请简述该患者的辨病辨证思路。

思路

患者平素喜食辛辣,内有湿热蕴结,2 天前露营,夏日蚊虫叮咬或外伤染毒,致突发右大腿内侧肿胀结块,为邪毒凝滞留阻肌肤,郁结不散,使营卫不和,气血凝滞化火,故逐渐肿胀加剧,出现红热、疼痛等局部主要证候;恶寒发热,头痛、泛恶,口渴,小便正常,大便略干等,皆为湿热火毒影响全身的表现。结合舌质红,苔黄腻,脉弦滑等,可辨为火毒凝结证。

知识点 2

病 因 病 机

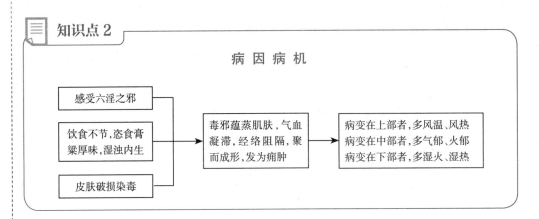

问题四

请简述该患者的治疗方案。

思路

1. 内治 清热利湿,解毒行瘀。方选仙方活命饮加减。

2. 外治 金黄膏、玉露膏外敷,或金黄散、玉露散冷开水或醋、蜜、饴糖等调成糊状外敷。

知识点 3

治 疗 方 案

治疗原则应以清热解毒、驱除毒邪、流通气血为主,并结合发病部位、病程阶段,辨证论治。外治按一般阳证疮疡治疗。

1. 内治

(1) 火毒凝结证:局部突然肿胀,光软无头,迅速结块,表皮焮红,少数病例皮色不变,到酿脓时才转为红色,灼热疼痛。日后逐渐扩大,变成高肿发硬。轻者,无全身症状;重者,伴恶寒发热,头痛,泛恶,口渴。舌质红,舌苔黄,脉象弦滑、洪数等。治宜清热解毒,行瘀活血。方选仙方活命饮加减,发于上部加牛蒡子、连翘,发于中部加柴胡、黄芩,发于下部加黄柏、土茯苓、薏苡仁。

(2) 热盛肉腐证:局部红热明显,肿势高突,疼痛剧烈,痛如鸡啄,溃后脓出,肿消痛减。舌质红,舌苔黄,脉数。治宜和营清热,透脓托毒。方选仙方活命饮合透脓散加减。

（3）气血两虚证：疮面脓水稀薄，新肉不生，新肌色淡红而不鲜或暗红，愈合缓慢。伴面色㿠白，神疲乏力，纳差食少。舌质淡胖，舌苔少，脉沉细无力。治宜益气养血，托里生肌。方选八珍汤加减。

2. 外治

（1）初起：金黄膏、玉露膏外敷，或金黄散、玉露散冷开水或醋、蜜、饴糖等调成糊状外敷。

（2）成脓：切开排脓。

（3）溃后：初起宜提脓祛腐，用八二丹或九一丹，并用药线引流，外盖金黄膏或玉露膏；腐肉已尽，宜生肌收敛，外用生肌散、白玉膏；若脓出不畅，宜用垫棉法或手术扩创引流。

3. 其他疗法　病情严重者，应及早选用有效抗生素治疗。

临证要点

1. 临证应详细询问病史及发病过程，掌握痈发病的特点，辨明发病所处的不同阶段。

2. 仔细观察局部疮面，结合舌脉及患者全身症状，选择合适的内治方药和外治疗法。

3. 痈有气血壅塞不通的特点，内治主要行瘀活血；上中下不同部位，加减治法不同。

4. 患于腋部，以三角巾悬吊；患于胯腹部、腘窝部，宜减少行走，愈合后加强患肢功能锻炼。有全身症状者，宜静卧休息，减少患部活动。

5. 注意劳动保护，防止手足皮肤损伤。一旦发生局部损伤，需要及时处理创面。饮食宜清淡。

名中医经验
ER-6-23

诊疗流程图

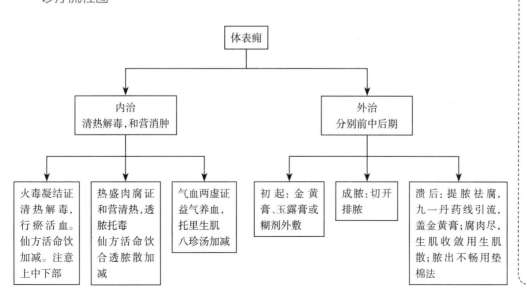

痰 毒

痰毒是感受风热湿毒,气血被毒邪壅塞于皮肉之间,继而炼液成痰,痰毒互阻,结块而肿的急性化脓性疾病,相当于西医的"急性化脓性淋巴结炎"。其临床特点是局部肿胀结块,灼热疼痛而皮色不变,多伴明显全身症状。痰毒包括颈痈(图6-14)、腋痈(图6-15)、胯腹痈(图6-16)、委中毒等。颈痈是发生在颈部两侧的急性化脓性疾病,相当于西医的颈部急性化脓性淋巴结炎。其临床特点是多见于儿童,冬春易见,初起时局部肿胀、灼热、疼痛而皮色不变,肿块边界清楚,具有明显的风温外感症状。腋痈是一种生于腋窝部的急性化脓性疾病,相当于腋部急性化脓性淋巴结炎。其临床特点是腋下暴肿、灼热、疼痛而皮色不变,发热恶寒。胯腹痈是发生在胯腹部的急性化脓性疾病,相当于西医的腹股沟浅部化脓性淋巴结炎。其临床特点是结块肿痛,皮色不变,步行困难。委中毒是一种生在腘窝后委中穴的急性化脓性疾病,相当于腘窝部急性淋巴结炎。其临床特点是初起木硬疼痛,皮色不红,小腿屈伸不利,肿块渐成,愈后可有短期屈曲难伸。

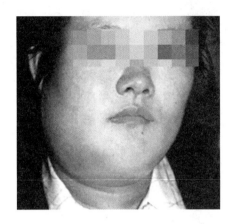

图 6-14 颈痈

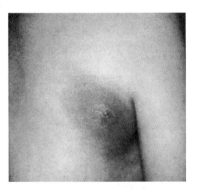

图 6-15 腋痈

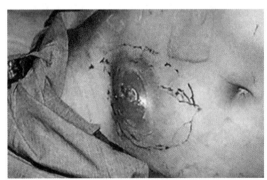

图 6-16 胯腹痈

典型案例

简要病史

毛某,女,12 岁。右颈部结块肿胀疼痛 2 天伴发热就诊。

问题一

为进一步明确诊断,需补充完善哪些相关病史?

思路

少年女性,2 天前右颈部肿胀结块,发热。首先应考虑为颈痈,为进一步明确诊断,制订治疗方案,需补充了解以下病史资料。

1. 初发时的具体状态,发病前是否有上呼吸道感染、口腔疾患。

2. 病情发展过程。

3. 伴随症状。

4. 中医十问(是否为单发或多发;是否有恶寒、发热;是否有自汗、盗汗;是否有口干、口苦,如有口干,饮水是否能缓解;喜温饮还是喜冷饮;饮食习惯,是否有辛辣肥腻饮食;目前胃纳情况,大便是否干燥,小便是否黄赤,夜寐情况等)。

5. 既往相关病史。

6. 传染病史。

7. 患者目前疮面情况。

8. 舌脉。

9. 相关辅助检查结果。

完善病史

> 毛某,女,12岁。因"右颈部结块肿胀疼痛2天伴发热"就诊。患者1周前曾有上呼吸道感染发热咽痛史,目前已趋痊愈。2天前右颈部结块、肿胀、疼痛,伴恶寒、头痛、恶心、口渴。今晨起自觉症状加重,伴体温38.8℃。专科检查:右颈部结块,约4cm×3cm肿胀,微有灼热,皮色不变,质中,活动度不大,触痛,疼痛波及右耳后,活动或吞咽时加重。舌质红,舌苔黄,脉滑数。血常规检查:血白细胞总数$13.50×10^9$/L,中性粒细胞百分比83%。

问题二

请问该患者的诊断是什么?

思路

中医:颈痈(风热痰毒证)。

西医:颈部急性淋巴结炎。

 知识点 1

鉴别诊断

FR-6-25

诊断与鉴别诊断

本病应当与痄腮、臖核等相鉴别。

问题三

请简述该患者的辨病辨证思路。

思路

1周前曾有上呼吸道感染发热咽痛史,邪毒未尽,蕴于少阳、阳明之络,气血凝滞,故见局部结块,红肿热痛;邪毒未尽,脾失健运,津液耗伤,见恶心、纳呆、口渴、便干。结合舌脉,证属风热痰毒证。

知识点 2

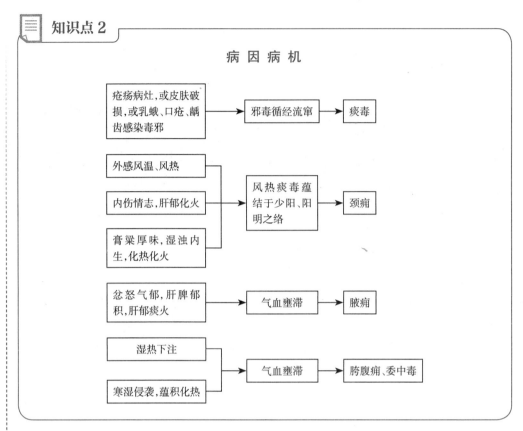

问题四

请简述该患者的治疗方案。

思路

1. 内治　疏风清热,散结消肿。方药:牛蒡解肌汤加减。

2. 外治　金黄膏外敷。

知识点 3

治 疗 方 案

治以清热化痰,和营消肿为主。临床应根据疾病发病部位及发展阶段的不同,分证论治。

1. 内治

(1) 风热痰毒证:多见于颈痈。颈旁结块,初起色白濡肿,其形如卵,灼热,疼痛,逐渐漫肿坚实,红肿热痛。伴恶寒发热,头痛,项强,咽痛,口干、溲赤便秘。舌苔薄腻,脉滑数等。治宜散风清热,化痰消肿。方选牛蒡解肌汤或银翘散加减,热甚加生石膏、黄芩,便秘加瓜蒌子、枳实,肿块坚硬加丹参、赤芍、皂角刺。

(2) 肝郁痰火证:见于腋痈。腋部暴肿热痛。伴发热,头痛,胸胁牵痛。舌质红,舌苔黄,脉弦数。治宜清肝解郁,消肿化毒。方选柴胡清肝汤加减。

(3) 湿热蕴结证:多见于胯腹痈、委中毒。胯腹间、腘窝部木硬肿痛,焮红疼痛,下肢屈曲难伸。伴恶寒发热,口干不欲饮,纳呆。舌苔黄腻,脉滑数。治宜清热利湿解毒。方选五神汤合萆薢渗湿汤加减。湿热重,加生薏苡仁、黄柏;溃后屈伸不利者,加伸筋草、桑枝。

2. 外治

(1) 初起:金黄膏外敷,或太乙膏掺红灵丹外敷。

(2) 成脓:切开排脓。宜循经直开,低位引流,切口够大,以利引流。

(3) 溃后:用药线蘸八二丹或九一丹引流,外盖金黄膏或红油膏;宜注意适时加用垫棉法,以防袋脓,若袋脓则行垫棉压迫疗法,或扩创引流。腐肉已尽,外用生肌散、白玉膏。

3. 其他疗法 参照"体表痈"。

临证要点

1. 临证应详细询问病史及发病过程,掌握各部位痈发病的特点,辨明发病所处的不同阶段。

2. 仔细观察局部疮面,结合舌脉及患者全身症状,选择合适的内治方药和外治疗法。

3. 上中下不同部位的痈,加减治法不同。

4. 有全身症状的,宜静卧休息,减少患部活动。

5. 注意劳动保护,防止手足皮肤损伤。一旦发生局部损伤,需要及时处理创面。饮食宜清淡。

诊疗流程图

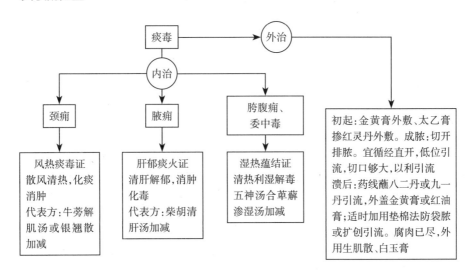

脐 痈

脐痈是一种生于脐部的急性化脓性疾患,相当于西医的脐炎,脐肠管异常、脐尿管异常继发感染等(图 6-17)。其临床特点是病前脐孔出水、尿;初起脐微肿,渐大如瓜,溃后多可敛,脓稠无臭则易敛,脓水臭秽终成瘘,而不易愈合或反复发作。

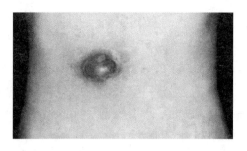

图 6-17　脐痈

典型案例

简要病史

　　张某,男,12岁。脐部红肿疼痛反复发作2年,再发2天伴发热就诊。

问题一

为进一步明确诊断,需补充完善哪些相关病史?

思路

　　少年男性,2天前脐部红肿、肿胀疼痛,发热,并反复发作2年。首先应考虑为脐痈,为进一步明确诊断,制订治疗方案,需补充了解以下病史资料。

　　1. 初发时的具体状态和既往脐部的状态,是否有粪、尿等污物溢出。

　　2. 病情发展、治疗过程。

　　3. 伴随症状。

　　4. 中医十问(是否为单发或多发;是否有恶寒、发热;是否有自汗、盗汗;是否有口干、口苦,如有口干,饮水是否能缓解;喜温饮还是喜冷饮;饮食习惯,是否有辛辣肥腻饮食;目前胃纳情况,大便是否干燥,小便是否黄赤,夜寐情况等)。

　　5. 既往相关病史。

　　6. 传染病史。

　　7. 患者目前疮面情况。

　　8. 舌脉。

　　9. 相关辅助检查结果。

完善病史

　　张某,男,12岁。因"脐部红肿疼痛2年,再发2天伴发热"就诊。患者2年前开始脐孔出水,初起脐部微肿,渐大如瓜,红肿热痛,破溃后收敛,脓稠无臭。2天前脐部红肿结块、疼痛,脐周肿痒,伴恶寒、头痛、恶心、口苦。今晨起自觉症状加重,体温38.8℃。专科检查:脐部结块,约4cm×3.5cm肿胀,微有灼热,皮色嫩红,质中,触痛,无波动感。舌质红,舌苔黄,脉滑数。血常规检查:血白细胞总数 $15.40×10^9$/L,中性粒细胞百分比83%。

问题二

请问该患者的诊断是什么?

思路

中医:脐痈(湿热火毒证)。

西医:脐部化脓性感染。

鉴别诊断
ER-6-28

知识点 1

诊断与鉴别诊断

本病应当与脐风相鉴别。

问题三

请简述该患者的辨病辨证思路。

思路

2 年前开始脐部逐渐肿起、出水,可能为脐部先天发育不良,心脾湿热,下移于小肠,致使火毒结聚脐部,血凝毒滞而成。又因饮食不节、内伤情志等因素,可致反复发作,湿热结于脐中,气血不通,故成壅塞之变,渐成脐痈。脐部湿热,故见局部红肿热痛,全身发热、口苦等湿热火毒征象。此患者结合舌脉,证属湿热火毒证。

知识点 2

病 因 病 机

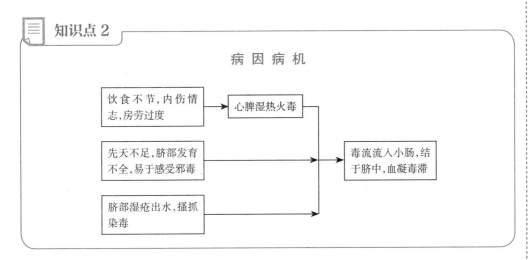

问题四

请简述该患者的治疗方案。

思路

1. 内治　清火利湿解毒。方药:黄连解毒汤合四苓散加减。

2. 外治　金黄膏外敷。

知识点 3

治 疗 方 案

治以清火利湿解毒为基本原则。对溃膜成瘘者,应手术治疗。

1. 内治

(1) 湿热火毒证:脐部红肿热痛。伴恶寒发热,纳呆口苦。舌苔薄黄,脉滑数。治宜清火利湿解毒。方选黄连解毒汤合四苓散,脓成或溃脓不畅,加皂角刺、黄芪;热毒炽盛,加败酱草、红藤;脐周肿痒,加苦参、白鲜皮。

(2) 脾气亏虚证:溃后脓出臭秽,久不收口。伴面色萎黄,肢软乏力,纳呆,便溏。舌苔薄,脉濡。治宜益气健脾。方选四君子汤加减。

2. 外治

(1) 初起:金黄膏外敷。

(2) 溃后:用八二丹或九一丹,并用药线引流,外盖红油膏或青黛膏;腐肉已尽,用生肌散、白玉膏。

(3) 成漏:疮口中可插入七三丹药线化管提脓,待腐肉脱尽后,加用垫棉法。

3. 其他疗法　对久不收口者,可行瘘管切除术或修补术等手术治疗。

临证要点

1. 临证应详细询问病史及发病过程,掌握脐痈发病的特点,辨明发病所处的不同阶段。

2. 仔细观察局部疮面,结合舌脉及患者全身症状,选择合适的内治方药和外治疗法。

3. 脐痈为人体下部,内治注意利湿;有因脐尿管或脐肠管未闭导致的,需结合手术治疗。

4. 有全身症状的,宜静卧休息,减少患部活动。

5. 保持脐部清洁、干燥,勿用手抓弄脐窝;饮食宜清淡。

诊疗流程图

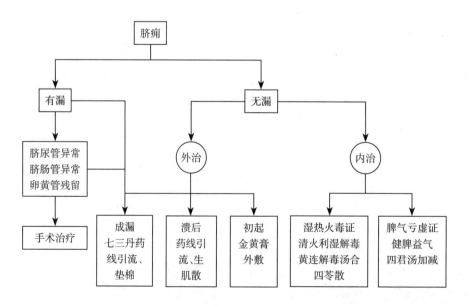

(陈德轩)

第五节 发

培训目标

1. 掌握锁喉痈、臀痈的临床特点、鉴别诊断和不同部位发的辨证。
2. 熟悉手足发背的临床特点和辨证治疗。

发是病变范围较痈大的急性化脓性疾病,相当于西医的急性蜂窝织炎。其临床特点是初起无头、红肿蔓延成片,中心明显,四周较淡,边界不清,灼热疼痛,有的3~5日后中心色褐腐溃,周围湿烂,有的中心虽软而不溃,全身症状明显。发因部位不同,有各种名称,包括锁喉痈、臀痈、手发背、足发背等。分述于下。

锁 喉 痈

锁喉痈是一种生于颈前正中结喉处的急性化脓性疾病,因其红肿绕喉,故名(图6-18)。本病相当于口底部的急性蜂窝织炎。其临床特点是来势暴急,初起结喉处红肿绕喉,根脚散漫,坚硬灼热疼痛,范围较大,肿势蔓延至颈两侧、腮颊及胸前,可连及咽喉、舌下,并发喉风、重舌甚至痉厥等险症。伴壮热口渴、头痛项强等明显全身症状。

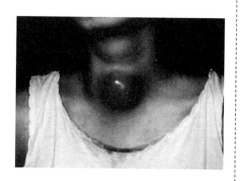

图 6-18 锁喉痈

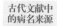

古代文献中的病名来源

ER-6-30

典型案例

简要病史

王某,男,10岁。口唇糜烂7天,发作颈前结喉部位红热肿痛,并向两颈蔓延,伴有高热2天来诊。

问题一

为进一步明确诊断,需补充完善哪些相关病史?

思路

少年男性,口唇糜烂,颈前结喉部位红肿,蔓延成片,高热2天。首先应考虑为锁喉痈,为进一步明确诊断,制订治疗方案,需补充了解以下病史资料。

1. 初发时的具体状态,口唇糜烂的原因。

2. 病情发展过程。

3. 伴随症状。

4. 中医十问(是否有恶寒、发热;是否有自汗、盗汗;是否有口干、口苦,如有口干,饮水是否能缓解;喜温饮还是喜冷饮;饮食习惯,是否有辛辣肥腻饮食;目前胃纳情况,大便是否干燥,小便是否黄赤,夜寐情况等)。

5. 既往相关病史。

笔记

6. 传染病史。

7. 患者目前疮面情况。

8. 舌脉。

9. 相关辅助检查结果。

完善病史

　　王某,男,10岁,口唇糜烂7天,结喉部红肿绕喉2天,肿势延及两颈,根脚散漫,坚硬灼热疼痛,咽喉亦肿,汤水吞咽稍困难,伴有高热、口渴,头痛,大便秘结,小便短赤。舌质红绛,舌苔黄腻,脉象弦滑数。既往健康。否认传染病史,无疫区居住史。生活条件一般,平素喜食肥肉等食物。体温38.8℃。查见肿块散漫无头,灼热触痛,皮肤嫩红,边界不清,无波动感。血常规检查:血白细胞总数14.30×10^9/L,中性粒细胞百分比78%。

问题二

请问该患者的诊断是什么?

思路

中医:锁喉痈(痰热蕴结证)。

西医:口底部急性蜂窝织炎。

鉴别诊断
ER-6-31

📋 知识点1

诊断与鉴别诊断

　　本病应当与颈痈和瘰疬相鉴别。

问题三

请简述该患者的辨病辨证思路。

思路

　　患者现有口唇糜烂,感受风温热毒,上先受之,挟痰凝结于结喉,风热痰毒相搏,以致局部经络阻塞,气血凝滞,则成痈肿。结合舌质红绛,舌苔黄腻,脉象弦滑数等,可辨为痰热蕴结证。

📋 知识点2

病 因 病 机

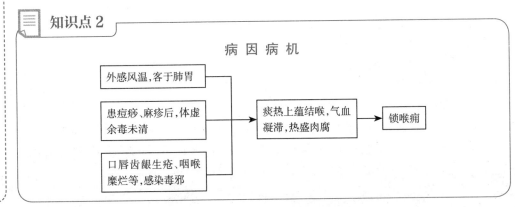

外感风温,客于肺胃

患痘痧、麻疹后,体虚余毒未清

口唇齿龈生疮、咽喉糜烂等,感染毒邪

→ 痰热上蕴结喉,气血凝滞,热盛肉腐 → 锁喉痈

问题四

请简述该患者的治疗方案。

思路

1. 内治　散风清热,化痰解毒,方选普济消毒饮加减。

2. 外治　金黄膏或玉露膏外敷;或用玉露散或双柏散,金银花露或菊花露调敷患处。

知识点 3

治 疗 方 案

以清热解毒、化痰消肿为大法。病初,多兼夹风温、风热,佐以疏风清热之品;中期,火毒炽盛、热盛肉腐,佐以凉血透脓之品;后期,注意顾护人体气血阴津及脾胃。成脓后应及早切开减压。

1. 内治

(1)痰热蕴结证:红肿绕喉,坚硬疼痛,肿势散漫,壮热口渴,头痛项强,大便燥结,小便短赤。舌质红绛,舌苔黄腻,脉弦滑数或洪数。治宜散风清热,化痰解毒。方选普济消毒饮加减。

(2)热胜肉腐证:肿势局限,按之中软应指,脓出黄稠,热退肿减。舌质红,舌苔黄,脉数。治宜清热化痰,和营托毒。方选普济消毒饮合透脓散加减。

(3)热伤胃阴证:溃后脓出稀薄,疮口有空壳,或脓从咽喉溢出,收口缓慢,胃纳不香,口干少液。舌质光红,脉细。治宜清养胃阴。方选益胃汤加减。

2. 外治

(1)初起:宜箍围束毒,用玉露散或双柏散,金银花露或菊花露调敷患处。

(2)成脓:脓成熟则切开排脓,刀法宜循经直开。

(3)溃后:药线蘸九一丹引流,外敷金黄膏或红油膏。腐尽,改用生肌散、白玉膏。

3. 其他疗法

(1)中成药:六应丸或六神丸,成人每次 10 粒,每日 3 次吞服,儿童减半。蟾酥丸,成人每次 3~5 粒,吞服,儿童减半。

(2)抗生素:应及早选用有效抗生素治疗。

临证要点

1. 临证应详细询问病史及发病过程,掌握锁喉痈发病的特点,辨明发病所处的不同阶段。

2. 仔细观察局部疮面,结合舌脉及患者全身症状,选择合适的内治方药和外治疗法。

3. 锁喉痈有并发喉风、重舌以致汤水难下的可能,当做好急救措施。

4. 注意个人卫生,积极治疗皮肤感染灶。

5. 积极处理原发病灶。儿童患者,给药宜浓煎,且少量多次服,3~4 次 /d。箍围药宜注意湿度,使药力易于透达。高热时应卧床休息,喘痰壅时取半卧位。初起及成脓期,宜进半流质饮食。

诊疗流程图

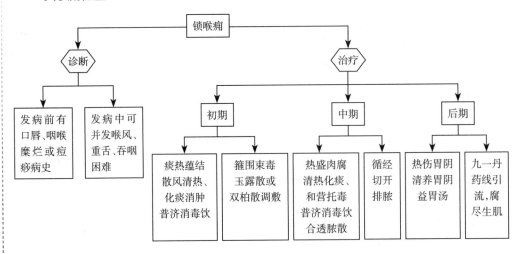

臀　痈

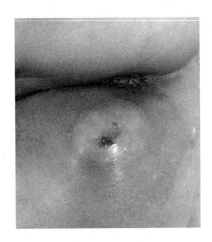

臀痈是一种生于臀部肌肉丰厚处范围较大的急性化脓性疾病(图6-19)。由于肌内注射引起者,俗称针毒结块。本病相当于臀部的急性蜂窝织炎。其临床特点是来势急,位置深,范围大,易腐溃,收口慢。

典型案例

简要病史

刘某,男,56岁。因"右臀部红肿热痛5天伴发热2天"就诊。

图 6-19　臀痈

问题一

为进一步明确诊断,需补充完善哪些相关病史?

思路

中年男性,右臀部红肿热痛5天伴发热2天。首先应考虑为臀痈,为进一步明确诊断,制订治疗方案,需补充了解以下病史资料。

1. 初发时的具体状态,臀部有无外伤、疖肿、注射病史。

2. 病情发展过程。

3. 伴随症状。

4. 中医十问(是否有恶寒、发热;是否有自汗、盗汗;是否有口干、口苦,如有口干,饮水是否能缓解;喜温饮还是喜冷饮;饮食习惯,是否有辛辣肥腻饮食;目前胃纳情况,大便是否干燥,小便是否黄赤,夜寐情况等)。

5. 既往工作史及相关病史。

6. 传染病史。

7. 患者目前疮面情况。

8. 舌脉。

9. 相关辅助检查结果。

完善病史

　　刘某,男,56岁。因"右臀部红肿热痛5天伴发热2天"就诊。患者5天前突发右臀部疖肿,继而发展扩大并见焮红、肿胀、疼痛,患侧下肢步行困难。2天前出现恶寒发热、头痛、恶心、纳呆、口渴、便秘、溲赤。既往健康。否认传染病史,无疫区居住史。生活条件一般,平素饮食无偏嗜。专科检查:体温38.8℃,右臀部焮红、肿胀、灼热,红肿以中心最为明显,四周较淡,边缘不清,范围约12cm×15cm,按之质硬,触痛明显。化验:血白细胞总数16.6×10^9/L,中性粒细胞百分比91.2%,淋巴细胞百分比6.5%;血糖6.3mmol/L。舌质红,舌苔黄腻,脉弦数。

问题二

请问该患者的诊断是什么?

思路

中医:臀痈(湿火蕴结证)。

西医:臀部急性蜂窝织炎。

知识点1

鉴别诊断

ER-6-34

诊断与鉴别诊断

本病应当与有头疽、流注等相鉴别。

问题三

请简述该患者的辨病辨证思路。

思路

　　湿热火毒蕴结,凝聚肌肤,故见局部焮红灼热;经络阻隔,气血凝滞,故肿胀疼痛;正盛邪实,正邪相争,故见发热;火毒伤及脾胃,脾失健运,津液耗伤,故见恶心、纳呆、口渴、便秘、溲赤。结合舌脉,证属湿火蕴结证。

知识点2

病 因 病 机

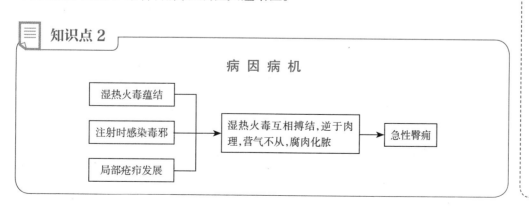

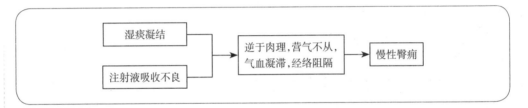

问题四

请简述该患者的治疗方案。

思路

1. 内治　清热解毒,和营化湿。方选黄连解毒汤、仙方活命饮加减。

2. 外治　金黄膏外敷。

知识点 3

治疗方案

治疗以清热利湿解毒为要,注重托补及化瘀。

1. 内治

(1) 湿火蕴结证:臀部红肿热痛,先痛后肿,或湿烂溃脓,脓泄不畅。伴恶寒发热,头痛骨楚,食欲不振。舌苔黄或黄腻,脉数。治宜清热解毒,和营化湿。方选黄连解毒汤合仙方活命饮加减。

(2) 湿痰凝滞证:臀部漫肿不红,结块坚实,进展缓慢,多无全身症状。舌苔薄白或白腻,脉缓。治宜和营活血,利湿化痰。方选桃红四物汤合仙方活命饮加减。

(3) 气血两虚证:溃后出脓稀薄,收口缓慢。伴神疲乏力,纳谷不香。舌质淡,舌苔薄白,脉细。治宜调补气血。方选八珍汤加减。

2. 外治

(1) 未溃:红肿灼热明显者用玉露膏,红热不明显者用金黄膏或冲和膏外敷。

(2) 成脓:宜切开排脓,切口应低位够大,以利引流。

(3) 溃后:用八二丹药线引流,外用红油膏盖贴。待脓腐渐净,改用生肌散、白玉膏外敷。如有空腔不易愈合,可加用垫棉加压固定。

3. 其他疗法　参照"体表痈"。

临证要点

1. 临证应详细询问病史及发病过程,掌握臀痈发病的特点,辨明发病所处的不同阶段。

2. 仔细观察局部疮面,结合舌脉及患者全身症状,选择合适的内治方药和外治疗法。

3. 臀痈有急性、慢性之分,发病原因与治疗方法不同,注意鉴别。

4. 避免久坐湿地,露风冒雨。肌内注射,注意消毒,避免不洁药物误被注入。

5. 患病后,宜制动,卧床休息。

名中医经验

ER-6-35

诊疗流程图

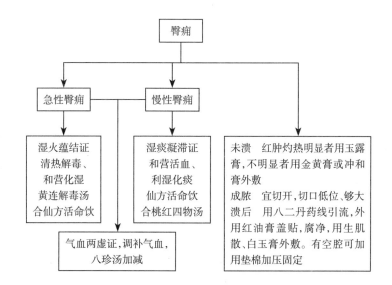

手 足 发 背

手发背是发于手背部的急性化脓性疾病,相当于手背部急性化脓性炎症、手背部急性蜂窝织炎。其临床特点是全手背漫肿,红热疼痛,手心不肿,出脓稠黄,或漫肿坚硬,不红不热,溃迟敛难,久则损筋伤骨。足发背是发于足背部的急性化脓性疾病,相当于足背部急性化脓性炎症、足背部急性蜂窝织炎。其临床特点是全足背高肿焮红疼痛,足心不肿。

典型案例

简要病史

王某,男,56岁。因"右手背部红热漫肿伴有发热2天"就诊。

问题一

为进一步明确诊断,需补充完善哪些相关病史?

思路

中年男性,右手背部红热漫肿2天,并且伴有发热。首先应考虑为手发背,为进一步明确诊断,制订治疗方案,需补充了解以下病史资料。

1. 初发时的具体状态,手背有无外伤、疖肿病史。

2. 病情发展过程。

3. 伴随症状。

4. 中医十问(是否有恶寒、发热;是否有自汗、盗汗;是否有口干、口苦,如有口干,饮水是否能缓解;喜温饮还是喜冷饮;饮食习惯,是否有辛辣肥腻饮食;目前胃纳情况,大便是否干燥,小便是否黄赤,夜寐情况等)。

5. 既往工作史及相关病史。

6. 传染病史。

7. 患者目前疮面情况。

8. 舌脉。

9. 相关辅助检查结果。

完善病史

　　王某,男,56岁。因"右手背部红热漫肿伴发热2天"就诊。患者2天前劳作时右手背部划伤,未做特殊处理,次日起床后即感觉右手背部红热、肿胀、疼痛,同时见有发热、怕冷、口干等不适。今日来诊,手背肿胀,中心见有腐溃脓液,头痛、恶心、纳呆、口渴、便秘、溲赤。既往健康。否认传染病史,无疫区居住史。生活条件一般,平素饮食无偏嗜。专科检查:体温37.8℃,右手背焮红、肿胀、灼热,中心腐溃,四周较淡,边缘不清,手心不肿。舌质红,舌苔黄,脉浮数。血常规化验:血白细胞总数 $13.5×10^9/L$,中性粒细胞百分比88%。

问题二

请问该患者的诊断是什么?

思路

中医:手发背(风热证)。

西医:手背部急性蜂窝织炎。

知识点 1

诊断与鉴别诊断

　　本病应当与托盘疔、丹毒、毒虫咬伤等相鉴别。

问题三

请简述该患者的辨病辨证思路。

思路

　　外伤染毒,皮肉破损,感染毒邪,毒结于手背,气血壅结,血热肉败,化腐为脓,故见手背红热漫肿,中心腐溃等症;全身所见发热、口干、便秘、溲赤等,皆为热毒所致。结合舌脉,本例辨为风热证。

知识点 2

病 因 病 机

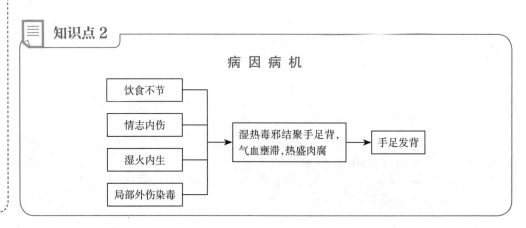

问题四

请简述该患者的治疗方案。

思路

1. 内治　疏风清热,消肿解毒。方选仙方活命饮加减。
2. 外治　金黄膏外敷。

知识点3

治 疗 方 案

治疗手发背初起宜疏风清热利湿,和营解毒消肿,促其消散;足发背以清热利湿解毒为主。脓成宜透托;溃后宜调补。

1. **内治**

(1) 风热证:多见于手发背。手背红肿热痛,肉腐为脓,疮口易敛。伴怕冷,发热,口干。舌质红,舌苔黄,脉浮数。治宜疏风清热,消肿解毒。方选仙方活命饮加减。

(2) 湿热下注证:多见于足发背。足背红肿弥漫,灼热疼痛,肉腐成脓。伴寒战高热,纳呆,甚至泛恶。舌质红,舌苔黄腻,脉象滑数。治宜清热解毒,和营利湿。方选五神汤合萆薢渗湿汤加减。

(3) 湿火蕴结证:局部红肿热痛,先痛后肿,或湿烂溃脓,脓泄不畅。伴恶寒发热,头痛骨楚,食欲不振。舌苔黄或黄腻,脉数。治宜清热解毒,和营化湿。方选黄连解毒汤合仙方活命饮加减。

(4) 气血两虚证:溃后出脓稀薄,收口缓慢。伴神疲乏力,纳谷不香。舌质淡,舌苔薄白,脉细。治宜调补气血。方选八珍汤加减。

2. **外治**　参照“体表痈”。

3. **其他疗法**　参照“体表痈”。

临证要点

1. 临证应详细询问病史及发病过程,掌握手足发背的特点,辨明发病所处的不同阶段。

2. 仔细观察局部疮面,结合舌脉及患者全身症状,选择合适的内治方药和外治疗法。

3. 手足发背均应与丹毒相鉴别。

4. 手足发背均有湿热火毒表现,治疗均注意清利湿热,化脓较早,以中心为著。

5. 加强劳动保护,及时治疗手足部外伤,勿使毒邪从破损处乘隙而入。

诊疗流程图

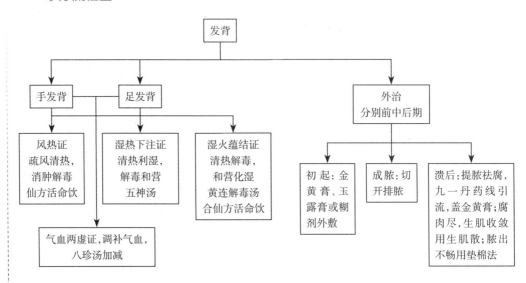

(陈德轩)

第六节 有 头 疽

📖 培训目标

1. 掌握有头疽的病因病机、临床表现、鉴别诊断、辨证、治疗。
2. 熟悉虚实标本在辨证论治中的意义。

有头疽是发生于肌肤间的急性化脓性疾病,相当于西医的痈(图6-20~图6-23)。其临床特点是初起皮肤上即有粟粒样脓头,焮热红肿热痛,迅速向深部及周围扩散,脓头相继增多,溃后状如莲蓬、蜂窝,范围常超过9~12cm,大者可至30cm以上。好

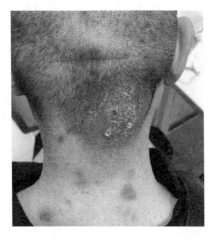

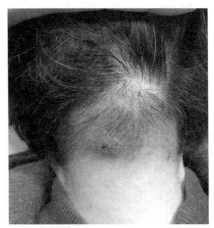

图6-20 有头疽1　　　　　　　**图6-21 有头疽2**

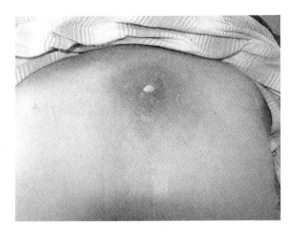 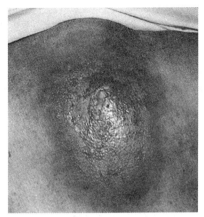

图 6-22　有头疽 3　　　　　　　图 6-23　有头疽 4

发于项后、背部等皮肤厚韧之处,多发于中老年人,尤其兼有糖尿病者多见,易出现"陷证"。

典型案例

简要病史

　　许某,男,52 岁。因"项部结块红肿热痛 10 天伴发热 3 天"就诊。

问题一

为进一步明确诊断,需补充完善哪些相关病史?

思路

中年男性,项部结块红肿热痛 10 天伴发热 3 天,首先考虑的诊断是有头疽的可能。为进一步明确诊断,制订治疗方案,需补充了解以下病史资料。

　　1. 首次发作,还是复发。

　　2. 伴随症状。

　　3. 中医十问(是否有恶寒、发热;是否有自汗、盗汗;是否有口干、口苦,如有口干,饮水是否能缓解;喜温饮还是喜冷饮;胃纳、二便、夜寐等情况)。

　　4. 既往工作史及其他相关病史。

　　5. 传染病史。

　　6. 患者目前疮面情况。

　　7. 舌脉。

　　8. 相关辅助检查结果。

完善病史

　　许某,男,52 岁。因"项部结块红肿热痛 10 天伴发热 3 天"就诊。患者 10 天前项背部在无明显诱因下突发一结块,红肿疼痛,未予治疗,肿块增大,疼痛渐重,脓头出现相继增多,家属自行挤压后,红肿迅速蔓延,疼痛剧烈。3 天前突然恶寒高热(39℃),外院予静脉滴注抗生素等治疗无显效。现发热,头痛,纳呆,口干,尿短赤,大便 4 天未行。平素嗜食辛辣,既往无糖尿病病史。专科检查:体温 38.6℃,项部见一肿块,色红,皮肤灼热,肿形高起,范围约 12cm×10cm 大小,上有多枚黄白色脓点,脓出不多,质地尚硬,触痛明显。化验:血白细胞总数 18.20×10⁹/L,中性粒细胞百分比 94.8%,淋巴细胞百分比 6.3%;空腹血糖 7.0mmol/L。舌质红,舌苔黄,脉弦数。

问题二
请问该患者的诊断是什么?
思路
中医诊断:有头疽(火毒凝结证)。
西医诊断:项部痈。

鉴别诊断
ER-6-33

知识点 1

诊断与鉴别诊断

应与发际疮、脂瘤染毒、痈等相鉴别。

问题三
请简述该患者的辨病辨证思路。
思路
辛辣饮食,湿热火毒内生,火毒蕴结,凝聚肌肤,故见局部红赤灼热;邪热壅聚,经络阻隔,气血凝滞,故疼痛;气血充实,能约束毒邪,故肿形高起;正盛邪实,正邪相争,故见发热;火毒伤及脾胃,脾失健运,津液耗伤,故见恶心、纳呆、口渴、便干。结合舌脉,证属火毒凝结证。

知识点 2

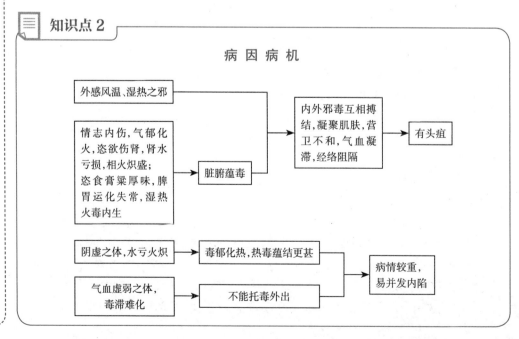

病 因 病 机

外感风温、湿热之邪 →

情志内伤,气郁化火,恣欲伤肾,肾水亏损,相火炽盛;恣食膏粱厚味,脾胃运化失常,湿热火毒内生 → 脏腑蕴毒 →

内外邪毒互相搏结,凝聚肌肤,营卫不和,气血凝滞,经络阻隔 → 有头疽

阴虚之体,水亏火炽 → 毒郁化热,热毒蕴结更甚 →

气血虚弱之体,毒滞难化 → 不能托毒外出 → 病情较重,易并发内陷

笔记

问题四

请简述该患者的治疗方案

思路

1. 内治 清热泻火，和营托毒。方选黄连解毒汤合仙方活命饮加减。

2. 外治 金黄膏外敷，八二丹掺疮口。

知识点3

治 疗 方 案

本病宜明辨热毒之轻重、正气之盛衰，分期辨证论治，谨防疽毒内陷。积极治疗糖尿病等，必要时配合西医治疗。

1. 内治

(1) 火毒凝结证：多见于中壮年正实邪盛者。局部红肿高突，灼热疼痛，根脚收束，脓液稠黄，能迅速化脓脱腐。伴发热，口渴，尿赤。舌苔黄，脉数有力。治宜清热泻火，和营托毒。方选黄连解毒汤合仙方活命饮。

(2) 湿热壅滞证：局部症状与火毒凝结相同。伴全身壮热，朝轻暮重，胸闷呕恶。舌苔白腻或黄腻，脉濡数。治宜清热化湿，和营托毒。方选仙方活命饮加减。

(3) 阴虚火炽证：多见于糖尿病患者。肿势平塌，根脚散漫，皮色紫滞，脓腐难化，脓水稀少或带血水，疼痛剧烈。伴全身发热烦躁，口渴多饮，饮食少思，大便燥结，小便短赤。舌质红，舌苔黄燥，脉细弦数。治宜滋阴生津，清热托毒。方选竹叶黄芪汤加减。

(4) 气虚毒滞证：多见于年迈体虚、气血不足患者。肿势平塌，根脚散漫。皮色灰暗不泽，化脓迟缓，腐肉难脱，脓液稀少，色带灰绿，闷肿胀痛，易成空腔。伴高热，或身热不扬，小便频数，口渴喜热饮，精神萎靡，面色少华。舌质淡红，舌苔白或微黄，脉数无力。治宜扶正托毒。方选托里消毒散加减。

(5) 气血两虚证：局部疮面愈合迟缓，新肌不生，色淡红而不鲜或暗红，脓出稀薄。伴面色无华，神疲乏力，纳少。舌质淡胖，舌苔少，脉细。治宜益气养血，托里生肌。方选八珍汤加减。

2. 外治

(1) 初起：火毒凝结证、湿热壅滞证，用金黄膏外敷；阴虚火炽证、气虚毒滞证，用冲和膏外敷。

(2) 成脓：予八二丹掺疮口，如脓水稀薄而带灰绿色者，改用七三丹。外敷金黄膏；若脓腐阻塞疮口，脓液蓄积，引流不畅，可用药线蘸五五丹或药线蘸八二丹插入多枚疮口；若疮肿有明显波动，可做"+"字或"++"字形切开手术。

(3) 收口：疮面腐肉已尽，新肉渐生，以生肌散掺疮口，外敷白玉膏。若疮口有空腔，皮肤与新肉一时不能粘合者，可用垫棉法，加压包扎；如无效时，则应采取手术扩创；若疮周频发疖肿，可用生肌散、青黛散干扑患部。

临证要点

1. 临证应详细询问病史及发病过程,掌握有头疽发病的特点,辨明发病所处的不同阶段。

2. 仔细观察局部疮面,结合舌脉及患者全身症状,选择合适的内治方药和外治疗法。

3. 有头疽易向深部及周围发生扩散,手术的原则是广泛切开,清除坏死组织,充分引流。

4. 有糖尿病者,必须使用口服降血糖药或胰岛素治疗,迅速控制血糖。

5. 全身情况较差者,应予以支持疗法,如补液、输血及纠正电解质、酸碱平衡紊乱等。

6. 项、背部生疖,忌挤压,糖尿病患者特别要注意个人卫生。

诊疗流程图

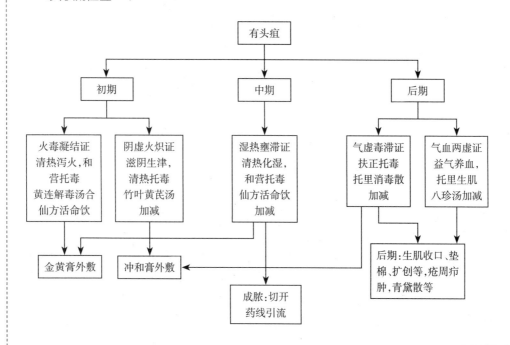

(陈德轩)

第七节 丹 毒

 培训目标

1. 熟悉丹毒的病因病机。
2. 掌握丹毒的诊断、鉴别诊断。
3. 掌握丹毒的辨证论治及常用外治法。

丹毒是患部皮肤突然发红成片、色如涂丹的急性感染性疾病。西医学亦称本病为丹毒，又称急性网状淋巴管炎。其临床特点是病起突然，恶寒发热，局部皮肤忽然变红，色如丹涂脂染，焮热肿胀，边界清楚，迅速扩大，数日内可逐渐痊愈，但易复发。本病发无定处，好发于下肢及颜面部。根据其发病部位的不同又有不同的病名，发于头面部者，称抱头火丹；生于躯干部者，称内发丹毒；发于小腿足部者，称流火、腿游风；新生儿多生于臀部，称赤游丹毒。

古代文献中的病名来源

图 6-42

典型案例

简要病史

患者男性，57岁，工人。突发寒战高热2天，伴右小腿红肿热痛1天就诊。有脚癣病史15年。

问题一

为进一步明确诊断，需补充完善哪些相关病史？

思路

男性，寒战高热2天，伴右小腿红肿热痛1天，有脚癣，首先考虑的诊断是右下肢丹毒。为进一步明确诊断，制订治疗方案，需补充了解以下病史资料。

1. 首次发作，还是复发。

2. 伴随症状。

3. 中医十问 [是否有恶寒发热、头痛骨楚；是否有下肢酸胀、疼痛及腹股沟是否有肿痛；是否有烦躁、神昏谵语、恶心呕吐；是否有自汗、盗汗；是否有口干、口苦，如有口干，饮水是否能缓解，喜温饮还是喜冷饮；纳食（尤其是发病前饮食）、二便、夜寐等情况]。

4. 既往工作史及其他相关病史。

5. 传染病史。

6. 外伤史。

7. 患者目前下肢情况。

8. 舌脉。

9. 相关辅助检查结果。

完善病史

患者在单位从事劳保工作，长期有脚癣病史。2天前有进食猪头肉史。刻下：右内踝上方皮肤见大片状鲜红斑，肿痛，无皮肤瘙痒，伴恶寒发热，神疲乏力，胃纳不香，便秘溲赤。专科检查：右内踝上方小腿中下1/3片状鲜红斑，范围约15cm×10cm，边界清楚，略高于皮肤，表面紧张光亮，摸之灼手，触痛明显，压之皮肤红色减退，放手后立即恢复，未见下肢浅静脉迂曲扩张，右侧腹股沟可扪及肿大臀核，压痛明显，双侧脚丫糜烂，舌质红，苔黄腻，脉弦滑数。辅助检查：下肢多普勒超声示右小腿皮下脂肪层增厚，浅表淋巴管扩张，最宽处约0.27cm。实验室检查：血常规示白细胞总数及中性粒细胞百分比明显增高。既往否认传染病史，否认外伤史。

笔记

问题二

请问该患者的诊断是什么？

思路

中医：丹毒（湿热毒蕴）。

西医：①右下肢急性网状淋巴管炎；②足癣。

鉴别诊断

LR-6-43

知识点 1

诊断与鉴别诊断

本病应与发、接触性皮炎、类丹毒相鉴别。

问题三

请简述该患者的辨病辨证思路。

思路

患者饮食不节，酿生湿热，湿热下注，复因长期有足癣病史，皮肤黏膜破损，毒邪乘隙侵入，湿热毒邪瘀结于下肢，郁阻肌肤，故局部红赤肿胀、灼热疼痛；舌红、苔黄腻，脉弦滑数，为湿热蕴结之象。故辨证当属湿热毒蕴证。湿性黏滞，与热胶结，故易反复发作。

知识点 2

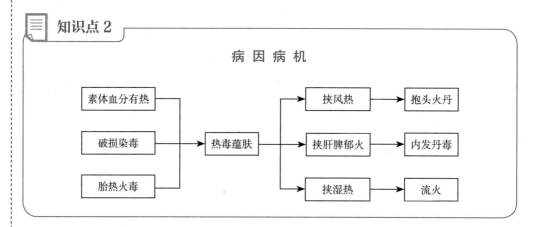

病 因 病 机

问题四

请简述该患者的治疗方案。

思路

1. 内治　利湿清热解毒。方选五神汤合萆薢渗湿汤加减。

2. 外治

（1）外敷法：红肿灼热疼痛处予青黛膏或金黄膏外敷，1 次 /d；亦可用 25%~50% 硫酸镁湿敷。另予抗真菌乳膏于趾缝间外擦，治疗足癣。

（2）抬高患肢 30°~40°。

3. 其他疗法

（1）早期、足量、高效敏感的抗生素治疗可减缓全身症状、控制炎症蔓延并防止复发,如青霉素类抗生素。

(2) 物理治疗:采用紫外线照射、音频电疗、超短波、红外线等有一定疗效。

知识点 3

治 疗 方 案

　　本病以凉血清热、解毒化瘀为基本治则。发于头面者,须兼散风清火;发于胸腹腰胯者,须兼清肝泻脾;发于下肢者,须兼利湿清热。在内治的同时,结合外敷、熏洗、砭镰等外治法,能提高疗效、缩短疗程、减少复发。若出现毒邪内攻之证,须中西医综合救治。积极处理皮肤黏膜破损,有助于预防发病或减少复发。

　　1. 内治

　　(1) 风热毒蕴证:发于头面部,皮肤掀红灼热,肿胀疼痛,甚至发生水疱,眼胞肿胀难睁;伴恶寒发热,头痛;舌红,苔薄黄,脉浮数。治宜疏风清热解毒。方选普济消毒饮加减。大便干结者,加生大黄、芒硝;咽痛者,加生地、玄参。

　　(2) 肝脾湿火证:发于胸腹腰胯部,皮肤红肿蔓延,摸之灼手,肿胀疼痛,伴口干且苦。舌红,苔黄腻,脉弦滑数。治宜清肝泻火利湿。方选柴胡清肝汤、龙胆泻肝汤或化斑解毒汤加减。

　　(3) 湿热毒蕴证:发于下肢,局部红赤肿胀、灼热疼痛,或见水疱、紫斑,甚至结毒化脓或皮肤坏死;可伴轻度发热,胃纳不香;舌红,苔黄腻,脉滑数。反复发作,可形成象皮腿。治宜清热利湿解毒。方选五神汤合萆薢渗湿汤加减。肿胀甚者,或形成象皮腿者,加赤小豆、丝瓜络、鸡血藤。

　　(4) 胎火蕴毒证:发生于新生儿,多见于臀部,局部红肿灼热,常呈游走性;或伴壮热烦躁,甚则神昏谵语、恶心呕吐。治宜凉血清热解毒。方选犀角地黄汤合黄连解毒汤加减。神昏谵语者,可加服安宫牛黄丸或紫雪丹;舌绛苔光者,加玄参、麦冬、石斛等。

　　2. 外治

　　(1) 外敷法:用金黄散或玉露散,以冷开水或鲜丝瓜叶捣汁或金银花露调敷;或用新鲜野菊花叶、鲜地丁全草、鲜蒲公英等捣烂外敷;或用青黛膏外敷。

　　(2) 砭镰法:此法只适用于下肢复发性丹毒;患部消毒后,用七星针或三棱针叩刺患部皮肤,放血泄毒。亦可配合拔火罐,以减少丹毒的复发。抱头火丹和赤游丹禁用。

　　(3) 象皮肿患者,可用鲜乌柏叶、鲜樟树叶、松针各60g,生姜30g,切碎煎汤,每晚熏洗1次。

　　(4) 若流火结毒成脓者,可在坏死部位做小切口引流,掺九一丹,外敷红油膏。

　　3. 其他疗法

　　(1) 早期、足量、高效敏感的抗生素治疗可减缓全身症状,控制炎症蔓延并防止复发,如青霉素类抗生素。

　　(2) 可用25%~50%硫酸镁或0.5%呋喃西林液湿敷,并外用抗生素软膏。

　　(3) 物理治疗:采用紫外线照射、音频电疗、超短波、红外线等有一定疗效。

临证要点

1. 临证应详细询问病史及发病过程。本病好发于小腿、颜面部。发病前多有皮肤、黏膜破损等病史。

2. 仔细观察局部疮面,典型皮损为水肿性红斑,边界清楚,略高出皮肤表面,压之皮肤红色减退,放手后立即恢复;病情严重者,红肿处可伴发紫癜、瘀点、瘀斑、水疱或血疱,偶有化脓或皮肤坏死。患处附近淋巴结可发生肿大疼痛。结合舌脉及患者全身症状,选择合适的内治方药和外治方法。

3. 本病若出现红肿斑片由四肢或头面向胸腹蔓延者,为逆证。新生儿及年老体弱者,火毒炽盛,易致毒邪内陷,见壮热烦躁、神昏谵语、恶心呕吐等全身症状,甚至危及生命。

4. 有肌肤破损者,应及时治疗,以免感染毒邪而发病。因脚湿气导致下肢复发性丹毒患者,应彻底治愈脚湿气,可减少复发。

5. 发病时应卧床休息,充分饮水,床边隔离。平素多走、多站及劳累后容易复发,应加以注意。流火患者应抬高患肢 30°~40°。

6. 发于小腿者,愈后容易复发,常因反复发作,皮肤粗糙增厚,下肢肿胀而形成象皮腿。

7. 血常规有助于了解感染情况。

诊疗流程图

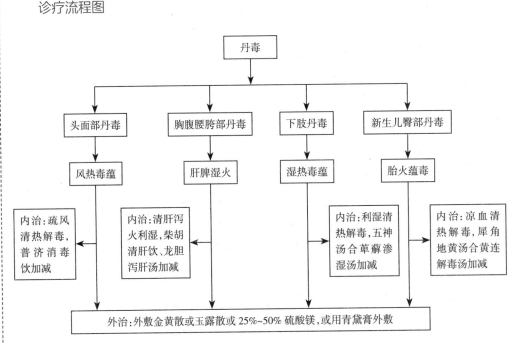

（朱桂祥）

第八节 类 丹 毒

1. 了解类丹毒的病因病机。
2. 熟悉类丹毒的临床分型。
3. 掌握类丹毒的诊断、鉴别诊断、辨证论治及常用外治法。

类丹毒是一种发生于皮肉之间,以多发于手部的肿胀性紫红色红斑,向四周缓慢扩散、中心渐退为特征的急性感染性疾病。本病与中医文献中"伤水疮"相似,多因猪骨、鱼刺等刺伤皮肤或外伤后接触猪肉、鱼肉,感染毒邪所致。西医学认为,本病系由红斑丹毒丝菌,又称猪丹毒杆菌引起。本病多见于屠宰业、渔业、饮食业、制革业工作者,以及兽医或家庭妇女。一般先有局部外伤史,好发于冬季。潜伏期一般为1~4天,病程一般在10~12天,亦可长达3~4周。

古代文献中
的病名来源
ER-6-46

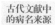

典型案例

简要病史

患者女性,62岁,退休。右示指红肿胀痛2天就诊。

问题一

为进一步明确诊断,需补充完善哪些相关病史?

思路

女性,右示指红肿胀痛2天,首先考虑的诊断是手指感染。为进一步明确诊断,制订治疗方案,需补充了解以下病史资料。

1. 伴随症状。
2. 中医十问(是否有发热、头痛骨楚;是否有患手其他手指或手掌、手背不适;是否有游走性紫红斑片;是否有灼热瘙痒;全身是否亦有红斑;是否有手部关节酸楚不适;是否有壮热、神昏谵语;是否有口干、口苦;纳食、二便、夜寐等情况)。
3. 其他相关病史。
4. 传染病史。
5. 外伤史。
6. 舌脉。
7. 相关辅助检查结果。

完善病史

患者退休,在家从事家务工作。3天前在家杀鱼时被鱼刺刺伤右示指末端指节,有出血,未消毒处理。2天前出现右示指末端指节刺伤处红肿疼痛,后逐渐扩大至整个示指。刻下:右示指见紫红斑片,肿痛,轻度皮肤灼热瘙痒,无恶寒发热,胃纳尚可,小便黄赤,大便尚正常,寐欠安。专科检查:右示指自掌指关节向远端见紫红色水肿,边界清楚,略高于皮肤,触痛明显,未见水疱,无波动感,右手掌及手背未见异常,右侧肘部及腋下未扪及肿大臖核,舌红、苔薄黄,脉弦数。实验室检查:血常规示白细胞总数及中性粒细胞百分比明显增高。既往否认传染病史。

问题二

请问该患者的诊断是什么?

思路

中医:类丹毒(热毒蕴结)。

西医:右示指感染。

鉴别诊断与临床分型

知识点 1

诊断与鉴别诊断

本病临床多分为局限型、弥漫型、败血症型,应与蛇头疗、丹毒、多形红斑相鉴别。

问题三

请简述该患者的辨病辨证思路。

思路

患者鱼刺刺伤,外伤致皮肤破损,毒邪乘隙侵入,热毒邪瘀结于示指,郁阻肌肤,故局部红肿、疼痛,而舌红苔黄、脉弦数为热毒蕴结之象。故辨证当属热毒蕴结证。

知识点 2

病 因 病 机

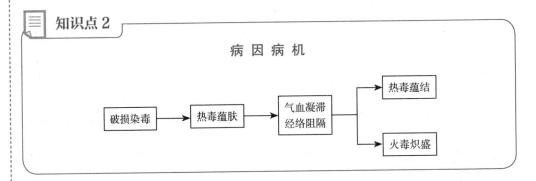

问题四

请简述该患者的治疗方案。

思路

1. 内治 清热解毒。方选五味消毒饮、黄连解毒汤加减。

2. 外治

(1) 外敷法:予玉露散或金黄散外敷,1次/d。局部禁用水洗。

(2) 患指尽量平胸摆放(可三角巾悬吊),减少下垂。

3. 其他疗法

(1) 青霉素类抗生素,过敏者亦可选用四环素、红霉素、磺胺类药物。

（2）中成药：六神丸，每次 10 粒，3 次 /d，吞服。

知识点 3

治 疗 方 案

本病以凉血清热解毒为治疗原则。在内治的同时，结合外敷等外治法，能提高疗效、缩短疗程。若出现毒邪内攻之证，须中西医综合救治。积极处理皮肤黏膜破损，有助于预防发病。

1. 内治

（1）热毒蕴结证：局部有红色斑点，逐渐扩大成暗红紫色斑片，灼热瘙痒，伴口苦、烦热不适、小便黄赤、大便秘结，舌红苔黄，脉弦数。治以清热解毒，方选五味消毒饮、黄连解毒汤加减。

（2）火毒炽盛证：皮疹漫肿暗红，或紫斑疼痛，伴全身高热、口渴、烦躁不安，甚或斑疹隐隐，吐血、衄血，舌红绛，少苔，脉数。治以凉血泻火解毒，方选犀角地黄汤、黄连解毒汤、五味消毒饮加减。高热神昏，毒邪内陷，加服安宫牛黄丸 1~2 粒化服。

2. 外治　外用金黄散或玉露散外敷。局部禁用水洗。

3. 其他疗法

（1）青霉素类抗生素有显著效果，四环素、红霉素、磺胺类药物亦有效。

（2）物理治疗：紫外线隔日照射 1 次。

临证要点

1. 临证应详细询问病史及发病过程。本病多发于手部，发病前多有皮肤破损病史；多见于屠宰业、渔业、饮食业、制革业工作者，以及兽医或家庭妇女。

2. 仔细观察局部疮面，多局限于单个手指，典型皮损为紫红色水肿性斑片，边界清楚，略高出皮肤表面，灼热瘙痒；病情严重者，表面可发生水疱，不化脓，不破溃。皮疹有游走性。患处附近淋巴结可发生肿大疼痛。亦可见全身大小不等、形色各异的紫红色斑片，结合舌脉及患者全身症状，选择合适的内治方药和外治方法。

3. 本病若全身症状重笃，伴有关节痛及心肾等多种内脏损害，死亡率高。如不积极治疗，患者 3 个月左右死亡，往往找不出感染途径。

4. 有肌肤破损者，应及时治疗，以免感染毒邪而发病。

5. 猪丹毒杆菌生命力很强，故应结合具体情况，杀灭本菌，做好养猪、肉食品加工经营部门的卫生防疫工作，并对从事肉类、鱼虾加工者以及营业员、家务劳作者加强卫生宣教。

6. 血常规有助于了解感染情况。患部组织培养猪丹毒杆菌阳性。血培养可找到致病菌。

7. 患肢可用三角巾悬吊。局部禁用水洗。

诊疗流程图

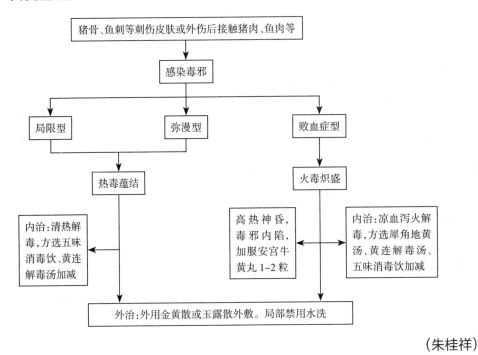

（朱桂祥）

第九节 无头疽（含附骨疽）

> **培训目标**
>
> 1. 了解附骨疽的临床表现特点。
> 2. 熟悉附骨疽的辅助检查。
> 3. 掌握附骨疽的特点及治疗方法。
> 4. 掌握无头疽的辨证论治及常用外治法。

无头疽是发生于骨与关节间的急性化脓性疾病,属于西医的化脓性骨髓炎、化脓性关节炎范畴。其特点是多见于儿童,发病急骤,初起无头,发无定处,病位较深,漫肿,皮色不变,疼痛彻骨,难消、难溃、难敛,发于四肢长管骨者多损骨,生于关节者易造成畸形。本节选择临床常见的附骨疽作为典型疾病介绍。

典型案例

简要病史

患者男性,9岁,因"右下肢红肿溃破半年"就诊。

问题一

为进一步明确诊断,需补充完善哪些相关病史? 进行哪些体检? 需做哪些辅助检查?

思路

男性,9 岁,右下肢红肿溃破半年,首先考虑的诊断是右下肢化脓性骨髓炎。为进一步明确诊断,制订治疗方案,需补充了解以下病史资料。

1. 伴随症状。

2. 中医十问(是否有全身不适、寒战高热;患肢疼痛是否剧烈、是否可以活动;是否有患肢叩击痛;患肢局部扣之是否有灼热、是否有波动感;是否有肌肉萎缩;是否有神疲乏力;是否有口干;纳食、二便、夜寐等情况)。

3. 其他相关病史(是否有疔、疖肿病史)。

4. 传染病史。

5. 外伤史。

6. 目前患者下肢情况。

7. 舌脉。

8. 相关辅助检查结果。

完善病史

患者,男性,9 岁。因"右下肢红肿溃破半年"就诊。患者半年前右下肢小腿外伤后持续剧痛,疼痛彻骨,一二日内即不能活动,有全身不适,寒战,继而高热达 39~40℃,而后皮肤微红、微热,胖肿,骨胀明显,目前右下肢出现红肿破溃。专科检查:右下肢小腿局部焮红、胖肿、骨胀明显,患处可触及骨骼粗大,高低不平,以探针探之可触到粗糙的朽骨,有数个不易愈合的窦道,窦口凹陷,周围并发湿疮、脓疱以及色素沉着。舌苔薄白,脉濡细。辅助检查:CT 检查示右下肢胫骨部分骨质破坏,广泛骨质疏松,局部软组织呈慢性炎症表现;疮面分泌物培养 + 细菌药敏:阴沟肠杆菌生长,对万古霉素敏感。

问题二

请问该患者的诊断是什么?

思路

中医:附骨疽(脓毒蚀骨)

西医:右下肢化脓性骨髓炎

知识点 1

诊断与鉴别诊断

本病应与流痰、流注、环跳疽等相鉴别。

鉴别诊断
LR-6-49

问题三

请简述该患者的辨病辨证思路。

思路

小儿稚阴稚阳之体,肾气未充,又有外伤史,血溢络阻,染毒焮发,正气无力托毒外出,以致毒邪深入,气血阻隔,毒热壅滞,肉腐成脓,甚则蚀筋腐骨,内窜脏腑,舌苔薄白,脉濡细,为脓毒蚀骨之象,故辨证当属脓毒蚀骨证。

知识点 2

病 因 病 机

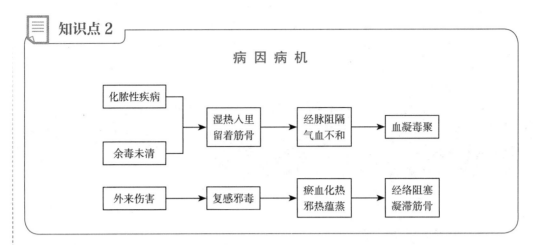

问题四

请简述该患者的治疗方案。

思路

1. 内治　调补气血,清化余毒。方选八珍汤合六味地黄丸加减。

2. 外治　因患处嫩红灼热,可用温茶水调敷舒筋活血定痛散。

3. 其他疗法

(1) 西医治疗:宜早期、足量使用广谱抗生素或根据药敏试验结果选择有效的抗生素控制感染。

(2) 支持疗法:根据病情补充维生素,维持水、电解质平衡;必要时予少量多次输血。

知识点 3

治 疗 方 案

本病治疗以清热解毒、化湿和营为大法,分期辨证论治,内、外治结合。初期以清热化湿、行瘀通络为主,中期以清热化湿、和营托毒为主,后期以调补气血、清化余毒为主。外治要注意固定患处,脓熟宜及早切开引流,成漏须用腐蚀药或手术治疗,注意垫棉法的适时应用,以促进疮面愈合。对低龄、体弱且病情严重者,选择广谱抗生素或药敏试验有效的抗生素早期、足量使用,并配合必要的支持疗法。

1. 内治

(1) 湿热瘀阻证:患肢疼痛彻骨,不能活动。继则局部胖肿,皮色不变,按之灼热,有明显的骨压痛和患肢叩击痛。伴寒战高热,舌苔黄,脉数。治以清热化湿,行瘀通络。方选仙方活命饮合五神汤。有损伤史,加桃仁、红花;热毒重,加黄连、黄柏、山栀;神志不清者,加犀角地黄汤,或安宫牛黄丸,或紫雪丹等。

(2) 热毒炽盛证:起病约 1~2 周后,高热持续不退。患肢胖肿,疼痛剧烈,皮肤嫩红灼热,内已酿脓。舌苔黄腻,脉洪数。治以清热化湿,和营托毒。方选黄连解毒汤合仙方活命饮。口渴喜饮者,加元参、麦冬、石斛;肿胀明显者,加猪苓、防己、木瓜;灼热疼痛者,加延胡索、白芍、甘草。

(3)脓毒蚀骨证:溃后脓水淋漓不尽,久则形成窦道。患肢肌肉萎缩,可摸到粗大的骨骼,以探针检查常可触到粗糙朽骨。可伴乏力,神疲,头昏,心悸,低热等。舌苔薄,脉濡细。治以调补气血,清化余毒。方选八珍汤合六味地黄丸。疼痛者,加乳香、没药、甘草;脓出不畅者,加白芷、桔梗、穿山甲;脓水淋漓者,加肉桂、人参、鹿角胶等。

2. 外治

(1)初起:金黄膏或玉露膏外敷,患肢用夹板固定,以减少疼痛和防止病理性骨折。

(2)脓成:及早切开引流。

(3)溃后:用七三丹或八二丹药线引流,红油膏或冲和膏盖贴;脓尽改用生肌散、白玉膏。

(4)窦道形成:用千金散或五五丹药线腐蚀,疮口扩大后改用八二丹药线引流、太乙膏或红油膏盖贴。若触及死骨松动者,可用镊子钳出。如无死骨存在,脓液转为黏稠液体时,即使疮口仍较深,则应及时停用药线,否则不易收口。若有空腔或疮口较深时,可用垫棉法,促使疮口愈合。

3. 其他疗法

(1)手术清创:适用于窦道经久不敛,死骨大或多,疮口小而深,不能自动排出朽骨者。

(2)中成药:①小金片或小金丹,每次4片,2次/d。②牛黄解毒片,每次4片,2次/d。③西黄丸或醒消丸,每次3g,2次/d。

(3)抗生素和支持疗法:适用于低龄、体弱且病情严重者,选择广谱抗生素或药敏试验有效的抗生素早期、足量使用,并配合必要的支持疗法。

临证要点

1. 临证应详细询问病史及发病过程。积极治疗原发病。

2. 好发于气血未充,骨骼柔弱的小儿,尤以10岁以下男孩为多见。

3. 起病急骤,先有全身不适,继则局部焮红、胖肿、骨胀明显,必待朽骨出尽以后,疮口才能愈合。

4. 常反复发作,可迁延数年之久。本病若见高热烦躁、神昏谵语等,则为并发内陷,危及生命。

5. ^{99}锝-MDP、^{67}镓骨显像,以及X线、CT检查能发现病灶,对诊断有帮助。血液及局部穿刺液细菌培养可呈阳性,做药敏试验有助于选择有效抗生素。

6. 平素加强锻炼,增加饮食营养。患病后禁食鱼腥发物及辛辣之品。

7. 急性期卧床休息、患肢抬高并用夹板制动,以防止骨折和毒邪扩散。慢性期应避免负重及跌跤。

8. 疾病治愈后,必须继续服药3~6个月,以防复发。

名中医经验
LR-6-50

研究进展
LR-6-51

诊疗流程图

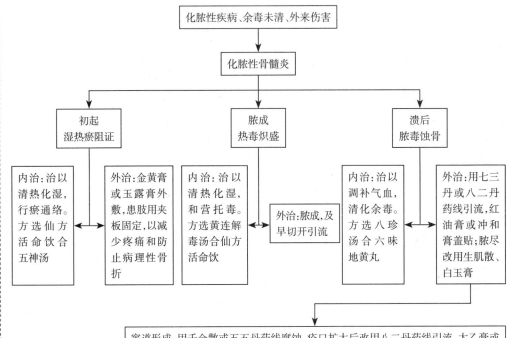

（朱桂祥）

第十节 流 注

培训目标

1. 了解流注的病因病机。
2. 熟悉流注的分类。
3. 掌握流注的诊断、鉴别诊断、分期辨证论治和外治方法。

流注是以发生在肌肉深部的转移性、多发性脓肿为表现的全身感染性疾病,相当于西医学的脓血症、肌肉深部脓肿、髂窝部脓肿。临床特点是好发于四肢、躯干肌肉丰厚的深处,局部漫肿疼痛,皮色如常,容易走窜,每此处未愈、他处又起,溃后易敛。因发病原因和病情不同而有许多病名,如发于夏秋之间的名暑湿流注,由于疗疮后而引起的名余毒流注,因产后恶露停滞或跌仆损伤引起的名瘀血流注,仅发于髂窝部的称髂窝流注。这些不同名称的流注,因其性质、证治基本相仿,故一并论述。

典型案例

简要病史

患者女性,62 岁,农民。发热伴两侧大腿、右侧上臂胀痛 1 周就诊。

问题一

为进一步明确诊断,需补充完善哪些相关病史?

思路

女性,发热伴两侧大腿、右侧上臂胀痛 1 周,首先考虑的诊断是感染可能。为进一步明确诊断,制订治疗方案,需补充了解以下病史资料。

1. 伴随症状。

2. 中医十问(是否有寒战;是否有头痛头胀;是否有周身关节疼痛;是否有胸闷;是否有大腿拘挛不适、步履跛行;是否有出汗;是否有神昏谵语;是否有口渴;纳食、二便、夜寐等情况)。

3. 既往工作史及其他相关病史。

4. 传染病史。

5. 外伤史。

6. 舌脉。

7. 相关辅助检查结果。

完善病史

患者,在家务农。10 天前在田地里务农时,不慎致右蹈趾受伤,趾甲翘起,未消毒处理。1 周前出现发热伴两侧大腿、右侧上臂胀痛,在当地医院予抗生素治疗,症状缓解不显。刻下:高热,胸闷纳呆,头痛,神疲乏力,时时汗出,两侧大腿、右侧上臂胀痛,口渴引饮,小便黄赤,大便尚正常,寐欠安。专科检查:右蹈趾轻度红肿,趾甲翘起浮动,有少量渗液,两侧大腿前漫肿,两侧范围各约 20cm×15cm,皮色微红,压痛,髋膝关节活动尚可,右侧上臂三角肌后方漫肿,范围约 15cm×10cm,皮色微红,压痛,肘、肩关节活动尚可,舌红、苔薄白,脉数。辅助检查:血常规示白细胞总数及中性粒细胞百分比明显增高。B 超检查有助于判断是否成脓及脓腔位置、大小。既往否认传染病史。

问题二

请问该患者的诊断是什么?

思路

中医:流注(瘀血凝滞)。

西医:①多发转移性肌肉深部脓肿;②右蹈趾外伤。

鉴别诊断

CR-6-53

知识点 1

诊断与鉴别诊断

本病应与环跳疽、髋关节流痰、历节风相鉴别。

问题三

请简述该患者的辨病辨证思路。

思路

患者劳动损伤右蹓趾,失于诊治,加之患者老年,正气不充,致邪毒流窜血络,稽留于肌肉之中,致经络阻隔,气血凝滞,故见大腿及右上臂胀痛,舌红、苔薄白、脉数为瘀血凝滞之象,故辨证当属瘀血凝滞证。

知识点2

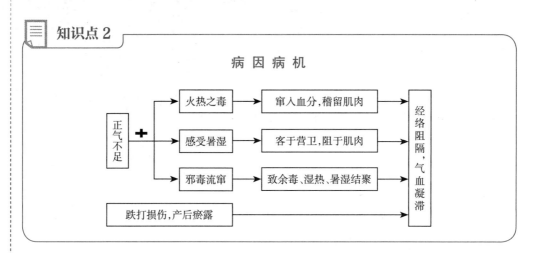

问题四

请简述该患者的治疗方案。

思路

1. 内治　和营活血,祛瘀通络。方选活血祛瘀汤加减。
2. 外治　脓成则行切开引流。

知识点3

治 疗 方 案

本病治疗总宜清热解毒,和营通络之法。可分期辨证,内、外治结合。初起以祛邪为主,发于夏秋季节者,需兼清暑化湿,暑湿又易伤气,尤其小儿、老人、新产妇人,常气血不足,必须注意顾护气阴;有疮疖疔病史者,宜兼凉血清热之品;有外伤史或产后瘀露引起者,治宜佐用活血化瘀之品。中期毒已结聚而不能及时成脓者,则应托毒透脓,助以祛邪为治。溃后应投以托毒排脓、清解余邪之剂,忌用峻补及慎用寒凉,使邪去正安,杜绝因余毒未尽而流窜多发之源。另外,应加强营养,必要时中西医结合治疗。

1. 内治

(1) 余毒攻窜证:发病前有疔疮、痈、疖等病史。四肢或躯干有一处或数处肌肉漫肿疼痛,肿块色白或微红;全身伴高热,口渴,甚则神昏谵语,大便秘结,小便黄赤;舌质红,苔黄,脉洪数。治以清热解毒,活血行瘀。方选黄连解毒汤合犀角地黄汤加减。神昏谵语者,加服安宫牛黄丸,或紫雪散。

(2) 暑湿交阻证：多发于夏秋之间，初起恶寒发热，胸闷呕恶，头痛头晕，周身关节酸痛；胸部布白痦，大便秘结或溏泻；舌质红，苔白腻，脉滑数。治以清暑解毒化湿。方选清暑汤加减。热重者，加金银花、连翘、紫花地丁；脓成者，加当归、赤芍、牡丹皮、皂角刺。

(3) 瘀血凝滞证：劳伤筋脉诱发者，多发于四肢内侧；跌打损伤诱发者，多发于伤处。局部漫肿疼痛，皮色微红，或呈青紫，溃后脓液中央夹有瘀血块。妇女产后恶露停滞而成者，多发于小腹及大腿等处。发病较缓，初起一般无全身症状或全身症状较轻，化脓时现高热。舌苔薄白或黄腻，脉涩或数。治以和营活血，祛瘀通络。方选活血散瘀汤加减。劳伤筋脉者，加金银花、黄柏、薏苡仁等；有表证者，加荆芥、防风；脓成者，加白芷、皂角刺。

2. 外治

(1) 初起：肿而无块，用金黄膏或玉露膏外敷；肿而有块，加掺红灵丹的太乙膏贴之。

(2) 成脓：宜切开引流。

(3) 溃后：先用八二丹药线引流，腐尽改用生肌散，均以红油膏或太乙膏盖贴，可加垫棉压迫法。

(4) 若多处相互串联贯通者，可用绷带缠缚，或将串连贯通处彻底切开，以加速疮口愈合。

3. 其他疗法

(1) 中成药：小金丹，每次 0.6g，2 次 /d。

(2) 抗生素：病情严重者，选用敏感有效抗菌药物。

(3) 特殊部位如髂窝流注，愈后功能障碍时，患者应做伸屈功能锻炼。或用橡皮膏牵引。

临证要点

1. 临证应详细询问病史及发病过程。本病好发于四肢、躯干肌肉丰厚之深处，有此处未愈、他处又起特点。或有疔、疖、局部损伤史；或有跌仆损伤、产褥史。

2. 初起患处漫肿，肌肉酸痛，皮色如常；成脓时疼痛增剧，皮色焮红或紫红；2 周左右成脓。随之溃脓而愈。

3. 发病时有明显的恶寒、发热、口渴等全身症状。

4. 溃后身热不退，应仔细检查身体其他部位，常有此处未愈、他处又起的现象，伴壮热不退、身体消瘦、面色无华等正虚邪恋之证。

5. 及时处理疔、疖及皮肤破损等。患病之后应卧床休息，以防流注再发他处。宜加强营养，平时少食辛辣煎炒食物，以免助火生热，并多饮开水或以新鲜西瓜汁代茶饮。

名中医经验
ER-6-54

诊疗流程图

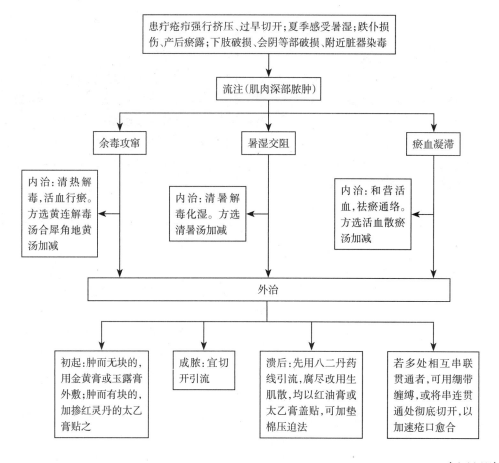

患疗疮疖强行挤压、过早切开;夏季感受暑湿;跌仆损伤、产后瘀露;下肢破损、会阴等部破损、附近脏器染毒

流注(肌肉深部脓肿)

余毒攻窜

暑湿交阻

瘀血凝滞

内治:清热解毒,活血行瘀。方选黄连解毒汤合犀角地黄汤加减

内治:清暑解毒化湿。方选清暑汤加减

内治:和营活血,祛瘀通络。方选活血散瘀汤加减

外治

初起:肿而无块的,用金黄膏或玉露膏外敷;肿而有块的,加掺红灵丹的太乙膏贴之

成脓:宜切开引流

溃后:先用八二丹药线引流,腐尽改用生肌散,均以红油膏或太乙膏盖贴,可加垫棉压迫法

若多处相互串联贯通者,可用绷带缠缚,或将串连贯通处彻底切开,以加速疮口愈合

(朱桂祥)

第十一节　流　　痰

 培训目标

1. 了解流痰的病因病机。
2. 熟悉流痰的诊断、鉴别诊断。
3. 掌握流痰的辨证论治及常用外治法。

　　流痰是一种发于骨与关节间的慢性化脓性(结核性感染性)疾病。因其酿脓后可流窜于病变附近或较远的组织间隙,壅阻而形成脓肿,破损后脓液稀薄如痰,故名流痰,又以其后期可出现虚痨症状,故有"骨痨"之称。本病相当于西医的骨与关节结核。其特点是好发于儿童与青少年,80%~90%的患者年龄小于 14 岁,多见于骨与关节,以脊椎为最多,其次为上、下肢。起病慢,初起不红不热,漫肿酸痛,化脓迟缓,溃后脓水清稀夹有败絮状物,溃后不易收口,易成窦道。可伴有潮热盗汗,神疲乏力等虚痨症

状。常损伤筋骨,轻则形成残疾,重则可危及生命。因本病发病部位和形态不同,尚有许多名称。发于胸背者叫龟背痰;发于腰背,流痰于肾俞穴附近叫肾俞虚痰;发于髋关节部的叫环跳痰、缩脚隐痰;发于膝部叫鹤膝痰;发于足踝叫穿拐痰;发于手指关节叫蜈蚣蛀等。

典型案例

简要病史

患者男性,12 岁。因"左下肢膝关节疼痛伴消瘦 1 个月"就诊。

问题一

为进一步明确诊断,需补充完善哪些相关病史?

思路

男性,左下肢膝关节疼痛伴消瘦 1 个月,首先考虑的诊断是左膝关节结核。为进一步明确诊断,制订治疗方案,需补充了解以下病史资料。

1. 伴随症状。

2. 中医十问(是否有患膝红肿;是否有患膝关节活动障碍;是否有患肢的肌肉萎缩、畸形;是否有午后潮热、颧红;是否有夜寐盗汗;是否有口咽干燥、食欲减退;是否有咳嗽痰血;是否有心悸、失眠;二便等情况)。

3. 其他相关病史。

4. 传染病史。

5. 外伤史。

6. 舌脉。

7. 相关辅助检查结果。

完善病史

患者学生,1 个月前出现左膝关节疼痛,呈隐隐酸痛,继之出现轻度左膝关节活动障碍,动则尤甚,无恶寒发热,无潮热盗汗,无口燥咽干,无咳嗽痰血,纳食一般,二便调,寐欠安。专科检查:左膝关节红肿不显,扪之不热,下肢无肌肉萎缩,舌红、苔薄,脉濡细。辅助检查:X 线片见髌上囊肿胀与局限性骨质疏松,其他未见到明显关节间隙变窄等。实验室检查:血常规多次检查示白细胞计数为 $1.5 \times 10^9/L \sim 4.0 \times 10^9/L$,分类淋巴细胞较正常为高。以往有肺结核病史。否认其他传染病史。

问题二

请问该患者的诊断是什么?

思路

中医:流痰(阳虚寒凝)。

西医:左膝关节结核。

鉴别诊断

ER-6-58

知识点 1

诊断与鉴别诊断

本病应与流注、历节风、骨肉瘤相鉴别。

问题三

请简述该患者的辨病辨证思路。

思路

患儿先天禀赋不足,肾亏髓空,风寒湿邪乘虚侵入,结于骨骼致膝关节疼痛、酸痛,舌红、舌苔薄、脉濡细为阳虚寒凝之象,故辨证当属阳虚寒凝证。

知识点 2

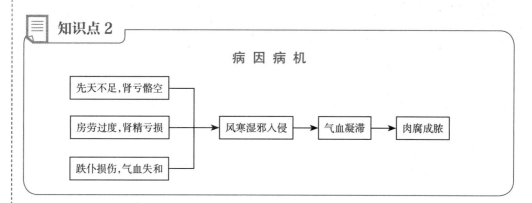

病 因 病 机

先天不足,肾亏髓空 → 风寒湿邪入侵 → 气血凝滞 → 肉腐成脓
房劳过度,肾精亏损 →
跌仆损伤,气血失和 →

问题四

请简述该患者的治疗方案。

思路

1. 内治 温肾补阳,散寒化痰。方选阳和汤加减。

2. 外治

(1) 外敷法:予回阳玉龙膏外敷,1 次 /d。

(2) 患膝固定,限制活动。

3. 其他疗法

(1) 抗结核药:常规联合应用异烟肼、利福平、乙胺丁醇等抗结核药物。联合、足量、达到疗程治疗,并定期复查肝肾功能。早期亦可用抗结核药进行关节腔内注射、冲洗。

(2) 中成药:小金丹,每次 0.3g,2 次 /d,口服。

(3) 针灸疗法:灸法,可直接灸,也可隔姜灸、隔蒜灸。

知识点 3

治 疗 方 案

以扶正祛邪为总则,根据疾病不同阶段的特点,应审虚实,察寒热,分期辨治。常规配合西医抗结核药物治疗及对症处理。注重对患者及其患处的护理。

1. 内治

(1) 阳虚寒凝证:早期病变关节外形皮色不变,无肿胀,仅感隐隐酸痛。继则关节活动障碍,动则痛甚,无明显全身症状。舌淡,苔薄,脉濡细。治以温阳散寒,化痰通络。方选阳和汤加减。

(2) 阴虚内热证:发病数月后,病变部位渐渐漫肿,皮色微红,中有软陷,重按应指。伴午后潮热,颧红,夜间盗汗,口燥咽干,食欲减退,或咳嗽痰血。舌红,少苔,脉细数。治以养阴清热托毒。方选六味地黄丸、清骨散合透脓散加减。

(3) 肝肾亏虚证:疮口流脓稀薄,或夹有败絮样物,形成窦道。病在四肢关节,可见患肢肌肉萎缩、关节畸形;病在脊椎,可见强直不遂,甚至下肢瘫痪不用,二便潴留或失禁。腰脊酸痛,形体畏寒,心悸,失眠,自汗盗汗。舌红,苔薄,脉细数或虚数。治以培补肝肾,补益气血。方选左归丸合香贝养营汤加减。

2. 外治

(1) 初期:外用回阳玉龙膏外敷,或阳和解凝膏掺桂麝散或黑退消盖贴。

(2) 成脓:可穿刺抽脓,或切开或用火针烙法,切口要足够大,以排脓通畅为度。

(3) 溃后:可用五五丹药线引流提脓去腐。如脓水清稀,久不收敛,或已成漏,疮口过小,脓出不畅,则可用白降丹或千金散黏附在药线上,插入疮孔,以化腐蚀管。袋脓者,宜进行扩创。若脓水由稀转稠,此将要收口之兆,宜改掺生肌散。

3. 其他疗法

(1) 抗结核药:常规联合应用异烟肼、利福平、乙胺丁醇等抗结核药物。联合、足量、达到疗程治疗,并定期复查肝肾功能。早期亦可用抗结核药进行关节腔内注射、冲洗。

(2) 中成药:小金丹,每次 0.6g,2 次 /d,口服,儿童减半。芩部丹,每次 4 片,3 次 /d,口服,儿童减半。

(3) 针灸疗法:灸法,可直接灸,也可隔姜灸、隔蒜灸。病变在脊柱者亦可灸百会穴及病变两旁各 1 寸半之相应穴位,以培补督脉,疏通气机。

(4) 手术:根据不同情况,可采用病灶清除术或关节融合术。

临证要点

1. 常有其他部位的虚痨病史,以肺痨多见。

2. 以脊椎最多,其次为下肢髋、膝、踝关节,再次为上肢肩、肘、腕、指等骨关节。一般多单发,但脓肿形成时,依据原发部位,亦可走窜至颈、胸、胁、腰、腹、腿等处。

3. 初期患处外形无明显变化,不红不热,亦无肿胀,仅觉患处隐隐酸痛。继则关节活动障碍,动则疼痛加剧,休息后减轻。成脓起病后半年至 1 年以上,病变关节部位或较远处渐渐肿起,形成脓肿,不红不热,按之应指,局部或有疼痛。伴有发热,朝轻暮重。溃后疮内流脓清稀,夹有败絮样物质,久则疮口凹陷,周围皮色紫暗,形成窦道,不易收口。若病久元气不支,食欲减退,则身体日渐消瘦,精神委顿,面色无华,形体畏寒,心悸,失眠,自汗,此属气血两亏。如见午后潮热,夜间盗汗,口燥咽干,或咳嗽痰血,舌红少苔,脉细数者,此属阴虚火旺之证。

4. 溃疡难愈,迁延日久。

5. 血常规、红细胞沉降率、结核菌素试验呈阳性。脓液培养可有结核杆菌生长。

6. X 线片示早期滑膜肿胀,骨质疏松,有脱钙现象。后期见关节软骨破坏,或有病理性脱位,骨关节面明显破坏,死骨形成。CT、MRI、关节镜和活检等检查有助于明确诊断,了解病情。

7. 发生于胸椎、腰椎、髋关节等部位者,均需睡木板床;生于肘、膝、指部者,用夹板固定,限制其活动;若全身症状未控制时,均应绝对卧床休息。

8. 宜多食富有营养的食物,如牛奶、鸡蛋、骨髓等;在病变进展时,忌食鱼腥、酒类及葱、椒、大蒜等发物。

9. 宜清心静养,节制房事,以利康复。

10. 经常帮助其变换体位和擦浴,预防褥疮发生。

名中医经验
ER-6-57

研究进展
ER-6-58

诊疗流程图

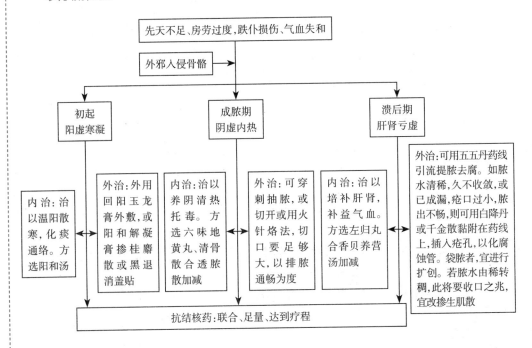

（朱桂祥）

第十二节　瘰　疬

　培训目标

1. 了解瘰疬的病因病机。

2. 掌握瘰疬的诊断、鉴别诊断。

3. 掌握瘰疬的辨证论治及常用外治法。

瘰疬是一种发生于颈部的慢性化脓性疾病。因其结核成串,累累如贯珠状,故名瘰疬。其小者为瘰,大者为疬。本病又名"疬子颈""老鼠疮",相当于西医的颈部淋巴结结核。其特点是多见于体弱儿童或青年女性,好发于颈部两侧,病程进展缓慢。初起时结核如豆,不红不痛,缓缓增大,窜生多个,相互融合成串,成脓时皮色转为暗红,溃后脓水清稀,夹有败絮状物质,此愈彼溃,经久难敛,易成窦道,愈合后形成凹陷性瘢痕。

古代文献中的病名来源

ER-6-59

典型案例

简要病史

患者女性,22 岁。因"右侧颈部多发肿块 25 天"就诊。

问题一

为进一步明确诊断,需补充完善哪些相关病史?

思路

女性,右侧颈部多发肿块 25 天,首先考虑的诊断是颈部淋巴结结核。为进一步明确诊断,制订治疗方案,需补充了解以下病史资料。

1. 伴随症状。

2. 中医十问(是否有恶寒发热;是否有五心烦热;是否有自汗盗汗;是否有咳嗽或痰中带血;是否有心烦失眠;颈部肿块是否有红热疼痛;是否有形体消瘦,是否有精神倦怠、面色无华;是否有口干、口苦;纳食、二便、月经、夜寐等情况)。

3. 其他相关病史。

4. 传染病史。

5. 外伤史。

6. 舌脉。

7. 相关辅助检查结果。

完善病史

患者,大学刚毕业,平素易生气,25 天前无意中发现右侧颈部多发肿块,无疼痛伴低热,盗汗,纳差。专科检查:右侧颈部扪及多发肿大淋巴结,呈串珠状,边界清,轻压痛,活动度差,皮色不变,舌红,苔腻,脉弦滑。辅助检查:B 超示右侧颈部多枚淋巴结,大部分淋巴结皮质回声均匀、髓质回声可见,淋巴门可显示,另见 3 枚淋巴结皮质增厚、回声减低,髓质消失,淋巴门不能显示。实验室检查:血沉示红细胞沉降率增快,结核菌素试验呈阳性。患者既往有结核病史,否认其他传染病史。

问题二

请问该患者的诊断是什么?

思路

中医:瘰疬(气滞痰凝)。

西医:颈部淋巴结结核。

知识点 1

诊断与鉴别诊断

本病与失荣、颈痈、瘰核相鉴别。

问题三

请简述该患者的辨病辨证思路。

思路

患者青年女性,平素情志不舒,肝气郁结,横逆犯脾,脾失运化,痰湿内生,痰气互结,气血凝滞,结于颈部,而成本病,舌红、苔腻、脉弦滑为气滞痰凝之象,故辨证当属气滞痰凝证。

知识点 2

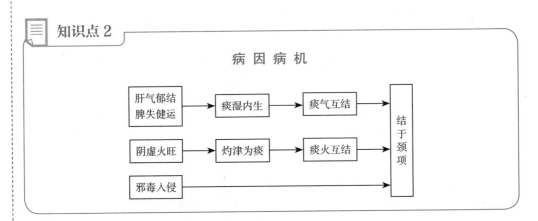

病 因 病 机

问题四

请简述该患者的治疗方案。

思路

1. 内治 疏肝理气,化痰散结。方选逍遥散合二陈汤加减。

2. 外治 用阳和解凝膏或冲和膏掺黑退消贴肿块上,5~7 天换药 1 次。

3. 其他疗法

(1) 抗结核治疗:常规联合应用异烟肼、利福平、乙胺丁醇等抗结核药物。联合、足量、达到疗程治疗,并定期复查肝肾功能。

(2) 中成药:内消瘰疬丸,每次 4.5g,2 次 /d,吞服。小金丹,每次 0.6g,2 次 /d,吞服。

(3) 针刺治疗:直接刺入肿大淋巴结,配合肝俞、膈俞,1 次 /d,中等刺激。

(4) 手术活检。

知识点 3

治 疗 方 案

以扶正祛邪为总则,按初、中、后期辨证论治,尽量争取早期消散。形成窦道者需用腐蚀药,必要时做扩创手术。病情严重者配合西医抗结核药物治疗。

1. 内治

(1) 气滞痰凝证:多见于瘰疬早期,皮色不变,肿块坚实,推之能动,不热不痛。无明显全身症状。舌质淡红,苔腻,脉弦滑。治以疏肝理气,化痰散结。方选逍遥散合二陈汤加减。

(2) 热郁肉腐证:肿块数月,逐渐长大融合,与皮肤粘连,皮色暗红,酸胀疼痛,按之应指。全身低热,盗汗,纳差。舌质红,舌苔黄,脉滑数或细数。治以滋阴降火,托毒透脓。方选增液汤合透脓散加减。

(3) 阴虚火旺证:颈部结核肿硬,或破溃流脓清稀,夹败絮状物质,日久不愈,周围皮色暗红。全身低热、夜间盗汗,咳嗽或痰中带有血丝,心烦失眠。舌红,少苔,脉细数。治以滋阴降火。方选六味地黄丸合清骨散加减。咳嗽带血者,加百部、川贝母、白及止血润肺。

(4) 气血两虚证:疾病后期,疮口脓出清稀,夹有败絮样物,日久不愈。伴形体消瘦,精神倦怠,面色少华。舌淡质嫩,苔薄,脉细。治以益气养血。方选香贝养营汤加减。

2. 外治

(1) 初期:局部肿块处可用阳和解凝膏或冲和膏掺黑退消敷,5~7 日一换。

(2) 中期:外敷冲和膏,如脓成未熟,改用千锤膏。脓熟宜穿刺抽脓、冲洗或切开排脓,创口宜大,或做十字切口,以充分引流。

(3) 后期:已溃者一般先用五五丹或七三丹,次用八二丹药线引流,或药棉嵌入疮口,外敷红油膏或冲和膏。溃疡疮面外用七三丹或八二丹,红油膏或冲和膏外敷。腐脱新生时,改用生肌散、生肌白玉膏。腐肉已尽,新肉鲜红时,用生肌散或白玉膏。窦道深陷者,亦可用红升丹药线腐蚀 5~7 天,待管道壁腐蚀脱出后再按一般情况处理。疮口呈空腔,采用垫棉法;或窦道者,需扩创或挂线手术。

3. 其他疗法

(1) 抗结核药:常规联合使用异烟肼、利福平、乙胺丁醇等抗结核药物,注意足量、全疗程治疗,并定期复查肝肾功能。

(2) 中成药:内消瘰疬丸,每次 4.5g,2 次 /d;小金丹,每次 0.6g,2 次 /d。

(3) 针刺疗法:直接刺入肿大淋巴结,配合肝俞、膈俞,1 次 /d,中等刺激。

(4) 火针疗法:适用于结节期肿大的结核,亦可用于脓肿,或烙平高突的肉芽。将烧红之粗针,按 0.5~1cm 间距,深达肿块 2/3 处为度,快速斜刺入内,不留针,术后包扎固定。每 2 日实施 1 次。

(5) 拔核疗法:瘰疬日久,不能内消,肿核小而浅,体质尚好者,用白降丹粉与米饭捣和,捏成绿豆大扁形,敷于肿核处,外盖太乙膏,每 3 日换药 1 次,约 10 日,即可将核拔出。白降丹有较强的刺激性,用时有剧痛,使用时必须严格掌握,对较大而深在并与周围组织有粘连者、年老体弱者、小儿等均不宜使用。

(6) 手术治疗:根据不同情况,可采用手术切除、穿刺抽脓等方法。

临证要点

1. 临证应详细询问病史及发病过程。本病好发于颈部及耳后。发病前常有虚痨病史。

2. 以颈部一侧或两侧最多,亦可延及颌下、腋部,病程进展缓慢。

3. 初期颈部一侧或双侧结块肿大如豆粒,一个或数个不等,皮色不变,按之坚实;推之能动,不热不痛。多无全身症状。中期结核增大,皮核粘连,推之不动,渐感疼痛。如皮色渐转暗红,按之微热及微有波动感者为内脓已成。可伴轻微发热,食欲不振,全身乏力等。溃后脓水清稀,夹有败絮样物,疮口呈潜行性空腔,疮面肉色灰白,四周皮肤紫暗,可形成窦道。如脓水转厚,肉芽转成鲜红色,则即将愈合。常伴潮热、咳嗽、盗汗等肺肾阴亏之证;或出现面色少华,精神倦怠,头晕,失眠,经闭等气血两亏之证;或出现腹胀便溏,形瘦纳呆等脾虚不运之证。

4. 多见于儿童和青年妇女。

5. 溃疡难愈,迁延日久。

6. 结核菌素试验呈阳性。脓液培养可有结核杆菌生长。

7. 血沉增快,必要时可做病理检查。

8. 保持心情舒畅,情绪稳定。节制房事,以免耗损肾阴。避免过度体力活动,注意劳逸结合。

9. 增加营养食物,忌食鱼腥发物、辛辣刺激之品。

10. 积极治疗其他部位的虚痨病变。

诊疗流程图

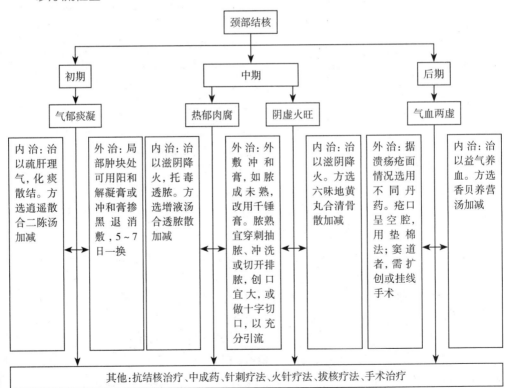

名中医经验
ER-6-61

研究进展
ER-6-62

(朱桂祥)

第十三节　瘰　核

古代文献中
的病名来源

FR-6-63

 培训目标

了解瘰核的临床特点、诊断与鉴别诊断、中医治疗。

瘰核是指发生在皮肉之间局部肿痛的肿块,相当于西医学的慢性淋巴结炎。其临床特点是多发于颈部、腋下、腹股沟等处,局部结块,肿胀疼痛,很少化脓。

典型案例

简要病史

患者,男,45岁,主因"发现双侧颈部结块3个月余"就诊。

问题一

为进一步明确诊断,需补充完善哪些相关病史?

思路

首先考虑出现颈部结块的疾病有瘰核、颈痈、瘰疬、失荣、石疽等。为进一步明确诊断,制订治疗方案,需补充了解以下病史资料。

1. 首次发作,还是复发。

2. 是否伴随肿痛、酸胀、流脓、神疲乏力、畏寒、发热等症状。

3. 中医十问(颈部、颌下、颏下、颈部、腋下、腹股沟等处是否有肿痛;是否有恶寒、发热;是否有自汗、盗汗;是否有口干、口苦,如有口干,饮水是否能缓解,喜温饮还是喜冷饮;胃纳、二便、夜寐等情况)。

4. 发病前有无明显的感染灶(如乳蛾、口疮、龋齿或皮肤生痈、疖、疔疮等)、昆虫叮咬、皮肤黏膜破损或劳累史。

5. 传染病史。

6. 患者局部检查,包括颈部、颌下、颏下、颈部、腋下、腹股沟等处淋巴结是否有压痛;结块的部位、范围、质地、边界、表面、活动度及与周围组织的关系等。

7. 舌脉。

8. 局部超声等相关辅助检查结果。

完善病史

患者,男,45岁,主因"发现双侧颈部结块3个月余"就诊。3个月前患者因牙周炎后发现双侧颈部有一结块,自觉作胀、偶有疼痛,常因劳累而加剧,伴神疲乏力、纳呆、便溏、无发热等症。刻诊:双侧颈部可触及一约1.5cm×1.2cm的结块,边界清楚,质中等硬,轻度压痛,咽红,扁桃体无肿大,舌质淡苔薄,脉濡。辅助检查:超声提示双侧颈部肿大淋巴结。

问题二

请问该患者的诊断是什么?

思路

中医：臖核（气血不足，痰瘀互结证）。

西医：颈部慢性淋巴结炎。

诊断与鉴别诊断

ER-6-64

知识点 1

诊断与鉴别诊断

本病应与颈痈、瘰疬、失荣、石疽等相鉴别。

问题三

请简述该患者的辨病辨证思路。

思路

患者因牙周炎感染毒邪，毒邪循经继发，迁延日久，伤津耗气，气血不足，脾失健运，痰湿内生，气郁痰浊随经络而行，致使瘀血痰浊互结于颈部，积聚而成结块，伴神疲乏力，纳呆，便溏，舌质淡苔薄，脉濡，故证属气血不足、痰瘀互结型臖核。

知识点 2

病 因 病 机

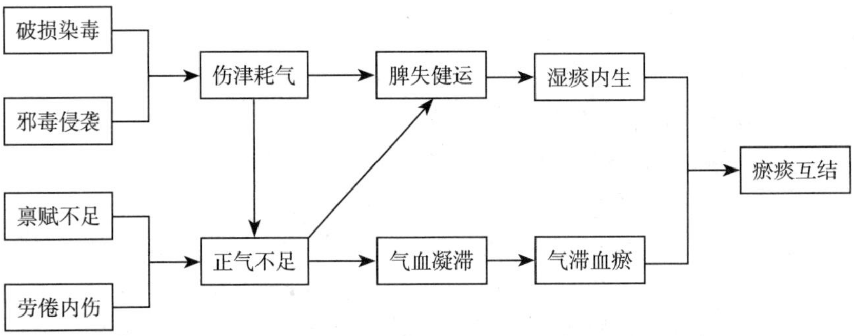

问题四

请简述该患者的治疗方案。

思路

1. 内治 调补气血，活血化痰，软坚消肿。方选香贝养荣汤合消瘰丸加减。

2. 外治 冲和膏外敷。

知识点 3

治 疗 方 案

1. 内治

气血不足，痰瘀互结证：局部肿块，自觉作胀、疼痛或有压痛，常因劳累而加剧;伴神疲乏力,纳呆,便溏;舌质淡或边有齿痕,舌苔薄,脉濡。治宜调补气血,活血化痰,软坚消肿。方选香贝养荣汤合消瘰丸加减。加减法:肿大明显者,加猫爪草、夏枯草;质地坚韧者,加三棱、莪术、山慈菇等。

2. 外治 冲和膏外敷。

临证要点

1. 积极治疗与本病发生可能相关的其他慢性疾病,如各种牙源性感染、口腔黏膜感染和溃疡、扁桃体炎和咽炎、足癣、疖痈、自体免疫性疾病等,防止诱发本病。

2. 注意个人卫生,保持皮肤清洁,平时应注意劳动保护,避免不必要的损伤或刺激。

3. 平日应注意锻炼身体,增强体质。注意气候变化,预防和积极治疗病毒感染。

4. 饮食宜清淡,营养宜均衡,忌食辛辣刺激食品。

5. 密切注意浅表肿大淋巴结的变化,对家族成员中有类似疾病者,更应高度警惕。

诊疗流程图

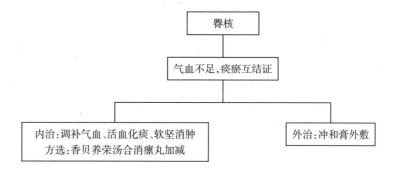

(刘秋江)

第十四节 痄 腮

 培训目标

了解痄腮的临床特点、诊断与鉴别诊断、中医治疗。

痄腮是指邪毒结聚于颐颌间引起的急性疾病,相当于西医学的流行性腮腺炎,又称病毒性腮腺炎。其临床特点是多发于冬末春初,多见于 5~15 岁儿童,起病急骤,以耳垂为中心的漫肿,边缘不清,触诊加压时,有压痛及弹力感,张口或咀嚼时,疼痛加剧,全身症状明显,有一定传染性。患者是传染源,飞沫吸入是主要传播途径,接触患者后经 2~3 周发病。

典型案例

简要病史

患儿,女,10岁,学生,初诊,因"两侧腮部肿痛2天伴发热1天"收住入院。

问题一

为进一步明确诊断,需补充完善哪些相关病史?

思路

首先考虑的是腮部肿痛常见于痄腮、颈痈、发颐等疾病。为进一步明确诊断,制订治疗方案,需补充了解以下病史资料。

1. 首次发作,还是复发。

2. 是否伴随畏寒、头痛、咽痛、神疲乏力等症状。

3. 中医十问(张口、进食咀嚼,尤其进酸性饮食时是否疼痛加剧;是否有自汗、盗汗;是否有口干、口苦,如口干,饮水是否能缓解,喜温饮还是喜冷饮;胃纳、二便、夜寐等情况)。

4. 是否有类似症状患者接触史。是否有其他传染病史。

5. 局部检查,包括两侧腮部及附近有无红肿、结块;结块的部位、范围、质地、边界、表面、活动度;双侧颌下等浅表淋巴结是否肿大;腮腺管开口处是否有红肿、流脓;挤压腮腺,自开口处有无脓性分泌物溢出;是否有咽红、扁桃体肿大等。

6. 舌脉。

7. 血常规、血清淀粉酶、唾液病原学等相关辅助检查结果。

完善病史

患儿,女,10岁,学生,初诊,因"两侧腮部肿痛2天伴发热1天"收住入院。现病史:患儿于2天前无明显诱因出现两侧腮部疼痛、肿胀,不伴发热;次日清晨患儿两侧腮部肿痛明显,出现发热,最高体温38.3℃,为求进一步诊治,遂来我院。患儿诉半个月前有同学患"流行性腮腺炎",门诊以"流行性腮腺炎"收住入院。症见:两侧腮部肿胀疼痛明显,张口、进食咀嚼(尤其进酸性饮食)时疼痛加剧;畏寒发热,体温38.5℃,无抽搐,无头晕、头痛,无恶心呕吐,无腹痛,无明显气短胸闷,食纳欠佳,小便尚调,大便干、2日未行,夜寐尚可。舌质红,舌苔薄黄,脉浮数。查体:T38.5℃,P92次/min,R32次/min;双侧颌下淋巴结肿大,约3.0×3.0cm,余浅表淋巴结未触及肿大;两侧腮部肿胀,大小约4.0cm×4.0cm,质地软,边界不清,压痛明显;咽部充血,腮腺管开口处红肿,无脓性分泌物;心肺腹(-)。辅助检查:生化全项示血清淀粉酶(AMY)654U/L,谷丙转氨酶(GGT)5U/L,肌酐(CREA)37.7μmol/L,尿酸(UA)350μmol/L,铁(Fe)5.9μmol/L;余均正常。

问题二

请问该患者的诊断是什么?

思路

中医:痄腮(风热毒蕴)。

西医:流行性腮腺炎。

知识点 1

诊断与鉴别诊断

本病应与颈痛、发颐等相鉴别。

问题三

请简述该患者的辨病辨证思路。

思路

外感风温邪毒,夹肝胆之火与阳明胃热上攻,郁热壅滞少阳经脉,郁结于腮部,而外发腮颊肿胀、疼痛,热毒炽盛,则发热不退;热毒内扰脾胃,则致食纳欠佳;舌质红,舌苔薄黄,脉浮数。以上诸症皆为风热毒蕴所致。

知识点 2

病 因 病 机

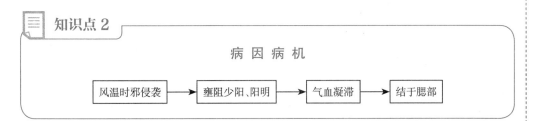

风温时邪侵袭 → 壅阻少阳、阳明 → 气血凝滞 → 结于腮部

问题四

请简述该患者的治疗方案。

思路

1. 内治　疏风清热,解毒消肿。方选普济消毒饮合牛蒡解肌汤加减。

2. 外治

(1) 贴敷疗法:金黄膏外敷,或用红灵丹掺太乙膏上贴之。

(2) 箍围疗法:如意金黄散或紫金锭适量,用水调匀箍围局部。

知识点 3

治 疗 方 案

治疗原则:疏风清热解毒,行气活血,消肿散结。

1. 内治

风热毒蕴证:腮部漫肿,局部皮肤紧张,发亮但不发红,触之坚韧有弹性,有轻压痛;局部酸痛或胀痛,张口、进食咀嚼(尤其进酸性饮食)时疼痛加剧;有发热、畏寒、头痛、咽痛、食欲不佳、恶心、呕吐、全身疼痛等;舌质红,舌苔薄黄,脉浮数。治宜疏风清热,解毒消肿。方选普济消毒饮合牛蒡解肌汤加减。加减法:腮肿硬结不散者,加海藻、昆布;高热者,加生石膏(打)、生山栀、黄芩;大便秘结者,加大黄、芒硝。

2. 外治

(1) 贴敷疗法:金黄膏外敷,或用红灵丹掺太乙膏上贴之。

(2) 箍围疗法:如意金黄散或紫金锭适量,用水调匀箍围局部。

3. 其他疗法

针刺 取穴：翳风、下关、颊车、合谷、列缺、风池、内关、外关、中冲（放血）；手法：强刺激，留针30分钟。

临证要点

1. 一旦发现腮腺炎，患儿应立即隔离，隔离至痊愈时为止，或自发病日起隔离至少10日，一般2周。隔离场所应进行通风换气或紫外线照射30分钟，或用各种消毒剂。

2. 患者的鼻涕、唾涎及其他感染的用具，都应煮沸和曝晒消毒。

3. 适当休息，发热患者应卧床休息，给予半流质或软食饮食。在肿痛期内，避免酸辣等刺激性饮食。成人尚应避免过饱并少吃淀粉及脂肪，以防止胰腺炎。

4. 要多饮开水，保持口腔清洁，每次进食后要漱口或刷牙。

5. 合并睾丸炎者，阴囊部可用纱布或丁字带兜起。

6. 本病在流行季节时，室内应注意环境清洁，如经常开窗通风换气；健康小儿不到公共场所，如外出时戴口罩，并不和患者接触。

7. 腮腺炎容易在集体儿童机构中流行，若发现患儿，应加强晨检工作，至最后1例后21日不发病时可解除，对可疑患儿有接触的小朋友，亦应观察21日。

8. 预防性口服板蓝根冲剂。一般连续3~5日。

诊疗流程图

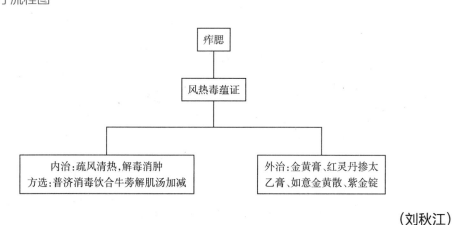

（刘秋江）

第十五节 发 颐

培训目标

熟悉发颐的临床特点、诊断与鉴别诊断、中医治疗。

发颐是指热病后余毒结于颐颌间所引起的急性化脓性疾病。本病亦名汗毒，相当于西医的急、慢性化脓性腮腺炎。其临床特点是常发生于热病后期，多一侧发病，颐颌部肿胀疼痛，张口受限，伴高热等全身症状明显，重者可发生内陷。

古代文献中
的病名来源

ER-6-71

典型案例

简要病史

患者男性,18 岁。因"左下颌起一肿块,发热、疼痛 5 天"就诊。

问题一

为进一步明确诊断,需补充完善哪些相关病史?

思路

青年男性,急性起病。首先考虑的是下颌肿痛常见于发颐、痄腮、颈痈、骨槽风等疾病。为进一步明确诊断,制订治疗方案,需补充了解以下病史资料。

1. 首次发作,还是复发。

2. 是否双侧肿痛;张口或进食咀嚼(尤其进酸性饮食)时疼痛是否加剧。

3. 是否伴随恶寒、口渴、倦怠、纳呆、咽痛等症状。

4. 中医问诊(恶寒、饮食、二便、汗液、睡眠等情况)。

5. 是否有近期手术、拔牙或患病史。

6. 是否有传染病接触史。

7. 局部检查,如肿块大小、质地、活动度,是否有皮肤焮红、波动感等情况;口内颊部导管开口处是否有红肿、脓性分泌物。

8. 舌脉。

9. 相关辅助检查结果。

完善病史

患者,男,18 岁,发热不恶寒,伴口渴、倦怠、纳呆、咽痛、吞咽不利,小便短赤,大便 3 日未行。曾在某医院诊断为"左颌下急性淋巴结炎",治疗 4 天,收效甚微,来我处就诊。查体:体温 38.5℃,左颌下肿块约 4cm×4cm 大小,质硬,皮肤焮红,有压痛,叩之无波动,张口受限。舌质红苔黄腻,脉弦数。辅助检查:白细胞计数 $9.6×10^9$/L,中性粒细胞百分比 86%。

问题二

请问该患者的诊断是什么?

思路

中医:发颐(热毒蕴结)。

西医:化脓性腮腺炎。

诊断与鉴别
诊断

ER-6-72

📋 知识点 1

诊断与鉴别诊断

本病应当与痄腮、颈痈、骨槽风等相鉴别。

问题三

请简述该患者的辨病辨证思路。

思路

患者系外感风温之邪气,温毒未透达于外,邪热结聚于颐部,经络阻遏,则生肿块,气血不通,则压之有痛感。邪热内蕴,蒸灼津液,则可见口渴、咽痛等症;舌红苔黄腻,脉弦数,热象显著,故辨证为热毒蕴结,外感时邪,经络阻遏。

知识点 2

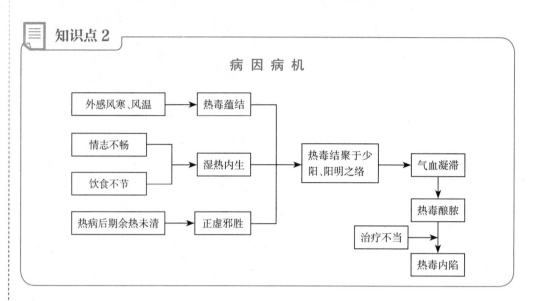

病 因 病 机

问题四

请简述该患者的治疗方案。

思路

1. 内治　清热解毒,软坚散结。方选普济消毒饮加减。

2. 外治　金黄散加血竭、冰片,共研为末,茶水调敷患部。

知识点 3

治 疗 方 案

总以清热解毒为法。初起宜清解为要,治以辛凉,佐以苦寒,使邪毒从外而解;脓成宜及时切开排脓;毒陷入营,则宜清心开窍、凉营泄热;溃后应注意清解余毒,并分别阴阳以调之,视其气血而补之。

1. 内治

(1) 热毒蕴结证:颐颌之间结块疼痛,张口不利,继则肿痛渐增,检查口内颊部导管开口处常现红肿,压迫局部有黏稠分泌物溢出。伴身热恶寒,口渴,小便短赤,大便干结。舌苔薄腻,脉弦数。治宜清热解毒。方选普济消毒饮加减。加减法:漫肿不散者,加海藻;热甚者,加生石膏(打)、生山栀;便秘者,加瓜蒌仁(打)、生大黄(后下)、枳实。

(2) 毒盛酿脓证:颐颌间结肿疼痛渐增,甚至肿势延及面颊和颈项,焮红灼热,张口困难,继之酿脓应指,口内颊部导管开口处能挤出脓性分泌物,伴高热口渴,舌苔黄腻,脉弦数。治宜清热解毒透脓。方选普济消毒饮加减。加减法:便秘者,加生大黄(后下)。

(3) 热毒内陷证:颐颌间肿块多平塌散漫,肿势延及面颊和颈项,嫩红灼热,疼痛剧烈,汤水难咽,壮热口渴,痰涌气粗,烦躁不安,甚至神昏谵语。舌红绛,苔少而干,脉弦数。治宜清营解毒,化痰泄热,养阴生津。方选清营汤合安宫牛黄丸加减。

(4) 余毒未清证:患者多有数月以至数年的反复发作病史,发作时颐颌部肿痛,触之似有条索状物,进食时更为明显。在 2 次发作的间歇期,患者口内常有臭味,晨起后挤压腮腺部可见口内颊部导管开口处有黏稠的涎液或脓液溢出。舌苔薄黄或黄腻,脉滑。治宜清脾泄热,化瘀散结。方选化坚二陈汤酌加夏枯草、连翘、黄芩、生山栀、金银花、玄参、莪术、鲜芦根等。

2. 外治

(1) 初起:金黄膏或玉露膏外敷,撒红灵丹外敷,1~2 日调换 1 次。

(2) 脓成:及早切开排脓。

(3) 溃后:先用八二丹药线引流,外敷金黄膏;口腔黏膜出脓处用青吹口散外搽,每天 4~5 次。脓尽后改用生肌散、红油膏外敷。

临证要点

1. 临证应详细询问病史、伴随症状及发病过程,明确诊断。

2. 仔细观察局部情况,结合舌脉及患者全身症状,选择合适的内治方法和外治方法。

3. 急性期给予流质或半流质饮食,避免酸性饮食及辛辣刺激之品。

4. 热病后、大手术后,注意保持口腔清洁,经常用板蓝根 30g 煎汤或等渗盐水漱口。

5. 保持大便通畅,病久反复发作者,可做腮腺部按摩。急性发作时暂停。

名中医经验
ER-6-73

研究进展
ER-6-74

诊疗流程图

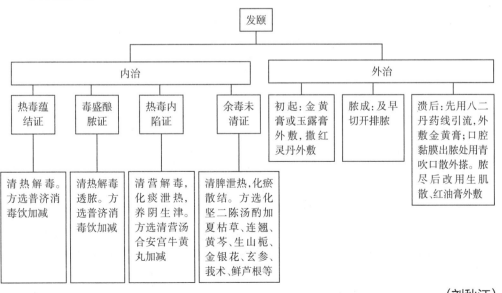

(刘秋江)

第十六节 窦道(附:藏毛囊肿)

培训目标

掌握窦道的病因病机、临床特点、诊断与鉴别诊断、中医治疗。

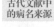
古代文献中
的病名来源
ER-6-75

窦道是指体表与深部组织间形成的病理性盲管,属中医"漏"的范畴。本病并非是一种独立的疾病,而是多种不同疾病过程中见到的病理现象。其临床特点是管道由深部组织通向体表,有1个或多个外口,无内口,管道或长或短,或直或弯,或有分支。外口处脓水淋漓不断,经久不愈或愈后复发。本节选择临床常见的藏毛囊肿作为典型疾病介绍。

典型案例

简要病史

患者,男,25岁,主因"骶尾部反复溃脓3年,加剧1个月"就诊。

问题一

为进一步明确诊断,需补充完善哪些相关病史?

思路

根据患者的主诉,考虑的常见诊断是窦道、肛瘘、肛痈等疾病。为进一步明确诊断,制订治疗方案,需补充了解以下病史资料。

1. 起病情况以及病情的发展与演变。

2. 是否伴随局部肿痛以及发热等全身症状。

3. 中医问诊(寒热、饮食、二便、汗液、睡眠等情况)。

4. 既往史及相关诊疗经过等病史。

5. 是否有传染病接触史。

6. 局部检查,包括是否有红肿、疼痛、硬结、肿块、肛内内口、瘘管、窦道及其走向。窦道内是否有异物或坏死物质存在。

7. 舌脉。

8. 局部B超或MRI等相关辅助检查结果。

完善病史

患者男性,25岁,3年前出现骶尾部红肿疼痛,逐渐加重,7天后破溃出脓。后肿痛减轻,溃口愈合,之后多次反复发作,时愈时溃,于1个月前再次破溃,至今未愈。无发热,饮食及二便正常。刻下症:臀沟处(中线位)可见一4mm×3mm大小溃口,周围轻度红肿,可触及1.5cm×1.5cm大小硬结,有压痛,溃口可见黄色稀薄分泌物,局部体毛浓密。舌淡红,苔白腻,脉细弱。球头探针探查:自溃口向头侧可探及长约1.5cm的管道存在,左右两侧未探及异常。骶尾部B超:骶尾部皮下组织内液性暗区,无明显包膜,周边界线不清。MRI显示骶尾部为短T1、长T2信号,病灶不规则,位于骶前筋膜前,与椎管不相通,确诊为骶尾部藏毛囊肿。

问题二

请问该患者的诊断是什么?

思路

中医诊断:窦道(气血两虚)。

西医诊断:窦道(藏毛囊肿)。

知识点 1

诊断与鉴别诊断
IR-6-76

诊断与鉴别诊断

本病应当与瘘管、脂瘤染毒相鉴别。

问题三

请简述该患者的辨病辨证思路。

思路

患者病属余毒未清,瘀滞日久化热,故而反复红肿破溃。迁延日久,气血不足,不能托毒外出,故溃后久不收口,当属气血两虚证。

知识点 2

病 因 病 机

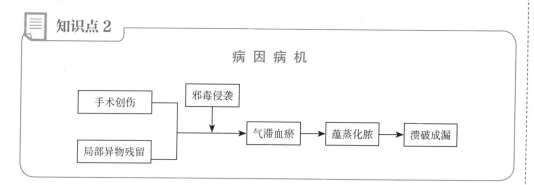

问题四

请简述该患者的治疗方案

思路

1. 内治 益气养血,和营托毒。方选托里消毒散加减。

2. 外治 一次性手术根除法。

知识点 3

治 疗 方 案

1. 内治

(1)余毒未清证:疮口脓水淋漓,疮周红肿疼痛,或瘙痒不适。可伴轻度发热等。苔薄黄或黄腻,脉数。治宜清热和营托毒。方选仙方活命饮加减。

(2)气血两虚证:溃口反复流脓,脓水稀薄,淋漓不断,溃口无红肿、压痛。神疲乏力,食少,舌淡苔少,脉沉细无力。治宜益气养血,和营托毒。方选托里消毒散加减。加减法:红肿疼痛明显者,加黄连解毒汤。

2. 外治

(1) 腐蚀法:先用五五丹或千金散蚀管拔毒,红油膏或太乙膏盖贴。如有丝线、死骨等异物,应及时取出。待脓液由多而稀薄转为少而稠厚时,改用八二丹药线引流。约 1~2 周后脓净,疮口流出黏稠滋水时,改用生肌散收口。

(2) 冲洗法:适用于心胸外科、脑外科等手术后形成的窦道,管道狭长,药线无法引流到位,又不宜做扩创者。用输液针头胶管插入窦道,接注射器缓慢注入清热解毒祛腐药液冲洗,每日 1 次。

(3) 灌注法:经引流、冲洗等治疗,窦道内脓尽、无异物时,可注入生肌收口药油,促进窦道愈合。

(4) 扩创法:适用于脓液引流不畅时,用其他方法无效,窦道所在部位也允许做扩创手术者。有助于清除异物和坏死组织,缩短疗程。

(5) 垫棉法:到生肌收口阶段,窦道及疮口部位用棉垫数层、阔绷带加压缠缚,促进窦道愈合,尤其是腋部、腘窝部、乳房部等。项部加用四头带,腹部加用腹带,会阴部加用丁字带。疮口愈合后应继续压迫 2 周,以巩固疗效,防止复发。

(6) 手术切除:对发生于皮下组织层内、管壁清楚、单纯性、可触及条索状及硬块者,可一次性切除。

3. 其他疗法 选用丹参注射液或黄芪注射液,稀释后静脉滴注。

临证要点

1. 临证应详细询问病史、伴随症状及发病过程,仔细检查局部情况,明确诊断。
2. 结合舌脉及患者全身症状,选择合适的内治方法和外治方法。
3. 注意有创伤者要按时换药,清除创口异物,防治细菌感染。
4. 窦道患者饮食需注意,莫食辛辣及发物,要及时补充营养。
5. 如有基础疾病,要积极治疗,如糖尿病。

诊疗流程图

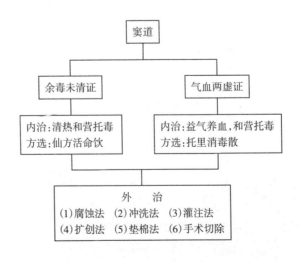

(刘秋江)

第十七节 走黄与内陷

培训目标

熟悉走黄与内陷的临床特点、诊断与鉴别诊断、中医治疗。

走黄与内陷是疮疡阳证在病变发展过程中,因火毒炽盛,或正气不足,导致毒邪走散,客于营血,内传脏腑而引起的一种危险证候。疔疮毒邪走散为走黄,其他疮疡引起毒邪内传者大多称内陷。本病相当于西医的全身性急性化脓性疾病。

走黄的临床特点为原疔疮由红活高肿,忽变陷黑无脓,肿势迅速蔓延。内陷临床上以有头疽引发本证者多见,故名疽毒内陷。火陷,如正气实则预后较佳;干陷为正虚邪盛,预后次之;虚陷为阴阳两竭,预后不良。内陷的临床特点为多发生于项、背部范围较大的有头疽,肿疡隆起的疮顶忽然凹陷,同时伴邪盛热极或正虚邪盛或阴阳两竭的全身证候。

古代文献中的病名来源
LR-6-79

典型案例

简要病史

张某,男,32岁。因"右眉中央红肿结块疼痛伴发热20小时、神志欠清1小时"就诊。

问题一

为进一步明确诊断,需补充完善哪些相关病史?

思路

青年男性,急性起病。首先考虑的诊断是走黄或内陷。为进一步明确诊断,制订治疗方案,需补充了解以下病史资料。

1. 首次发作,还是复发。

2. 起病情况以及病情的发展与演变。

3. 是否伴随高热、恶寒、头痛、头晕,恶心呕吐、腹痛腹泻,心慌胸闷、烦躁、气促等症状。

4. 中医问诊(神志、寒热、饮食、二便、汗液、睡眠等情况)。

5. 有无疔疮、痈疽等既往史及相关诊疗经过等病史。

6. 有无外伤及手术病史。

7. 有无传染病接触史。

8. 患者全身检查,如有无皮肤或黏膜瘀斑、红肿、溃脓等以及其生命体征等。

9. 舌脉。

10. 头颅 CT 或 MRI 等相关辅助检查结果。

完善病史

患者20小时前右眉中央出现红肿结块,伴有疼痛、发热,未予治疗,后出现头痛伴呕吐,呕吐物为胃内容物,颈项强直,全身乏力,右眉局部漫肿、表皮无破溃溢脓,发热不退,神志欠清,躁动不安,头痛阵发性加重。行头颅 CT 检查示右额叶低密度病灶,中线明显移位,有占位效应,头颅 CT 增强低密度区未发生强化,考虑颅内感染可能。患者疮口处灼热剧痛,壮热口渴,便秘溲赤,舌质红绛,苔黄糙,脉洪数。

问题二
请问该患者的诊断是什么?
思路
中医:内陷(邪盛热极)。
西医:颅内感染。

诊断与鉴别诊断
LR-6-80

知识点 1

诊断与鉴别诊断

本病应在菌血症、毒血症、败血症与脓毒血症等之间进行鉴别诊断。

问题三
请简述该患者的辨病辨证思路。
思路
患者青年男性,气血充足,因右眉中央红肿结块疼痛伴发热 20 小时,未予治疗,而致治疗失时,以致正不胜邪,毒邪客于营血,内犯脏腑,故头痛呕吐,颈项强直,神志欠清;火毒内炽,故见疮口处灼热剧痛,发热不退,躁动不安;火毒易伤津液,则见壮热口渴,便秘溲赤;右眉局部漫肿、表皮无破溃溢脓,舌质红绛,苔黄糙,脉洪数,均为邪盛热极之证。

知识点 2

病 因 病 机

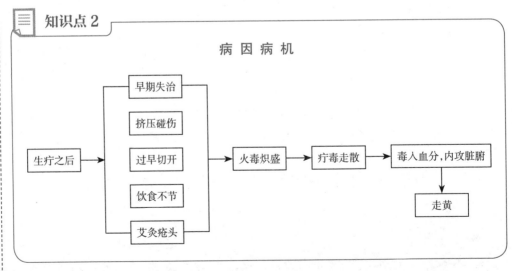

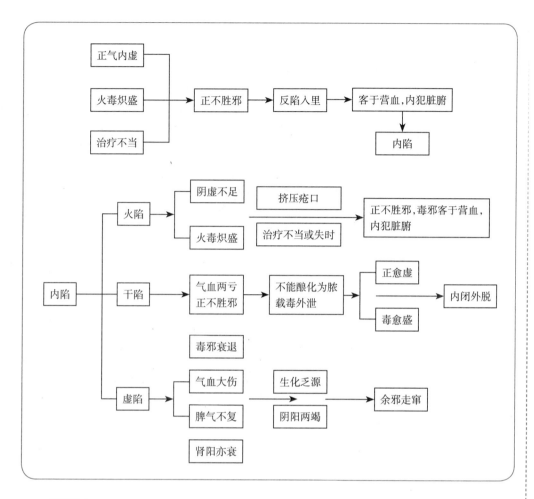

问题四

请简述该患者的治疗方案。

思路

1. 内治 凉血清热解毒,养阴清心开窍。方选清营汤合黄连解毒汤、安宫牛黄丸。

2. 外治 可予金黄膏或千锤膏外敷,必要时可切开排脓。

知识点3

治 疗 方 案

1. 走黄 本病须中西医结合综合救治。内治可参照温病辨证论治,急投重剂清热、凉血、解毒之品,直折其势,随证灵活加减。外治主要是处理原发病灶。

(1)内治:毒盛入血证多有疔疮病史,其中以颜面部疔疮及烂疔合并走黄者多见。疮顶忽然陷黑无脓,肿势软漫,迅速向周围扩散,边界不清,皮色由焮红转为暗红。全身寒战高热,体温多在39℃以上,烦躁胸闷,恶心呕吐,腹胀腹泻等,病情严重者,可出现神昏谵语、痉厥等症状。治宜凉血清热解毒。方选五味消毒饮、黄连解毒汤、犀角地黄汤三方合用加减。

(2) 外治:疮顶陷黑处用八二丹,盖以金黄膏,四周用金黄散或玉露散冷开水调制以箍围,并时时湿润。或用药制苍耳虫10~15条捣烂,外敷患部,盖贴金黄膏。

其他参照原发疗疮外治法。

(3) 其他疗法

1) 早期应用大剂量广谱抗生素。

2) 维持水、电解质平衡及对症处理。

3) 清开灵40ml,稀释后静脉滴注,每日1次。

2. 内陷 须中西医结合综合救治。内治当扶正达邪,随证治之。火陷证,邪盛热极,当凉血清热解毒为主,并顾护津液;干陷证,正虚邪胜,当补养气血,托毒透邪;虚陷证,当温补脾肾或生津养胃。外治参照"有头疽"。

(1) 内治

1) 邪盛热极证:多见于火陷证。多发生于疽证1~2候的毒盛期。局部疮顶不高,根盘散漫,疮色紫滞,疮口干枯无脓,灼热剧痛,全身出现壮热口渴,便秘溲赤,烦躁不安,神昏谵语,或胁肋偶有隐痛,苔黄腻或黄糙,舌质红绛,脉洪数、滑数或弦数。治宜凉血清热解毒,养阴清心开窍。方选清营汤合黄连解毒汤、安宫牛黄丸或紫雪散,加皂角刺、穿山甲。

2) 正虚邪盛证:多见于干陷证。多发生于疽证2~3候的溃脓期。局部脓腐不适,疮口中央糜烂,脓少而薄,疮色灰暗,肿势平塌,散漫不聚,闷胀疼痛或微痛。全身出现发热或恶寒,神疲、食少,自汗胁痛,神昏谵语,气息粗促,舌苔黄腻或灰腻,舌质淡红,脉虚数;或体温反而不高,肢冷,大便溏薄,小便频数,舌苔灰腻,舌质淡,脉沉细等。治宜补养气血、托毒透邪,佐以清心安神。方选托里消毒散、安宫牛黄丸加减。

3) 脾肾阳衰证:多见于虚陷证。多发生于疽证4候的收口期。局部肿势已退,疮口腐肉已尽,而脓水稀薄色灰,新肉不生,状如镜面,光白板亮,不知疼痛。全身出现虚热不退,形神委顿,或有腹痛便泄,自汗肢冷,气息低促,苔薄白或无苔,舌质淡红,脉沉细或虚大无力等。治宜温补脾肾。方选附子理中汤加减。

4) 阴伤胃败证:局部症状同脾肾阳衰证,伴舌质红绛、舌光如镜、脉象细数等。治宜生津益胃。方选益胃汤加减。

(2) 外治:参照"有头疽"。

(3) 其他疗法:参照"走黄"。

临证要点

1. 临证应详细询问病史、伴随症状及发病过程,仔细全身检查,尤其是生命体征及局部情况,明确诊断。

2. 结合舌脉及患者全身症状,选择合适的内治方法和外治方法。

3. 走黄与内陷病情危重,应严密观察,避免情志抑郁或急躁易怒。

4. 患病后绝对卧床休息,并固定患部,减少活动。局部换药应强调不能挤脓,务使创伤得到休息。

5. 疗疮尤其是颜面部疗疮切忌挤压、碰伤、过早切开、艾灸,患病后应及时正确处理。

6. 饮食方面,火陷忌食烟、酒、鱼腥、辛辣食品;干陷宜增加营养;虚陷宜食甘香开胃食品。

诊疗流程图

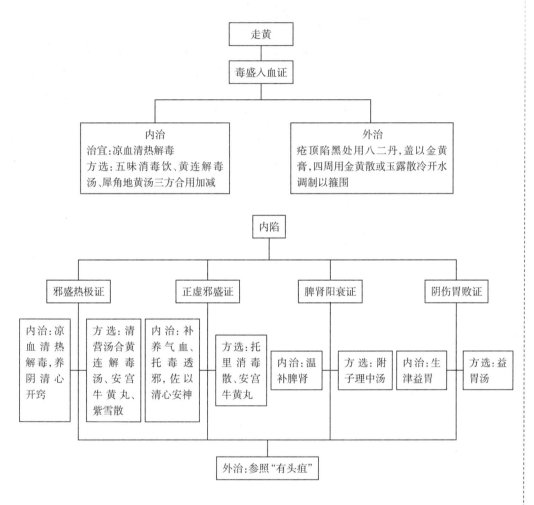

走黄

毒盛入血证

内治
治宜:凉血清热解毒
方选:五味消毒饮、黄连解毒汤、犀角地黄汤三方合用加减

外治
疮顶陷黑处用八二丹,盖以金黄膏,四周用金黄散或玉露散冷开水调制以箍围

内陷

邪盛热极证

内治:凉血清热解毒,养阴清心开窍

方选:清营汤合黄连解毒汤、安宫牛黄丸、紫雪散

正虚邪盛证

内治:补养气血、托毒透邪,佐以清心安神

方选:托里消毒散、安宫牛黄丸

脾肾阳衰证

内治:温补脾肾

方选:附子理中汤

阴伤胃败证

内治:生津益胃

方选:益胃汤

外治:参照"有头疽"

（刘秋江）

第十八节　褥　疮

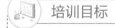 培训目标

　　掌握褥疮的病因病机、临床特点、诊断与鉴别诊断、中医治疗。

　　褥疮是指长期卧床不起的患者,由于躯体的重压与摩擦而引起的皮肤溃烂。本病亦称为席疮,多见于半身不遂,下肢瘫痪,久病重病卧床不起,长时间昏迷的患者,尤其是伴有糖尿病者。其临床特点是好发于易受压和摩擦的部位,如骶尾部(图 6-24,图 6-25)、髋部、足跟部、脊背部。轻者经治疗护理可以痊愈,重者局部溃烂,渗流脓水,经久不愈。

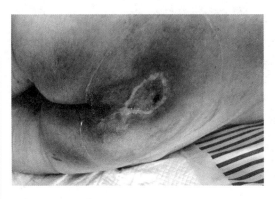

图 6-24　骶尾部褥疮

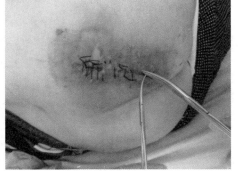

图 6-25　骶尾部褥疮修复术后

典型案例

简要病史

　　刘某,男,87 岁。因"双侧髋部皮肤溃破不愈 2 个月余"就诊。患者因脑梗死后左侧肢体瘫痪,活动受限,长期卧床。

问题一

为进一步明确诊断,需补充完善哪些相关病史?

思路

　　根据患者主诉,首先考虑的诊断是褥疮。为进一步明确诊断,制订治疗方案,需补充了解以下病史资料。

　　1. 首次发作,还是复发。

　　2. 起病情况以及病情的发展与演变。

　　3. 是否伴随恶寒、发热、头痛、骨关节酸痛、胃纳差等症状。

　　4. 中医问诊(寒热、饮食、二便、汗液、睡眠等情况)。

　　5. 既往史及相关诊疗经过等病史。

　　6. 传染病接触史。

　　7. 局部检查,如皮肤是否红肿、坏死、溃烂,是否有灼热疼痛,溃疡面是否流脓,肉色如何。

　　8. 舌脉。

　　9. 创面脓液培养及药敏试验等相关辅助检查结果。

完善病史

　　患者因脑梗死后左侧肢体瘫痪,活动受限,长期卧床,约 2 个月前双侧髋部开始出现暗红、暗紫,迅速变成黑色坏死皮肤,疼痛不明显,病情进一步发展,坏死皮肤与正常皮肤分界处液化溃烂,形成较大溃疡面,深达肌层,右侧髋部创面

9cm×11cm,左侧髋部创面 6cm×8cm,创缘久不愈合,创面渗出及脓腐较少,肉芽组织淡红色,舌淡苔少,脉沉细无力。

问题二

请问该患者的诊断是什么?

思路

中医:褥疮(气血两虚)。

西医:压疮。

 知识点 1

诊断与鉴别诊断

本病应当与发、无头疽、流注等相鉴别。

问题三

请简述该患者的辨病辨证思路。

思路

患者年老体虚,气血自半,久病卧床,久卧伤气,进一步加重气虚,气为血帅,气虚则血行不畅,肌肤失养;加之长期卧床,局部受压,阻碍气血运行,加重肌肤失养,气血不能荣养,局部皮肤坏死溃烂,疮面久不愈合;疮面脓腐较少,肉芽淡红,结合舌脉,局部辨证属气血两虚证。

知识点 2

病 因 病 机

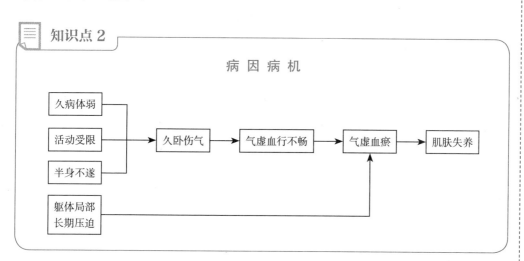

问题四

请简述该患者的治疗方案。

思路

1. 内治 气血双补,托毒生肌。方选托里消毒散加减。

2. 外治 可予生肌散、生肌玉红膏,必要时加用垫棉法。

知识点3

治 疗 方 案

加强护理,重在预防。外治为主,配合内治。积极治疗全身疾病,并给予必要的支持疗法,注意饮食营养。

1. 内治

(1) 气滞血瘀证:局部皮肤出现褐色红斑,继而紫暗红肿,或有破损。苔薄,舌边有瘀紫,脉弦。治宜理气活血,疏通经络。方选血府逐瘀汤加减。

(2) 蕴毒腐溃证:褥疮溃烂,腐肉及脓水较多,或有恶臭,重者溃烂可深及筋骨,四周漫肿。伴有发热或低热,口苦且干,形神萎靡,不思饮食。舌红,苔少,脉细数。治宜益气养阴,理湿托毒。方选生脉饮、透脓散合草薢渗湿汤加减。加减法:脓腐较多者,加败酱草、浙贝母。

(3) 气血两虚证:疮面腐肉难脱,或腐肉虽脱,新肌色淡,愈合缓慢。伴面色无华,神疲乏力,纳差食少。舌淡,苔少,脉沉细无力。治宜气血双补,托毒生肌。方选托里消毒散加减。加减法:腐肉未清或低热、口干者,加夏枯草、金银花、连翘等;阴虚内热者,加麦门冬、玄参、地骨皮等。

2. 外治

(1) 初起,外擦红灵酒或红花酊,或外撒滑石粉后,局部按摩。或用红外线灯、频谱仪照射,每天 2 次。

(2) 溃烂后,尽可能剪除坏死组织,对褥疮局部坏死组织较厚者,可采用"蚕食法",少量多次清除坏死组织,以不伤及健康组织为原则。亦可在初步切除表层坏死组织后,创面撒九一丹或红油膏纱布外敷,达到祛腐不伤新的目的。

(3) 疮口脓腐脱净,改用生肌散、生肌玉红膏,必要时加用垫棉法。

临证要点

1. 临证应详细询问病史、伴随症状及发病过程,仔细检查局部情况,明确诊断。

2. 结合舌脉及患者全身症状,选择合适的内治方法和外治方法。

3. 对长期卧床患者应加强受压部位的皮肤护理,如保持清洁干燥、定时翻身等。

4. 发现受压部位皮肤颜色变暗,及早处理。

5. 积极治疗原发疾病,并给予必要的支持疗法,注意饮食营养。

诊疗流程图

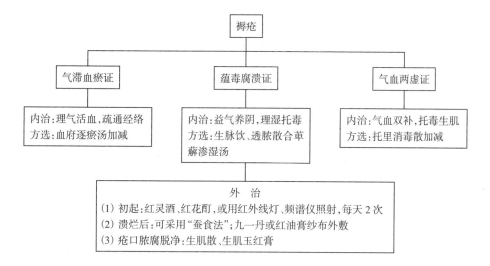

（刘秋江）

 复习思考题

1. 简述疮疡病的致病因素,主要的局部病机,气血在发病过程中的作用。

2. 简述化脓的机制,辨脓的内容和临床意义。

3. 王某,男,65 岁,2018 年 7 月 15 日就诊。

主诉:颈后肿痛 10 天。

现病史:10 天前,颈后自觉正中瘙痒、麻木,触之有硬结,进而灼热疼痛逐渐加重,他人视之,可见数个白色脓头,遂自按"毛囊炎"治疗,用红霉素软膏外擦,未见效果。刻下:颈后漫肿约 6cm×7cm,肿势平塌,根脚散漫,皮色灰暗不泽,疮顶已溃烂,腐肉难脱,脓液稀少,色带灰绿。闷肿胀痛剧烈,伴高热,或身热不扬,小便频数,口渴喜热饮,精神萎靡,面色少华。舌质淡红,舌苔白或微黄,脉数无力。

既往史:有糖尿病病史。

请根据以上资料,完善以下内容:

中医诊断: 中医证型:

西医诊断:

中医治法(内治):

代表方剂:

中医外治:

第七章

乳　房　病

第一节　概　　论

培训目标

了解乳房疾病的概念、病因病机、诊断与治疗。

发生在乳房部位的疾病统称为乳房疾病。男女均可发病,女性发病率显著高于男性。本章讨论的主要内容包括乳痈、乳发、粉刺性乳痈、肉芽肿性小叶性乳腺炎、乳痨、乳漏、乳癖、乳疬、乳核、乳衄、乳泣、乳少、乳岩等乳房疾病。

一、解剖生理

成年人乳房上下位于第 2~6 肋之间,水平位于胸骨边缘和锁骨中线之间。乳腺组织伸向腋窝,称为 Spence 腋尾。乳房的轮廓个体差异较大,通常是穹窿型,未产妇多呈圆锥形,经产妇下垂一些。

乳房位于皮下脂肪组织层和胸肌浅筋膜之间。乳腺的表面为皮肤,在顶端延续为乳晕和乳头。正常乳头呈筒状或圆锥状,乳头发育不良者可见乳头短平或内陷。乳房实质由腺叶组成,而腺叶由多个小叶组成。位于乳房和胸大肌之间的是乳房后间隙,是一薄层的疏松结缔组织,含有淋巴管和小血管。

淋巴管在乳房实质和真皮很丰富。浅层淋巴管位于真皮层。淋巴管无瓣膜结构,若炎症或癌细胞侵入,影响皮肤内的浅层淋巴管,可引起淋巴阻滞,导致皮肤水肿,呈现典型的橘皮样变。来自乳房的淋巴,约 75% 沿胸大肌外侧缘淋巴管流至腋窝淋巴结,继而流至锁骨上淋巴结;25% 的乳腺淋巴液流向内乳淋巴结。乳腺癌转移的主要途径是通过淋巴管。

腋窝内侧贴近胸壁走行的是胸长神经,或外侧呼吸神经,支配前锯肌。该肌肉的重要作用是在肩部内收和上臂外展时把肩胛固定在胸壁上,去除该神经可导致翼肩畸形。故在腋窝手术时,应保留胸长神经。腋窝解剖的第二个重要神经是胸背神经,支配背阔肌。在解剖腋窝淋巴结时,应保留胸背神经和血管。较大的感觉神经肋间臂神经或臂皮神经横过腋窝,支配上臂浅表和沿腋窝后缘的胸壁皮肤的感觉。分离这些神经会导致该区域皮肤感觉缺失。

成熟乳房由3种主要组织构成,即腺体上皮、纤维基质和支持结构、脂肪组织。在青春期,主要组织是上皮和基质。在绝经后女性,腺体结构消失,被脂肪组织大量替代。乳房悬韧带(Cooper韧带)提供乳房的外形和结构,连接上面的皮肤和下面的深筋膜。乳腺癌或其他伴有纤维化病变(如慢性炎症或外伤后)的乳腺疾病侵及乳房悬韧带时,该韧带的挛缩会引起表面皮肤的凹陷而形成酒窝征或轻微变形。

乳房的腺体结构由导管的分支系统构成,由乳头乳晕复合体大致以放射状向外和向下排列。每个主导管都有一个扩张部分(输乳窦)位于乳头乳晕复合体的下方。这些导管聚集后通过狭窄小口进入乳头壶腹。每个主导管都有渐进性分级的分支,最终止于末端小导管或腺泡。这些腺泡使泌乳期乳房形成乳汁,腺泡与其小输出管一起称为小叶单位或小叶。终末小管被特殊的疏松结缔组织围绕,这些结缔组织含毛细血管、淋巴细胞和其他迁徙的单核细胞。

全部乳管系统被覆的上皮细胞被特殊的具有收缩功能的肌皮细胞围绕,促使小叶形成的乳汁流向乳头。在上皮和肌皮层外,乳腺导管被连续基底膜围绕。基底膜层是区分乳腺原位癌和浸润癌的重要界限。该层在导管原位癌保持连续。

二、乳房与脏腑、经络的关系

脏腑功能的盛衰与乳房的生理病理关系密切。肾为先天之本,主藏精,肾气盛则天癸至,女子月事按时而下,乳房逐渐发育,孕育后分泌乳汁而哺乳;肾气衰则天癸竭,乳房也随之衰萎。脾胃为后天之本,气血生化之源,乳汁由水谷精华所化生,脾健胃壮则乳汁多而浓,反之则少而稀。肝藏血,主疏泄,对女性月经、胎产及乳汁的排泄至关重要,若肝气不舒,则可发生病变。

乳房与肝经、胃经、脾经、肾经以及冲任二脉密切相关。足阳明胃经行贯乳中;足太阴脾经络胃上膈,布于胸中;足厥阴肝经上膈,布胸胁绕乳头而行;足少阴肾经,上贯肝膈而与乳联;冲任二脉起于胞中,任脉循腹里,上关元至胸中,冲脉夹脐上行,至胸中而散。冲任为气血之海,上行则为乳汁,下行则为经水。若经脉闭阻不畅,或冲任失调,均可导致乳房疾病的发生。

三、病因病机

乳房疾病的发生,主要是由于情志内伤,或饮食不节,或乳汁蓄积,或痰浊瘀血等,影响相关脏腑、经络的生理功能而发生病变。

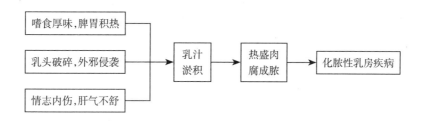

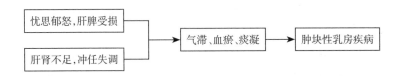

忧思郁怒,肝脾受损 ┐
                  ├→ 气滞、血瘀、痰凝 → 肿块性乳房疾病
肝肾不足,冲任失调 ┘

四、诊断

乳房疾病的诊断根据体格检查、局部征象、全身表现以及相关实验室和辅助检查等综合判断。

(一)乳房病的体格检查

及时正确地进行乳房检查,对于乳腺疾病的早期发现、早期诊断有着重要意义。乳房疾病检查的最佳时间是在月经来潮的第7~10天,此时是乳房的生理平稳期,如有病变容易被发现。检查时体位可采用坐位、立位或仰卧位,根据需要选择。乳房检查的顺序一般先望诊再触诊;先检查健侧乳房,再检查患侧乳房;先检查乳房,再查腋窝及锁骨上下区域。

1. 望诊 患者站立,将两侧乳房完全显露。注意乳房的位置、形状、大小及对称与否;乳房表面有无突起或凹陷;乳房皮肤的色泽、有无水肿、有无溃口或橘皮样、湿疹样改变等;乳房浅表静脉是否扩张;乳头是否畸形、位置高低、有无内陷或破损等;乳房皮肤如果有凹陷,可让患者两臂高举过头,或用手抬高乳房,使凹陷部分更为明显。

2. 触诊 坐位和仰卧位相结合,根据需要选择体位。触诊的方法是四指并拢,用指腹平放在乳房表面,轻柔触摸,切勿用手指去抓捏乳房,否则会将捏起的腺体组织错误地认为是乳腺肿块。其顺序是先触按整个乳房,然后按照一定的次序触摸乳房的四个象限,即内上、外上、外下、内下象限。若发现乳房肿块,要注意肿块的位置、形状、数目、大小、质地、边界、表面情况、活动度及有无压痛。继而检查乳头、乳晕,顺时针方向仔细按压乳晕部,注意有无液体自乳窍溢出,观察液体溢出的位置、性质、色泽、数量等。最后触摸腋窝、锁骨下及锁骨上区域淋巴结。检查时医师与患者正对而立,用左手检查患者右侧,用右手检查患者左侧,并让患者将上臂靠近胸壁,前臂松弛放在检查者的手臂上。如触及淋巴结,应注意淋巴结的位置、大小、质地、活动度及表面情况,有无压痛等。

(二)辅助检查

1. X线检查 常用方法是钼靶X线摄片。适用于40岁以上女性,40岁以下女性若对肿块性质高度怀疑时,也可进行乳腺钼靶摄片。钼靶X线摄片可观察乳腺腺体结构、肿块、钙化情况。典型的乳腺癌钼靶摄片表现为密度增高的肿块影,边界不规则,或有毛刺征;颗粒细小、密集的钙化点;乳房结构扭曲或不对称。

2. B超检查 常用方法是彩色多普勒超声仪。具有便利性、安全性及可重复性。主要鉴别肿块是囊性和实质性,结合血流情况可提高其良、恶性的准确性。

3. 乳腺导管内镜检查 具有直观、实时、灵活等特点,适用于乳头溢液尤其是单孔溢液的患者。可在镜下直接观察乳腺导管内的病变情况,对于导管内乳头状瘤、乳腺癌等有较高的诊断价值。

4. MR 检查　对年轻女性以及疑有多中心病灶的乳房肿块可行乳房 MR 检查。不作为常规乳腺影像学检查的方法。

5. 病理学检查　包括细胞病理学检查和组织病理学检查。细胞病理学检查包括细针穿刺细胞学检查、乳头溢液细胞学检查和印片细胞学检查。空芯针穿刺活检或开放手术活检可进行组织病理学检查。

（三）乳房病常见症状的鉴别

1. 乳房疼痛的鉴别　乳房疼痛可因炎症、良性增生性疾病、乳头皲裂、良恶性肿瘤等引起。乳房疼痛的鉴别参见表 7-1。

表 7-1　常见乳房疼痛鉴别

病名	乳痈	粉刺性乳痈	乳癖	乳岩
类别	持续痛	卒痛	阵发痛或持续痛	持续痛
性质	初期常为胀痛或啄痛,逐渐加重,脓肿溃破后疼痛缓解	初起为局部轻度隐痛或刺痛,逐渐加重,但不剧烈	胀痛或刺痛,多与月经周期有关,亦可因情绪波动而加剧	初期无疼痛,后期若伴有溃破坏死或合并感染时可有剧烈抽掣痛

2. 乳房肿块的鉴别　乳房可因炎症、良性增生性疾病、外伤、良恶性肿瘤、囊肿及寄生虫病而出现肿块。乳房肿块的鉴别参见表 7-2。

表 7-2　常见乳房肿块鉴别

病名	乳核	乳癖	乳衄	乳岩
肿块特点	大多为单个,也可有多个,圆形或椭圆形,边缘清楚,表面光滑,质地坚实,生长比较缓慢	常为多个,双侧乳房散在分布,形状多样,可为片状、结节、条索,边缘清或不清,质地软或韧或囊性感	多在乳头附近,单个绿豆大小,圆形肿块,边缘清楚,质地软或中等	多为单个,形状不规则,边缘不清楚,质地硬或不均匀,生长速度较快
疼痛	无	明显胀痛或刺痛,与月经周期及情绪变化有关	少数可有压痛	初期无疼痛,中晚期可出现疼痛
活动度	好,用手推动有滑脱感	可活动	可活动	早期活动度可,中期及晚期无法推动
与皮肤及周围组织粘连情况	无粘连	无粘连	无粘连	可有粘连,皮肤呈"酒窝征"或"橘皮样变"

3. 乳头溢液的鉴别　分清乳头溢液是真性的还是假性的;区分乳头溢液的溢出方式,即自发溢液还是被动溢液,单孔溢液还是多孔溢液,双侧乳头溢液还是单侧乳头溢液;确定乳头溢液的性质,可分为乳汁样、脓性、水样、浆液性和血性等。乳头溢液鉴别见表 7-3。

表 7-3　常见乳头溢液鉴别表

病名	乳癖	粉刺性乳痈	乳衄	乳岩
溢出方式	单侧、自发性或被动性、多孔	单侧、自发性、多孔	单侧、自发性、单孔	单侧、自发性或被动性、单孔
性质	水样、浆液性、血性	浆液性，少数为乳汁样、脓血性、血性	血性、浆液性	血性、浆液性、水样

五、治疗

乳房疾病常用的治法有疏风解表法、疏肝清热法、扶正托毒法、解郁化痰法、调摄冲任法、滋阴化痰法等。其中"气"是引起乳房疾病的主要病因病机和治疗依据。临床治疗乳房疾病，不论新久虚实，温凉攻补，各方之中配理气疏络之品，可使乳络疏通。气为血之帅，气行则血行，气血流畅，自然壅者易通，郁者易达，结者易散，坚者易软，每能收到预期效果。

1. 内治（表 7-4）

表 7-4　乳房疾病常见内治法

治法	适应证	证候	代表方
疏表解毒法	邪气阻滞经络，营卫不和	乳房局部肿痛；伴有恶寒发热；苔薄白，脉浮数	瓜蒌牛蒡汤、银翘散
清热解毒法	热毒炽盛，肉腐成脓阶段	乳房局部红肿高突、灼热疼痛；伴有壮热口渴、尿赤便秘；舌苔黄、脉弦数	内疏黄连汤、橘叶散
托里透脓法	气血两虚，不能托毒外出	脓成难溃，或溃后脓水清稀，疮形平塌，漫肿不收，日久不易破溃，隐隐作痛，或溃后脓水清稀，久不收口；舌淡红，脉沉细无力	托里透脓汤、托里消毒散
解郁化痰法	肝气不舒，痰气互结	乳房胀痛，胸闷不舒；舌苔白腻，脉弦滑	开郁散、逍遥散合小金丹
补益扶正法	气血两亏	乳癌、乳痨破溃后，面色无华，气短乏力，食欲不振，脉细无力；或潮热盗汗，头晕耳鸣，舌质红，脉细数；或形寒肢冷，大便溏薄，苔白质淡，脉沉迟。或感染性乳房疾病溃后脓出难以生肌收口者	香贝养荣汤、归脾汤
调摄冲任法	肝肾不足，冲任失调	乳房肿块或疼痛多与乳房发育、月经周期、妊娠有关；伴有腰酸乏力，神疲倦怠，月经失调；舌淡，苔薄白，脉沉细	右归饮、二仙汤、六味地黄丸等

2. 外治

（1）初期：乳痈、乳发、粉刺性乳痈等属阳证，初期宜清热解毒、活血消肿，用金黄散、玉露散、双柏散等，水、蜜调后外敷，每日 1~2 次，或金黄膏、玉露膏外敷。乳痨属阴证，用阳和解凝膏掺桂麝散或黑退消敷贴。

（2）脓成：宜及时切开排脓。

（3）溃后：宜提脓祛腐，选用八二丹、九一丹药线引流；脓腐脱尽，肉芽新鲜，改用生肌散、生肌玉红膏等，或加用垫棉法。

3. 其他疗法

手术：肿块性疾病，对疑有恶变以及恶性肿瘤者，应早期采取手术治疗。

（万 华）

第二节 乳 痈

培训目标

1. 掌握乳痈的病因病机。
2. 掌握乳痈的临床特点、诊断与鉴别诊断。
3. 掌握乳痈的辨证论治及常用外治法。

乳痈是发生在乳房部最常见的急性化脓性疾病。其临床特点是乳房结块，红肿热痛，溃后脓出稠厚，伴恶寒发热等全身症状。发生于哺乳期的名"外吹乳痈"，占全部乳痈病例的90%以上；发生于妊娠期的名"内吹乳痈"；不论男女老少，在非哺乳期和非妊娠期发生的称为"不乳儿乳痈"，临床少见。本节主要阐述"外吹乳痈"。本病相当于西医的急性化脓性乳腺炎。

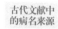
古代文献中
的病名来源

典型案例

简要病史

患者女性，29岁，职员。因"产后右乳结块肿痛10天伴发热3天"就诊。患者3周前剖腹产下一子，产后母乳喂养。10天前哺乳时右乳头破碎后出现右乳结块，当时皮色发红，伴有疼痛，右乳头乳汁分泌欠畅，无发热，自行按摩热敷结块不缩小。3天前患者出现右乳肿痛明显加重，伴发热，最高39.5℃。

问题一

为进一步明确诊断，需补充完善哪些相关病史？

思路

哺乳期女性，10天前右乳头破碎后出现右乳结块，伴红肿疼痛，3天前右乳肿痛明显加重，伴发热。首先考虑的诊断是急性化脓性乳腺炎。为进一步明确诊断，需补充了解以下病史资料。

1. 是否为初产妇，产后哺乳情况、饮食情况和情志情况。

2. 伴随症状。

3. 中医十问（是否有恶寒或寒战；是否有自汗、盗汗；是否有头痛；是否有胸闷呕恶；是否有口干、口苦，如有口干，饮水是否能缓解；喜温饮还是喜冷饮；胃纳、二便、夜寐等情况）。

4. 发病后治疗情况。

5. 既往病史和手术外伤史。

6. 家族性乳腺癌病史。

7. 患者目前乳房情况。

8. 舌脉。

9. 相关辅助检查结果。

完善病史

　　患者3周前首次剖腹产下一子,产后母乳喂养。10天前哺乳时右乳头破碎出现右乳结块,如鸡蛋大小,当时皮色发红,伴有疼痛,右乳头乳汁分泌欠畅,无发热,自行按摩热敷结块不缩小。3天前患者出现右乳肿痛明显加重,伴发热,最高39.5℃,查血常规示白细胞计数12.6×10⁹/L,中性粒细胞百分比87.1%。外院头孢类抗生素静脉滴注3天,体温稍降,但右乳红肿如前。刻下:右乳结块疼痛,伴口干喜饮,大便3日未行。既往体健,否认手术外伤史,否认家族性乳腺癌病史。专科检查:体温38.2℃。右乳较左乳肿大,双乳头无凹陷,均见白色乳汁泌出,右乳头轻度破碎,表面结痂。右乳房内下方红肿结块范围约6cm×5cm,边界不清,按之灼热,周边质地稍硬,中央皮薄按之有波动感,触痛明显。同侧腋窝可触及1枚肿大淋巴结,大小约2cm×2.5cm,活动度好,有触痛。左乳未及肿块。对侧腋窝及双侧锁骨上未及异常肿大淋巴结。舌质红,苔黄腻,脉数。辅助检查:B超检查提示右乳4—6点位不规则液性暗区,范围约47mm×25mm,边界不清,后方回声增强。否认乳房疾病和手术史,否认家族性乳腺癌病史。

问题二

请问该患者的诊断是什么?

思路

中医:乳痈(热毒炽盛证)。

西医:急性化脓性乳腺炎。

知识点1

诊断与鉴别诊断

本病应当与粉刺性乳痈、炎性乳腺癌等相鉴别。

问题三

请简述该患者的辨病辨证思路。

思路

　　患者产后哺乳时因乳头破碎,感受风毒之邪,蕴积肝胃之络,致使乳络闭塞,乳汁郁积,气血凝滞,故出现右乳结块,排乳不畅,肿胀疼痛;邪滞经络不散,郁久化热生火,则乳房肿痛不消,局部焮红灼热;热盛肉腐成脓,则结块中有波动感。火热炽盛,则壮热不退;火热循经上炎,灼伤津液则口干,下注肠热津亏则便秘。舌质红,苔黄腻,脉数,均为火热之征。局部分期辨证应属于成脓期,证属热毒炽盛证。

知识点2

病 因 病 机

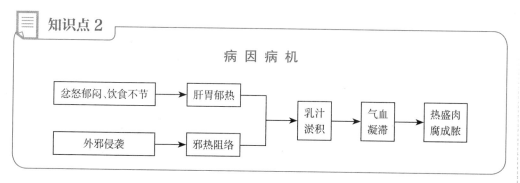

问题四

请简述该患者的治疗方案。

思路

1. 内治　清热解毒,托里透脓。方选透脓散加减。

2. 外治　切开排脓,切口以乳头为中心呈放射状,在皮薄、波动感最明显、稍低位置处。术后用红油膏纱布填塞脓腔,1天后改用药线蘸九一丹引流,外敷金黄膏,待脓净仅流黄稠滋水时,改用生肌散、白玉膏盖贴。

知识点3

治 疗 方 案

本病的治疗以疏肝清热、通乳散结为原则。强调及早处理,以消为贵。注重通络下乳,避免过用寒凉药物,兼顾产后多虚多瘀的体质。

1. 内治

(1) 气滞热壅证:乳房肿胀疼痛,结块或有或无,皮色不变或微红,乳汁分泌不畅;伴恶寒发热,头痛骨楚,胸闷呕恶,纳谷不馨,大便干结等;舌质红,苔薄白或薄黄,脉浮数或弦数。治宜疏肝清胃,通乳消肿。方选瓜蒌牛蒡汤加减。

(2) 热毒炽盛证:乳房肿痛加重,结块增大,皮肤焮红灼热,继之结块中软应指,或脓出不畅,红肿热痛不消;伴壮热不退,口渴喜饮水,便秘溲赤;舌质红,苔黄腻,脉洪数。治宜清热解毒,托里透脓。方选透脓散加减。

(3) 正虚毒恋证:溃后乳房肿痛减轻,脓液清稀,淋漓不尽,日久不愈,或乳汁从疮口溢出;伴面色少华,神疲乏力,或低热不退,纳谷不馨;舌质淡,苔薄,脉细。治宜益气和营,托毒生肌。方选托里消毒散加减。

2. 外治

(1) 初起,宜消法。皮色焮红灼热者,宜金黄散或玉露散或双柏散,用冷开水或金银花调敷;或鲜菊花叶、鲜蒲公英、仙人掌单味适量捣烂外敷;或玉露膏或金黄膏外敷。皮色微红或不红者,宜冲和膏外敷。

(2) 成脓,行切开排脓。脓肿在乳房部宜做放射状切口或循皮纹切开,以免损伤乳络而形成乳漏;乳晕部脓肿宜在乳晕旁做弧形切口;乳房后位脓肿宜在乳房下方皱褶部做弧形切口。

(3) 溃后,用药线蘸八二丹或九一丹引流,外敷金黄膏。若脓腔较大者可用红油膏纱布蘸八二丹或九一丹填塞。待脓净流出黄稠滋水,改用生肌散,红油膏或白玉膏盖贴。可配合垫棉法加快愈合。

(4) 若有袋脓,可在脓腔下方用垫棉法加压,使脓液不致潴留;如乳汁从疮口溢出,可在患侧用垫棉法束紧,促使收口;若传囊局部出现红肿疼痛明显者则按初起处理,局部已成脓者,宜再做一辅助切口引流或用拖线法。

3. 其他疗法

(1) **手法按摩**:适用于乳痈初起,因乳汁淤积而局部肿痛者。在患侧乳房涂以少许润滑油,先轻揪乳头数次,再从乳房四周轻轻向乳头方向施压,按摩推挤,将淤积的乳汁渐渐推出。

(2) **针刺**:适用于乳痈初起。取肩井、膻中、足三里、列缺、膈俞、血海等穴,用泻法,留针 15~20 分钟,每日 1 次。

(3) 若出现热毒内攻脏腑危象时,须加用抗生素。

临证要点

1. 临证应详细询问病史及发病过程,进行分期辨证。

2. 本病总因肝郁胃热,或夹风热毒邪侵袭,引起乳汁淤积,乳络闭阻,气血瘀滞,热盛肉腐而成脓。

3. 本病治疗以疏肝清热、通乳散结为原则。强调及早处理,以消为贵。

4. 仔细观察乳房肿块情况,结合舌脉及患者全身症状,选择合适的内治方药和外治方法。

5. 对乳汁或脓液进行细菌培养及药物敏感度检测,可指导临床抗生素的应用。

6. 重视哺乳期乳房的调护,关键在于避免乳汁淤积,防止乳头损伤,并保持清洁。

诊疗流程图

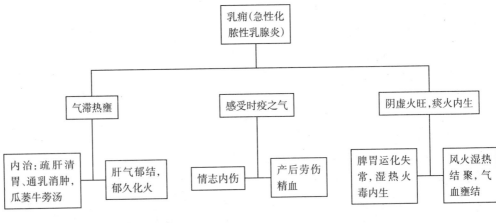

（万　华）

第三节 乳 发

培训目标

了解乳发的病因病机、诊断与鉴别诊断及治疗原则。

乳发是发生在乳房部的严重急性化脓性疾病。其临床特点是乳房皮肤焮红漫肿,疼痛剧烈,迅速坏死、溃烂。本病相当于西医的乳房蜂窝织炎或乳房坏疽。

古代文献中的病名来源
LR-7-5

典型案例

简要病史

患者女性,32岁,职员。因"产后15天,右乳皮红伴疼痛5天"就诊。患者5天前右乳头破碎后出现右乳外侧皮色焮红,疼痛较剧,随之触及右乳外侧肿块,无发热,未曾就诊。2天后右乳皮红范围较前扩大,累及整个右乳及右上臂内侧缘,疼痛加剧,右乳外侧皮肤出现数十枚米粒大小白色脓丘疹,伴畏寒、发热,体温最高达40.5℃。

问题一

为进一步明确诊断,需补充完善哪些相关病史?

思路

患者为哺乳期女性,有乳头破碎史,右乳累及右侧上臂皮肤出现境界不清的红肿,右乳外侧皮肤多个脓丘疹,伴发热。首先考虑的诊断是乳房蜂窝织炎。为进一步明确诊断,需补充了解以下病史资料。

1. 产后哺乳情况、饮食情况和情志情况。

2. 伴随症状。

3. 中医十问(是否有恶寒、寒战或发热;是否有自汗、盗汗;是否有头痛;是否有胸闷呕恶;是否有口干、口苦;胃纳、二便、夜寐等情况)。

4. 发病后治疗情况。

5. 既往病史和手术外伤史。

6. 家族性乳腺癌病史。

7. 患者目前乳房情况。

8. 舌脉。

9. 相关辅助检查结果。

完善病史

患者15天前顺产下一子,产后母乳喂养。患者5天前右乳头破碎后出现右乳外侧皮色焮红,疼痛较剧,随之触及右乳外侧肿块,无发热,未曾就诊。2天后右乳红肿范围较前扩大,累及整个右乳及右上臂内侧缘,疼痛加剧,伴畏寒、发热,体温最高达40.5℃。刻下:右乳疼痛,伴发热,纳呆,大便秘结,小便短赤。既往体健,否认手术外伤史,否认家族性乳腺癌病史。查体:体温38.8℃;神清,精神萎靡;右乳饱满增大,右乳皮色焮红,境界不清,范围累及整个右乳,并经腋下、右上肢内侧到达肘部,皮红处压之有凹陷性水肿、皮温升高,局部表面散在数十枚米粒大小白色脓丘疹;右乳外侧可触及一肿块,大小约4cm×3cm,质硬韧,边界不清,无波动感,压痛明显;右腋下可触及1枚肿大淋巴结,大小约2cm×2cm,边界清,活动,轻度压痛。舌质红,苔黄,脉弦数。血常规:白细胞计数17.00×10^9/L,中性粒细胞百分比97.3%。C反应蛋白190.0mg/L,血白蛋白30.00g/L。辅助检查:B超检查提示右乳6—12点位皮肤增厚,皮下见水肿样改变,并向右肩部蔓延。

问题二

请问该患者的诊断是什么?

思路

中医:乳发(早期)。

西医:乳房蜂窝织炎。

鉴别诊断
ER-7-6

知识点1

诊断与鉴别诊断

本病应当与乳痈、炎性乳腺癌等相鉴别。

问题三

请简述该患者的辨病辨证思路。

思路

患者产后劳伤精血,以致阴虚火旺,痰火内生,复因乳头破碎,湿热火毒乘虚侵入皮肉,内外之邪相互搏结,以致风火湿热结聚,气血壅结,阻于肝胃二经,结于乳房,故乳房皮色焮红,疼痛剧烈。火热炽盛,故发热;火热内盛,灼伤津液,故大便秘结,小便短赤;湿热蕴积脾胃,故纳呆。舌质红,苔黄,脉弦数,均为湿热火毒之象。

知识点2

病 因 病 机

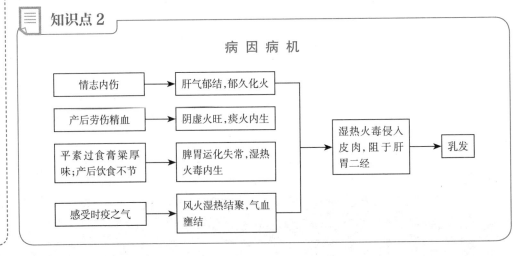

问题四

请简述该患者的治疗方案。

思路

1. 内治　泻火解毒,清热利湿。方选龙胆泻肝汤加减。

2. 外治　金黄膏或玉露膏外用,每日 1~2 次。

3. 抗生素治疗。

知识点 3

治 疗 方 案

本病宜中西医结合治疗。中医辨证治疗以清热泻火、利湿解毒为原则。

1. 内治

(1)早期:乳房部皮肤焮红漫肿,疼痛剧烈,患侧腋窝淋巴结肿痛;伴形寒壮热,骨节酸楚,纳呆,大便秘结,小便溲赤;舌质红,苔黄,脉弦数。治宜泻火解毒,清热利湿。方选龙胆泻肝汤加减。

(2)成脓期:局部皮肤湿烂,继而发黑腐溃,或中软不溃,疼痛加重;伴壮热口渴,溲赤便秘,甚者可出现高热、神昏谵语、烦躁不安等火毒攻心之候;舌质红,苔黄腻,脉弦数或弦滑。治宜泻火利湿,托毒透脓。方选龙胆泻肝汤合黄连解毒汤加减;若出现火毒内攻之候,宜凉血清热、清心开窍,方选犀角地黄汤合黄连解毒汤。

(3)溃后期:脓肿已溃,腐脱新生,热退肿消,月余可以痊愈;若出现袋脓、传囊、乳漏等变证,则收口缓慢;舌质淡,苔薄白,脉弦细。治宜扶正和营托毒。方选托里消毒散或八珍汤加减。

2. 外治

(1)早期:金黄膏或玉露膏外用,每日 1~2 次。

(2)成脓:局部腐黑不溃,按之中软有波动感者,可行切开排脓。

(3)溃后:用七三丹、玉露膏盖贴,每日换药 2~3 次;腐肉脱落迟缓者,用五五丹提脓祛腐;腐脱新生,改用生肌散生肌收口,红油膏盖贴,每日换药 1 次。

(4)若出现袋脓、乳漏、传囊乳痈,参照"乳痈"治疗。

3. 其他疗法　早期给予足量高效抗生素。局部伤口脓液及血液做细菌培养与药物敏感度检测,指导选择敏感的抗生素。同时给予镇痛、退热、加强营养等对症处理。

临证要点

1. 临证应详细问问病史及发病过程,进行分期辨证,注意与乳痈、炎性乳腺癌的鉴别诊断。

2. 本病总由湿热火毒侵入皮肉,阻于肝胃二经而发。

3. 本病宜中西医结合治疗,早期给予足量高效抗生素。辨证治疗以清热泻火、利湿解毒为原则,若火毒内攻,宜凉血清热、清心开窍。

4. 对乳汁、脓液及血液进行细菌培养及药物敏感度检测,可指导临床抗生素的应用。

诊疗流程图

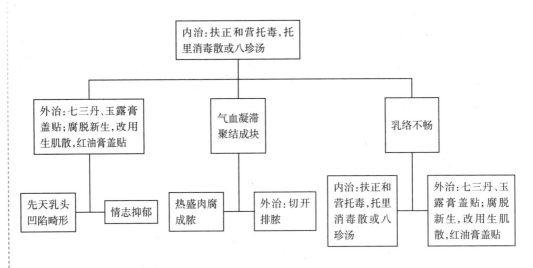

（万 华）

第四节 粉刺性乳痈

 培训目标

了解粉刺性乳痈的病因病机、诊断与鉴别诊断及治疗原则。

古代文献中
的病名来源
ER-7-7

粉刺性乳痈是发生在非哺乳期或非妊娠期的乳房慢性化脓性疾病。其临床特点是多在非哺乳期或非妊娠期发病,常有乳头凹陷或溢液,初起肿块多位于乳晕部,化脓溃破后脓液中夹有粉刺样物质,易反复发作,形成瘘管,经久难愈,全身症状较轻。本病相当于西医的浆细胞性乳腺炎、乳腺导管扩张综合征等。

典型案例

简要病史

患者女性,32 岁,教师。因"右乳肿痛月余,红肿 1 周"就诊。患者 1 个月前无明显诱因下出现右乳乳晕处肿块,轻压痛,局部皮色、皮温不变。2 周前患者右乳肿块疼痛较前明显,肿块增大。1 周前右乳肿块皮色发红,触痛明显。3 年前顺产下一女,因乳头凹陷未哺乳。

问题一

为进一步明确诊断,需补充完善哪些相关病史?

思路

患者为非哺乳期非妊娠期女性,初起乳晕部肿块,伴有红肿疼痛。首先考虑的诊断是浆细胞性乳腺炎。为进一步明确诊断,需补充了解以下病史资料。

1. 患乳是否伴有先天性乳头凹陷,乳头是否常有白色脂渣样分泌物。

2. 伴随症状。

3. 中医十问(是否有恶寒或发热;是否有自汗、盗汗;是否有头痛;是否有胸闷呕恶;是否有口干、口苦;胃纳、二便、夜寐等情况)。

4. 发病后治疗情况。

5. 既往病史和手术外伤史。

6. 家族性乳腺癌病史。

7. 患者目前乳房情况。

8. 舌脉。

9. 相关辅助检查结果。

完善病史

患者 1 个月前无明显诱因下出现右乳乳晕处肿块,轻压痛,局部皮色、皮温不变。2 周前患者右乳肿块疼痛较前明显,肿块增大,予头孢类抗生素静脉滴注 5 天,右乳肿痛无明显好转。1 周前右乳肿块皮色发红,触痛明显。刻下:右乳肿痛,无发热,纳寐可,大便干结。舌质红,苔黄腻,脉弦数。患者右乳头先天性凹陷,常有白色脂渣样分泌物。3 年前顺产下一女,因乳头凹陷未哺乳。既往体健,否认手术外伤史,否认家族性乳腺癌病史。专科检查:双乳不对称,右乳较左乳大;右乳头完全凹陷,挤压见白色脂渣样分泌物;右乳外上象限近乳晕处皮色发红,范围约 2cm×2cm,其下可触及一肿块,范围在 9—12 点位,大小约 5cm×6cm,质地偏硬,边界不清,活动度差,按之灼热,压痛;右腋下触及一肿大淋巴结,质地中等,压痛。辅助检查:B 超检查提示右乳晕 9—11 点位可见 45mm×34mm 低回声区,边界欠清,形态不规则,中心区回声较强,彩色多普勒显示病灶区域血流信号较丰富。

问题二

请问该患者的诊断是什么?

思路

中医:粉刺性乳痈(肝经郁热证)。

西医:浆细胞性乳腺炎。

知识点 1

诊断与鉴别诊断

本病应当与乳岩、乳痨、乳衄、乳痈等相鉴别。

鉴别诊断

ER-7-8

问题三

请简述该患者的辨病辨证思路。

思路

患者素有乳头凹陷畸形,乳络不畅。复因平时易情绪波动,情志欠畅,久则肝气郁滞,营血不从,气滞血凝,凝聚成块,故出现乳房肿块;不通则痛,故乳房肿块疼痛;郁久化热,阻于乳络,故乳房肿痛不消,局部皮色发红,灼热感。火热炽盛,灼伤津液,故大便干结。舌质红,苔黄腻,脉弦数,均为火热之征。故辨证当属肝经郁热证。

知识点 2

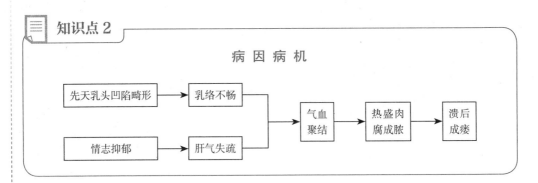

病 因 病 机

问题四

请简述该患者的治疗方案。

思路

1. **内治**　疏肝清热,活血消肿。方选柴胡清肝汤加减。
2. **外治**　用金黄散外敷,以清热解毒、消肿散结。

知识点 3

治 疗 方 案

　　注重内治与外治相结合,未溃偏重内治,已溃偏重外治。药物外治、手术切开排脓或扩创或拖线法以及垫棉压迫等方法,可根据具体情况配合使用。单纯表现为乳头溢液者,宜寻找病因,适当对症处理。

　　1. 内治

　　(1) 肝经郁热证:乳头凹陷,乳晕部结块红肿疼痛;伴发热,头痛,大便干结,尿黄;舌质红,舌苔黄腻,脉弦数或滑数。治宜疏肝清热,活血消肿。方选柴胡清肝汤加减。

　　(2) 余毒未清证:脓肿自溃或切开排脓后脓水淋漓,久不收口,或时发时敛,局部有僵硬肿块或红肿化脓;舌质淡红或红,舌苔薄黄,脉弦。治宜扶正托毒。方选托里消毒散加减。

　　2. 外治

　　(1) 箍围法:适用于各种类型,尤其是肿块型。肿块红肿热痛者,用金黄散外敷;肿块红肿不明显者,用冲和膏外敷。

　　(2) 切开法:适用于脓肿型和瘘管型,必要时配合拖线法。若脓成未溃,可行切开排脓法。单纯性瘘管可用局部麻醉,复杂性瘘管宜用连续性硬膜外麻醉或全麻。在球头银丝探针引导下,切开瘘管和脓腔,彻底清除坏死组织。必须切开通向乳头孔的瘘管。

（3）引流法：适用于脓肿切开或自行溃破之后，腐肉未脱，脓毒未净时，或瘘管为主要表现者。选用适宜的药线或纱条，蘸七三丹或八二丹以提脓祛腐，外盖红油膏纱布，每天换药 1 次。待腐脱新生时，改用九一丹或生肌散，红油膏盖贴。术后换药必须使创面新鲜肉芽组织从基底部长起，以避免桥形假性愈合。

（4）拖线法：适用于复杂性瘘管，常配合切开法。用 4~5 股 4 号丝线或纱条（一般用红油膏纱条）贯穿创腔或瘘管，两端打结，使之呈圆环状，每日换药时来回拖拉引流，冲洗窦瘘，清洁丝线后再掺九一丹，拖入管道内，每日 1 次。此法能使药物充分接触未切开的内腔疮面，发挥提脓祛腐的作用，又起到引流的作用。一般 10~14 天拆线，配合垫棉绑缚法促使创面愈合。

（5）垫棉法：适用于深层瘘管或空腔较大，皮肉不合者。在创面内脓液已净时采用，可用纱布、棉垫垫压空腔处，外加绷带加压绑扎，促使管腔愈合。

3. 其他疗法

（1）手术疗法：对于病变导管明确或肿块范围局限者，可行病变导管切除术或乳腺区段切除术；伴有乳头凹陷畸形者，加乳头矫形术；少数年龄较大，乳房肿块遍及全乳或皮肤破溃面积较大或形成多个窦道者，可行乳房单纯切除术。

（2）抗生素：炎症严重时，可考虑联合应用甲硝唑和其他广谱抗生素。

临证要点

1. 临证应详细询问病史及发病过程，进行分期辨证。

2. 本病与乳岩易混淆，尤其是在肿块期，必要时取病理活检。

3. 本病发病常素有乳头凹陷，加之情绪抑郁，气血凝滞成块，郁蒸腐肉酿脓而成。

4. 仔细观察乳房局部情况，结合舌脉及患者全身症状，选择合适的内治方药和外治方法。本病注重内治与外治相结合，未溃偏重内治，已溃偏重外治。

5. 对于瘘管期，应定期行创面分泌物培养。

6. 对于病程较长，多次反复发作，应警惕其恶变，并加强随访。

诊疗流程图

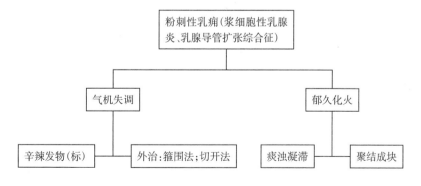

（万 华）

第五节 肉芽肿性小叶性乳腺炎

培训目标

1. 了解肉芽肿性小叶性乳腺炎的诊断、鉴别诊断。
2. 熟悉肉芽肿性小叶性乳腺炎的辨证论治。
3. 了解肉芽肿性小叶性乳腺炎的常用外治法。

肉芽肿性小叶性乳腺炎(granuloma-tous lobular mastitis,GLM),又称特发性肉芽肿性小叶性乳腺炎,是乳腺小叶内的一种非干酪样肉芽肿性炎症(图7-1)。其临床特点表现为乳晕区以外的乳腺其他部位肿块,可伴有疼痛,乳房有肿块和脓肿,也可形成窦道,肿块基本位于周围(乳晕2cm以外),可累及乳晕,可伴有或不伴有乳头凹陷。好发于生育年龄,尤以经产妇多见。该病属于中医学"不乳儿乳痈"范畴。

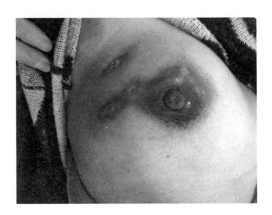

图7-1 肉芽肿性小叶性乳腺炎

典型案例

简要病史

李某,女,33岁。因"双乳反复出现肿块半年余溃破不愈3个月余"就诊。患者半年前因双乳突发多枚结块,外院治疗后,结块消散不显,3个月前部分结块出现溃破流脓。

问题一

为进一步明确诊断,需补充完善哪些相关病史?

思路

患者女性,33岁,半年前双乳突发多枚结块,外院治疗后,结块消散不显,3个月前部分结块出现溃破流脓。首先考虑的可能诊断有乳痨、乳岩、乳痈、粉刺性乳痈、乳漏。为进一步明确诊断,需补充了解以下病史资料。

1. 发病前是否有诱因。

2. 经带胎产。

3. 既往治疗情况。

4. 中医十问[是否有烦躁易怒,是否有进食保健品,是否有恶寒、发热;是否有自汗、盗汗;是否有口干、口苦,如有口干,饮水是否能缓解;喜温饮还是喜冷饮;胃纳(是否喜荤食,是否喜奶制品)、二便、睡眠等情况]。

5. 传染病史。

6. 家族史

7. 相关体格检查。

8. 相关辅助检查。

完善病史

　　李某,女,33 岁。双乳反复出现肿块半年余溃破不愈 3 个月余。患者体形偏胖,半年前因工作压力大,双乳突发多枚结块,外院静脉滴注抗生素加口服中成药治疗,结块消散不显,3 个月前部分结块出现溃破流脓。患者平素性情急躁,伴口干口苦,否认潮热盗汗,胃纳尚可,夜寐欠安,大便秘结,小便色黄。月经周期正常,偶有痛经,有血块;1-0-1-1;带下色黄,有腥臭味。否认传染病史,否认乳腺癌家族。PE:双乳多发结块,部分有波动感,压痛(+),表面皮色暗红,部分溃破流脓,溃口处见大量黄色稠厚脓液流出;舌暗红,苔黄腻,脉弦数。

问题二

请问该患者的诊断是什么?

思路

中医:乳痈(肝郁痰火)。

西医:肉芽肿性小叶性乳腺炎。

知识点 1

诊断要点

图7-1

诊断与鉴别诊断

本病应当与乳腺导管扩张症、乳腺结核病、乳腺癌、浆细胞性乳腺炎等相鉴别。

问题三

请简述该患者的辨病辨证思路。

思路

　　患者青年女性,半年前因工作压力大导致情志不畅,肝气不疏,横而乘脾,致脾失健运,运化失司,水津失布,水聚为湿,水停为饮,饮凝成痰,痰瘀化浊,阻于乳络,聚结成块。肝郁气滞,气机失调,郁久化火。故见结块化腐成脓,结合舌脉,属"肝郁痰火"证。

知识点 2

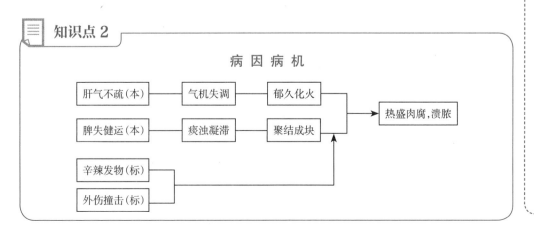

病 因 病 机

问题四

请简述该患者的治疗方案。

思路

1. 内治 疏肝清热,托里透脓。方选柴胡清肝汤合透脓散加减。

2. 外治 中药灌注冲洗,药线引流,金黄膏外敷。

知识点 3

治 疗 方 案

1. 内治

(1) 肝郁化火证:多见于急性期和脓肿期。症见乳房部结块,红肿疼痛,部分结块疼痛剧烈,呈鸡啄样疼痛,触之质软,波动感(+);伴见急躁易怒,大便干结,小便短赤;舌质暗红,苔黄腻,脉弦数。治宜疏肝清热,托里透脓。方选柴胡清肝汤合透脓散加减。

(2) 阳虚痰凝证:多见于肿块期。症见乳房肿物,肿块大小不等,个别可达10cm 以上,形态不规则,质地硬韧,边界欠清,常与皮肤粘连,大多无明显红肿;伴面色灰暗,神情呆滞,手足怕冷;舌苔白厚腻,脉沉缓。治宜温阳补血,散寒通滞。方选阳和汤加减。

(3) 气血两虚证:多见于溃后期。症见脓肿自溃或切开后久不收口,脓水淋漓,形成乳房窦道、瘘管,时愈时发,局部有僵硬肿块;伴神疲乏力,面色少华;舌淡红,苔薄白,脉弦细。治宜扶正托毒。方选托里消毒散加减。

2. 外治

(1) 贴敷疗法:乳房肿块红肿疼痛明显时,可用金黄膏或芙蓉膏外敷。乳房肿块,质地硬韧时,可用冲和膏外敷。

(2) 引流法:乳房肿块成脓后,可行小切口切开引流或者穿刺抽脓,切开或穿刺后配合药线引流。

临证要点

1. 临证应详细询问病史及发病过程,结合辅助检查,病理检查可明确诊断

2. 仔细观察局部体征,结合舌脉及患者全身症状,选择合适的内治方药和外治方。

3. 治疗过程中应定期复查,收口后 2 周、1 个月、3 个月后各复诊 1 次,收口后 3 个月不复发为痊愈。以后每半年复诊 1 次。

4. 保持心情舒畅,劳逸结合。

5. 忌食烟酒、辛辣、炙煿、鱼腥等发物。

6. 避免外伤撞击乳房。

诊疗流程图

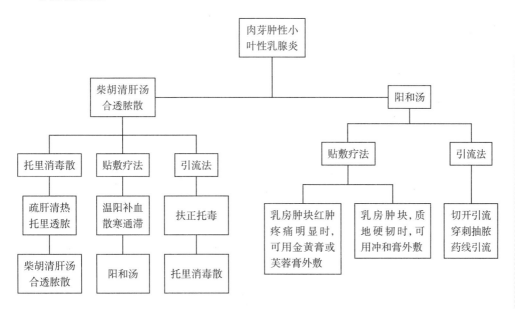

（刘　胜）

第六节　乳　痨

培训目标

了解乳痨的病因病机、诊断与鉴别诊断及治疗原则。

乳痨是发生在乳房部的慢性特异性化脓性疾病,相当于西医的乳房结核。其临床特点是多发生在 20~40 岁的女性,尤其是在妊娠期和哺乳期,起病缓慢,初起乳房内有 1 个或数个结块,状如梅李,边界不清,皮核相亲,日久破溃,脓液清晰且杂有败絮样物,常有肺痨、瘰疬等病史。

古代文献中的病名来源
EB-7-11

典型案例

简要病史

患者女性,31 岁,个体户。因"左乳肿痛 3 个月余,加重伴皮红 2 周"就诊。患者产后 5 个月时无明显诱因下发现左乳外上肿块,伴有轻压痛,局部皮色、皮温不变,继则左乳内上出现肿块,无明显疼痛。患者至外院查血常规:白细胞计数 $8.8×10^9$/L,中性粒细胞百分比 75.9%,血沉 30mm/h,接受抗生素治疗后,左乳肿痛未见缓解。3 个月来左乳肿块逐渐增大,疼痛加重,2 周前左乳肿块皮色出现微红。

问题一

为进一步明确诊断,需补充完善哪些相关病史?

思路

哺乳期发现左乳肿块,初起数个,皮色、皮温不变,伴轻压痛,数月后逐渐增大,疼痛加重。血沉加快,抗生素治疗无效。首先考虑的诊断是乳房结核。为进一步明确诊断,需补充了解以下病史资料。

1. 既往是否有肺痨、瘰疬病史。

2. 伴随症状。

3. 中医十问(是否有恶寒或潮热;是否有自汗、盗汗;是否有颧红;是否有胸闷胁胀;是否乏力;是否消瘦;胃纳、二便、夜寐等情况)。

4. 既往病史和手术外伤史。

5. 家族性乳腺癌病史。

6. 婚育史、哺乳史。

7. 患者目前乳房情况。

8. 舌脉。

9. 相关辅助检查结果。

完善病史

患者产后 8 个月,回乳 5 个月。3 个月前无明显诱因下发现左乳外上肿块,伴有轻压痛,局部皮色、皮温不变,继则左乳内上出现肿块,无明显疼痛,无发热。患者至外院查血常规:白细胞计数 $8.8×10^9$/L,中性粒细胞百分比 75.9%,血沉 30mm/h,接受抗生素治疗后,左乳肿痛未见缓解。3 个月来左乳肿块逐渐增大,疼痛加重,2 周前左乳肿块出现皮色微红。患者平素情绪易怒。刻下:左乳肿块稍有疼痛,无发热,胸闷胁胀,纳可,寐可,二便正常。已婚,育有二子。既往体健,否认肺痨、瘰疬病史。否认手术外伤史,否认家族性乳腺癌病史。专科检查:双乳不对称,左乳较右乳增大;双乳头无凹陷,挤压未见分泌物;左乳内上、外上距乳头 4cm 处分别可触及一肿块,大小约 5cm×3cm、3cm×4cm,质地韧,边界欠清,皮色微红,皮温略高,与皮肤粘连,压痛;左腋下可触及肿大淋巴结,轻压痛。舌质红,苔薄腻,脉弦滑。辅助检查:乳房钼靶 X 线检查示左乳外上、内上象限可见两结节致密影,边缘光整,内可见钙化,呈细砂状;左乳肿块行空芯针穿刺活检,病理结果示乳腺组织中有典型结核结节及干酪样坏死。

问题二

请问该患者的诊断是什么?

思路

中医:乳痨(气滞痰凝证)。

西医:乳房结核。

鉴别诊断
ER-7-15

知识点 1

诊断与鉴别诊断

本病应当与乳岩、粉刺性乳痈等相鉴别。

问题三

请简述该患者的辨病辨证思路。

思路

患者平素情绪欠畅,肝郁气滞,日久化火,所谓"气有余便是火",耗损阴液,更助火势,炼液成痰,结于乳络,故成乳房肿块;不通则痛,故乳房肿块疼痛。肝郁气滞,疏泄失常,肝之经气不畅,故胸闷胁胀。舌质红,苔薄腻,脉弦滑均为肝气郁滞、痰湿凝结之征。故辨证当属气滞痰凝证。

知识点 2

病 因 病 机

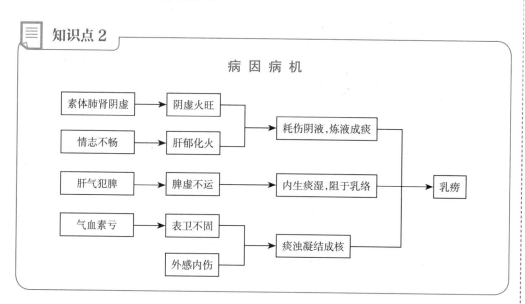

问题四

请简述该患者的治疗方案。

思路

1. 内治　疏肝解郁,滋阴化痰。方选开郁散合消疬丸加减。

2. 外治　用阳和解凝膏掺桂麝散外敷。

3. 抗结核治疗。

知识点 3

治 疗 方 案

中医中药辨证治疗对体质虚弱者尤具优势。原则上应常规配合使用抗结核药物。

1. 内治

(1) 气滞痰凝证:多见于初起阶段。乳房肿块形如梅李,不红不热,质地硬韧,不痛或微痛,推之可动;伴心情不畅,胸闷胁胀;舌质正常,苔薄腻,脉弦滑。治宜疏肝解郁,滋阴化痰。方选开郁散合消疬丸加减。

(2) 正虚邪恋证:多见于化脓或溃后阶段。乳房结块渐大,皮色暗红,肿块变软,按之应指;溃后脓水稀薄夹有败絮样物质,日久不敛,形成窦道;伴面色㿠白,神疲乏力,食欲不振;舌淡,苔薄白,脉虚无力。治宜补益气血,托里透脓。方选托里消毒散加减。

（3）阴虚火旺证:溃后脓出稀薄,夹有败絮状物质,形成窦道,久不愈合;伴潮热颧红,干咳少痰,或痰中带血,形瘦食少;舌质红,苔少,脉细数。治宜养阴清热。方选六味地黄丸合清骨散加减。

2. 外治

（1）初起:可用阳和解凝膏掺桂麝散或黑退消敷贴。

（2）成脓:肿块波动明显时,宜切开排脓。

（3）溃后:切开排脓后或溃后疮口有腐肉,可用红油膏掺五五丹或七三丹盖贴;腐脱肉鲜者,改用生肌散或生肌玉红膏收功。如形成瘘管者,用白降丹或红升丹药捻条插入,外敷红油膏,脓尽后改用生肌散。

3. 其他疗法 西药常选异烟肼、利福平等联合用药抗结核治疗。

临证要点

1. 临证应详细询问病史及发病过程,进行分期辨证。

2. 本病初期阶段易与乳岩混淆,溃后易与粉刺性乳痈混淆,必要时取病理组织活检。

3. 本病的治疗,原则上应常规配合使用抗结核药物。中医中药辨证治疗对于体质虚弱者尤具优势。

4. 仔细观察乳房肿块情况,结合舌脉及患者全身症状,选择合适的内治方药和外治方法。

5. 寻找并积极治疗原发病灶。

6. 坚持用药,按医嘱完成疗程。

诊疗流程图

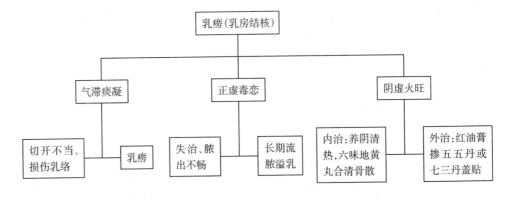

（万 华）

第七节 乳 漏

 培训目标

了解乳漏的病因病机、诊断与鉴别诊断及治疗原则。

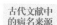

乳漏是发生于乳房部或乳晕部的脓肿溃破后,久不收口而形成管道者,相当于西医的乳房或乳晕部窦道或瘘管。其临床特点是疮口脓水淋漓,或杂有乳汁或败絮样或脂质样物,溃口经久不愈。

典型案例

简要病史

患者女性,22 岁,个体户。因"右乳肿块反复破溃流脓 1 年余"就诊。患者 1 年前右乳头内侧乳晕部出现肿痛,后右乳内侧肿块反复破溃,流出黄色脓液,兼有白色脂质样分泌物。此次 3 个月前患者原溃口处又出现红肿疼痛,破溃后流脓,外院一直换药治疗,疮口不愈合。患者 2 年前曾行双侧乳头整形术。

问题一

为进一步明确诊断,需补充完善哪些相关病史?

思路

患者右侧乳晕部肿块,红肿疼痛,溃破后脓液中兼有白色脂质样分泌物,反复发作。患者既往有双侧乳头整形术。首先考虑的诊断是乳晕部瘘管。为进一步明确诊断,需补充了解以下病史资料。

1. 患乳是否伴有先天性乳头凹陷,乳头是否常有白色脂渣样分泌物。

2. 伴随症状。

3. 中医十问(是否有恶寒或潮热;是否有自汗、盗汗;是否有颧红;是否有胸闷胁胀;是否咳嗽咯痰;是否乏力;是否消瘦;是否口干口苦;胃纳、二便、夜寐等情况)。

4. 发病后治疗情况。

5. 既往病史和手术外伤史。

6. 家族性乳腺癌病史。

7. 婚育史。

8. 患者目前乳房情况。

9. 舌脉。

10. 相关辅助检查结果。

完善病史

患者 1 年前右乳头内侧乳晕部出现肿痛,局部皮色发红,当时无恶寒发热,曾在外院行抗生素治疗 4 天,但症情无明显好转。1 周后右乳内侧肿块破溃,流出黄色脓液,兼有白色脂质样分泌物,一直于外院换药治疗,但疮口愈合后又反复出现破溃。此次 3 个月前患者原溃口处又出现红肿疼痛,破溃后流脓,外院一直换药治疗,疮口不愈合。刻下:右乳内侧破溃流脓,无发热,纳寐可,二便调。未婚未育。既往体健,2 年前曾行双侧乳头整形术,否认其他手术外伤史,否认家族性乳腺癌病史。专科检查:双乳对称;右乳头完全凹陷,挤压见白色脂渣样分泌物;右乳内侧乳晕处可见一溃口,大小约 1cm×1cm,肉芽鲜红,内有黄色脓性分泌物,溃口周围皮色微红,其下稍有僵硬结块。双腋下未及肿大淋巴结。舌质红,苔薄黄,脉滑数。辅助检查:脓液培养示无细菌生长。

问题二

请问该患者的诊断是什么?

思路

中医:乳漏(余毒未清证)。

西医:乳晕部瘘管。

鉴别诊断

知识点 1

诊断与鉴别诊断

本病应当与乳岩相鉴别。

问题三

请简述该患者的辨病辨证思路。

思路

患者素有乳头凹陷畸形,复因行乳头手术后损伤乳络,乳络不畅,加上感染毒邪,气血凝滞,经络阻塞,聚结成块,蕴蒸化脓,反复破溃,耗伤气血,正虚毒恋,故疮口久不愈合,出现乳晕部瘘管;邪毒留滞,故乳晕部有结块,红肿疼痛。舌质红,苔薄黄,脉滑数,均为火热之征。故辨证当属余毒未清证。

知识点 2

病 因 病 机

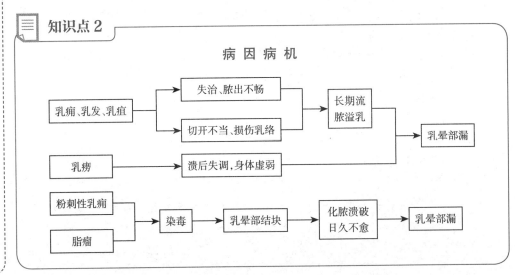

问题四

请简述该患者的治疗方案。

思路

1. 内治　清热解毒。方选银花甘草汤加减。

2. 外治　在球头银丝探针引导下,行切开法,关键是切开通向乳头孔的瘘管,彻底清除坏死组织。术后创口内用九一丹药线提脓祛腐、拔毒生肌,外敷红油膏。待腐脱新生时,用生肌散生肌收口,直至创口愈合。

知识点3

治 疗 方 案

关键是要辨别形成漏管的原因,并明确管道的走向及分支情况。以外治为主,内治为辅。乳痨所致乳漏,应配合抗结核药治疗。

1. 内治

(1) 余毒未清证:乳房部或乳晕部漏,反复红肿疼痛,疮口常流乳汁或脓水,经久不愈,局部有僵肿结块,周围皮肤潮湿浸淫;舌质红,苔薄黄,脉滑数。治宜清热解毒。方选银花甘草汤加减。

(2) 正虚毒恋证:疮口脓水淋漓或漏乳不止,疮面肉色不鲜;伴面色无华,神疲乏力,食欲不振;舌质淡红,苔薄,脉细。治宜扶正托毒。方选托里消毒散加减。

(3) 阴虚痰热证:脓出稀薄,夹有败絮样物质,疮口久不愈合,疮周皮色暗红;伴潮热颧红,干咳痰红,形瘦食少;舌质红,苔少,脉细数。治宜养阴清热。方选六味地黄汤合清骨散加减。

2. 外治

(1) 分期治疗:先用药线蘸八二丹或七三丹提脓祛腐,外敷红油膏。如有丝线等异物,应及时取出。脓尽后改用生肌散、生肌玉红膏,必须使创面从基底部长起。

(2) 垫棉法:适用于疮口漏乳不止,或乳房部漏脓腐脱尽后,疮口愈合后应继续压迫2周,以巩固疗效,防止复发。

(3) 切开疗法:适用于浅层漏管及药物外敷治疗失败者。乳晕部漏手术的关键是切开通向乳头孔的漏管或扩张的乳腺导管。切开后创面用药同"分期治疗"。

(4) 挂线疗法:适用于深层漏管,常配合切开疗法。

(5) 拖线疗法:适用于漏管单一又不宜切开或挂线时。拖线必须待脓腐脱净后方能拆除,并加用垫棉法或绑缚法促使管腔闭合。

临证要点

1. 本病可由乳痈、乳发、乳痨、粉刺性乳痈等引起,临证应详细询问病史及发病过程,分清乳晕部漏、乳房部漏。

2. 乳腺导管或漏管X线造影常有助于明确管道的走向、深度及分支情况。脓液涂片或细菌培养及药敏试验,有助于判断乳漏的性质并指导用药。

名中医经验
ER-7-18

3. 仔细观察疮面情况,结合舌脉及患者全身症状,选择合适的内治方药和外治方法。本病治疗以外治为主。关键是要辨别形成漏管的原因,并明确管道的走向及分支情况。

4. 正确掌握乳房乳晕部脓肿切开的部位,切口的方向和大小,以免误伤乳络成漏。

5. 及时恰当治疗乳痈、乳发、乳痨等病,以防脓毒内蓄,损伤乳络形成乳漏。

诊疗流程图

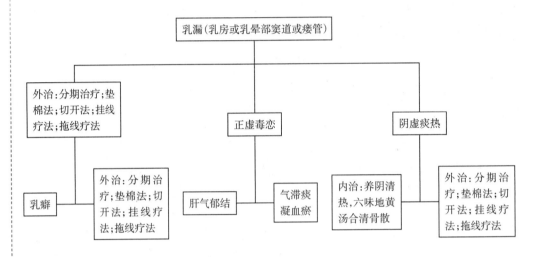

（万　华）

第八节 乳　癖

　培训目标

1. 掌握乳癖的病因病机。
2. 掌握乳癖的临床特点、诊断与鉴别诊断。
3. 掌握乳癖的治疗原则。

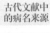

乳癖是乳腺组织的既非炎症也非肿瘤的良性增生性疾病,相当于西医的乳腺增生症。其临床特点是单侧或双侧乳房疼痛并出现肿块,乳痛和肿块与月经周期及情志变化密切相关。乳房肿块大小不等,形态不一,边界不清,质地不硬,推之活动。好发于 25~45 岁的中青年妇女,发病率占乳房疾病的 75%。

典型案例

简要病史

患者女性,43 岁,职员。因"双侧乳房胀痛 2 年"就诊。患者 2 年来双乳胀痛,经前明显,经后痛减。已婚已育。

笔记

问题一

为进一步明确诊断,需补充完善哪些相关病史?

思路

患者中年女性,乳房疼痛,与月经有相关性。首先考虑的诊断是乳腺增生症。为进一步明确诊断,需补充了解以下病史资料。

1. 乳房胀痛与情绪的相关性。

2. 伴随症状。

3. 中医十问(是否有恶寒或寒战;是否有自汗、盗汗;是否有头痛;是否有胸闷胁胀;是否腰酸;是否有口干、口苦;胃纳、二便、夜寐等情况)。

4. 发病后治疗情况。

5. 既往病史和手术外伤史。

6. 婚育史、月经史。

7. 家族性乳腺癌病史。

8. 患者目前乳房情况。

9. 舌脉。

10. 相关辅助检查结果。

完善病史

患者 2 年来双乳胀痛,经前明显,经后痛减。已婚已育。月经周期正常,经量少,色暗淡,经行时常伴腰酸。刻下:双乳胀痛,乏力,无发热,纳寐可,二便调。既往体健,否认手术外伤史,否认家族性乳腺癌病史。专科检查:双乳对称,双乳外上象限可扪及片块状肿块,质地中等,活动度大,与皮肤无粘连,压痛,双腋下未触及肿大淋巴结。舌质淡,苔白,脉细。辅助检查:乳房钼靶 X 线摄片提示广泛不均匀性密度增高阴影;B 超检查提示双乳腺体增厚、致密,内部回声增强,结构紊乱,呈结节状改变。

问题二

请问该患者的诊断是什么?

思路

中医:乳癖(冲任失调证)。

西医:乳腺增生症。

📋 **知识点 1**

诊断与鉴别诊断

本病应当与乳岩、乳核等相鉴别。

鉴别诊断

问题三

请简述该患者的辨病辨证思路。

思路

患者平素劳累过度,耗伤元气,肾为藏精之脏,赖后天脾胃所养,劳伤日久,脾胃乃伤,久则肾益虚,无以灌养冲任,冲任失调,气血瘀滞,积聚于乳房,不通则痛,而引起乳房疼痛;肾阳亏虚,痰湿内结,经脉阻塞,而致乳房结块;冲任血海空虚,经血化源不足,故经行量少、色暗淡;肾虚外府经脉失养,则经行腰酸;劳力过度,耗气伤津,故乏力。舌质淡,苔白,脉细,亦系肾气不足、冲任失调之象。

知识点 2

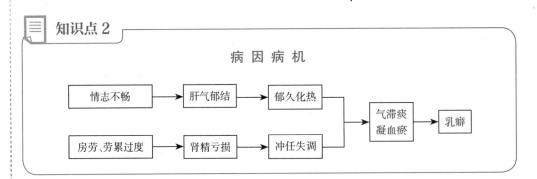

病 因 病 机

问题四

请简述该患者的治疗方案

思路

1. 内治　调摄冲任,理气活血。方选二仙汤合四物汤加减。

2. 外治　阳和解凝膏掺黑退消敷贴。

知识点 3

治 疗 方 案

止痛和消块是本病治疗的主要目的,辨证论治有助于提高疗效。对于长期服药肿块不消反而增大,且质地较硬、疑有恶变者,应手术切除。

1. 内治

(1) 肝郁痰凝证:多见于青壮年妇女。乳房疼痛,肿块随喜怒消长;伴有胸闷胁胀,善郁易怒,失眠多梦,心烦口苦;苔薄黄,脉弦滑。治宜疏肝解郁,化痰散结。方选逍遥蒌贝散加减。

(2) 冲任失调证:多见于中年妇女。乳房疼痛、肿块,月经前加重、经后缓减;伴有腰酸乏力,神疲倦怠,月经失调,量少色淡,或闭经;舌淡、苔白,脉沉细。治宜调摄冲任,理气活血。方选二仙汤合四物汤加减。

2. 外治　阳和解凝膏掺黑退消或桂麝散敷贴,或以白附子外敷,或用大黄粉醋调外敷。若对外用药过敏者,应忌用。

3. 其他疗法

手术疗法:对服药治疗后肿块不消或增大、质地较硬或不均匀、疑有恶性病变者,可考虑手术切除肿块,并送病理检查。

临证要点

1. 临证应详细询问病史及发病过程,结合专科检查,以及乳房钼靶 X 线摄片、超声检查、MRI 等有助于诊断和鉴别诊断。对于肿块较硬或较大者,可考虑做空芯针穿刺或肿块切除组织病理学检查。

2. 本病发病因肝气郁结或冲任失调,导致气血瘀滞,痰湿内结,经脉阻塞而出现乳房肿块、疼痛。

3. 本病治疗的目的是止痛和消块,辨证论治有助于提高疗效。对于长期服药肿块不消反而增大,且质地较硬、疑有恶变者,应手术切除。

4. 及时治疗月经失调等妇科疾患和其他内分泌疾病。

5. 对于发病高危患者要重视定期检查。

诊疗流程图

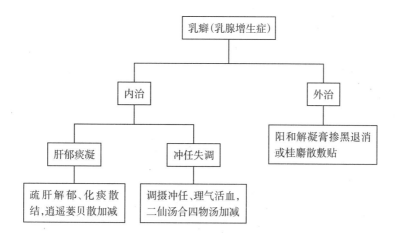

（万　华）

第九节　乳　疬

培训目标

1. 熟悉乳疬的病因病机。
2. 熟悉乳疬的临床特点、诊断与鉴别诊断。
3. 熟悉乳疬的治疗原则。

古代文献中的病名来源
ER-7-23

乳疬是指男女儿童或中老年男性在乳晕部出现疼痛性结块,相当于西医的乳房异常发育症。其临床特点是乳晕中央有扁圆形肿块,质地中等,有轻压痛。

典型案例

简要病史

患者男性,66 岁,农民。因"发现左乳晕部结块伴疼痛 4 个月余"就诊。患者 4 个月前无明显诱因下触及左乳晕下方肿块,伴有疼痛,局部皮色、皮温无变化。

名中医经验
ER-7-21

研究进展
ER-7-22

问题一

为进一步明确诊断,需补充完善哪些相关病史?

思路

中老年男性,左乳晕下方疼痛性肿块,无红肿。首先考虑的诊断是乳房异常发育症。为进一步明确诊断,需补充了解以下病史资料。

1. 伴随症状。

2. 中医十问(是否有恶寒或发热;是否有自汗、盗汗;是否有头痛头晕;是否有胸闷胁胀;是否有口干、口苦,是否有腰酸乏力;胃纳、二便、夜寐等情况)。

3. 是否伴有女性化征象,如发音较高、面部无须、臀部宽阔、阴毛按女性分布等特征。

4. 既往是否有睾丸萎缩、前列腺肿瘤或肝硬化等病史。是否长期使用雌性激素类药物。

5. 发病后治疗情况。

6. 既往病史和手术外伤史。

7. 家族性乳腺癌病史。

8. 患者目前乳房情况。

9. 舌脉。

10. 相关辅助检查结果。

完善病史

患者 4 个月前无明显诱因下触及左乳晕下方肿块,伴有疼痛。平素腰膝酸软,倦怠乏力。刻下:左乳晕胀痛,乏力,无发热,纳寐可,二便调。既往体健,否认有睾丸萎缩、前列腺肿瘤或肝硬化等病史。否认长期使用雌性激素类药物。否认手术外伤史。否认家族性乳腺癌病史。查体:双乳头正常,无溢液,左侧乳晕区可触及一肿块,大小约 2.5cm×2.5cm,质地中等,边界清楚,与深部组织无粘连,压痛明显,皮色、皮温正常;双腋下未触及肿大淋巴结;肝脾不大,外生殖器未见异常。舌淡,苔白,脉沉弱。辅助检查:性激素水平示血清雌激素正常,睾酮低于正常值。乳房钼靶 X 线摄片示双乳腺结构不对称,左乳后方片状致密影,未见钙化。B 超检查提示左乳腺体饱满增厚,范围约 3.8cm×5.8cm,结构紊乱,未见明显肿物。

问题二

请问该患者的诊断是什么?

思路

中医:乳疬(肾气亏虚证)。

西医:乳房异常发育症。

鉴别诊断
ER-7-24

笔记

知识点 1

诊断与鉴别诊断

本病应当与男性乳岩相鉴别。

问题三

请简述该患者的辨病辨证思路。

思路

患者年高体衰,肾之阴阳两虚,不能涵养肝木,肝木失养,木气不舒,疏泄失职,则痰湿凝聚,上结乳络,发为乳晕部肿块;痰湿阻滞,妨碍气机,不通则痛,而引起乳房胀痛;骨骼失肾气温养,则腰膝酸软乏力。舌淡,苔白,脉沉弱,系肾气亏虚之象。故当辨证为肾气亏虚证。

知识点2

病 因 病 机

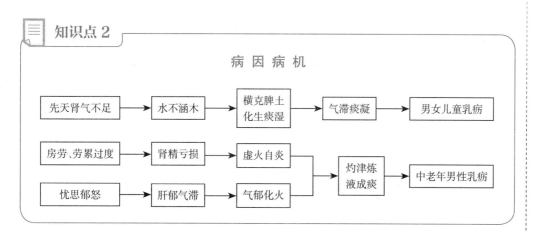

问题四

请简述该患者的治疗方案。

思路

内治　补益肾气。方选右归丸合小金丹加减。

知识点3

治 疗 方 案

如因服用某些药物而致乳房肥大者,停药后即逐渐消退。有疼痛或其他兼症者,则应辨证治疗。如乳房明显肥大影响外观者,可考虑手术治疗。

1. 内治

(1) 肝气郁结证:乳房肿块疼痛,触痛明显;性情急躁,遇事易怒,胸胁牵痛;舌红,苔白,脉弦。治宜疏肝散结。方选逍遥蒌贝散加减。

(2) 肾气亏虚证:多见于中老年。轻者多无全身症状。重者,偏于肾阳虚,面色淡白,腰腿酸软,神疲倦怠,舌淡,苔白,脉沉弱;偏于肾阴虚,头目眩晕,五心烦热,眠少多梦,舌红,苔少,脉弦细。治宜补益肾气。偏于肾阳虚者,方选右归丸合小金丹加减;偏于肾阴虚者,方选左归丸合小金丹加减。

2. 外治

用阳和解凝膏掺黑退消或桂麝散敷贴。

3. 其他疗法

(1) 西药:原发性者,予氯米芬、他莫西芬等治疗;继发性者,针对病因治疗;

肝脏疾病引起者,予保肝治疗;内分泌疾病引起者,治疗内分泌疾病;药物引起者,应停服有关药物。

（2）手术疗法:一般不采取手术。若乳房过大,胀痛明显,甚至引起患者精神上焦虑不安,同时药物治疗无效,而患者坚持要求做切除手术者,或男性乳房明显肥大影响外观者,可考虑手术治疗。

临证要点

1. 本病好发于10岁以前的女孩,13~17岁的男孩,50~70岁中老年男性。临证应详细询问病史及发病过程,尤其是否有前列腺肿瘤或肝硬化等病史,或者长期使用雌性激素类药物史,并针对可能病因进行肝功能、性激素等检测,卵巢、睾丸、前列腺等B超检查,骨龄判别等,鉴别原发性还是继发性。

2. 肝气郁结,肾脏亏损是发生本病的主要原因。

3. 仔细观察乳房肿块情况,结合舌脉及患者全身症状,选择合适的内治方药和外治方法。如因服用某些药物而致乳房肥大者,停药后即逐渐消退。辨证论治有助于提高疗效。一般不采取手术。继发者,针对病因积极治疗。避免服用对肝脏有损害的药物。有肝脏疾病者应适当进行保肝治疗。

4. 对发病高危患者,要重视定期检查。

诊疗流程图

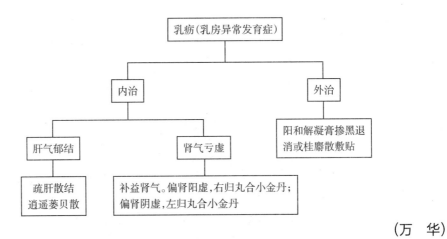

（万　华）

第十节　乳　核

培训目标

1. 掌握乳核的病因病机。
2. 掌握乳核的临床特点、诊断与鉴别诊断。
3. 掌握乳核的治疗原则。

乳核是发生在乳房部最常见的良性肿瘤,相当于西医的乳腺纤维腺瘤。其临床特点是好发于 20~25 岁青年妇女,乳中结核,形如丸卵,边界清楚,表面光滑,推之活动。

典型案例

简要病史

患者女性,29 岁,公司职员。因"发现左乳肿块 1 年"就诊。患者 1 年前自己触及左乳外上象限肿块,无疼痛,遂至当地医院行 B 超检查,提示:左乳 1 点位、4 点位、5 点位分别可见一椭圆形低回声区,大小约 1.2cm×0.8cm、0.4cm×0.5cm、0.6cm×0.4cm,形状规则,边界清楚,包膜完整,内部回声分布均匀,彩色多普勒血流图(CDFI)未见明显血流信号。近 1 年来常规复查 B 超,提示肿块大小如前。

问题一

为进一步明确诊断,需补充完善哪些相关病史?

思路

29 岁女性,乳房多发肿块,无疼痛,超声提示边界清楚、包膜完整的椭圆形低回声区,首先考虑的诊断是乳腺纤维腺瘤。为进一步明确诊断,需补充了解以下病史资料。

1. 伴随症状。

2. 中医十问(是否有恶寒或发热;是否有自汗、盗汗;是否有头痛头晕;是否有胸闷胁胀;是否有口干、口苦;是否心烦易怒,胃纳、二便、夜寐等情况)。

3. 发病后治疗情况。

4. 既往病史和手术外伤史。

5. 生育史和月经史。

6. 家族性乳腺癌病史。

7. 患者目前乳房情况。

8. 舌脉。

9. 相关辅助检查结果。

完善病史

患者 1 年前自己触及左乳外上象限肿块,无疼痛,遂至当地医院行 B 超检查,提示:左乳 1 点位、4 点位、5 点位分别可见一椭圆形低回声区,大小约 1.2cm×0.8cm、0.4cm×0.5cm、0.6cm×0.4cm,形状规则,边界清楚,包膜完整,内部回声分布均匀,CDFI 未见明显血流信号。近 1 年来常规复查 B 超,提示肿块大小如前。患者时有胸闷,善叹息。刻下:双乳无明显胀痛,善叹息,纳寐可,二便调。既往体健,否认手术外伤史。已婚已育,月经正常。否认家族性乳腺癌病史。专科检查:双乳对称,左乳外上象限可扪及一肿块,大小约 1cm×1cm,质地中等,边界清楚,表面光滑,活动度大,与皮肤无粘连,无压痛,双腋下未触及肿大淋巴结。舌质淡,苔薄白,脉弦。

问题二

请问该患者的诊断是什么?

思路

中医:乳核(肝气郁结证)。

西医:左乳腺纤维腺瘤。

鉴别诊断

ER-7-26

知识点 1

诊断与鉴别诊断

本病应当与乳腺癌、乳腺增生症等相鉴别。

问题三

请简述该患者的辨病辨证思路。

思路

足厥阴肝经"上贯膈,布胸胁"。患者因情志内伤,肝气郁结,肝木克脾土,运化失司,导致痰湿内生,气滞痰凝,凝结成块,故乳房可触及肿块;肝经气滞而见胸闷叹息。舌质淡,苔薄白,脉弦,均为肝气郁结之象。

知识点 2

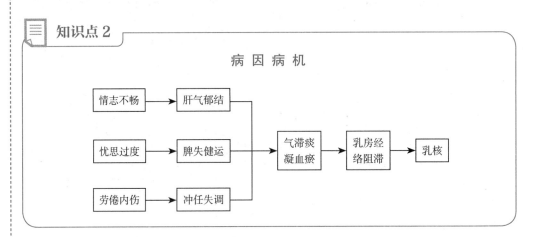

病 因 病 机

情志不畅 → 肝气郁结

忧思过度 → 脾失健运 → 气滞痰凝血瘀 → 乳房经络阻滞 → 乳核

劳倦内伤 → 冲任失调

问题四

请简述该患者的治疗方案。

思路

1. 内治 疏肝理气,化痰散结。方选逍遥散加减。

2. 定期检查,若发现肿块继续增大,疑有恶变者,建议手术。

知识点 3

治 疗 方 案

对单发而肿块较大者以手术切除为宜;对多发或复发性纤维腺瘤采用中药治疗,可起到控制肿瘤生长,减少肿瘤复发,甚至消除肿块的作用。

1. 内治

(1)肝气郁结证:乳房肿块较小,生长缓慢,不红不热,不觉疼痛,推之可移;伴

笔记

胸闷叹息;舌质正常,苔薄白,脉弦。治宜疏肝解郁,化痰散结。方选逍遥散加减。

(2)血瘀痰凝证:乳房肿块较大,坚硬木实,乳房重坠不适;伴胸闷牵痛,烦闷急躁,或月经不调、痛经等;舌质暗红,苔薄腻,脉弦滑或弦细。治宜疏肝活血,化痰散结。方选逍遥散合桃红四物汤加减。

2. 外治 阳和解凝膏掺黑退消敷贴。

3. 其他疗法

手术疗法:对于绝经后或妊娠前发现肿块者,或服药治疗期间肿块继续增大者,术后应常规做病理检查,有条件应做术中冰冻切片检查。

临证要点

1. 临证应详细询问病史,尤其是肿块生长速度。结合乳房肿块的专科检查和辅助检查与乳癖、乳岩进行鉴别诊断。年轻人首选乳腺 B 超检查,对于 40 岁以上患者可考虑乳房钼靶 X 线摄片。

2. 本病由情志内伤,肝气郁结,或忧思伤脾,运化失司,痰湿内生,气滞痰凝;或冲任失调,气滞血瘀痰凝,积聚于乳房胃络而成。

3. 仔细观察乳房肿块情况,结合舌脉及患者全身症状,选择合适的内治方药。

4. 对单发而肿块较大者以手术切除为宜,对多发或复发性纤维腺瘤采用中药治疗。对于绝经后或妊娠前发现肿块者,或服药治疗期间肿块继续增大者,建议活检取病理组织。

诊疗流程图

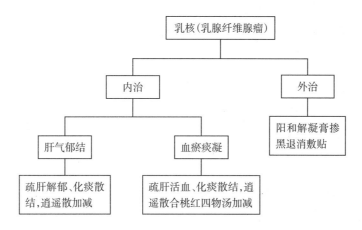

（万 华）

第十一节 乳 衄

 培训目标

了解乳衄的病因病机、诊断与鉴别诊断及治疗原则。

乳衄即乳头溢血,是一个临床症状。引起乳衄的疾病有多种,如乳腺导管内乳头状瘤、乳腺癌、乳腺增生症等。乳腺导管内乳头状瘤包括大导管内乳头状瘤和多发性导管内乳头状瘤,前者发生在大导管近乳头的壶腹部,后者发生在乳腺的中小导管内。本节所述乳衄相当于西医的乳腺大导管内乳头状瘤。其特点是单个或多个乳孔溢出血性液体,或有乳晕下单发肿块。

典型案例

简要病史

患者女性,48岁,职员。因"右乳头血性溢液半年"就诊。患者半年前发现右乳头有暗红色溢液,有时于内衣上见血迹。

问题一

为进一步明确诊断,需补充完善哪些相关病史?

思路

患者中年女性,右乳头自动溢液,呈暗红色血性。首先考虑的诊断是乳衄。为进一步明确诊断,需补充了解以下病史资料。

1. 伴随症状。

2. 中医十问(是否有恶寒或发热;是否有自汗、盗汗;是否有头痛头晕;是否有胸闷胁胀;是否腰酸;是否心悸;是否有口干、口苦;胃纳、二便、夜寐等情况)。

3. 发病后治疗情况。

4. 既往病史和手术外伤史。

5. 婚育史、月经史。

6. 家族性乳腺癌病史。

7. 患者目前乳房情况。

8. 舌脉。

9. 相关辅助检查结果。

完善病史

患者半年前发现右乳头有暗红色溢液,有时于内衣上见血迹。平素性情急躁,乳房及两胁胀痛,口苦。既往体健,否认手术外伤史。已婚已育。月经正常。否认家族性乳腺癌病史。专科检查:双乳对称,双乳头无凹陷;右乳晕后方可触及大小约 1.3cm×1.0cm 肿物,边界尚清,质地中等,活动度好,挤压该肿物右乳头 2 点位有血性液体流出;腋下未触及肿大淋巴结。舌质红,苔薄黄,脉弦。辅助检查:乳房钼靶X线摄片未见异常。右乳导管造影显示右乳头下大导管扩张,管腔内可见一大小为 0.8cm×1.0cm 的充盈缺损,充盈缺损区边缘和内部可见造影剂涂抹。乳腺导管内镜见右乳头 2 点位乳管内红色的实质性占位,呈乳头状,表面光滑,不完全堵塞管腔。

问题二

请问该患者的诊断是什么?

思路

中医:乳衄(肝火偏旺证)。

西医:乳腺大导管内乳头状瘤。

 知识点 1

鉴别诊断
ER-7-28

诊断与鉴别诊断

本病应当与乳岩、乳癖等相鉴别。

问题三

请简述该患者的辨病辨证思路。

思路

　　患者平素情绪欠畅,郁怒伤肝,则肝气不舒,郁而化火,火扰于中,肝脏受损,藏血无权,血热妄行,旁走横溢,遂出现右乳头溢出血性液体;肝火亢盛,炼液成痰,离经之血结于乳络,痰瘀互结,络脉痹阻,则乳晕部出现肿块;肝气郁结,疏泄失常,肝之经气不畅,故乳房及两胁胀痛;肝郁化火,火热迫胆气上逆,故口苦。舌质红,苔薄黄,脉弦,均为肝火上炎之征。辨证当属肝火偏旺证。

 知识点 2

病 因 病 机

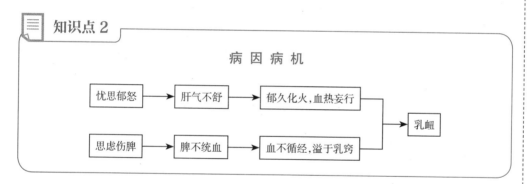

问题四

请简述该患者的治疗方案。

思路

1. 内治　疏肝解郁,凉血止血。方选丹栀逍遥散加减。

2. 手术　行右乳病变导管的切除术。

 知识点 3

治 疗 方 案

　　手术治疗为主,药物治疗为辅。手术的关键是切除病变乳管。中医药辨证施治有助于缓解症状,减少复发。

　　1. 内治

　　(1)肝火偏旺证:乳窍溢血,色鲜红或暗红,乳晕部可扪及肿块,压痛明显;伴性情急躁,乳房及两胁胀痛,胸闷嗳气,口中干苦,失眠多梦;舌质红,苔薄黄,脉弦。治宜疏肝解郁,凉血止血。方选丹栀逍遥散加减。

(2) 脾虚失统证:乳窍溢液色淡红或淡黄,乳晕部可扪及肿块,压痛不甚;伴多思善虑,面色少华,神疲倦怠,心悸少寐,纳少;舌质淡,苔薄白,脉细。治宜健脾养血止血。方选归脾汤加减。

2. 其他疗法

手术:原则上以手术为主,对单发的乳管内乳头状瘤可做病变导管切除术,对切除组织常规做病理检查。对年龄较大且导管上皮细胞高度增生或不典型增生者,可行单纯乳房切除术;若有恶变者,则按乳腺癌做手术。

临证要点

1. 临证应详细询问病史及发病过程,结合专科检查,而乳腺导管内镜、乳腺导管造影及乳头分泌物细胞学检查有助于诊断。

2. 本病治疗以手术为主,手术的关键是切除病变乳管。中医药辨证施治有助于缓解症状,减少复发。

3. 对于发病高危患者,要重视定期检查。

诊疗流程图

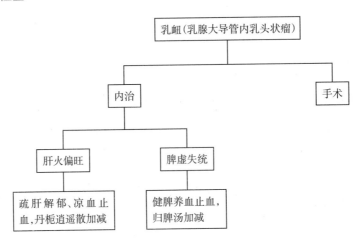

（万 华）

第十二节 乳 泣

 培训目标

了解乳泣的病因病机、诊断与鉴别诊断及治疗原则。

乳泣是指非哺乳时乳汁自行流出。其临床特点是一侧乳头单孔或多孔乳汁样溢液,亦有双侧乳头溢液。本病相当于西医学所称的"乳汁溢出症"。

典型案例

简要病史

　　患者女性,38 岁,职员。因"双乳头乳汁溢出 2 个月"就诊。患者 2 个月前发现双侧乳头挤压后有液体溢出,呈乳汁样,质较稠,乳房胀痛加重时溢出增多。

　　问题一

　　为进一步明确诊断,需补充完善哪些相关病史?

　　思路

　　非哺乳期女性,双乳头乳汁样溢液,首先考虑的诊断是乳汁溢出症。为进一步明确诊断,需补充了解以下病史资料。

　　1. 伴随症状。

　　2. 中医十问(是否有恶寒、畏寒;是否有自汗、盗汗;是否有头痛、头晕;是否有心悸、心烦急躁、胸闷呕恶;是否有口干、口苦,胃纳、二便、夜寐等情况)。

　　3. 月经史、婚育史和哺乳史。

　　4. 既往史,如甲状腺功能减退症、肾衰竭、脑垂体肿瘤等病史,药物使用史,如含有雌激素的药物(包括外用药)、抗高血压药物(钙离子拮抗剂)、甲氧氯普胺、抗抑郁药物、镇静剂等。

　　5. 发病后治疗情况。

　　6. 手术外伤史。

　　7. 家族性乳腺癌病史。

　　8. 患者目前乳房情况。

　　9. 舌脉。

　　10. 相关辅助检查结果。

　　完善病史

　　患者 2 个月前发现双乳头挤压后液体溢出,呈乳汁样,质地较稠,平素乳房时有胀痛,胀痛加重时乳汁溢出明显。刻下:双乳头乳汁样溢液,乳房胀痛,伴头晕、心烦,急躁易怒,咽干。3 年前剖腹产下一子,哺乳 15 个月后自然停止哺乳。产后至今月经正常。否认甲状腺功能减退症、肾衰竭等病史以及药物使用史。否认手术外伤史,否认家族性乳腺癌病史。专科检查:双乳对称,双乳头无凹陷,挤压双侧乳头多孔乳汁样溢液,质较稠;双乳未触及肿块;双侧腋窝及双侧锁骨上未及异常肿大淋巴结。舌质红,苔黄,脉弦数。实验室检查:垂体泌乳素正常。

　　问题二

　　请问该患者的诊断是什么?

　　思路

　　中医:乳泣(气血两虚证)。

　　西医:乳汁溢出症。

鉴别诊断

知识点 1

诊断与鉴别诊断

本病应当与乳岩、乳衄、粉刺性乳痈等相鉴别。

问题三

请简述该患者的辨病辨证思路。

思路

"妇人乳汁,气血所化,在上为乳,在下为经。"患者平素情志不舒,精神抑郁,肝郁化火,疏泄失常,热迫乳汁而外溢,致乳头自发性溢液,乳汁样,质地较稠。肝火上炎,上攻头目,故头晕;肝火内炽,肝性失柔,则急躁易怒;火热灼伤津液,故咽干。舌质红,苔黄,脉弦数,均为肝经郁热之征。

知识点 2

病 因 病 机

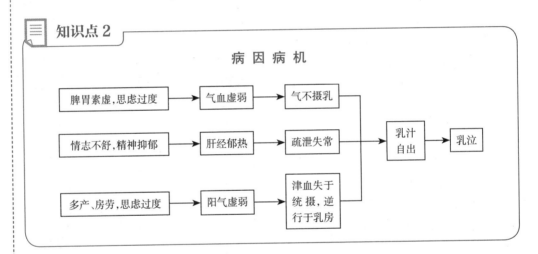

问题四

请简述该患者的治疗方案。

思路

内治 疏肝解郁,佐以清热。方选丹栀逍遥散加减。

知识点 3

治 疗 方 案

本病的辨证重在分清虚实,治疗依据"虚则补之""热者寒之",故补虚、清热摄乳为其常法,佐以摄乳固涩。

1. 内治

(1) 气血两虚证:非哺乳期时乳汁溢出,质清稀,乳房柔软,无压痛;形体瘦弱,面色少华,头晕,心悸,神疲乏力,纳呆,月经量少,色淡红;舌质淡,苔薄白,脉细弱。治宜气血双补,佐以固摄。方选八珍汤加减。

(2) 肝经郁热证:非哺乳期乳房胀痛,胀痛加重时乳汁溢出,甚则自流不止;

伴头晕,心烦不寐,急躁易怒,口苦咽干,或精神抑郁,烦躁欲哭;舌红,苔黄,脉弦数。治宜疏肝解郁,佐以清热。方选丹栀逍遥散加减。

(3) 脾肾阳虚证:非哺乳期乳汁滴沥不止,质稀,色淡;精神萎靡,短气懒言,畏寒肢冷,面色不泽,溲数而清;舌淡,苔薄白,脉细弱无力。治宜峻补阳气,固阳摄阴。方选真武汤加减。

2. 其他疗法 脑垂体肿瘤、内分泌疾病等引起者,针对病因治疗。药物引起者,应停服有关药物。

临证要点

1. 临证应详细询问病史及发病过程,寻找发病原因,排除药物或其他疾病所引起的非哺乳期乳汁自出。

2. 本病的辨证重在分清虚实,"虚则补之""热者寒之",以补虚、清热摄乳为治疗原则。仔细观察乳头溢液情况,结合舌脉及患者全身症状,选择合适的内治方药。

3. 脑垂体肿瘤、内分泌疾病等可引起本病,需针对病因治疗。药物引起者,应停服有关药物。

诊疗流程图

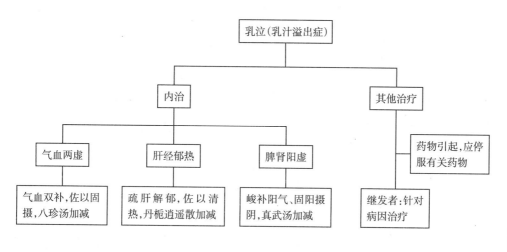

(万 华)

第十三节 乳 少

 培训目标

了解乳少的病因病机、诊断与鉴别诊断及治疗原则。

古代文献中的病名来源
ER-7-31

乳少是指产后乳汁甚少或全无。中医又称本病为"产后缺乳""产后乳汁不行""产后乳汁不足""乳难""无乳"。本病多发生在产后数天至半个月内,也可发生在整个哺乳期。其临床特点是产后开始哺乳时即觉乳房不胀,乳汁稀少;产后开始时即全无乳汁;或骤然乳汁减少,不足以喂养婴儿。

典型案例

简要病史

患者女性,32 岁,职员。因"产后 3 周,乳汁量少"就诊。患者 3 周前剖腹产下一子,产后乳汁量少,质清稀,双侧乳房松软,不胀不痛。

问题一

为进一步明确诊断,需补充完善哪些相关病史?

思路

患者为哺乳期女性,双乳头乳汁量少,首先考虑的诊断是乳少。为进一步明确诊断,需补充了解以下病史资料。

1. 发病前是否有情绪强烈波动。

2. 伴随症状

3. 中医十问(是否有恶寒或发热;是否有自汗、盗汗;是否有头痛;是否有胸胁胀满;是否有胸闷呕恶;是否有口干、口苦;胃纳、二便、夜寐等情况)。

4. 既往病史和手术外伤史。

5. 婚育史、月经史。

6. 家族性乳腺癌病史。

7. 患者目前乳房情况。

8. 舌脉。

9. 相关辅助检查结果。

完善病史

患者 3 周前剖腹产下一子,产后乳汁量少,质清稀,双侧乳房松软,不胀不痛。伴面色少华,纳少。既往体健,否认手术外伤史,否认家族性乳腺癌病史。专科检查:双乳对称,双乳未及结块,挤压乳头,乳汁点滴而出,无压痛。舌质淡胖,苔薄白,脉细弱。否认乳房疾病和手术史,否认家族性乳腺癌病史。

问题二

请问该患者的诊断是什么?

思路

中医:乳少(气血虚弱证)。

鉴别诊断

ER-7-32

知识点 1

诊断与鉴别诊断

本病应当与乳痈鉴别。

问题三

请简述该患者的辨病辨证思路。

思路

患者脾胃素虚,加之产后失养,气血虚弱,乳汁化源不足,无乳可下,故乳汁少或无乳,乳汁清稀;乳络空虚,故乳房无胀痛;气虚血少,不营于外,则面色少华;中气不足,脾阳不振,则神疲倦怠,纳少;舌质淡白或淡胖,苔薄白,脉细弱,均为气血不足之象。

知识点 2

病 因 病 机

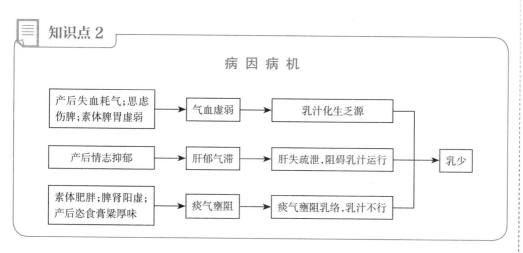

问题四

请简述该患者的治疗方案。

思路

内治 益气养血,佐以通乳。方选通乳丹加减。

知识点 3

治 疗 方 案

本病分虚实两端,虚则补而行之,实则疏而通之。虚者补气养血,实者疏肝解郁、化痰通络,但均宜佐以通乳之品,还可配合外治以及饮食疗法。

1. 内治

(1) 气血虚弱证:产后哺乳时乳少,甚或全无,乳汁清稀,乳房柔软,无胀感;伴面色少华,神疲倦怠,纳少,或伴产后恶露量多或恶露不绝;舌质淡白或淡胖,苔薄白,脉细弱。治宜益气养血,佐以通乳。方选通乳丹加减。

(2) 肝郁气滞证:产后突然为七情所伤,乳汁骤减或点滴皆无,乳汁较稠,乳房胀硬而痛,或伴结块;伴精神抑郁,胸胁胀痛,食欲减退,或有微热;舌质暗红或尖边红,苔薄或微黄,脉弦。治宜疏肝解郁,通络下乳。方选通肝生乳汤加减。

(3) 痰气壅阻证:产后乳汁稀少,或点滴全无,乳房丰满,按之柔软无胀感;伴形体肥胖,胸闷呕恶,或食多乳少,或大便溏泄;舌质胖,苔白腻,脉弦滑。治宜健脾化痰,佐以通乳。方选漏芦散加减。

2. 外治 乳房胀满硬痛者,局部用金黄膏外敷,每日 1 次;或用蒲公英捣烂外敷,每日 2 次;用仙人掌(剪去刺)切薄片贴敷患处。

3. 其他疗法

针刺:取穴膻中、乳根、肩井等,气血虚弱配脾俞、足三里,用补法;肝郁气滞加少泽、太冲、期门,用泻法,或于少泽穴点刺放血;痰阻乳络加丰隆、阴陵泉,用泻法。留针15~20分钟,每日1次。

临证要点

1. 临证应详细询问病史及发病过程,分清虚实。

2. 仔细观察乳房情况,结合舌脉及患者全身症状,选择合适的内治方药和外治方法。

3. 应重视正确、合理的生活、饮食及精神调摄在防治产后缺乳中的重要作用。

4. 乳少若及早治疗,注意调理,除少数患者为先天性乳腺发育不良外,大多疗效较好。对于因乳汁运行不畅而致的缺乳,临床上常伴乳房结块,应及时治疗,若未能排尽淤乳,则可转变为"乳痈",出现乳房红肿疼痛,甚则乳房结块有波动感,伴高热寒战等症。

诊疗流程图

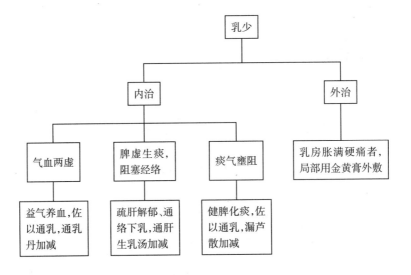

(万 华)

第十四节 乳 岩

培训目标

1. 掌握乳岩的病因病机。

2. 掌握乳岩的临床特点、诊断与鉴别诊断。

3. 掌握乳岩的治疗原则。

乳岩是指发生在乳房部的恶性肿瘤,相当于西医学的乳腺恶性肿瘤。其临床特点是乳房肿块,质地坚硬,凹凸不平,边界不清,推之不移,按之不痛,或乳头溢血,晚期溃烂,凸如泛莲或菜花。目前,本病已成为女性最常见的恶性肿瘤之一。未曾生育或哺乳的妇女,月经初潮早或绝经晚的妇女,以及有乳腺癌家族史的妇女,乳腺癌的发病率相对较高。男性乳腺癌较少发生。

典型案例

简要病史

患者女性,58 岁。因"右乳肿块半年余,右乳头血性溢液 2 周"就诊。患者半年前发现右乳肿块,无红肿破溃,无明显疼痛。2 周前发现右乳头自发性血性溢液,遂于某医院就诊。辅助检查:B 超检查示右乳混合性团块,部分伴钙化。

问题一

为进一步明确诊断,需补充完善哪些相关病史?

思路

老年女性,发现右乳无疼痛性肿块,2 周前出现右乳头自发性血性溢液,结合超声,首先考虑的诊断是乳腺恶性肿瘤。为进一步明确诊断,需补充了解以下病史资料。

1. 伴随症状。

2. 中医十问(是否有恶寒或发热;是否有自汗、盗汗;是否有头痛头晕;是否有胸闷胁胀;是否有口干、口苦;是否心烦易怒;胃纳、二便、夜寐等情况)。

3. 发病后治疗情况。

4. 既往病史和手术外伤史。

5. 婚育史、月经史。

6. 激素替代治疗史。

7. 家族性乳腺癌病史。

8. 患者目前乳房情况。

9. 舌脉。

10. 相关辅助检查结果。

完善病史

患者半年前发现右乳肿块,无红肿破溃,无明显疼痛,未予重视。2 周前发现右乳头自发性血性溢液,遂于某医院就诊。刻下:患者右乳肿块无明显疼痛,胸闷胁胀,胃纳一般,二便尚调,夜寐欠安。中年丧偶,平素情绪抑郁。既往体健,否认手术外伤史。患者 12 岁初潮,51 岁绝经,既往月经规律。否认激素替代治疗史。24 岁时生育一子,母乳喂养 10 个月。其母亲 59 岁时患左侧乳腺癌,目前健在。
专科检查:双乳对称,双乳头无凹陷,右乳头挤压后中央孔可见少量血性溢液,右乳内下象限累及乳晕可触及一肿块,约 4×3cm,质地硬韧,边界欠清,皮色、皮温正常,与皮肤粘连,无明显压痛,右侧腋下可触及一肿大淋巴结,质地偏硬,活动度差。苔薄,脉弦。辅助检查:B 超检查示右乳混合性团块,部分伴钙化;右乳肿块空芯针穿刺病理示右乳浸润性癌,ER(−),PR(−),c-erbB-2(−);胸部 CT 示右肺上叶占位,考虑恶性肿瘤可能;肝脏 B 超未见异常。

问题二

请问该患者的诊断是什么?

思路

中医:乳岩(肝郁痰凝证)。

西医:右乳浸润性癌。

鉴别诊断
ER-7-35

知识点 1

诊断与鉴别诊断

本病应当与乳癖、乳核、乳痨、乳晕部湿疮等相鉴别。

问题三

请简述该患者的辨病辨证思路。

思路

患者因忧思郁怒,七情内伤,肝伤则条达失常而气血瘀滞,脾伤则运化无权而痰浊内生,以致无形之气郁与有形之痰瘀相互交凝,阻塞经络,日积月累,结滞乳络,故出现右乳肿块;郁怒伤肝,藏血无权,血热妄行,旁走横溢,溢于乳窍,故出现右乳头血性溢液;两胁为肝经循行部位,肝气不舒,则胸闷胁胀;苔薄,脉弦,均为气滞痰凝之征。辨证当属肝郁痰凝证。

知识点 2

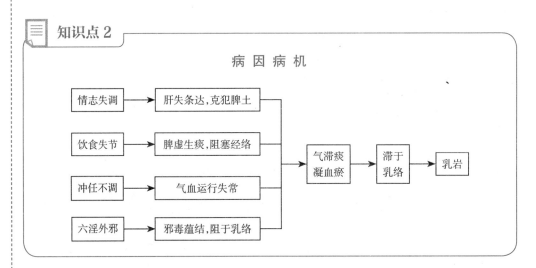

病 因 病 机

问题四

请简述该患者的治疗方案。

思路

1. 内治 疏肝解郁,化痰散结。方选神效瓜蒌散合开郁散加减。

2. 排除禁忌后化疗。

知识点 3

治 疗 方 案

早期诊断是乳岩治疗的关键,原则上以手术治疗为主。中医药治疗是乳腺癌综合治疗的重要部分,对晚期患者,特别是手术后患者有良好调治作用,对放、化疗有减毒增效作用,可提高患者生存质量,有助于控制转移或复发,或延长生存期。

1. 内治

(1) 肝郁痰凝证:乳房部肿块皮色不变,质硬而边界不清;情志抑郁,或性情急躁,胸闷胁胀,或伴经前乳房作胀或少腹作胀;苔薄,脉弦。治宜疏肝解郁,化痰散结。方选神效瓜蒌散合开郁散加减。

(2) 冲任失调证:乳房结块坚硬;经期紊乱,素有经前期乳房胀痛,或婚后从未生育,或有多次流产史;舌淡,苔薄,脉弦细。治宜调摄冲任,理气散结。方选二仙汤合开郁散加减。

(3) 正虚毒盛证:乳房肿块扩大,溃后愈坚,渗流血水,不痛或剧痛;精神萎靡,面色晦暗或苍白,饮食少进,心悸失眠;舌紫或有瘀斑,苔黄,脉弱无力。治宜调补气血,清热解毒。方选八珍汤加减。

(4) 气血两亏证:多见于癌肿晚期或手术、放化疗后,患者形体消瘦,面色萎黄或㿠白,头晕目眩,神倦乏力,少气懒言;术后切口皮瓣坏死糜烂,时流渗液,皮肤灰白,腐肉色暗不鲜;舌质淡,苔薄白,脉沉细。治宜补益气血,宁心安神。方选人参养荣汤加味。

(5) 脾虚胃弱证:手术或放化疗后食欲不振,神疲肢软,恶心欲呕,肢肿倦怠;舌淡,苔薄,脉细弱。治宜健脾和胃。方选参苓白术散或理中汤加减。

(6) 气阴两虚证:多见于手术、放疗或化疗后,形体消瘦,短气自汗或潮热盗汗,口干欲饮,纳谷不馨,夜寐易醒;舌红少苔,脉细或细数。治宜益气健脾,养阴清热。方选四君子汤合知柏地黄丸加减。

2. 外治

(1) 乳房肿块:适用于有手术禁忌证,或已远处广泛转移,不适宜手术者。初起用太乙膏掺阿魏粉或黑退消外贴;湿疹样癌宜搽青黛膏扑三石散;将溃者,用红灵丹油膏外敷;溃后用红油膏或生肌玉红膏掺海浮散外敷;若出血为主,以棉花蘸桃花散紧塞疮口并加压缠缚。

(2) 手术后疮面不愈或皮瓣坏死:外敷九一丹、红油膏,必要时蚕食修剪局部少量坏死、腐脱组织,创面腐肉脱尽后改用生肌散、白玉膏。

(3) 手术后患肢水肿:外敷皮硝,2 次/d。

(4) 化疗后静脉炎:外敷金黄膏或青黛膏,1 次/d。

(5) 皮肤放射性溃疡:外涂清凉油乳剂,4~5 次/d。

3. 其他疗法

(1) 手术疗法:是乳岩治疗的首选方法。

(2) 化疗、放疗、内分泌治疗、生物治疗:需正确掌握适应证,合理治疗。

(3) 中成药:西黄丸,每次 3g,2 次/d;小金丹,每次 0.6g,2 次/d。

临证要点

1. 临证应详细询问病史和发病过程。本病常表现为无痛性乳房肿块,形状不规则,边界不清,质地坚硬,表面不光滑,不易推动。常与皮肤粘连而呈现酒窝征,个别可伴乳头血性或水样溢液。警惕特殊类型乳腺癌如炎性乳腺炎和湿疹样癌。年轻人首选乳腺 B 超检查,对于 40 岁以上患者可考虑乳房钼靶 X 线摄片。手术标本病理切片检查可作为确诊的依据。

2. 本病由情志失调、饮食失节、冲任不调或先天禀赋不足引起机体阴阳平衡失调、脏腑失和而发病。

3. 原则上以手术治疗为主。中医药治疗是乳腺癌综合治疗的重要部分。仔细观察乳房肿块情况,结合舌脉及患者全身症状,选择合适的内治方药和外治方法。

4. 重视乳腺癌高危人群的定期检查。

5. 饮食清淡,营养合理,忌食用含雌、孕激素的食物。鼓励手术后患者适当运动,劳逸结合。

诊疗流程图

名中医经验
LR-7-36

研究进展
LR-7-37

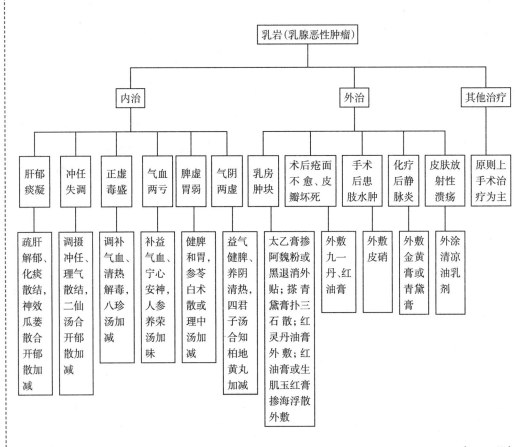

（万 华）

复习思考题

1. 化脓性乳房疾病和肿块性乳房疾病的内治有何异同？

2. 简述乳房肿块的触诊及鉴别要点。

3. 简述乳痈的病因病机。

4. 简述乳痈热毒炽盛证的证候、治法及代表方。

5. 试述乳腺癌术后患者的中医药治疗原则和辨证论治。

6. 病案分析

患者,女,38岁。

主诉:双乳疼痛反复发作2年。

现病史:2年来患者双乳时有疼痛,情绪激动时尤甚。平素烦躁易怒,胸闷胁胀,心烦口苦,失眠多梦。查体:双乳外上象限可触及片块样结节,边界欠清,质韧,压痛。舌红,苔薄黄,脉弦滑。

问题:

(1) 该患者的西医、中医诊断是什么？

(2) 该患者辨证分型是什么？ 请陈述辨证分析。

(3) 本病需与何疾病作鉴别诊断？ 鉴别要点是什么？

(4) 试述本病证内治的治疗原则和主方,以及包括的主要药物。

(5) 简述该病乳房疼痛的特点。

第八章

瘿 病

第一节 概 论

瘿是指颈前结喉两侧肿大、结块的一类疾病,相当于西医的甲状腺疾病。其临床特点是:发于甲状腺部,或为漫肿,或为结块,或有灼痛,多数皮色不变。良性肿物大多可随吞咽动作上下移动,或伴有烦热、心悸、震颤、突眼、多汗及月经不调,甚至闭经等症状。古代文献有"石瘿""气瘿""肉瘿""血瘿""筋瘿"等五瘿之分,现代临床常分为气瘿、肉瘿、石瘿和瘿痈4种,分别相当于西医学的单纯性甲状腺肿、甲状腺腺瘤和甲状腺囊肿、亚急性甲状腺炎、甲状腺癌。桥本甲状腺炎属于瘿病范畴,目前尚无完全对应的中医病名。

一、解剖生理

甲状腺位于颈前的甲状软骨下方、气管的两旁,由中央的峡部和左右两个侧叶构成。正常情况下,甲状腺不容易看到或摸到。甲状腺被固定于气管和环状软骨上,因此吞咽时能随之上下移动,借此可以与其他颈部肿块相鉴别。

甲状腺的主要功能是合成、储存和分泌甲状腺素。甲状腺激素包括四碘甲腺原氨酸(T_4)和三碘甲腺原氨酸(T_3)两种。碘是合成甲状腺激素的原料。甲状腺激素具有重要的生理作用,如增加组织细胞的氧消耗及产生热量;促进人体生长发育及组织分化,特别是对婴儿智力及体格发育有重要影响;维持各器官系统的正常活动等。甲状腺功能受下丘脑-垂体-甲状腺轴的控制和调节。

二、甲状腺与脏腑、经络的关系

颈部经络所属与任、督、肝、肾经络有一定的联系。瘿病发于颈前结喉两侧,颈前属任脉所主,任脉起于少腹中极穴之下,沿腹和胸部正中线直上,抵达咽喉,再上至颊部,经过面部进入两目;颈部也属督脉之分支所过,盖督脉循少腹直上者,贯脐中央,上贯心,入喉;任督两脉皆系于肝肾,肝肾之经脉皆循喉咙。在瘿的辨证论治过程中,结合病位的经络所属进行辨证施治,对临床有一定的指导意义。

三、病因病机

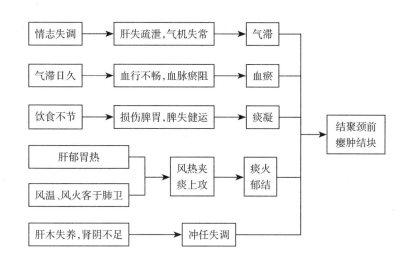

四、诊断

瘿的诊断应根据病史、体征、全身表现以及相关实验室和辅助检查等综合判断。

(一) 瘿病的体格检查

1. 望诊 检查者位于患者对面,观察颈部是否增粗,是否随吞咽上下移动,判断甲状腺肿大分级;看两侧是否对称,有无肿块隆起,注意其位置、大小、形态,有无血管充盈等。

2. 触诊 可位于患者对面或后面,双手放于甲状腺部位触摸。要注意肿块位置、大小、数目、硬度、光滑度、活动度、有无压痛、边界是否清晰,并检查肿块是否随吞咽动作上下移动。触诊时还要注意有无震颤,气管有无移位,颈部淋巴结是否肿大等。

(二) 实验室检查和辅助检查

1. 实验室检查 血清甲状腺激素(T_3、T_4、FT_3、FT_4)、血清促甲状腺激素(TSH)、甲状腺过氧化物酶抗体(TPO-Ab)、甲状腺球蛋白抗体(TgAb)、血浆降钙素、甲状旁腺激素等。

2. 辅助检查 甲状腺超声、甲状腺核素检查(甲状腺摄 ^{131}I 率和甲状腺扫描)等,以及甲状腺细针穿刺细胞学检查(FNAC)可明确其性质。

（三）常见瘿病肿块的鉴别（表 8-1）

表 8-1 常见瘿病肿块的鉴别

病名	气瘿	肉瘿	瘿痈	桥本甲状腺炎	石瘿
肿块特点	双侧弥漫性肿大伴有结节，表面光滑，边缘不清，质软，可随喜怒消长	单发，圆形或椭圆形，表面光滑，边界清楚，质地韧实。囊内出血时，可短期内迅速增大	突然一侧或双侧先后出现肿大，皮色不变或微红，微有灼热，质地偏硬	逐渐增大，呈弥漫性或结节性，边界清楚，表面光滑或呈细粒状，质地较韧或硬	质地坚硬如石，表面凹凸不平，部分可迅速增大
疼痛	无	一般无疼痛，发生囊内出血时局部胀痛	疼痛拒按，可牵引至同侧头部、耳后枕部，活动或吞咽时疼痛加重	轻度	无
随吞咽上下移动	是	是	是	是	活动受限

五、治疗

瘿的治疗分为药物治疗和手术治疗两大类。瘿痈和桥本甲状腺炎一般采用药物治疗；气瘿和肉瘿可以药物治疗，必要时手术；石瘿首选手术，不适合手术或术后则可药物治疗。

1. 内治（表 8-2）

表 8-2 瘿病常见内治法

治法	证候	代表方	常用药物
理气解郁法	结块漫肿软绵或坚硬如石，发病与精神因素有关；或见急躁易怒，胸闷，善太息；苔薄白，脉弦滑	逍遥散	柴胡、川楝子、延胡索、香附、青皮、陈皮、木香、八月札、砂仁、枳壳、郁金等
活血化瘀法	肿块色紫坚硬，表面凹凸不平，推之不移，痛有定处；舌紫暗，有瘀点、瘀斑，脉涩或沉细	桃红四物汤	桃仁、红花、赤芍、丹参、三棱、莪术、泽兰、乳香、没药、血竭等
化痰软坚法	肿块按之坚实或有囊性感，患处不红不热；咽喉如有梅核堵塞，胸膈痞闷，女性患者常有月经不调；苔薄腻，脉滑	海藻玉壶汤	海藻、昆布、夏枯草、海蛤壳、海浮石、生牡蛎、半夏、贝母、山慈菇、白芥子等
清热化痰法	颈部肿胀疼痛；伴有发热；舌红，苔黄，脉弦数	柴胡清肝汤	柴胡、夏枯草、栀子、象贝母、青皮、黄芩、海蛤粉、瓜蒌仁、天花粉、连翘等
调摄冲任法	气瘿漫肿；面色无华，腰酸肢冷，月经量少色淡，甚或闭经；舌淡，苔白，脉沉细	右归饮	熟地、仙茅、淫羊藿、杜仲、枸杞、山茱萸、菟丝子、肉桂、附子等

2. 外治 阴证选用阳和解凝膏掺黑退消或桂麝散外敷;阳证可选用金黄散、四黄散、双柏散,用水或蜂蜜调成糊状外敷;半阴半阳证可选用冲和膏外敷。

3. 其他疗法

(1) 手术:石瘿应早期诊断,首选手术治疗;气瘿、肉瘿出现压迫症状或伴有甲状腺功能亢进,药物治疗无效,或疑有恶变者,应手术治疗。手术方法包括甲状腺腺叶部分切除术和甲状腺全切术等。

(2) 西药:伴有甲状腺功能减退时用左甲状腺素替代治疗,伴有甲状腺功能亢进时用抗甲状腺药物治疗。

(夏仲元)

第二节 气 瘿

培训目标

1. 熟悉气瘿的病因病机。
2. 熟悉气瘿的诊断与鉴别诊断。
3. 熟悉气瘿的治疗原则。

气瘿是指颈前结喉两侧肿大伴有结块的疾病。其临床特点是颈前结喉两侧呈弥漫性肿大,伴有多发结节,按之柔软,可随喜怒而消长,青年女性多见,好发于高原、山区等缺碘地区。本病相当于西医学的单纯性甲状腺肿及部分地方性甲状腺肿。

典型案例

简要病史

患者女性,46岁,因"颈部增粗6个月"就诊。查体:甲状腺Ⅱ度肿大,双侧可及多个大小不一结节,最大约1cm×1cm。甲状腺超声显示双甲状腺弥漫性肿大,双侧可见多个囊实性结节,左侧较大者约0.8×0.5cm,右侧较大者约0.8×1.2cm,边界清,回声均匀。

问题一

为进一步明确诊断,还需补充了解哪些病史?

思路

中年女性,颈前增粗6个月,专科检查和辅助检查提示甲状腺肿大伴结节,首先考虑瘿病,为进一步明确诊断,需补充以下病史资料。

1. 伴随症状,颈部不适及肿块变化是否与情绪有关。

2. 中医十问(是否有恶寒或发热;是否有自汗、盗汗;是否有头痛头晕;是否有胸闷胁胀,急躁易怒;胃纳、二便、夜寐等情况)。

3. 发病后治疗情况。

4. 患者目前甲状腺肿块情况。

5. 舌脉。

6. 相关辅助检查结果。

7. 有无相关家族病史。

完善病史

患者6个月前无明显诱因下自觉颈部增粗,伴烦躁易怒,自诉与婆婆关系不和,经常吵架生气。无吞咽不适,无心悸、怕热、手抖等症。专科检查见甲状腺Ⅱ度肿大,双侧可触及数个结节,最大约1cm×1cm,质软不痛,表面光滑,皮色如常,可随吞咽活动上下移动,颈部淋巴结未及明显肿大。舌淡红,苔薄,脉沉弦。辅助检查:甲状腺功能测定正常;甲状腺超声显示双甲状腺弥漫性肿大,双侧可见多个囊实性结节,左侧较大者约0.8cm×0.5cm,右侧较大者约0.8cm×1.2cm,边界清,回声均匀。

问题二

请问该患者的诊断是什么?

思路

中医:气瘿(肝郁气滞证)。

西医:单纯性甲状腺肿。

鉴别诊断
ER-8-2

知识点1

诊断与鉴别诊断

本病应当与肉瘿、石瘿相鉴别。

问题三

请简述该患者的辨病辨证思路。

思路

患者平素情志不畅,致肝失疏泄,气机升降失常,营运受阻,气郁日久,积聚成形,则为气瘿,症见颈部肿大,可随吞咽移动;肝在志为怒,疏泄太过,则气下降不及,故见烦躁易怒。舌淡红,苔薄,脉沉弦,均为肝郁气滞证。

知识点2

病 因 病 机

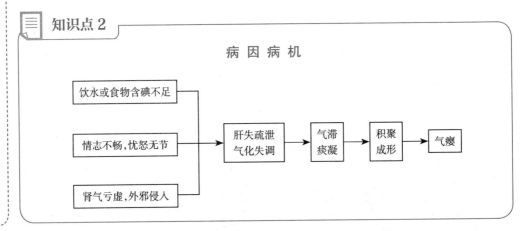

问题四

请简述该患者的治疗方案。

思路

内治 疏肝解郁,化痰软坚。方选四海舒郁丸加减。

 知识点3

治 疗 方 案

本病的治疗以疏肝解郁、化痰软坚为原则,以内治法为主。

1. 内治

肝郁气滞证:颈部弥漫性肿大,边缘不清,随喜怒消长,皮色如常,质软无压痛,肿块随上下吞咽动作移动;伴急躁易怒,善太息;舌质淡红,苔薄,脉沉弦。治宜疏肝解郁,化痰软坚。方选四海舒郁丸加减。

2. 其他疗法

(1)单味药:本病若因摄碘不足而引起,则常服含碘食物即可预防、治疗本病。如海带50g,水煎服并吃下,每日1次;黄药子15g,水煎,每日2次,每次150ml口服等。

(2)针刺:取穴天柱、风池、扶突、合谷、三阴交及足三里等,隔日1次,15天为1个疗程。

(3)手术:巨大气瘿,临床压迫症状明显者,或怀疑恶变时,应施行手术治疗。

临证要点

1. 临证应详细询问病史及发病过程,结合专科检查,明确诊断。需与肉瘿、石瘿进行鉴别。如肿物偏大,应询问有无压迫症状。本病有一定的癌变率,如怀疑恶变,应做甲状腺细针穿刺细胞学检查。

2. 本病以内治为主,强调疏肝解郁,化痰软坚。若巨大甲状腺肿影响生活和工作,或临床压迫症状明显,或疑有恶变时,应施行手术治疗。

3. 在缺碘地区,除改善水源外,应以碘化食盐(即每千克食盐中加入5~10mg碘化钾)煮菜,作为集体性预防,服用至青春发育期过后。妊娠期患者因碘需求量增加宜多吃海产品。

诊疗流程图

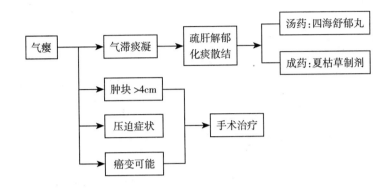

（夏仲元）

第三节 肉 瘿

 培训目标

1. 掌握肉瘿的病因病机。
2. 掌握肉瘿的诊断及鉴别诊断。
3. 掌握肉瘿的治疗原则。

肉瘿是指发生于颈前结喉处的良性结节性疾病。其临床特点是颈前结喉一侧或两侧结节,柔韧而圆,如肉之团,随吞咽动作而上下移动,发展缓慢。本病相当于西医学的甲状腺腺瘤或甲状腺囊肿。

典型病案

简要病史

患者,女性,38 岁。因"发现右颈部肿块 1 年,增大 2 周"就诊。1 年前发现右颈部肿块,体检超声提示右侧甲状腺结节,大小约 1cm,近日肿块变大,稍有胀痛。查体:右侧甲状腺中下极可触及 1.5cm×2.5cm 肿块,质地中等,边界清楚,表面光滑,随吞咽上下移动。

问题一

为进一步明确诊断,需补充完善哪些相关病史?

思路

中年女性,右颈部肿块 1 年,体检超声以及查体提示右侧甲状腺肿块,首先考虑的诊断是甲状腺腺瘤。为进一步明确诊断,需补充了解以下病史资料。

1. 伴随症状。

2. 中医十问(是否有恶寒或发热;是否自汗、盗汗;是否心烦易怒、心悸;是否有口干、口苦;胃纳、二便、夜寐等情况)。

3. 发病后治疗情况。

4. 家族史。

5. 患者目前甲状腺肿块情况。

6. 舌脉。

7. 相关辅助检查结果。

完善病史

　　患者1年前发现右颈部肿块,体检超声提示右侧甲状腺结节,大小约 1cm×1cm,2周来因工作压力大情绪波动,自觉肿块变大、胀痛,伴胸闷,纳呆,便 溏,无怕热、心悸。查体:颈部对称,右侧甲状腺中下极可触及1.5cm×2.5cm肿块, 质地中等,边界清楚,表面光滑,随吞咽上下移动,附近未触及明显肿大淋巴结。 舌淡红,苔薄腻,脉弦滑。超声:甲状腺大小正常,甲状腺右叶可见2.5cm×1.8cm 囊实性包块,囊性为主,有包膜,边界清楚,未见明显血流。血清甲状腺功能正常。 甲状腺同位素 ^131I 扫描为冷结节。

问题二

请问该患者的诊断是什么?

思路

中医诊断:肉瘿(气滞痰凝证)。

西医诊断:甲状腺腺瘤。

📋 知识点 1

诊断与鉴别诊断

本病应与气瘿、甲状舌骨囊肿、瘿痈、石瘿等相鉴别。

鉴别诊断

ER-8-5

问题三

请简述该患者的辨病辨证思路。

思路

患者中年女性,近期又因工作压力,情绪变化大,肝失条达,肝旺侮土,脾失健运, 饮食入胃,不能化生精微,形成痰湿内蕴,气郁痰浊循经凝结于结喉,气血为之壅滞, 积久聚而成形,故出现右侧甲状腺肿块;肝旺气滞,郁而化火,则胸闷;循经而上,则结 喉处稍有胀痛;肝郁脾虚,故出现纳呆,便溏。结合舌脉,证属气滞痰凝证。

📋 知识点 2

病　因　病　机

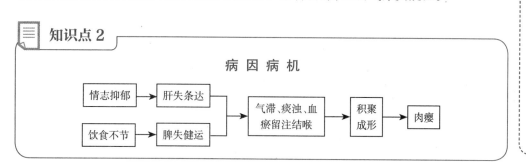

问题四

请简述该患者的治疗方案。

思路

1. 内治　理气解郁,化痰软坚。方选逍遥散合海藻玉壶汤加减。
2. 外治　阳和解凝膏掺黑退消外敷。
3. 定期随访,若肿物增大,作胀明显,宜手术切除。

知识点 3

治 疗 方 案

本病治疗以理气化痰、活血散结为原则,伴气阴两虚时,佐以扶正。必要时可手术治疗。

1. 内治

(1) 气滞痰凝证:多见颈前一侧或双侧肿块,不红、不热、无痛,随吞咽上下移动;一般无明显全身症状,或有呼吸不畅、吞咽不利等;苔薄腻,脉弦滑。治宜理气解郁,化痰软坚。方选逍遥散合海藻玉壶汤加减。

(2) 气阴两虚证:多见颈部肿块柔韧,随吞咽动作上下移动;伴急躁易怒,怕热,汗出心悸,口苦,失眠多梦,手部震颤,消谷善饥,形体消瘦,月经不调等;舌红少苔,脉细数。治宜益气养阴,软坚散结。方选生脉散合海藻玉壶汤加减。

2. 外治　阳和解凝膏掺黑退消或桂麝散外敷。

3. 其他疗法

(1) 手术:结节较大,应用中药治疗 3 个月后,如肿块无明显缩小,或肿块近期增大明显,有恶变倾向者,宜考虑手术治疗。

(2) 针刺:①取定喘穴,隔日针刺 1 次,连针 15 次;②沿甲状腺周围针刺,强刺激,不留针,每日或隔日 1 次,连续 15~30 天。

临证要点

1. 临证应详细询问病史及发病过程,结合专科体格检查,明确诊断,应与气瘿、甲状舌骨囊肿、瘰疬、石瘿等相鉴别。

2. 本病的病因病机为气滞、痰浊、血瘀留注结喉。治疗以理气化痰、活血散结为原则,必要时可手术治疗。

3. 注意观察肿物大小和质地变化,如短期明显增大,B超检查或穿刺除外囊内出血,应警惕癌变。

研究进展
ER-8-6

诊疗流程图

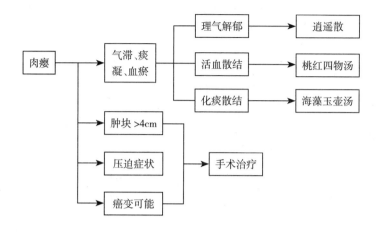

（夏仲元）

第四节　瘿痈（亚急性甲状腺炎）

 培训目标

1. 掌握瘿痈的病因病机。
2. 掌握瘿痈的诊断与鉴别诊断。
3. 掌握瘿痈的治疗方法。

瘿痈是指瘿病中的感染性炎症疾病。其临床特点是喉结一侧或双侧结块,肿胀疼痛,伴有发热,发病急骤。本病相当于西医的亚急性甲状腺炎。

典型病案

简要病史

患者,女,38岁。因"右侧颈前结块肿痛1周"就诊。就诊时右侧颈前结块疼痛,伴同侧下颌、耳部、枕部疼痛,午后发热。查体:体温38.2℃,心率92次/min,律齐。咽红,扁桃体不肿大,右侧甲状腺触及2.0cm×1.5cm结节,质韧,压痛(+),随吞咽上下移动。查血常规白细胞计数$7.8×10^9$/L,中性粒细胞百分比67.2%。B超提示右侧甲状腺2.0cm×1.2cm片状低回声。

问题一

为进一步明确诊断,需补充完善哪些相关病史?

思路

患者为青年女性,右侧颈前结块疼痛,伴发热,结合触诊和超声,首先考虑的是亚急性甲状腺炎。为进一步明确诊断,需补充了解以下病史资料。

1. 发病前是否有感冒、咽痛病史。

2. 伴随症状。

3. 中医十问(是否有恶寒或发热;是否有自汗、盗汗;是否有头痛;是否有胸闷呕恶;是否有口干、口苦、咽干;胃纳、二便、夜寐等情况)。

4. 发病后治疗情况。

5. 既往病史和手术外伤史。

6. 患者目前甲状腺其他情况,如皮红、压痛等。

7. 舌脉。

8. 相关辅助检查结果。

完善病史:

患者3周前曾有感冒病史。1周前感右侧颈前肿胀、疼痛,伴发热头痛,无心慌、怕热、多汗症,予感冒药及抗生素口服,未予其他特别处理,症情未减。就诊时右侧颈前结块疼痛,伴有同侧下颌、耳部、枕部疼痛,午后发热,口干咽痛。查体:体温38.2℃,心率92次/min,律齐。咽红,扁桃体不肿大,右侧甲状腺触及2.0cm×1.5cm结节,质韧,压痛(+),随吞咽上下移动,皮色微红,皮温略高,突眼(−)。舌质红,苔薄黄,脉浮数。查血常规白细胞计数 $7.8×10^9/L$,中性粒细胞百分比67.2%;红细胞沉降率40mm/h;FT_3 10.9ng/L,FT_4 30.7ng/L,TSH 4.8U/L;甲状腺摄碘率显示摄碘率低下。B超提示右侧甲状腺2.0cm×1.2cm片状低回声。

问题二

请问该患者的诊断是什么?

思路

中医:瘿痈(风热痰凝证)。

西医:亚急性甲状腺炎。

知识点1

诊断与鉴别诊断

本病应当与颈痈、锁喉痈相鉴别。

问题三

请简述该患者的辨病辨证思路。

思路

风热客于肺胃,积热上壅,夹痰蕴结,以致气血凝滞,郁而化热,结于颈前,故出现右侧颈前疼痛伴结块,循经凝滞,阻碍气血,故同侧下颌、耳部、枕部疼痛;风热犯于肺表,肺与皮毛表里,故有发热;肺受风热之邪,上熏口咽,故口干、咽痛;结合舌脉,证属风热痰凝证。

知识点 2

病 因 病 机

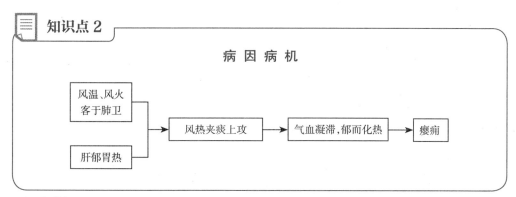

问题四

请简述该患者的治疗方案。

思路

1. 内治 疏风清热化痰。方选牛蒡解肌汤加减。
2. 外治 外敷金黄散、四黄散或双柏散,用水或蜂蜜调成糊状外敷,每天 1~2 次。
3. 忌食辛辣、油腻、油炸、含碘、海产品等食物;治疗期间注意避免感受外邪,调情志。

知识点 3

治 疗 方 案

本病内治为主,初期宜疏风清热、化痰散结,后期出现甲状腺功能减退时宜温阳散结。

1. 内治

(1) 风热痰凝证:颈前局部结块,疼痛明显,疼痛牵扯颌下、耳后或枕部;伴恶寒发热,头痛,口渴,咽干;舌苔薄黄,脉浮数或滑数。治宜疏风清热化痰。方选牛蒡解肌汤加减。

(2) 气滞痰凝证:局部肿块坚实,皮色不变或微红,轻度作胀,重按才感疼痛,其痛常反射至后枕部;或有喉间梗塞感,痰多,一般无全身症状;舌苔黄腻,脉弦滑。治宜疏肝理气,化痰散结。方选柴胡疏肝散加减。

(3) 肝郁化火证:颈前肿痛,伴胸闷不舒,急躁易怒,口苦咽干,胸胁胀痛,尿赤便秘;舌红,苔少或苔薄黄,脉弦数。治宜清肝泻火解郁。方选柴胡清肝汤加减。

(4) 阳虚痰凝证:颈前结块,有紧束压迫感,皮色不变,质韧,压之微痛或不痛;畏寒肢冷,纳呆,腹部胀满,面目浮肿,下肢沉着,小便清长;舌淡,苔薄白,脉沉。治宜温阳散寒,化痰导滞。方选阳和汤加减。

2. 外治

(1) 初期:宜用箍围药,如金黄散、四黄散、双柏散,用水或蜂蜜调成糊状外敷,每天 1~2 次。

(2) 后期:肿块难消时,外敷冲和膏。

3. 其他疗法 后期出现甲状腺功能减退者,可加用西药左甲状腺素替代治疗。

临证要点

1. 临证应详细询问病史及发病过程,结合专科检查,且血常规、血沉、甲状腺功能、甲状腺摄碘率及甲状腺超声等检查将有助于诊断和鉴别诊断。本病发病前常有感冒、咽痛等病史,注意与颈痈、锁喉痈相鉴别。

2. 本病初期乃外感风热火毒和风温疫毒之邪,风热夹痰上攻,滞于颈前。后期热病耗气伤阴,可致气阴两虚或阴损及阳,日久阳气亏虚。

3. 因本病初期可出现甲状腺功能亢进症状,后期可出现甲状腺功能减退症状,故应仔细观察甲状腺情况,结合舌脉及患者全身症状,选择合适的内治方药和外治方法。

4. 调护上应注意劳逸结合,减少因持续劳累引起复发或加剧病情。病重者宜卧床休息,注意保持呼吸道通畅。

诊疗流程

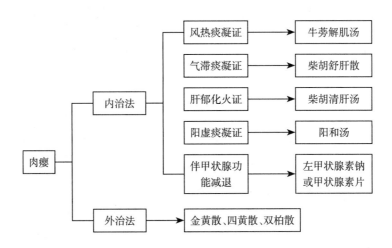

（夏仲元）

第五节 桥本甲状腺炎

 培训目标

1. 熟悉桥本甲状腺炎的病因病机。
2. 熟悉桥本甲状腺炎的诊断及鉴别诊断。
3. 熟悉桥本甲状腺炎的治疗原则。

桥本甲状腺炎是发生在甲状腺的一种常见器官特异性自身免疫性疾病,又称桥本氏病、慢性淋巴细胞性甲状腺炎等。本病尚无对应的中医病名,统归在中医瘿病之列。其临床特点是多发于 30~50 岁女性,起病隐匿,甲状腺弥漫性肿大,质地韧硬,可伴结节,大多发展成甲状腺功能减退。

典型病案

简要病史

患者,女,45岁。因"颈前肿大5年,伴乏力、肢体肿胀3个月"就诊。患者5年前发现颈前肿大,体检示甲状腺肿大。近3个月因劳累出现乏力、肢体肿胀等不适。查甲状腺功能:FT_3 1.1pmol/L,FT_4 2.5pmol/L,TSH 56mU/ml,TgAb 600U/ml,TPO-Ab 2 035U/ml。

问题一

为进一步明确诊断,需补充完善哪些相关病史?

思路

患者为中年女性,5年前发现颈前肿大,3个月来乏力、肢体肿胀,甲状腺功能提示 TPO-Ab、TgAb 明显增高,伴有甲状腺功能减退。首先考虑的诊断是桥本甲状腺炎。为进一步明确诊断,需补充了解以下病史资料。

1. 既往治疗情况。

2. 伴随症状。

3. 中医十问(是否有恶寒或潮热;是否有自汗、盗汗;是否有胸闷胁胀;是否心悸气短;是否腹胀;是否腰膝酸软;是否乏力;是否消瘦;是否月经不调;胃纳、二便、夜寐等情况)。

4. 既往病史和手术外伤史。

5. 家族性恶性肿瘤病史。

6. 患者目前甲状腺情况。

7. 舌脉。

8. 相关辅助检查结果。

完善病史

患者,女,45岁。患者5年前发现颈前肿大,体检示甲状腺肿大,未进行治疗。近3个月因劳累出现乏力、肢体肿胀等不适。素体畏寒。刻下症见:颈前肿大,颈部憋闷,乏力困倦,畏寒怕冷,颜面肢体肿胀,腹胀纳呆,大便难,小便可,月经延后量少。查体:心率63次/min,颜面及手部肿胀,甲状腺Ⅱ度肿大,质韧,甲状腺右叶可触及1.5cm×1.5cm结节,双下肢浮肿。舌质胖大,苔白腻,脉沉迟。甲状腺功能:FT_3 1.1pmol/L,FT_4 2.5pmol/L,TSH 56mU/ml,TgAb 600U/ml,TPO-Ab 2 035U/ml。甲状腺彩超示甲状腺弥漫性肿大,内部回声不均匀。

问题二

请问该患者的诊断是什么?

思路

中医:瘿病(脾肾阳虚证)。

西医:桥本甲状腺炎、甲状腺功能减退症。

知识点 1

诊断与鉴别诊断

本病应当与气瘿、石瘿相鉴别。

问题三

请简述该患者的辨病辨证思路。

思路

患者为中年女性,素体畏寒,劳倦伤气,脾失健运,肾失运化,痰湿凝聚,结于颈前,故见甲状腺肿大,颈部憋闷感;脾虚生化无源,气虚推动无力,故见腹胀纳呆,倦怠乏力,大便难;肾阳不足,机体失于温煦,血脉推动无力致畏寒怕冷、颜面肢体肿胀,月经延后量少等虚寒之象。舌脉皆为佐证。

知识点 2

病 因 病 机

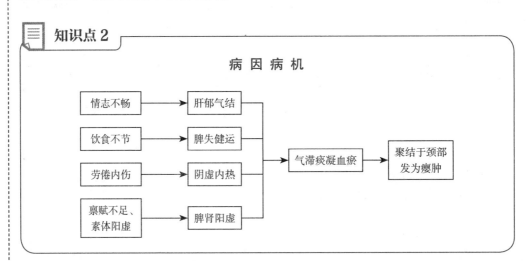

问题四

请简述该患者的治疗方案。

思路

1. 内治 温补脾肾,散寒化瘀。方选金匮肾气丸合阳和汤加减。

2. 外治 外敷阳和解凝膏。

3. 其他治疗 补充左甲状腺素。

4. 定期复查甲状腺功能;避免劳累及情志过极。

知识点 3

治 疗 方 案

本病以内治法为主,理气活血、化痰散结是主要治法。必要时可配合西药治疗。

1. 内治

(1) 肝气郁滞证:肿块质地中等或质硬,随吞咽动作上下活动,咽喉有梗阻感;情绪抑郁,胸闷不舒,乏力,大便溏或不爽,女子月经不调;舌质红,苔薄黄,脉弦滑。治宜疏肝理气,软坚散结。方选柴胡疏肝散加减。

(2) 血瘀痰结证:颈前肿块质地坚韧或坚硬如石,表面光滑或有结节感,能随吞咽动作上下活动,局部闷胀不适,有咽喉阻塞感及其他压迫感,轻度疼痛;纳差,便秘;舌质暗或有瘀斑,苔微黄,脉沉细或弦滑。治宜活血祛瘀,化痰散结。方选桃红四物汤加减。

(3) 气阴两虚证:颈前漫肿,结块;神疲乏力,心悸气短,口干咽燥,烦热汗出,食多,便溏,形体消瘦;舌红,苔薄白,脉细或细数。治宜益气养阴,化痰散结。方选生脉散加减。

(4) 脾肾阳虚证:颈前漫肿,结块,质地韧硬;神疲乏力,倦怠思睡,畏寒怕冷,肢体肿胀,腹胀纳呆,健忘脱发,腰膝酸软,女子月经不调;舌质胖大,舌苔白滑,脉沉迟。治宜温补脾肾,散寒化瘀。方选金匮肾气丸合阳和汤加减。

2. 外治 可外敷冲和膏或阳和解凝膏。

3. 其他疗法

(1) 针刺:常用穴位有合谷、曲池、夹脊穴(颈3~颈5)、气瘿、天突。每日1次。根据体质分别采用补泻手法。

(2) 灸法:适用于脾肾阳虚者。可选肾俞、脾俞、关元、气海、三阴交、足三里、曲池、合谷等穴位,每次取3~5穴应用隔姜灸及艾条灸等方法。

(3) 西药:出现甲状腺功能减退时采用甲状腺素替代治疗。伴明显甲状腺功能亢进时予抗甲状腺药物。

临证要点

1. 临证应详细询问病史及发病过程,结合甲状腺功能等辅助检查,明确诊断。

2. 本病多属本虚标实之证,痰瘀互结为标,正气亏虚为本。

3. 仔细观察甲状腺局部情况,结合舌脉及患者全身症状,选择合适的内治方药和外治方法。本病以内治为主,理气活血、化痰散结是主要治法,伴有甲状腺功能异常时以扶正补虚为主。必要时配合西药治疗。

4. 定期检测甲状腺功能、甲状腺B超等。

5. 本病有一定的癌变率,伴有甲状腺结节怀疑癌变时,需进一步做甲状腺细针穿刺细胞学检查。

6. 避免劳累及情志过极;宜低碘饮食和少食生冷油腻之品;桥本甲状腺炎伴甲状腺功能减退患者准备妊娠时,甲状腺功能应该达到规定标准才能怀孕,否则会影响胎儿智力发育。

名中医经验
ER-8-11

研究进展
ER-8-12

诊疗流程

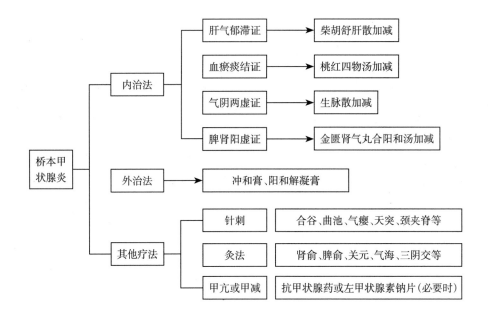

（夏仲元）

第六节 石 瘿

 培训目标

1. 熟悉石瘿的病因病机。
2. 熟悉石瘿的诊断与鉴别诊断。
3. 熟悉石瘿的治疗原则。

石瘿是指甲状腺的恶性肿瘤，其临床特点是结喉一侧或双侧肿块，坚硬如石，高低不平，推之不移。本病相当于西医学的甲状腺癌。

典型病案

简要病史

患者，女性，65 岁。因"颈部肿块 2 年余，增大 2 个月"就诊。患者 2 年前体检时发现左侧甲状腺肿大，未予重视，2 个月前自感颈部肿块增大明显。专科检查：甲状腺左叶可触及一肿块，大小约 1.5cm×1cm，边界欠清，质地偏硬，表面高低不平，无痛，吞咽时活动受限，左颈部可及数个肿大淋巴结，较大者约 1cm×0.8cm，质地硬，表面高低不平。

问题一

为进一步明确诊断，需补充完善哪些相关病史？

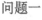

思路

患者为老年女性,发现甲状腺肿大 2 年,增大 2 个月,结合专科体格检查,首先考虑的诊断是甲状腺占位,恶性不能排除。为进一步明确诊断,需补充了解以下病史资料。

1. 伴随症状。

2. 中医十问(是否有恶寒、发热;是否有自汗、盗汗;是否有头痛、头晕;是否有咳嗽、咳痰;是否有心悸、心烦急躁、胸闷呕恶;是否有口干、口苦,是否有消瘦;胃纳、二便、夜寐等情况)。

3. 既往史。

4. 发病后治疗情况。

5. 手术史、胸部放射史。

6. 家族性恶性肿瘤病史。

7. 患者目前甲状腺情况。

8. 舌脉。

9. 相关辅助检查结果。

完善病史

患者 2 年前体检时发现左侧甲状腺肿大,未予重视,半年前丧偶后长期心情抑郁,2 个月前自感颈部肿块增大明显。就诊时症见:患者颈部疼痛,面色欠华,神疲乏力,口干口苦,咽痒不适,时有黄痰,胃纳一般,二便尚调,夜寐欠安。专科检查:甲状腺左叶可触及一肿块,大小约 1.5cm×1cm,边界欠清,质地偏硬,表面高低不平,无痛,吞咽时活动受限,左颈部可及数个肿大淋巴结,较大者约 1cm×0.8cm,质地硬,表面高低不平。舌质紫暗、边有齿痕,苔薄,脉细沉。辅助检查:甲状腺同位素 ^{131}I 扫描显示冷结节;B 超检查提示甲状腺大小正常,左叶下极可见 1.6cm×0.8cm×0.3cm 低回声结节,边缘不规则,边界欠清晰,结节内有微小钙化,血流丰富,余实质回声均匀,左颈部可见高低回声,较大者约 1.2cm×0.8cm,皮髓质分界不清,形态欠规则,边界模糊,血流较丰富。甲状腺细针穿刺细胞学检查提示甲状腺癌。

问题二

请问该患者的诊断是什么?

思路

中医:石瘿(瘀热伤阴)。

西医:甲状腺癌。

鉴别诊断

ER-8-13

 知识点 1

诊断与鉴别诊断

本病应当与肉瘿、气瘿等相鉴别。

问题三

请简述该患者的辨病辨证思路。

思路

患者长期情志不畅,肝郁气滞,导致痰湿瘀阻壅结颈前,形成颈部肿块;痰湿阻滞气机,不通则痛,故颈部疼痛;久病郁久化火,灼伤阴津,再加患者年老体虚,气、血、津液大量耗伤,由实转虚,造成乏力、口干;火热灼伤津液,凝结成痰,故出现咽痒不适、时有黄痰。结合舌脉,证属瘀热伤阴证。

知识点 2

病 因 病 机

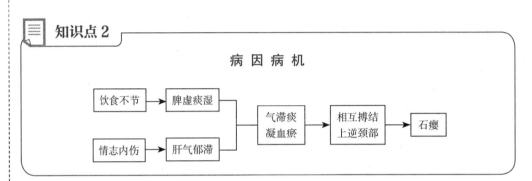

问题四

请简述该患者的治疗方案。

思路

1. 内治　益气养阴,化瘀散结。方选通窍活血汤合养阴清肺汤加减。

2. 外治　阳和解凝膏掺阿魏粉敷贴于肿胀处。

3. 排除手术禁忌后行手术治疗。

知识点 3

治 疗 方 案

　　一旦诊断明确,宜早期手术治疗。若不宜手术或术后体质虚弱,以及放疗、化疗期间,可配合中药内治;局部可结合中药外敷。早期以解郁化痰活血为主,后期以和营养阴活血为主。

　　1. 内治

　　(1)痰瘀内结证:多见颈部肿块短期内增大较快,坚硬如石,高低不平,推之不移;但全身症状尚不明显;舌暗红,苔薄黄,脉弦。治宜解郁化痰,活血消坚。方选海藻玉壶汤合桃红四物汤加减。

　　(2)瘀热伤阴证:多见疾病晚期,或局部溃破流血水,或颈部他处发现转移性结块;或声音嘶哑,形倦体瘦;舌紫暗,或见瘀斑,脉沉或涩。治宜化瘀散结,和营养阴。方选通窍活血汤合养阴清肺汤加减。

　　2. 外治　可用阳和解凝膏掺阿魏粉敷贴于肿胀处。

　　3. 其他疗法

　　(1)手术治疗:一旦确诊,宜早期手术切除。

　　(2) TSH 抑制治疗:术后需长期服用左甲状腺素,抑制 TSH 对腺体组织生长的刺激,达到预防疾病复发的目的。

　　(3) ¹³¹I 治疗:适用于复发癌或远处转移不能手术切除的病灶。

名中医经验
ER-8-14

研究进展
ER-8-15

临证要点

　　1. 临证应详细询问病史及发病过程,结合专科检查、辅助检查,以及甲状腺穿刺细胞学检查或组织病理学可明确诊断。

　　2. 首选手术治疗。术后或不能手术者,配合中药治疗。

　　3. 定期检测甲状腺功能、甲状腺 B 超、甲状腺球蛋白等。

　　4. 积极治疗良性甲状腺疾病,预防癌变;避免接触放射线物质;避免劳累和情志过极,保持心情舒畅。

诊疗流程

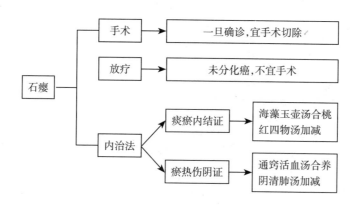

（夏仲元）

复习思考题

　　1. 请简述肉瘿的临床特点和本病气阴两虚证的治则及方药。

　　2. 请简述气瘿、肉瘿、石瘿 3 种疾病的鉴别诊断。

　　3. 简述慢性淋巴细胞性甲状腺炎的辨证论治。

　　4. 病案分析

　　患者,男,39 岁。

　　主诉:左侧颈前结块肿痛 1 周。

　　现病史:1 周前感冒后出现左侧颈前肿块、疼痛,至同侧耳后枕部疼痛,午后开始发热,晨起热退,咽痛,无心悸、怕热。查体:体温 38.5℃,心率 98 次/min,律齐。咽红,扁桃体不肿大,左侧甲状腺触及 1.5cm×1.5cm 结节,质韧,压痛(+),随吞咽上下移动,皮色不红,皮温略高。舌质红,苔薄黄,脉滑数。查血常规白细胞计数 $6.8×10^9$/L,中性粒细胞百分比 77.2%;红细胞沉降率 45mm/h;FT_3 12.2ng/L,FT_4 35.7ng/L,TSH 4.5U/L;甲状腺摄碘率显示摄碘率低下。

扫一扫
测一测

笔记

问题：

(1) 该患者的西医、中医诊断分别是什么？

(2) 该患者辨证分型是什么？请陈述辨证分析。

(3) 本病需与何疾病作鉴别诊断？鉴别要点是什么？

(4) 试述本病证内治的治疗原则和主方,包括的主药。

笔记

第九章

瘤、岩

第一节　概　　论

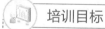培训目标

　　了解瘤、岩的概念、病因病机、诊断与治疗。

　　瘤是瘀血、浊气、痰凝停留于机体组织间所形成的肿块,相当于西医学的部分体表良性肿瘤。其临床特点是:体表局限性肿块,生长缓慢,一般无明显自觉症状。本章讨论的主要内容包括气瘤、肉瘤、筋瘤、血瘤、骨瘤、脂瘤。

　　岩是指肿块坚硬如石,高低不平,状如山岩,既溃之后,疮面凹陷很深,形若岩穴的一类疾病,相当于西医学部分体表恶性肿瘤。其临床特点是:多发生于中老年人,局部肿块坚硬,高低不平,皮色不变,推之不移,溃后翻花石榴,色紫恶臭,疼痛剧烈,难以治愈,预后不良。岩发无定处,不论体表的皮肤肌肉骨骼和体内的脏腑都可发生。本章主述失荣、石疽等。

一、病因病机

　　瘤、岩多因七情内伤、饮食不节,复感外邪,导致阴阳失调、脏腑功能障碍、经络阻塞、气血运行失常,气滞血瘀、痰凝毒聚等相互交结而成。瘤以邪气偏盛为主,岩则以正气不足为主。

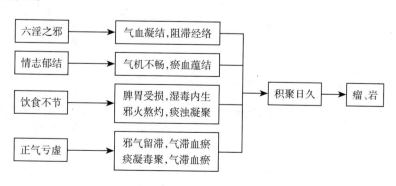

227

二、诊断

1. 局部征象

(1) 肿块:了解肿块的大小、形态、质地、活动度、位置、界限、疼痛、内容物、有无压痛以及皮肤的颜色和温度等。良性肿物多为圆形或椭圆形,表面光滑,质地中等或柔软,边界清楚,一般与皮肤无粘连,活动可;恶性肿瘤质地坚硬,活动差,表面凹凸不平,可与皮肤及基底粘连,边界不清。血瘤及脂瘤染毒可见局部皮色发红,皮温升高。

(2) 溃疡:岩肿后期可破溃,溃疡边缘隆起外翻,基底凹凸不平,颜色晦暗,有脓血,气味恶臭等。

2. 全身症状 体表良性肿瘤和体表恶性肿瘤初期一般无全身症状,淋巴瘤初期可以发热等。恶性肿瘤后期可出现恶病质等明显全身症状。

3. 辅助检查 可根据病情选择 B 超、CT、X 线等检查,病理学检查可以明确诊断。

三、治疗

瘤、岩的治疗宜内消配合外治及手术。若为岩,则需根据肿瘤性质、病程及全身状态而选择手术、放疗、化疗和生物治疗。

1. 内治(表 9-1)

表 9-1 瘤、岩常见内治法

证型	证候	治法	代表方	常用药物
气郁痰凝证	局部肿块硬韧,可活动,皮色不变,无疼痛;可伴有胸闷、胁胀、精神抑郁或紧张;舌淡,苔薄白腻,脉弦滑	理气化痰,解毒散结	开郁散合通气散坚丸	陈皮、青皮、香附、枳壳、柴胡、橘核、郁金、厚朴、浙贝母、法半夏、僵蚕、白芥子、夏枯草等
寒痰凝结证	肿块木硬,表面光滑,活动度差,无痛,皮色不变,皮温不高;伴周身倦怠,畏寒怕冷;舌淡,苔白,脉沉滑	温经化痰,解毒散结	阳和汤合万灵丹	鹿角胶、熟地黄、麻黄、白芥子、肉桂、乌药、全蝎、川贝母、姜半夏、乳香、没药等
气滞血瘀证	肿块坚硬,推之不动,疼痛可有胀痛、灼痛、刺痛等,痛有定处;舌暗或有瘀斑,苔薄白,脉弦紧或涩	软坚化痰,解毒散结	散肿溃坚汤合活血散瘀汤	当归、柴胡、大黄(酒炒)、丹参、川芎、桃仁、红花、赤芍、枳壳、三棱、莪术、瓜蒌、连翘、乳香、没药等
毒热蕴结证	肿块增大,疼痛,色红,皮温高,或溃烂状如翻花,流紫褐色血水,痛如火燎,分泌物恶臭;可伴有发热,心烦,口干,便结等症;舌红,苔黄,脉滑数	清热凉血,解毒散结	黄连解毒汤合当归芦荟丸	黄连、黄芩、黄柏、栀子、当归、芦荟、龙胆、大黄、白花蛇舌草、半枝莲、半边莲、浙贝母、金银花、紫花地丁等
正虚邪实证	多见于岩的晚期;肿块增大、增多,邻近或远处转移,或岩肿溃烂,渗流腐臭血水,疮面灰暗,高低不平,久不收口;伴全身消瘦,倦怠无力,低热,面色萎黄,不思饮食;舌质淡,苔薄或少苔,脉细涩无力	益气养血,解毒散结	保元汤合散肿溃坚汤	太子参、西洋参、人参、黄芪、当归、白术、茯苓、沙参、麦冬、何首乌、黄精、菟丝子、淫羊藿、半枝莲、半边莲等

2. 外治

（1）肿疡可辨证选用阳和解凝膏、冲和膏、金黄膏、阴毒内消散、阳毒内消散、桂麝散、红灵丹外敷。

（2）紫金锭、小金丸、蟾蜍丸等研末，茶水调涂肿块部位。

（3）溃疡可选用红升丹、白降丹药线等，使癌瘤组织分离、脱落，腐肉已尽时可用白玉膏或生肌玉红膏。

3. 其他疗法　手术、放疗、化疗、生物治疗等应根据适应证选用。

（万　华）

第二节　气　瘤

培训目标

了解气瘤的病因病机、诊断与治疗。

气瘤是发生于皮肤间的多发柔软肿物，属于西医学的皮肤神经纤维瘤。其临床特点是皮肤间的柔软肿块，按之凹陷，放手后又凸出，如气在瘤中。

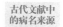
古代文献中的病名来源
ER-9-1

典型案例

简要病史

患者男性，54岁。因"躯干、颈部皮肤多发性肿块5年"就诊。患者5年前躯干和颈部皮肤出现肿块，压之凹陷，放手恢复，无不适。近1年肿块逐渐增多，增大，无痛痒，皮肤可见褐色斑。

问题一

为进一步明确诊断，需补充完善哪些相关病史？

思路

中老年男性，5年来躯干、颈部皮肤多发性肿块，无疼痛，压之凹陷，放手恢复，病变浅在。首先考虑的诊断是皮肤神经纤维瘤。为进一步明确诊断，需补充了解以下病史资料。

1. 伴随症状。

2. 中医十问（是否有恶寒或发热；是否有自汗、盗汗；是否有头痛头晕；是否有胸闷胁胀；是否有口干、口苦；胃纳、二便、夜寐等情况）。

3. 发病后治疗情况。

4. 患者目前肿块情况。

5. 舌脉。

6. 相关辅助检查结果。

完善病史

患者5年前背部、颈部皮肤出现肿块，无不适，未重视。近1年肿块逐渐增多，增大,无痛痒,皮肤可见褐色斑。专科检查:躯干、颈部皮肤多发性肿块,大小不等,20 余个,质地柔软,无压痛,压之凹陷,放手恢复,局部皮肤淡褐色色素沉着,表面光滑。舌淡,苔薄白,脉和缓。

问题二

请问该患者的诊断是什么?

思路

中医:气瘤(痰气凝结证)。

西医:皮肤神经纤维瘤。

鉴别诊断

知识点 1

诊断与鉴别诊断

本病应当与脂瘤、肉瘤等相鉴别。

问题三

请简述该患者的辨病辨证思路。

思路

肺主宣发肃降,肺失宣发,痰浊凝结于皮肤形成肿块;肺主皮毛,故病位浅在;肿块质地柔软,无压痛,压之凹陷,皮色不变,为痰浊凝结之表现;舌淡,苔薄白,脉和缓,为肺气失宣之象。结合舌脉,证属痰气凝结证。

知识点 2

病 因 病 机

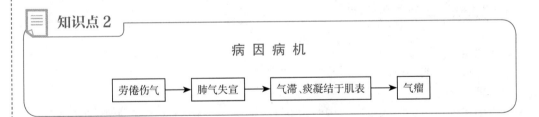

劳倦伤气 → 肺气失宣 → 气滞、痰凝结于肌表 → 气瘤

问题四

请简述该患者的治疗方案。

思路

1. 内治　宣肺化痰,散结消肿。方选通气散坚丸加减。

2. 注意定期观察瘤体数目、大小等变化,必要时手术切除瘤体。

知识点 3

治 疗 方 案

以宣肺调气,配合化痰散结为主,必要时手术切除或结扎。

1. 内治

痰气凝结证:体表多个质地柔软肿块,生长缓慢,皮色不变,无疼痛;舌淡,苔薄白,脉和缓。治宜宣肺调气,化痰散结。方选通气散坚丸加减。

2. 外治 一般不需要外治。对于头大蒂小的瘤体,可用细丝线双套结结扎。

3. 其他疗法 对瘤体影响美观、功能,或有恶变时,可在局麻下行手术切除。

临证要点

1. 临证应详细询问病史及发病过程,结合专科检查,明确诊断。需与脂瘤、肉瘤鉴别。

2. 以宣肺调气,配合化痰散结为主,必要时手术切除或结扎。

3. 瘤体部位出现麻痹或痛觉敏感是恶变先兆。可行手术切除,取病理组织做检查。

4. 患处避免挤压,以防破溃出血和继发感染。

诊疗流程图

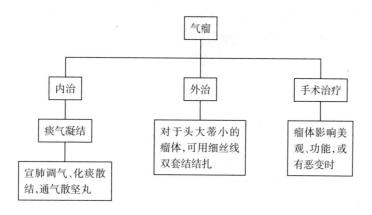

(万 华)

第三节 血 瘤

 培训目标

了解血瘤的病因病机、诊断与治疗。

血瘤是指体表血络扩张,纵横交集形成的肿瘤,相当于西医学血管瘤,常见毛细血管瘤和海绵状血管瘤。其临床特点是多数为先天性,肿块局部色泽鲜红或紫红,质地柔软,边界清楚,触之或如海绵状。

典型案例

简要病史

患者男性,7岁。因"右面部暗紫色肿块5年,增大3个月"就诊。患者5年前右面部出现肿块,皮色暗紫色,无疼痛,触之柔软,近3个月增大,逐渐明显。

问题一

为进一步明确诊断,需补充完善哪些相关病史?

思路

幼儿面部暗紫色肿块5年,无疼痛,触之柔软,根据发病年龄,肿块颜色、质地,首先考虑的诊断是海绵状血管瘤。为进一步明确诊断,需补充了解以下病史资料。

1. 伴随症状。

2. 中医十问(是否有恶寒或发热;是否有自汗、盗汗;是否有头痛头晕;是否有胸闷胁胀;是否心烦易怒;是否有口干、口苦;胃纳、二便、夜寐等情况)。

3. 发病后治疗情况。

4. 患者目前肿块情况。

5. 舌脉。

6. 相关辅助检查结果。

完善病史

患者5年前右面部出现肿块,皮色暗紫色,无疼痛,近3个月增大,逐渐明显。

专科检查:右面部局限性暗紫色肿块,呈扁平隆起,质地柔软,边界不清。舌红,苔微黄,脉弦数。辅助检查:B超检查提示血管瘤。

问题二

请问该患者的诊断是什么?

思路

中医:血瘤(心肾火毒证)。

西医:海绵状血管瘤。

鉴别诊断
LR-9-4

📄 **知识点1**

诊断与鉴别诊断

本病应当与血痣相鉴别。发于下肢的海绵状血管瘤应当与筋瘤相鉴别。

问题三

请简述该患者的辨病辨证思路。

思路

肾为先天之本,幼儿发病为肾中郁火为患;心主血脉,肾水不能上济心火,致心火妄动,煎熬阴血,结聚成形,故出现右面部局限性肿块;火毒为患,妨碍气血运行,故肿块色暗紫;气血纵横,脉络交错,则肿块质地柔软,边界不清;舌红,苔微黄,脉弦数,为火毒之征。故辨证为心肾火毒证。

知识点 2

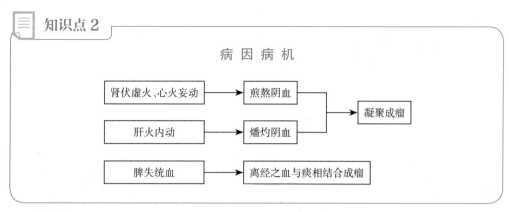

病 因 病 机

问题四

请简述该患者的治疗方案。

思路

1. 内治 清心泻火解毒。方选芩连二母丸合凉血地黄汤加减。

2. 浅层 X 线照射。

知识点 3

治 疗 方 案

本病采用内、外治结合的治疗方法。手术、冷冻、放疗也是重要的治疗方法。

1. 内治

(1) 心肾火毒证：多先天为患，肿块色红，无痛痒；伴面赤口渴，口舌生疮，尿黄便干；舌质红，苔薄黄，脉细数。治宜清心泻火解毒。方选芩连二母丸合凉血地黄汤加减。

(2) 肝经火旺证：好发于面部或胸胁，肿块呈结节状或丘疹，色红，易出血；伴心烦易怒，咽干口苦；舌红，苔微黄，脉弦数。治宜清肝泻火解毒。方选丹栀逍遥散合清肝芦荟丸加减。

(3) 脾失统血证：好发于下肢，肿块质地柔软，色紫红，易出血；舌淡，苔白或白腻，脉细。治宜健脾化湿解毒。方选顺气归脾丸加减。

2. 外治

(1) 体积较小、非头面部及关节部位的血瘤可用五妙水仙膏外搽。

(2) 瘤体出血可用压迫止血或云南白药掺敷伤口，具有止血、消散作用。

3. 其他疗法

(1) 手术疗法：适用于孤立病变。

(2) 冷冻疗法：适用于浅表较小病变。

(3) 其他局部疗法：可进行浅层 X 线照射、硬化剂注射等治疗。

临证要点

1. 临证应详细询问病史及发病过程，结合专科体格检查，明确血管瘤的类型。

2. 仔细观察局部肿块，结合舌脉及患者全身症状，选择合适的内治方药和外治方法。

3. 防止瘤体破溃出血及感染。

4. 对发于头面部及暴露部位手术时,要尽量选用美容手术切口。

诊疗流程图

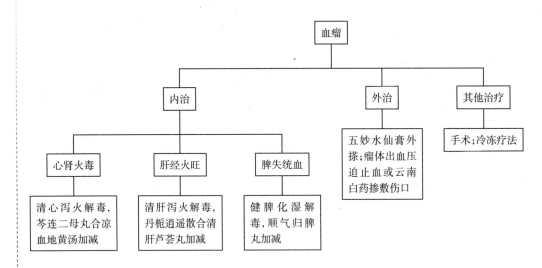

（万　华）

第四节　肉　瘤

培训目标

了解肉瘤的病因病机、诊断与治疗。

肉瘤是发生于皮里膜外,由脂肪组织过度增生形成的良性肿瘤,相当于西医学的脂肪瘤。其临床特点是瘤体肿块如肉之隆起,软如棉,肿如馒,皮色不变。

典型案例

简要病史

患者男性,42 岁,工人。因"腹壁多发性肿块 2 年,伴酸胀 1 个月"就诊。患者 2 年前无明显原因腹壁出现肿块,逐渐增多,1 个月来自觉肿块稍有酸胀。

问题一

为进一步明确诊断,需补充完善哪些相关病史?

思路

中年男性,腹壁多发性肿块,伴有酸胀,根据发病年龄、肿块部位和伴随症状,首先考虑的诊断是脂肪瘤。为进一步明确诊断,需补充了解以下病史资料。

1. 伴随症状。

2. 中医十问(是否有恶寒或发热;是否有胸闷胁胀;是否心烦易怒;是否有口干、

口苦;胃纳、二便、夜寐等情况)。

3. 发病后治疗情况。

4. 患者目前肿块情况。

5. 舌脉。

6. 相关辅助检查结果。

完善病史

患者2年前无明显原因腹壁出现肿块,逐渐增多,1个月来自觉肿块稍有酸胀。专科检查:腹壁可触及3个肿块,大小分别约3cm×2.5cm、2cm×1.2cm、2cm×1cm,皮色不变,质地柔软,推之可动,边界清楚,有的呈分叶状,轻微压痛,舌淡红,苔白,脉弦滑。B超检查提示脂肪瘤。

问题二

请问该患者的诊断是什么?

思路

中医:肉瘤(气郁痰凝证)。

西医:多发性脂肪瘤。

知识点1

诊断与鉴别诊断

本病应当与气瘤相鉴别。

鉴别诊断

ER-9-6

问题三

请简述该患者的辨病辨证思路。

思路

情志内伤,肝气不舒,肝郁气滞,肝木乘脾土,脾失健运,痰浊内生,气滞痰凝,郁结皮肤,故发生肿块,皮色不变,质地柔软,推之可动,边界清楚;气滞血瘀,不通则痛,故轻微压痛。舌淡红,苔白,脉弦滑,为气郁痰凝之证。

知识点2

病 因 病 机

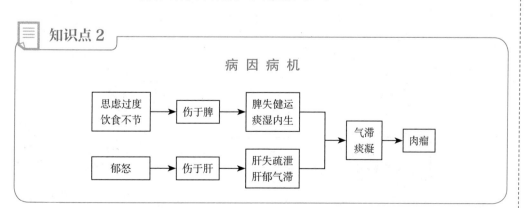

问题四

请简述该患者的治疗方案。

思路

1. 内治 理气健脾,化痰散结。方选化坚二陈丸合十全流气饮加减。

2. 外治 阳和解凝膏掺黑退消外敷。

3. 定期随访,若肿物增大,作胀明显,宜手术切除。

知识点 3

治 疗 方 案

小的肉瘤可不处理,大的肉瘤手术切除,可配合中医药治疗。

1. 内治

气郁痰凝证:单发或多发,瘤体大小不等,呈扁平状或分叶状,边界清楚,触之柔软,推之可动,皮色不变,生长缓慢;舌淡红,苔白,脉弦滑。治宜理气健脾,化痰散结。方选化坚二陈丸合十全流气饮加减。

2. 外治 阳和解凝膏掺黑退消或桂麝散外敷。

3. 其他疗法 对瘤体较大或伴有疼痛者手术切除。

临证要点

1. 临证应详细询问病史及发病过程,结合专科体格检查,明确诊断。

2. 仔细观察局部肿块,结合舌脉及患者全身症状,选择合适的内治方药和外治方法。

3. 观察随访,若肿物明显增大,则宜手术治疗。

4. 中医"肉瘤"与西医"肉瘤"有本质区别,后者包括来自间叶组织、淋巴组织、网状组织的恶性肿瘤。

诊疗流程图

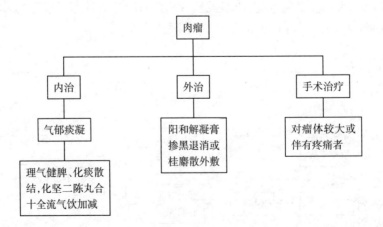

(万 华)

第五节 脂 瘤

培训目标

1. 掌握脂瘤的病因病机。
2. 掌握脂瘤的诊断、鉴别诊断。
3. 掌握脂瘤的辨证论治及常用外治法。

脂瘤是指皮肤皮脂腺中皮脂潴留郁积而形成的囊肿。又称粉瘤。相当于西医学皮脂腺囊肿。其临床特点是皮下圆形肿块,质软,边界清楚,中央有粗大毛孔,破溃后有脂质样物。

古代文献中
的病名来源

ER-9-7

典型案例

简要病史

患者女性,35岁,职员。因"右侧胁肋部皮下肿块5个月余,红肿疼痛3天"就诊。患者5个月前发现右侧胁肋部皮下一肿块,约米粒大小,微隆起,挤压后可有豆渣样分泌物。近3天患者发现肿块较前增大,局部红肿,伴有疼痛,遂就诊。

问题一

为进一步明确诊断,需补充完善哪些相关病史?

思路

该患者胁肋部单发皮下肿块,微隆起,挤压后可有豆渣样分泌物,近3天红肿疼痛,首先考虑的诊断是皮脂腺囊肿。为进一步明确诊断,需补充了解以下病史资料。

1. 伴随症状。
2. 中医十问(是否有恶寒或发热;是否心烦易怒;是否有口干、口苦,如有口干,饮水是否能缓解;喜温饮还是喜冷饮;胃纳、二便、夜寐等情况)。
3. 发病后治疗情况。
4. 患者目前肿块情况。
5. 舌脉。
6. 相关辅助检查结果。

完善病史

患者5个月前发现右侧胁肋部皮下一肿块,约米粒大小,微隆起,挤压后可有豆渣样分泌物。近3天患者发现肿块较前增大,局部红肿,伴疼痛,遂就诊。专科检查:右侧胁肋部可及一肿块,质地中等偏硬,边界清楚,皮色发红,与皮肤粘连,有触痛,其中央顶部可见一针头大蓝黑点。舌质红,苔黄腻,脉弦数。辅助检查:B超检查提示右侧胁肋部皮下见一约20mm×10mm弱回声区,形态尚规则,边界清。

问题二

请问该患者的诊断是什么？

思路

中医:脂瘤(痰湿化热证)。

西医:皮脂腺囊肿。

知识点 1

诊断与鉴别诊断

本病应当与肉瘤相鉴别。

问题三

请简述该患者的辨病辨证思路

思路

患者脾失健运,湿邪内生,日久成痰,痰湿郁结皮肤,渐而成瘤,出现皮肤肿块;染毒后化热,故肿块红肿疼痛。结合舌脉,证属痰湿化热证。

知识点 2

病 因 病 机

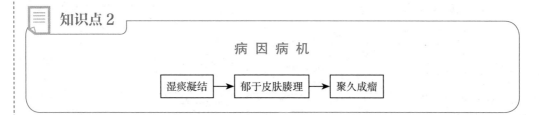

湿痰凝结 → 郁于皮肤腠理 → 聚久成瘤

问题四

请简述该患者的治疗方案。

思路

1. 内治　清热解毒,利湿化痰。方选五味消毒饮加减。

2. 外治　金黄膏外用。

3. 避免挤压。

知识点 3

治 疗 方 案

脂瘤较小者,可暂行观察,不予治疗。脂瘤较大而未染毒者,宜首选手术。脂瘤染毒成脓者要及时切开排脓。一般不需内治;染毒时给予清热化湿解毒。

　1. 内治

　(1)痰气凝结证:瘤体多发,大小不等,形圆质软,边界清楚,与皮肤粘连;舌质淡红,舌苔薄白,脉弦滑。治宜理气化痰,通络散结。方选二陈汤合消瘰丸加减。

　(2)痰湿化热证:瘤体增大或红肿疼痛,溃破流出黄白色脓液,反复发作;伴口干喜饮,大便秘结,小便黄;舌质红,苔黄腻,脉弦数。治宜清热解毒,利湿化痰。

方选五味消毒饮或黄连解毒汤加减。

2. 外治

(1) 单个较小囊肿可用五妙水仙膏点破瘤体顶部皮肤,将囊内容物挤出。

(2) 染毒时,红肿未溃,可用金黄膏或千锤膏外敷;脓成行十字形切开引流;溃后用九一丹或红油膏以棉条蘸药塞入脂瘤疮底,使囊壁腐蚀脱落,再改用生肌散生肌收口。

3. 其他疗法

手术切除:单发或多发瘤体较大、影响美观或功能者,宜手术摘除;务必将囊壁全部切净,防止复发。若继发感染者,待红肿消退后再手术。

临证要点

1. 临证应详细询问病史及发病过程,结合专科体格检查,明确脂瘤是否染毒。

2. 本病总由湿痰凝结,滞于皮肤,郁结不散,日久聚而成瘤。

3. 仔细观察局部肿块,结合舌脉及患者全身症状,选择合适的内治方药和外治方法。

4. 脂瘤较大而未染毒者,宜首选手术。脂瘤染毒成脓者要及时切开排脓。手术切除务必将整个囊壁完整切除。

诊疗流程图

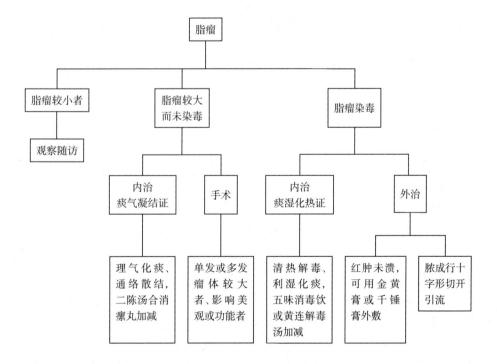

(万 华)

第六节 筋 瘤

培训目标

1. 掌握筋瘤的病因病机。
2. 掌握筋瘤的诊断、鉴别诊断。
3. 掌握筋瘤的辨证论治及常用外治法。

古代文献中
的病名来源

筋瘤是以筋脉色紫,盘曲突起,状如蚯蚓,形成团块为主要表现的浅表静脉病变,相当于西医学下肢静脉曲张。其临床特点是下肢青筋暴露,好发于久立、久行、过度负重、久坐少动者,病久伴发青蛇毒,形成湿疮、溃疡。

典型案例

简要病史

患者男性,52岁,厨师。因"右小腿青筋怒张伴胀痛5年,加重2个月"就诊。患者右小腿青筋显露,时感小腿胀痛,午后症状明显。近2个月来青筋怒张,伴明显胀痛,时有局部条索状肿块。

问题一

为进一步明确诊断,需补充完善哪些相关病史?

思路

该患者右小腿青筋怒张伴胀痛5年,近2个月来加重,时有局部条索状肿块。首先考虑的诊断是右下肢静脉曲张。为进一步明确诊断,需补充了解以下病史资料。

1. 有无外伤、输液、穿刺等损伤病史。

2. 伴随症状。

3. 中医十问(是否有下肢酸胀、麻木、疼痛;是否有恶寒、发热;是否形寒肢冷;是否有自汗、盗汗;是否有口干、口苦;是否乏力;是否腰酸;胃纳、二便、夜寐等情况)。

4. 既往工作史及其他相关病史。

5. 患者目前下肢条索状肿块情况。

6. 舌脉。

7. 相关辅助检查结果。

完善病史

患者为厨师职业,因长期站立工作,青筋显露,时感小腿胀痛,午后症状明显。近2个月来右小腿青筋怒张,伴明显胀痛,时有局部条索状肿块。刻下:右小腿肿胀疼痛,伴神疲乏力,气短。专科检查:右下肢静脉明显迂曲扩张,右小腿可触及条索状肿块。舌淡,苔薄白,脉细缓。辅助检查:大隐静脉功能试验提示大隐静脉瓣膜功能不全。深静脉通畅试验显示深静脉通畅;下肢多普勒超声示大隐静脉迂曲扩张,瓣膜功能不全。

笔记

问题二

请问该患者的诊断是什么？

思路

中医:筋瘤(劳倦伤气证)。

西医:右下肢静脉曲张。

 知识点 1

鉴别诊断

FR-9-10

诊断与鉴别诊断

本病应当与气瘤相鉴别。

问题三

请简述该患者的辨病辨证思路。

思路

患者因长期站立,劳倦伤气,气为血帅,气虚则血行不畅,脉络瘀阻,不通则痛,故见下肢胀痛;气虚血瘀,筋脉失养,筋脉挛急,则青筋怒张;精气受损难复,故神疲乏力、气短。结合舌脉,证属劳倦伤气证。

知识点 2

病 因 病 机

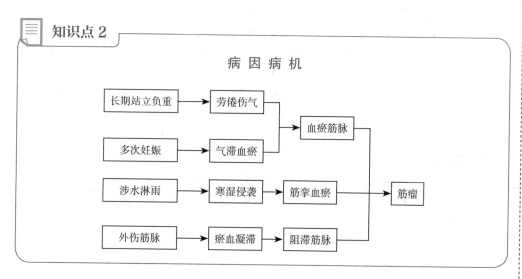

问题四

请简述该患者的治疗方案。

思路

1. 内治 补中益气,活血舒筋。方选补中益气汤加减。

2. 外治 穿合适的弹力袜或弹力绷带包扎。

3. 手术治疗 可选用大隐静脉高位结扎、主干静脉剥脱及曲张静脉切除常规术;或经皮腔内激光电凝术或透光旋切微创术。

知识点 3

治疗方案

脉络运行不畅,筋挛血瘀是本病发病的主要环节。行气活血、舒筋通络为主治疗可改善症状,单纯外治也是有效的方法;重症患者可采用手术治疗,防止青蛇毒、湿疮、臁疮的发生。

1. 内治

(1) 劳倦伤气证:久站久行或劳累时瘤体增大,下坠不适感加重;伴气短乏力,腰酸;舌淡,苔薄白,脉细缓无力。治宜补中益气,活血舒筋。方选补中益气汤加减。

(2) 寒湿凝筋证:瘤体暗紫喜暖,患肢肿胀;伴形寒肢冷,口淡不渴,小便清长;舌暗,苔白腻,脉弦细。治宜暖肝散寒,益气通脉。方选暖肝煎合当归四逆汤加减。

(3) 外伤瘀滞证:发病与外伤有关,青筋盘曲,状如蚯蚓,色青紫,患肢肿胀疼痛;舌有瘀点,脉细涩。治宜活血化瘀,和营消肿。方选活血散瘀汤加减。

2. 外治 穿合适的弹力袜或弹力绷带包扎,有助于减小瘤体及减缓疾病的发展。

3. 其他疗法

(1) 手术治疗:诊断明确,无手术禁忌证者,均可手术。可采用大隐静脉或小隐静脉高位结扎、主干静脉剥脱及曲张静脉切除常规术,或经皮腔内激光电凝术或透光旋切微创术。

(2) 硬化剂注射疗法:适用于单纯性下肢静脉曲张;也可作为手术的辅助疗法。

临证要点

1. 临证应详细询问病史及发病过程,结合专科体格检查,明确诊断。

2. 本病由于长期从事站立负重工作,或多次妊娠,或涉水淋雨,或外伤筋脉,气滞血瘀,筋脉受阻,结成筋瘤。

3. 仔细观察局部肿块,结合舌脉及患者全身症状,选择合适的内治方药和外治方法。

4. 本病局部出现红肿、灼热、疼痛等症状为伴发青蛇毒;瘤体损伤破裂可发生出血;病久皮肤萎缩,颜色暗褐,伴发湿疮、臁疮。

5. 卧床休息,抬高患肢;予弹力护腿或穿弹力袜保护,防止外伤;患肢避免搔抓染毒。

诊疗流程图

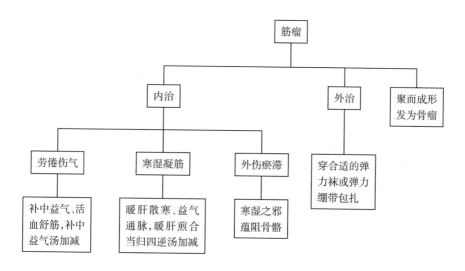

（万 华）

第七节 骨 瘤

 培训目标

了解骨瘤的病因病机、诊断与鉴别诊断及治疗原则。

骨瘤是指发生于骨组织的肿瘤,包括西医学的原发性良性骨组织肿瘤中的骨瘤以及原发性恶性骨组织肿瘤中的骨肉瘤。其临床特点是肿块高起,坚硬如石,紧贴于骨,推之不移。恶性者生长迅速,预后差;良性者生长缓慢,预后好。

古代文献中的病名来源
ER-9-11

典型案例

简要病史

患者男性,17 岁。因"右膝部疼痛 3 个月,肿块 1 个月"就诊。患者 3 个月前右膝部疼痛,呈间歇性,近 1 个月右膝部局部出现肿块,疼痛加剧,活动更为明显。

问题一

为进一步明确诊断,需补充完善哪些相关病史?

思路

该患者为青少年男性,右侧膝部间歇性疼痛,疼痛 2~3 个月后患部出现肿块,疼痛加剧。首先考虑的诊断是骨肉瘤。为进一步明确诊断,需补充了解以下病史资料。

1. 伴随症状。

2. 中医十问(是否有下肢酸胀、麻木;是否有恶寒、发热;是否形寒肢冷;是否有自汗、盗汗;是否有口干、口苦;是否乏力;是否腰酸;胃纳、二便、夜寐等情况)。

3. 既往病史。

笔记

4. 患者目前右膝部肿块及周围肌肉情况。

5. 舌脉。

6. 相关辅助检查结果。

完善病史

　　患者男性,17岁。患者3个月前右膝部疼痛,呈间歇性,近1个月右膝部局部出现肿块,疼痛加剧,活动更为明显,伴纳差,困倦乏力。专科检查:右侧胫骨上端肿块,坚硬高起,边界不清,压之疼痛,肌肉萎缩,皮肤发亮。舌淡红,苔薄白,脉沉细。辅助检查:X线检查见骨质破坏,骨膜反应表现为"日光放射"现象;实验室检查血红蛋白95g/L,白细胞计数$12×10^9$/L,血清碱性磷酸酶180U/L。

问题二

请问该患者的诊断是什么?

思路

中医:骨瘤(阴毒壅滞证)。

西医:骨肉瘤。

鉴别诊断

ER-9-12

知识点 1

诊断与鉴别诊断

　　本病应当与鹤膝流痰、痹病、附骨疽相鉴别。

问题三

请简述该患者的辨病辨证思路。

思路

　　患者因肾阳虚弱,阴寒之邪侵入,气机不畅,壅滞膝部骨骼,故局部疼痛、肿块;气血瘀滞,日久不消,故肿块质地坚硬;寒凝筋脉,关节活动受限;阳气不足见纳差,困倦乏力;舌淡红,苔薄白,脉沉细为寒凝之象。综合证舌脉,证属阴毒壅滞证。

知识点 2

病 因 病 机

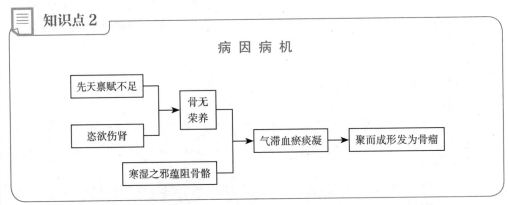

问题四

请简述该患者的治疗方案。

思路

1. 内治　散寒止痛,和营化瘀。方选没药丸加减。

2. 外治　阳和解凝膏掺黑退消或桂麝散外敷。

3. 其他疗法　手术疗法、局部放疗等。

知识点3

治 疗 方 案

良性可不必内治,影响功能者给予手术切除。恶性采用中西医结合、内外合治的综合疗法。内治以化痰散结、活血化瘀为基本原则。

1. 内治

(1) 阴毒壅滞证:患肢疼痛,夜间尤甚,局部肿块,漫肿无头,坚硬如石;伴面色苍白,纳差,形体消瘦;舌淡,苔薄白,脉沉细。治宜散寒止痛,和营化瘀。方选没药丸加减。

(2) 热毒蕴结证:局部肿块,迅速增大,周围肌肉萎缩,皮肤光亮,呈暗红色,皮温升高;伴食欲不振;舌红,苔黄,脉数。治宜活血祛瘀,解毒散结。方选活血散瘀汤加减。

(3) 肾虚瘀滞证:肿块质地坚硬,生长迅速,疼痛难忍,不能推动;腰膝酸软,夜寐多梦,口干咽燥;舌红,少苔,脉细弦。治宜补肾散坚,行瘀通络。方选调元肾气丸加减。

2. 外治　皮色不变者,阳和解凝膏掺黑退消或桂麝散外敷。

3. 其他疗法

(1) 手术疗法:骨瘤和骨肉瘤未发生肺转移瘤的病例,应采取早期手术切除。

(2) 化疗、放疗:需正确掌握适应证,合理治疗。

临证要点

1. 临证应详细询问病史及发病过程,结合专科体格检查,明确属于良性还是恶性。X 线平片是诊断骨瘤或骨肉瘤的重要依据,同时应进行肺部 X 线检查,明确有无肺部转移。血清碱性磷酸酶测定对骨肉瘤的诊断和预后有一定的价值。组织病理学检查可明确诊断。

2. 仔细观察局部肿块,结合舌脉及患者全身症状,选择合适的内治方药和外治方法。恶性采用中西医结合、内外合治的综合疗法。

3. 换药动作宜轻,以免损伤新生肉芽组织及新生上皮组织;注意加强营养。

名中医经验

ER-9-13

诊疗流程图

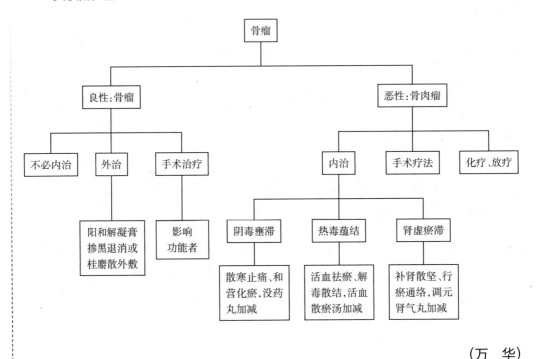

（万　华）

第八节　石　　疽

培训目标

1. 掌握石疽的诊断、鉴别诊断。
2. 掌握石疽的辨证论治及常用外治法。
3. 熟悉石疽的病因病机。

石疽是发生于耳下颈项、腰胯、膝部的肿块，因生长缓慢，坚硬如石，故名。根据发病部位，石疽可分为上石疽、中石疽、下石疽。其临床特点是无痛性生长缓慢的坚硬肿块，可发生于全身各处。上石疽包括西医学耳下、颈部多种性质的疾病，如恶性淋巴瘤、腮腺混合瘤等；中石疽是发生在腰胯之间的肿块；下石疽是发生于膝部的肿块。中石疽、下石疽之病，究属西医学哪种性质疾患，尚难肯定。由于淋巴系统的分布特点，使得恶性淋巴瘤基本上属于全身性疾病，几乎可以侵犯全身任何组织和器官，因此这里主要叙述恶性淋巴瘤的证治。

典型案例

简要病史

患者女性，74岁，退休。因"右侧颌下肿块1年3个月余"就诊。伴有乏力，肿块无触痛，进来自觉较发现时变大。

问题一

为进一步明确诊断,需补充完善哪些相关病史?

思路

老年女性,右侧颌下肿块 1 年 3 个月余,伴有乏力,肿块无触痛,生长缓慢,首先考虑的诊断是恶性淋巴瘤。为进一步明确诊断,需补充了解以下病史资料。

1. 首次发作,还是复发。

2. 伴随症状。

3. 中医十问(是否有恶寒、发热;是否有自汗、盗汗;是否有口干、口苦;喜温饮还是喜冷饮;胃纳、二便、夜寐等情况)。

4. 既往工作史及其他相关病史。

5. 传染病史。

6. 患者目前创面情况。

7. 舌脉。

8. 相关辅助检查结果。

完善病史

患者 3 个月前,因发现右侧颌下肿块 1 年余,自觉较发现时增大,至医院就诊,行颈淋巴结活检,病理证实为非霍奇金淋巴瘤,滤泡性淋巴瘤型,3B 级。刻下:神疲乏力,胃纳可,夜寐欠安,二便调。专科检查:右颈部淋巴结肿大,约 2cm×3cm,呈椭圆形,质韧,肤温升高,色紫红,边界尚清,活动度欠佳,无明显触痛。胸骨上窝偏右处淋巴结肿大,约 1cm×1cm,质韧,边界尚清,活动度欠佳,无明显触痛。舌质淡红,舌苔薄白,脉弦滑。辅助检查:颈淋巴结活检病理为(右颌下淋巴结)非霍奇金淋巴瘤,滤泡性淋巴瘤型,3B 级。正电子发射计算机体层显像(PET-CT)示非霍奇金淋巴瘤累及全身多发区域淋巴结、双侧腮腺、双侧颌下腺、双侧舌下腺及脾、左侧颞部、双侧枕部皮下;鼻咽腔及双侧扁桃体非霍奇金淋巴瘤累及不除外。

问题二

请问该患者的诊断是什么?

思路

中医:石疽(肝郁痰凝证)。

西医:非霍奇金淋巴瘤,滤泡性淋巴瘤型,3B 级。

 知识点 1

鉴别诊断

ER-9-15

诊断与鉴别诊断

本病应当与颈痈、慢性发颐、失荣、瘰疬等相鉴别。

问题三

请简述该患者的辨病辨证思路。

思路

由于性情不畅,肝气郁结,气郁化火,灼津为痰,痰凝上升于肝经之络,以致气血瘀滞,积久痰浊胶结而成形;肝郁乘脾,加之年老脾胃虚弱,水湿运化失职,湿郁于内,久成湿毒,湿毒不化,日久凝结为痰,痰毒互结,发为石疽。结合舌脉,证属肝气郁结、痰浊胶结证。

知识点2

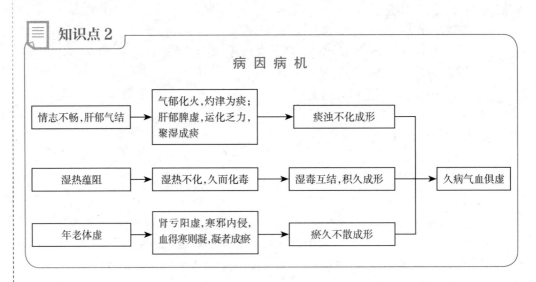

病 因 病 机

问题四

请简述该患者的治疗方案。

思路

1. 内治 疏肝解郁,行瘀化痰。方选舒肝溃坚汤加减。

2. 外治

(1) 外用冲和膏或阳和解凝膏掺黑退消盖贴,5~7 日 1 次。或用葱白、蜂蜜捣泥状置纱布上敷贴,一般 1~2 日调换 1 次。

(2) 手术疗法:仅作为组织活检获得病理诊断或并发症的处理。

知识点3

治 疗 方 案

恶性淋巴瘤主要以化疗和放疗为主,外科手术主要参与最初的淋巴结活检以获得病理诊断和并发症的处理。中医中药可贯穿恶性淋巴瘤的治疗全过程,既可与放、化疗配合应用而起减毒增效作用,又可在放、化疗后或疗程间隙单独应用,在抑制肿瘤发展、改善生存质量等方面具有一定疗效。临证应根据患者的全身状况、病理类型、临床分期、原发部位及肿瘤发展趋势等,制订出一个合理、有效的中西医结合综合治疗方案。

1. 内治

(1) 肝郁痰凝证:肿块坚硬,与周围组织不粘连,生长缓慢,不痛不痒,皮色不变,头晕耳鸣,心悸气短,四肢疲乏,口渴咽干,潮热盗汗,烦躁易怒,胸腹闷胀,或有胸胁疼痛,大便干结,小便短赤,舌质淡红,舌苔薄白,脉弦滑。治宜疏肝解郁,行瘀化痰。方选舒肝溃坚汤加减。

(2) 湿热蕴结证:肿块坚硬,不痛不痒,皮色如常,坚硬如石,口干且苦,大便干结,小便黄赤,舌苔黄腻,脉数。治宜调补气血,清热化湿。方选八珍汤合五神汤加减。

(3) 肾亏阳虚证:肿块坚硬,不痛不痒,皮色如常,坚硬如石,不伴发热,形寒肢冷,面色少华,神疲乏力,倦怠自汗,舌淡苔薄,脉沉细弱。治宜益肾散寒,祛瘀活血。方选阳和汤合没药丸加减。

(4) 气血两虚证:病证迁延日久,联合化疗及放疗戕害正气,致使气血两虚,可见神疲乏力,面色苍白,胃纳差,夜寐欠安,低热,盗汗,舌淡,苔薄或厚腻,脉细沉。治以大补气血,调理脾胃。方选十全大补汤合二陈汤加减。

2. 外治　外用冲和膏或阳和解凝膏掺黑退消盖贴,5~7 日 1 次。或用葱白、蜂蜜捣泥状置纱布上敷贴,一般 1~2 日调换 1 次。由茯苓、雄黄、矾石各等份,共研细末,可直接将药末撒敷患处,每日 1~2 次,或制备成软膏外涂,或用麻油调匀,涂抹患处,每日 1~2 次。本药既可用于皮肤或软组织感染,又可用于恶性淋巴瘤的治疗。由片仔癀改变剂型制成的片仔癀软膏,有清热解毒、散瘀止痛的功效。可以本药涂抹患处,每日 2~3 次。

3. 手术　外科手术主要参与最初的淋巴结活检或可能的剖腹探查诊断部分,如原发于胃肠道、泌尿系、肠系膜及肝脾的恶性淋巴瘤。

临证要点

1. 临证应详细询问病史及发病过程,明确肿块性质。

2. 明确病理诊断是治疗的首要条件。

3. 化疗和放疗是本病的主要治疗方法,中医药起辅助治疗作用。

4. 应根据全身状况、病理类型、临床分期、原发部位及肿瘤发展趋势等,制订出一个合理、有效的中西医结合综合治疗方案。

5. 注意气候变化,预防和积极治疗病毒感染;密切注意浅表肿大淋巴结的变化;积极治疗与本病发生可能相关的其他慢性疾病,如慢性淋巴结炎、自体免疫性疾病等;对于浅表病变,应注意皮肤清洁,避免不必要的损伤或刺激。

名中医经验
ER-9-16

研究进展
ER-9-17

诊疗流程图

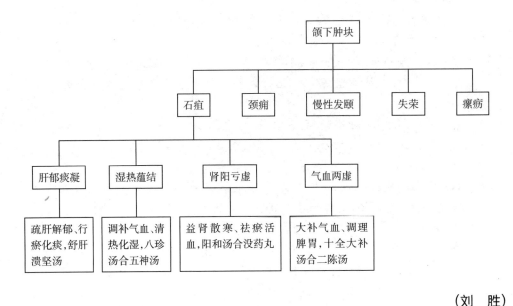

（刘　胜）

第九节　失　荣

　培训目标

熟悉失荣的病因病机、诊断与鉴别诊断及治疗原则。

失荣是发生于颈部的岩肿,因其晚期患者面容憔悴,形体消瘦,状如树木失去荣华,枝枯皮焦,故名。失荣属古代外科四大绝症之一,相当于西医学颈部原发性恶性肿瘤和颈部淋巴结转移癌。其临床特点是颈部肿块,坚硬如石,推之不移,皮色不变,溃后疮口凹凸不平,流血水但无脓,疼痛彻心,身体逐渐消瘦,多由其他部位的恶性肿瘤所致。

典型案例

简要病史

患者男性,61 岁。因"左侧颈部肿块 1 年,增大、增多 4 个月"就诊。患者 1年前发现左侧颈部肿物,未重视。4 个月来左颈部肿块进行性增大、增多。专科检查:左侧颈部可触及多个淋巴结肿大,质地坚硬,活动度差,无痛。

问题一

为进一步明确诊断,需补充完善哪些相关病史?

思路

该患者为中老年男性,左侧颈部肿块 1 年,增大、增多 4 个月,专科检查提示左侧颈部质地偏硬、活动度差的淋巴结。首先考虑的诊断是颈部淋巴结恶性肿瘤。为进

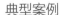

一步明确诊断,需补充了解以下病史资料。

1. 伴随症状。

2. 中医十问(是否有恶寒、发热;是否有畏寒肢冷;是否有自汗、盗汗;是否有头晕;是否有胸闷胁胀;是否心烦;胃纳、二便、夜寐等情况)。

3. 既往病史。

4. 患者目前左侧颈部肿块情况。

5. 舌脉。

6. 相关辅助检查结果。

完善病史

患者,男性,61 岁。患者 1 年前发现左侧颈部肿物,未重视。4 个月来左颈部肿块进行性增大、增多,稍感胀痛。专科检查:左侧颈部可触及多个淋巴结肿大,质地坚硬,活动度差,无痛。舌淡红,苔白腻,脉弦滑。辅助检查:左侧肿大淋巴结穿刺病理示转移性低分化鳞癌;颈部 MRI 示会厌占位,恶性肿瘤可能,左颈部见肿大淋巴结;喉部会厌肿块活检病理示鳞癌,分化中等。

问题二

请问该患者的诊断是什么?

思路

中医:失荣(气郁痰结)。

西医:转移性低分化鳞癌。

 知识点 1

鉴别诊断

ER-9-19

诊断与鉴别诊断

本病应当与瘰疬、肉瘿相鉴别。

问题三

请简述该患者的辨病辨证思路。

思路

患者因肝郁脾虚为患,气滞痰凝郁结于颈部,临床见双侧肿块,质地坚硬,活动度差;局部气机不畅,故稍有胀痛;舌淡红,苔白腻,脉弦滑,为气滞痰凝之象。结合舌脉,证属气郁痰结证。

知识点 2

病 因 病 机

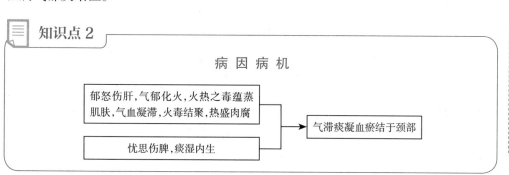

问题四

请简述该患者的治疗方案。

思路

1. 内治 解郁散结,化痰解毒。

2. 外治 阳和解凝膏外敷。

3. 其他疗法 手术、化疗、放疗。

知识点3

治 疗 方 案

应及早选择放疗或手术;若属继发转移性,应积极治疗原发病灶;配合中医辨证论治。

1. 内治

(1) 气郁痰结证:颈部或耳前后出现肿块,质地坚硬,聚结成团,与周围组织粘连而固定,轻度刺痛或胀痛,颈项有牵扯感,活动转侧不利;伴胸闷、心烦、胁胀等症;舌淡红,苔白腻,脉弦或弦滑。治宜解郁散结,化痰解毒。方选化坚二陈丸合开郁散加减。

(2) 阴毒结聚证:颈部肿块质地坚硬,不痛不胀,推之不动,患部初起皮色如常,后可呈橘皮样改变;伴畏寒肢冷,纳呆便溏;舌淡,苔白腻,脉沉细。治宜温阳散寒,化痰解毒。方选阳和汤加减。

(3) 瘀毒化热证:颈部肿块迁延日久,迅速增大,中央变软,周围坚硬,溃后渗流血水,状如翻花,并向四周漫肿,范围可波及面部、胸部、肩背等处,可出现疼痛,颈部活动受限;可伴发热,消瘦等;舌红,苔黄,脉数。治宜清热解毒,化痰散瘀。方选黄连解毒汤合化坚二陈丸加减。

(4) 气血两亏证:颈部肿块溃破翻花,长期渗流腐臭血水,不能愈合,肉芽苍白水肿,凹凸不平;伴低热、乏力、消瘦等;舌淡,苔白或无苔,脉细。治宜补益气血,化瘀解毒。方选八珍汤合四妙汤加减。

2. 外治

(1) 未溃:气郁痰结者可用太乙膏掺阿魏粉外敷;阴毒结聚者可用阳和解凝膏外贴。

(2) 已溃:掺海浮散贴生肌玉红膏。溃烂处出血不止,可用棉花蘸桃花散紧塞疮口,并加压包扎。

3. 其他疗法 化疗、放疗等。

临证要点

1. 临证应详细询问病史及发病过程,结合专科体格检查,尽早明确诊断。需进行全面细致的体格检查以寻找原发病灶,对肿块做组织病理学检查可明确诊断。

2. 仔细观察局部肿块,结合舌脉及患者全身症状,选择合适的内治方药和外治方法。

3. 加强疮面护理,及时、正确换药;注意加强营养。

诊疗流程图

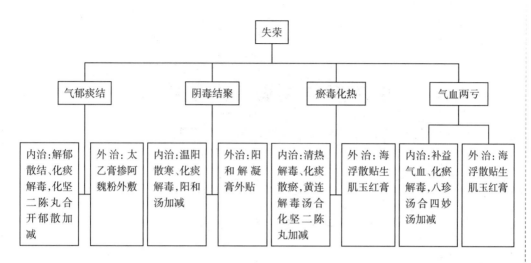

```
                                    失荣
         ┌──────────────┬──────────────┬──────────────┐
     气郁痰结          阴毒结聚        瘀毒化热          气血两亏
    ┌────┬────┐     ┌────┬────┐   ┌────┬────┐      ┌────┬────┐
  内治:   外治:    内治:   外治:   内治:   外治:    内治:   外治:
  解郁    太乙膏    温阳    阳和    清热    海浮     补益    海浮
  散结、  掺阿      散寒、  解凝    解毒、  散贴生    气血、  散贴生
  化痰    魏粉外    化痰    膏外贴  化痰    肌玉红膏   化瘀    肌玉红膏
  解毒,   敷        解毒,          散瘀,黄           解毒,
  化坚              阳和            连解毒            八珍
  二陈丸            汤加减          汤合              汤合四
  合开郁                           化坚二            妙汤加
  散加                             陈丸加            减
  减                               减
```

(万 华)

 复习思考题

扫一扫
测一测

1. 瘤和岩各有何临床特点?

2. 中医药治疗岩的原则是什么?如何运用?

3. 脂瘤的临床特点是什么?

4. 病案分析

患者,男,51 岁,农民。

主诉:双小腿青筋怒张伴胀痛 17 年余,加重 2 周。

现病史:患者长期在农地干活。17 年来双小腿青筋暴露,盘曲成团块,久立行走后小腿肿胀明显,得热痛减。2 周来双小腿胀痛加剧。伴形寒肢冷,口淡不渴,小便清长。舌暗,苔白腻,脉弦细。查体:双下肢静脉明显迂曲扩张,可触及条索状肿块,色暗紫。查下肢多普勒超声示大隐静脉迂曲扩张,瓣膜功能不全。

问题:

(1) 该患者的西医、中医诊断是什么?

(2) 该患者的辨证分型是什么?请陈述辨证分析。

(3) 本病需与何疾病作鉴别诊断?鉴别要点是什么?

(4) 试述本病内治的治疗原则和主方,包括的主药。

(5) 本病应如何预防?

笔记

第十章

周围血管疾病和淋巴管病

第一节　概　　论

1. 掌握周围血管疾病和淋巴管病的基础理论；局部症状和全身症状的四诊检查和辨证；常见外治法和手术操作技术；疮面治疗原则；周围血管疾病和淋巴管病常用检查的临床应用及检查方法；臁疮、脱疽等的病因病机、临床特点、诊断与鉴别诊断以及治疗原则。

2. 熟悉周围血管疾病和淋巴管病在病因病理上的特点；内治法的具体应用；外用药的配方和治法；青蛇毒、股肿、淋巴水肿的病因病机、临床特点、诊断与鉴别诊断以及治疗原则。

3. 了解周围血管疾病和淋巴管病古文献的来源及发展历程；周围血管疾病和淋巴管病特色诊疗技术的操作；本地区或本院的科室相关特色用药与经验方剂。

　　周围血管疾病是指发生于心、脑血管以外的血管疾病。本病可分为动脉病和静脉病，其中动脉病包括血栓闭塞性脉管炎、动脉硬化性闭塞症、动脉栓塞、多发性大动脉炎、动脉瘤等，另外还包括肢端动脉舒缩功能紊乱疾病，如雷诺病（症）、红斑性肢痛症等；静脉病包括血栓性浅静脉炎、深静脉血栓形成、深静脉瓣膜功能不全、静脉曲张等。

　　中医称周围血管为经脉、脉管，故将周围血管疾病统称为"脉管病"。

一、常见症状及体征

1. 疼痛　肢体疼痛是周围血管疾病的常见症状，包括间歇性疼痛、持续性疼痛（静息痛）。主要原因有动脉供血不足、静脉回流障碍、血液循环异常等。

（1）间歇性疼痛：主要有运动性疼痛，是指伴随运动所出现的不适症状，包括供血不足部位所出现的怠倦、钝痛、紧张或压迫感、痉挛性疼痛或锐痛。发生于下肢的运动性疼痛又称间歇性跛行,表现为患者在以一定速度行走一定距离后,下肢某个部位出现酸胀感及痉挛感,迫使患者停步,休息1~5分钟后症状缓解或消失,再次行走又出现同样的症状。从开始行走到出现疼痛的时间称跛行时间;从开始行走到出现疼痛的距离称跛行距离。出现间歇性跛行的动脉闭塞性疾病,常见的如血栓闭塞性脉管炎、动脉硬化性闭塞症和大动脉炎性狭窄等,其他如动脉创伤、动脉受压、动脉栓塞和动静脉瘘等。

(2) 持续性疼痛(静息痛):是指肢体在静止状态下产生的疼痛,疼痛持续存在,尤以夜间为甚。持续性疼痛的发生常提示病变及缺血的程度均已加重,已接近失去代偿的程度。

动脉急性或慢性闭塞都可以因为供血障碍引起缺血性神经炎而使肢体持续性疼痛。疼痛表现为持续性钝痛伴间歇性剧烈刺痛,可向肢体远端放射,并有麻木、厥冷或烧灼、蚁行、针刺等感觉异常。症状多夜晚加重,患者常抱膝而坐以缓解疼痛。当肢体因缺血引起营养障碍性溃疡或坏疽时,也常伴局部持续性剧烈疼痛。营养障碍性静息痛的特点为:疼痛剧烈、持续,有时也有短暂间歇期,数分钟后再发,影响睡眠,肢体下垂时可略减轻疼痛。

静脉性静息痛的疼痛程度较动脉性为轻,常伴有静脉回流障碍的其他表现,并可因平卧休息或抬高患肢而缓解。

2. 皮肤温度异常　肤温变化主要取决于肢体的血流量。动脉闭塞性病变多为肢端寒冷,闭塞程度越重,距离闭塞平面越远,寒冷愈明显。静脉病变多为下肢潮热感,下垂时更明显。

3. 皮肤颜色异常　供血不足或血管舒缩失常而致的皮色改变,包括苍白、发绀和潮红等。静脉淤血,渗出于血管外的红细胞崩解造成色素沉着。某些血管疾病以皮肤颜色改变为主要临床表现,如雷诺病,由于指(趾)小动脉和毛细血管阵发性收缩和扩张而产生指(趾)阵发性发白、发紫和发红。

4. 感觉异常　周围血管疾病所发生的感觉异常除疼痛外还有潮热和寒冷、怠倦感、麻木、针刺或蚁行感等。

5. 肢体增粗或萎缩　肢体肿胀多发生于下肢,静脉淤滞性肿胀一般为凹陷性水肿,按之较软,愈向远侧愈明显,多伴色素沉着、皮下组织炎症和纤维化、"足靴区"溃疡等,如深静脉血栓形成、下肢深静脉瓣膜功能不全、下肢静脉曲张等。

肢体或趾(指)变细、瘦小、萎缩,均是由于局部动脉血液供应不足,长期缺乏必要的营养,加之由于疾病造成机体疼痛等限制患肢活动诸因素所造成。萎缩是慢性动脉功能不全的重要体征。

6. 溃疡和坏疽　缺血性溃疡是动脉病变引起,由于动脉闭塞病变影响皮肤血液循环,以致组织缺氧而形成溃疡。淤积性溃疡多由静脉病变引起,常见下肢静脉曲张和下肢深静脉瓣膜功能不全,静脉血液回流障碍导致局部淤积性缺氧,从而并发溃疡。

肢体出现坏疽病灶,提示血液循环供应局部的营养不足以维持静息时组织的代谢需要,以致发生不可逆变化。如无继发感染,坏疽区因液体蒸发和吸收,形成"干性坏疽";如并发感染则形成"湿性坏疽",坏死组织受细菌作用而崩解、化脓,有恶臭。

二、检查方法

周围血管疾病的检查是获取临床信息的重要手段,临证时应重点检查皮肤温度、皮肤颜色、肢体营养状况、有无肢体的肿胀增粗或萎缩、有无肿块、有无溃疡或坏疽等。

测定皮温时应对比同一平面两侧肢体的温度差别,当某部皮温较对侧及同侧其他部分明显降低时(相差大于 2℃),则提示该部动脉血流减少,可见于动脉栓塞、慢性动脉闭塞性疾病。若某部皮温较对侧或同侧其他部位明显升高,则提示该部动脉或静脉血流量增加,如深静脉血栓形成、红斑性肢痛症、动静脉瘘等。测定皮温方法有扪诊法、半导体或数字皮温计、红外线热像仪等。

营养状况的检查应重点观察肢体皮肤及附件、肌肉有无营养障碍性改变,有无皮肤松弛、变薄、脱屑;汗毛稀疏、变细、停止生长或脱落;趾(指)甲生长缓慢,变脆,增厚,甲嵴、嵌甲;肌肉萎缩等表现。

动脉搏动和血管杂音的听诊检查是检查动脉性疾病的重要步骤,受检动脉为桡动脉、尺动脉、肱动脉、股动脉、腘动脉、足背动脉、胫后动脉。检查时应注意感测动脉搏动的强度、动脉的性质(如硬度、有无弯曲、结节、震颤)、血管杂音的部位及强度等。

几个常用的血管功能试验:

1. 皮肤指压试验　用手指压迫指(趾)端或甲床,观察毛细血管充盈时间,可了解肢端动脉血液供应情况。正常人指(趾)端饱满,皮肤呈粉红色。压迫时局部呈苍白色,松开后毛细血管可在 1~2 秒内充盈,迅速恢复为粉红色。如充盈缓慢,延长至 4~5 秒后恢复原来的皮色,或皮色苍白或发绀,表示肢端动脉血液供应不足。

2. 肢体位置试验　患者仰卧床上,显露双足达踝以上或膝部,观察足部皮肤颜色。随即使患者两下肢直伸抬高,髋关节屈曲 70°~80°左右,保持该位置约 60 秒后进行观察。检查上肢时,坐位或立位,两上肢伸直高举过头部。血液循环正常时,足趾、足底或手掌保持淡红色或稍发白。当动脉血液供应障碍时,可呈苍白或蜡白色。如肢体抬高后皮肤颜色改变不明显,可使患者抬高的两足反复屈伸 30 秒或两手快速握松 5~6 次后再观察。抬高后肢体苍白的程度与动脉血供减少的程度成正比,苍白的范围随动脉病变的位置而异。最后,患者坐起,两小腿和足下垂于床沿或两上肢下垂于身旁,再观察皮肤颜色的改变。正常人在 10 秒内可恢复正常。在动脉血液循环有障碍时,恢复时间可延迟到 45~60 秒或更长,且颜色不均,呈斑块状。下垂位后,正常人的足部浅表静脉应在 15 秒内充盈,如时间延长,也提示动脉血液供应不足;若肢体伴有浅静脉曲张,下垂试验则无价值。

3. 运动试验　间歇性跛行是慢性动脉供血不足的特征性症状。间歇性跛行的距离和时间与缺血的程度相关,临床上常以此作为反映病情程度和疗效的指标。测定方法为患者以一定速度(1.8km/h)行走,直到出现症状,该段时间为跛行时间,所行距离为跛行距离。

4. 大隐静脉瓣膜功能试验(Trenddenburg 试验)　用来检查大隐静脉瓣膜功能。方法:患者平卧,高举下肢,使浅静脉血向心回流,在大腿根部、卵圆窝平面远方扎止血带,其紧张度以压迫大隐静脉,但不致影响动脉血流和深静脉回流为标准。让患者站立,10 秒内释放止血带,如浅静脉超过 30 秒而逐渐充盈,属正常情况;如血柱自上而下,立即充盈大隐静脉及分支,提示大隐静脉瓣膜功能不全。如患者站立,保持止血带压迫情况下,在其远端某一部位迅速出现扩张静脉,提示血液通过小隐静脉或功能不全的交通支反流至浅静脉。

5. 深静脉通畅试验(Perthes 试验)　患者站立,在大腿上 1/3 扎止血带以压迫大隐静脉,交替屈伸膝关节 10 余次。如深静脉通畅,交通支瓣膜功能健全,小腿肌肉泵的作用将使血液流入深静脉,而浅静脉瘪陷,下肢也无发胀感觉。如深静脉通畅而大隐静脉和交通支瓣膜功能不全,浅静脉在运动时也能流入深静脉,一旦运动停止,浅静脉立即充盈血液。如深静脉不通,交通支瓣膜功能不全,则在运动时浅静脉将愈扩张,小腿有胀痛感。

6. 直腿伸踝试验(Homans 征)和压迫腓肠肌试验(Neuhof 征)　二者均为小腿深静脉血栓形成的体征。Homans 征检查方法:患者仰卧,膝关节伸直,小腿略抬高。检查者手持足部用力使膝关节背屈,牵拉腓肠肌。如小腿后部明显疼痛,属阳性反应,这是腓肠肌受牵拉后压迫深部已有血栓及炎症的静脉所致。此征常伴有腓肠肌饱满和紧张感。Neuhof 征检查方法:患者仰卧屈膝,足跟平置检查台上,检查者用手指按触腓肠肌深部组织,如有增厚、浸润感和疼痛,即属阳性。

7. 冷水试验和握拳试验　本试验可诱发雷诺病患者出现苍白—发绀—潮红的皮色改变。冷水试验方法为将手指、足趾放入 4℃左右的冷水中 1 分钟,然后观察皮色有无上述改变。握拳试验方法为两手紧握 1 分钟后,在弯曲状态下放开,观察有无皮色改变。

血液流变、血脂、凝血功能检查、微循环检查、彩色 B 超、连续多普勒超声、肢体体积描计、节段血压测定、X 线平片及造影、放射性核素检查、磁共振成像检查及计算机体层摄影血管造影(CTA)均对血管疾病的诊断有重要意义。临床检查时,应优先选择无损检查。由于技术的发展,彩超、磁共振成像及 CTA 等在诊断水平上不断进步,有逐渐取代血管造影的趋势,但到目前为止,血管造影仍是诊断周围血管疾病的主要标准。

三、病因病机

周围血管病的病因可分为内因与外因两大类。外因包括外感六淫、特殊毒邪(烟毒)、外伤等;内因包括饮食不节、情志内伤、脏腑经络功能失调、劳伤虚损等。

周围血管疾病的病机特点是血瘀。血管是血液运行的管道、通路,必须保持畅通无阻,才能完成传输血液的任务。本类病变过程中,不论是内因所致,还是外因引发,或迟或早地在不同的血管、不同的部位和不同的程度上出现血脉瘀滞。血脉瘀滞之后,破坏了人体气血正常循环从而引发各种不同的病理变化。在分析其病机时应注意邪、虚、瘀三者相互作用、互为因果的变化关系。其中邪既可以是外因,又可以是血瘀后的病理产物(如瘀血、痰浊、水湿);虚既是受邪的条件,也可能是血瘀伤正的结果;瘀往往是因邪而致,也有的是因虚而成。所以在邪、瘀、虚的病理变化过程中,出现多种多样的组合,导致血管病变的发生和变化,形成了临床上的各种证候。虽然血管病的病变部位多数在血管的某一局部,但与脏腑气血有密切关系。因为脏腑功能失职,则会出现运血无力,统摄无权,疏泄失常,使血液不能正常运行而发生病变;反之,血液瘀阻之后也会使各脏腑失去濡养而虚损。气血的虚衰与血管病的关系更是直接的。

此外,周围血管疾病的病因病机尚有禀性不耐、遗传因素、冲任失调等,临证时亦不能忽视。

四、治疗

1. 内治 周围血管疾病虽然病因多端,诸如寒、湿、热之有余,或气、血、阴、阳之不足,但都离不开血瘀这个病机。《素问·阴阳应象大论》说:"血实宜决之。"《素问·至真要大论》说:"疏其血气,令其调达,而致和平。"因此,活血化瘀就成为周围血管疾病总的治则。

应用活血化瘀这一总治则时,还必须结合寒热虚实的不同,灵活应用理气活血化瘀、益气活血化瘀、散寒活血化瘀、清热活血化瘀、祛湿活血化瘀、补血活血化瘀等一些常用治法。

(1) 理气活血化瘀法:适用于肝郁气滞血瘀证,凡周围血管疾病有气滞血瘀表现者均可应用,尤宜于病情随情志刺激而变化,或疾患使患者忧郁者。

(2) 益气活血化瘀法:适用于气虚血瘀证,主要表现除血瘀证象外,为病久并伴体倦、纳差、气短、心悸、舌淡苔白、脉虚弱无力等,常见于动脉狭窄、闭塞性疾病和深静脉血栓形成及血栓性深静脉炎的后期。

(3) 散寒活血化瘀法:即用温热的药物配合活血化瘀药,解除寒凝,促使经脉舒通,血活瘀化。合乎"寒者热之""血得温则行"之义。其中,温经通阳、活血化瘀法适用于外寒客络血瘀证,主要表现除血瘀证象外,尚有局部肤色苍白、发凉、疼痛得热则缓、舌淡紫、苔白润、脉沉紧等,常见于动脉狭窄、闭塞或痉挛性疾病的早期。补阳益气、活血化瘀法适用于阳虚内寒血瘀证,主要表现除上述表现外,还伴腹胀便溏、腰膝发冷、小便频数或不利、阳痿、脉沉细等,常见于动脉狭窄、闭塞性疾病的后期。

(4) 清热活血化瘀法:即用寒凉的药物配合活血化瘀药,清解热邪,以使络宁血瘀化,是"热者寒之"之义。在具体应用清热活血化瘀时,必须首先分清热之为实为虚、在气在血,而推演出清热凉血活血化瘀、清热解毒活血化瘀、养阴清热活血化瘀三法。清热凉血活血化瘀法适用于血热血瘀证,主要表现除血瘀证象外,为患部皮肤发红、灼热,瘀斑色红或紫,舌红绛,脉数等,常见于急性血栓性深浅静脉炎。清热解毒活血化瘀法适用于热毒瘀滞证,主要表现如上述(除舌脉外),还可伴溃疡、舌红、苔黄厚而干、脉弦滑数等,常见于动脉狭窄、闭塞性疾病坏疽的早期。养阴清热活血化瘀法适用于阴虚血瘀证,主要表现除血瘀证象外,为病程较长,局部发热恶凉亦恶热,或伴五心烦热、咽干口燥、舌红少苔、脉细数等,常见于动脉狭窄、闭塞性疾病的后期。

(5) 祛湿活血化瘀法:即用燥湿或渗利的药物配合活血化瘀药,以祛湿而通利气机,促使血活瘀化。湿为阴邪,易阻气机而致血瘀。在具体应用祛湿活血化瘀治法时,又须分别出清热利湿活血化瘀、健脾利湿活血化瘀、温肾利湿活血化瘀三法。清热利湿活血化瘀法适用于湿热瘀滞证,主要表现除血瘀证象外,为患肢肤红灼热,水肿,或疮面湿烂,舌红,苔黄腻,脉滑数等。健脾利湿活血化瘀法适用于脾虚湿瘀证,主要表现为患肢水肿,全身倦怠,脘腹胀满,大便清稀,舌苔白腻,脉濡缓等。温肾利湿活血化瘀法适用于肾虚湿瘀证,主要表现为患肢水肿,肤冷,全身畏寒,舌淡,苔白润或腻,脉沉弱等。以上各证均常见于深静脉血栓形成及深静脉回流障碍。

(6) 补血活血化瘀法:即用补血的药物配合活血化瘀药,以增血液而充盈脉道,促使血活瘀化。适用于血虚血瘀证,主要表现除血瘀证象外,为病久并伴头晕、面色萎黄或苍白、唇爪色淡、心悸、舌淡、脉细等,常见于动脉狭窄、闭塞性疾病的早期或后期。

除活血化瘀之外,根据辨证论治的原则,针对患者不同疾病以及疾病的不同阶段,还经常使用温经散寒、清热利湿、清热解毒等治法。

2. 外治　周围血管疾病的外治与其他外科疾病一样,可以根据病情选用熏洗、箍围、浸渍、热烘等法。

在周围血管疾病中,对坏疽的清创处理不同于其他外科疾病,必须顾及患肢供血情况。清创必须在全身情况得到改善的条件下才能进行。在清创时要掌握以下原则:急性炎症期不做清创处理,炎症控制后适当清除坏死组织,在坏死组织的界限清楚后彻底清创。常用的清疮方法有"鲸吞法"与"蚕食法"。所谓"鲸吞法",即在麻醉下将坏死组织自坏死组织与存活组织分界处进行消除。所谓"蚕食法",就是在换药时视其具体情况逐渐将能清除的坏死组织清除。"蚕食"坏死组织时可应用化腐生肌中药,这些药物应用得当能起到祛腐生新的作用。

3. 介入、手术疗法　周围血管疾病在某些情况下还可运用介入、手术方法治疗,目前临床上应用比较广泛。

(龚　昭)

第二节　臁　疮

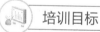

培训目标

1. 掌握臁疮的病因病机、临床特点、诊断与鉴别诊断以及治疗原则。
2. 熟悉臁疮的病因病理特点、内治法辨证论治方药、外用药的配方和治法。
3. 了解臁疮的古文献病名来源、疾病认识的发展。

臁疮是指发生于小腿胫骨嵴两旁(臁部)的慢性溃疡,属于西医学慢性下肢溃疡范畴(图 10-1,图 10-2)。其临床特点是好发于久立、久行,过度负重,久坐少动者,多伴下肢青筋暴露,溃疡经久难以愈合,或愈合后每因损伤而诱发。

古代文献中
的病名来源
ER-10-1

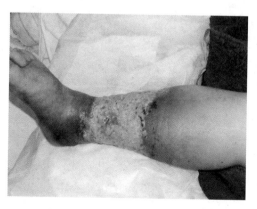

图 10-1　臁疮 1

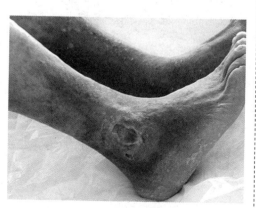

图 10-2　臁疮 2

典型案例

简要病史

陈某,男,82岁,工人。因"右外踝皮肤溃破不敛2个月"就诊。

问题一

根据上述描述,还需要了解哪些相关病史资料? 进行哪些体检? 需做哪些辅助检查?

思路

老年男性,2个月前因右外踝部皮肤瘙痒,搔抓后皮肤溃破,久不愈合,为进一步明确诊断,需补充了解以下病史资料。

1. 首次发作,还是复发。

2. 伴随症状。

3. 中医十问(是否有下肢酸胀、麻木、疼痛;是否有下肢抽筋;是否有恶寒、发热;是否有自汗、盗汗;是否有口干、口苦,如有口干,饮水是否能缓解;喜温饮还是喜冷饮;胃纳、二便、夜寐等情况)。

4. 既往工作史及其他相关病史。

5. 传染病史及外伤史。

6. 患者目前创面情况。

7. 舌脉。

8. 相关辅助检查结果。

完善病史

患者既往长期站立工作,有下肢静脉曲张病史,时感下肢胀痛。此次为2个月前,因右外踝皮肤瘙痒,搔抓后皮肤溃破不愈。专科检查:右外踝见1.5cm×2cm疮面,腐肉已尽,肉芽色淡红,脓液不多,右下肢静脉明显迂曲扩张,右小腿皮肤颜色瘀暗,皮肤干燥、脱屑。舌质淡紫,舌苔白,脉细弦。辅助检查:大隐静脉功能试验提示大隐静脉瓣膜功能不全。深静脉通畅试验显示深静脉通畅;疮面分泌物培养+细菌药敏试验示奇异变形杆菌生长,对庆大霉素敏感;下肢静脉造影和下肢多普勒超声示大隐静脉迂曲扩张,瓣膜功能不全。既往否认结核病史,否认放射线灼伤史,无长期服用免疫抑制剂史。

问题二

请问该患者的诊断是什么?

思路

中医:臁疮(气虚血瘀证)。

西医:右下肢静脉曲张性溃疡。

📋 **知识点 1**

诊断与鉴别诊断

　　本病应当与动脉疾病性溃疡、放射性溃疡、结核性溃疡、神经营养性溃疡、癌性溃疡等相鉴别。

诊断与
鉴别诊断

ER-10-2

问题三

请简述该患者的辨病辨证思路。

思路

　　年老体虚,又有长期站立史,劳倦伤气;气为血帅,气虚则血行不畅,脉络瘀阻,肌肤失养,故见下肢胀痛、皮肤瘙痒;搔抓后皮肤破溃,气血不能荣养,疮面久不愈合;疮面腐肉净,肉芽色淡红,疮周皮肤瘀暗,局部分期辨证属愈合期,结合舌脉,证属气虚血瘀证。

📋 **知识点 2**

病 因 病 机

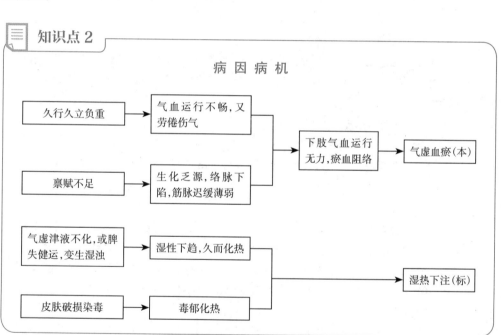

问题四

请简述该患者的治疗方案。

思路

　　1. 内治　益气健脾,活血生肌。方选补阳还五汤合补中益气汤加减。药用:生黄芪、党参、苍术、白术、茯苓、当归、赤芍、川芎、桃仁、红花、地龙、葛根、牛膝、生甘草等。

　　2. 外治　可予生黄芪、当归、红花、乳香、没药等补虚活血中药煎汤熏洗,再外掺生肌散,盖贴红油膏或白玉膏,可以配合弹力绷带缠缚疗法。

知识点 3

治疗方案

本病可分期辨证,内、外治结合。初期以清热利湿解毒为主,后期以益气活血生肌为主,注意缠缚疗法的适时应用,以促进疮面愈合。对病程短,全身情况良好者,可单纯应用外治法。

1. 内治

(1) 湿热瘀阻证:多见于急性期。

局部破溃,疮面色暗,腐肉较多,或脓水淋漓,味秽臭,疮周红肿灼热,或伴湿疮,局部痒痛兼作。可伴发热,口渴,大便干结,小便黄赤。舌质红,舌苔黄腻,脉数。

治法:清热利湿,和营解毒。

代表方:四妙丸或萆薢渗湿汤。

加减法:热毒偏甚,加半枝莲、地丁草、蒲公英;下肢肿胀明显,加泽兰、益母草;皮肤瘙痒,加白鲜皮、地肤子、苦参片。

(2) 气虚血瘀证:多见于愈合期。

局部腐肉已净,起白色厚边,疮面肉色淡白或紫暗不鲜,新肌难生或不生,四周肤色暗黑,板滞木硬。可伴神疲乏力,面色不华,肢体沉重。舌质淡紫,或有瘀斑,舌苔白腻,脉细。

治法:益气健脾,活血生肌。

代表方:补阳还五汤合补中益气汤。

加减法:皮肤硬结,加三棱、莪术、白芥子;肿胀明显,加益母草、泽兰;频频抽筋,加白芍、木瓜等。

2. 外治

(1) 初期,湿热瘀阻,以祛腐为主。腐肉较多,可短期外用八二丹提脓祛腐,薄贴油膏。若疮周红肿灼热明显者,可用金黄膏盖贴;疮周发湿疮者,可用青黛膏盖贴;若疮面渗出多者,可用青黛散、三石散外敷,或用清热解毒利湿中药等煎汤湿敷或熏洗。在腐肉将脱尽,脓水已少时,可外用九一丹;配合缠缚疗法,或穿合适的弹力袜。

(2) 溃疡愈合期,腐肉已尽,新肌未生,可外掺生肌散,盖贴红油膏或白玉膏。若溃疡色泽苍白、不红活,新生肉芽及上皮生长缓慢时,可用补虚活血生肌中药煎汤湿敷或熏洗。可配合缠缚疗法,或胶布包扎法,或穿合适的弹力袜。

3. 其他疗法

(1) 对疮面巨大,上皮爬行困难而愈合缓慢者,待局部肉芽组织长平,色泽红活时,可予点状植皮或邮票状植皮。

(2) 缝扎法:疮面急性出血,应抬高患肢并局部压迫、包扎,外掺桃花散;如出血不止,宜缝扎止血。

(3) 继发于下肢静脉曲张者,可行大隐静脉高位结扎及剥脱术、下肢静脉曲张微创治疗(电凝治疗、静脉腔内激光治疗术、射频治疗术、旋切刨吸术、微波腔内治疗术)、静脉瓣膜成形术或环缩术、静脉交通支结扎术等。

临证要点

1. 临证应详细询问病史及发病过程,明确下肢溃疡的性质。

2. 仔细观察局部创面,结合舌脉及患者全身症状,选择合适的内治方药和外治方法。

3. 定期行创面分泌物培养。

4. 下肢溃疡经久不愈,有癌变可能,因此必要时应行病理活检术。

5. 臁疮外用药换之不宜过勤,急性炎症期或渗出液多者可每日一换;后期收口阶段可 2~3 日一换,动作宜轻,以免损伤新生肉芽组织及新生上皮组织。同时臁部皮肉较薄,忌用强烈腐蚀药,以免损伤筋骨。

6. 卧床休息,患肢宜抬高,避免长时间行走、站立及端坐,有利于疮面早日愈合。

诊疗流程图

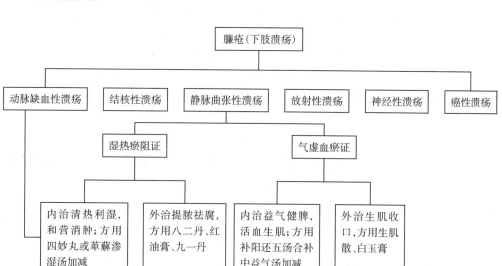

（龚　昭）

第三节　青　蛇　毒

1. 掌握青蛇毒的辨证论治。

2. 熟悉青蛇毒的病因病机、临床特点、诊断以及治疗原则、方药、外用药的配方和治法。

3. 了解青蛇毒的古文献病名来源、疾病认识的发展。

青蛇毒是体表筋脉发生的炎性血栓性疾病,属于西医的血栓性浅静脉炎(图10-3,图10-4)。临床特点是:体表筋脉(静脉)焮红灼热,硬肿压痛,可触及条索状物,甚者可致恶寒发热等症。

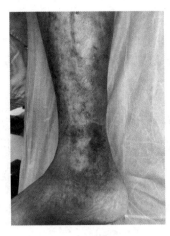

图 10-3 青蛇毒 1

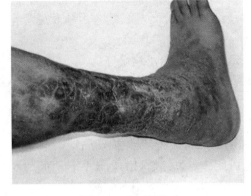

图 10-4 青蛇毒 2

典型案例

简要病史

患者,女,48 岁,因"左小腿内侧皮肤红肿疼痛 7 天"就诊。

问题一

根据上述描述,还需要了解哪些相关病史资料? 进行哪些体检? 需做哪些辅助检查?

思路

患者 1 周前出现左下肢红肿疼痛,为进一步明确诊断,制订治疗方案,需补充了解以下病史资料。

1. 首次发作,还是复发。

2. 伴随症状。

3. 中医十问(是否有下肢酸胀、麻木、疼痛及活动障碍;是否有皮肤破溃、皮疹等;是否有下肢抽筋;是否有恶寒、发热;是否有自汗、盗汗;是否有口干、口苦,如有口干,饮水是否能缓解;喜温饮还是喜冷饮;是否有小便淋涩赤痛、少腹拘急、会阴部胀痛、白带多等)。

4. 既往饮食习惯,情志、精神病史,外伤史、地方居住史及其他相关病史。

5. 舌脉。

6. 相关辅助检查结果。

完善病史

患者,女,48 岁,因"左小腿内侧皮肤红肿疼痛 7 天"就诊。7 天前患者无明显诱因下出现左小腿内侧处皮肤发红、疼痛、肿胀。体温 37~38℃,左侧胫骨中下段内侧皮肤有一约 5cm×5cm 红斑触之灼热感,左膝关节以下小腿肿胀,可触到硬性索状物,伴压痛,并见左下肢浅表静脉迂曲扭张,裸露明显,Trendlenburg 征(+),Perthes 试验(−),Pratt 试验(−)。舌质红,苔黄腻,脉滑数。血常规:白细胞计数 $11×10^9$/L,中性粒细胞百分比 80%。

问题二

请问该患者的诊断是什么？

思路

中医：青蛇毒（湿热瘀阻证）。

西医：血栓性浅静脉炎。

知识点 1

诊断与
鉴别诊断

LR-10-6

诊断与鉴别诊断

本病应与红丝疔（管状淋巴管炎）、丹毒、瓜藤缠（结节性红斑）等鉴别。

问题三

请简述该患者的辨病辨证思路。

思路

围绝经期女性患者，平素嗜食膏粱厚味、辛辣刺激之品，损伤脾胃，致水湿失运，湿邪下注，日久化热，结为湿热之毒，下注脉中，蕴阻血脉致筋脉瘀阻、血脉不畅，故出现发热、下肢红肿疼痛，下肢索状物局部焮红灼热疼痛；舌红、苔黄腻、脉弦数为湿热蕴结之象。

知识点 2

病 因 病 机

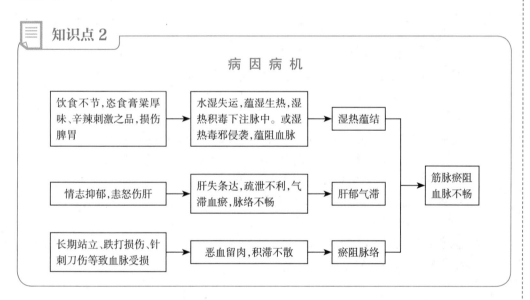

问题四

请简述该患者的治疗方案。

思路

内治：清热利湿，凉血活血。方用五神汤合凉血四物汤加减。

外治：选用如意金黄散、玉露散等外敷，日 1 次，适当抬高患肢。

知识点 3

治 疗 方 案

　　本病急性期治疗以清热利湿、凉血活血为主,慢性期以活血化瘀、行气散结为主,并配合外治以提高疗效。

　　1. 内治

　　(1) 湿热瘀阻证:患部肿胀、灼热,皮肤发红、压痛明显,可触及条索状物,或红斑硬结此起彼伏,肢体活动不利。伴发热口渴。舌质红,苔黄腻,脉数。治宜清热利湿,凉血活血。方选五神汤合凉血四物汤加减。

　　(2) 肝郁气滞证:腹壁部有条索状物,固定不移,刺痛胀痛,或牵掣痛。伴胸闷,善太息等。舌质淡红或有瘀斑,苔薄,脉弦。治宜疏肝理气,活血化瘀。方选柴胡清肝汤加减。

　　(3) 瘀阻脉络证:患处疼痛、肿胀、皮色红紫,局部筋脉硬肿如条索,粘连不移,牵扯不适,或呈多个硬性结节。舌质暗,有瘀斑、瘀点,脉沉涩或沉细。治宜活血化瘀,行气散结。方选活血通脉汤加减。

　　2. 外治

　　(1) 早期:可选用如意金黄散、玉露散等外敷。

　　(2) 后期:可用红灵丹油膏外敷;或当归 30g、桂枝 30g、红花 30g 等煎水浸泡患肢,每日 1 次。

　　3. 其他疗法

　　(1) 有炎症者,可给予抗生素治疗。

　　(2) 四肢有残留结节条索状物时,常感疼痛,可行手术治疗。

名中医经验
ER-10-7

研究进展
ER-10-8

临证要点

　　1. 临证应详细询问病史及发病年龄、发病过程,明确血栓的部位。

　　2. 仔细观察局部静脉炎症范围,结合舌脉及患者全身症状,根据发病部位、临床表现特点、分型,选择合适的内治方药和外治方法。

　　3. 本病有发展为广泛或进行性浅静脉炎及深静脉血栓的可能,如疾病进展应给予抗凝治疗。部分慢性者易发展为臁疮,宜参照臁疮诊治。

　　4. 忌辛辣鱼腥等,戒烟等。病变早期不宜久站久立,应静卧休息,适当抬高患肢,如下床可穿弹力袜,以减轻下肢水肿。

诊疗流程图

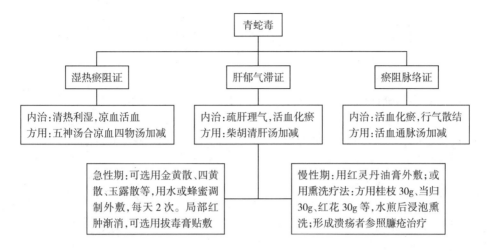

（龚　昭）

第四节　股　　肿

 培训目标

1. 掌握股肿的病因病机、临床特点、诊断与鉴别诊断以及治疗原则。

2. 熟悉股肿的病因病理上的特点、内治法辨证论治方药、外用药的配方和治法。

3. 了解股肿的古文献病名来源、疾病认识的发展。

股肿是指血液在深静脉血管内发生异常凝固，而引起静脉阻塞、血液回流障碍的疾病，属于西医的下肢深静脉血栓形成范畴（图 10-5）。临床特点是肢体肿胀、疼痛、局部皮温升高和浅静脉怒张四大症状，好发于下肢髂股静脉和股腘静脉，可并发肺栓塞和肺梗死而危及生命。

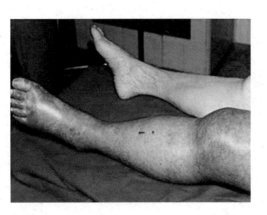

图 10-5　股肿

典型案例

简要病史

李某,女,55 岁。因"左下肢肿胀疼痛 4 天"就诊。

问题一

为进一步明确诊断,需补充完善哪些病史?

思路

患者 4 天前开始出现左下肢肿胀并疼痛,为进一步明确诊断,制订治疗方案,需补充了解以下病史资料。

1. 首次发作,还是复发。

2. 中医十问(有无伤寒、恶寒、发热等外感症状;下肢感觉如何,麻木否;下肢肿胀否;行动情况如何;是否有口干、口苦,如有口干,多饮或饮而不多,喜温饮还是喜冷饮;食欲、二便等情况)。

3. 既往手术及外伤病史。

4. 舌脉。

5. 相关辅助检查结果(包括多普勒血流和体积描记仪检查,以及患肢静脉造影)。

完善病史

患者于 4 天前无明显诱因左小腿出现肿胀、麻木,且伴有疼痛,后肿胀渐重,伴皮色淡红,皮温略高于右侧。左大腿肿胀、麻木、疼痛,自觉下肢酸沉无力,行走困难,皮温较健侧略有升高,皮色正常。舌质淡紫,舌苔白,脉细。双下肢等长不等粗,左下肢略肿胀,可凹性水肿,张力较高,皮色淡红,皮温略高于右侧,左腓肠肌压痛(−),左股三角区压痛(+),左 Homan 征(+)。下肢周径:髌下 10cm 水平,R 33cm,L 33.5cm;髌上 15cm 水平,R 38cm,L 42cm。双侧股动脉搏动可,腘动脉搏动减弱,双侧足背动脉、胫后动脉搏动减弱。右膝关节骨关节病、关节游离体行右膝关节清理术后 1 年半;左下肢深静脉血栓后及下腔静脉永久性滤器置入术后 1 年半。辅助检查:下肢静脉彩超示左侧髂内、外及胫后静脉血栓形成后综合征。下肢检查及测量示下肢静脉瓣膜功能不全,深静脉血流通畅。

问题二

请问该患者的诊断是什么?

思路

中医:股肿(血脉瘀阻证)。

西医:深静脉血栓形成。

📋 知识点 1

诊断与鉴别诊断

本病应当与原发性下肢深静脉瓣膜功能不全、下肢淋巴水肿等疾病相鉴别。

问题三

请简述该患者的辨病辨证思路。

思路

患者年老致气滞不通,气为血帅,气滞则血脉不通,脉道阻塞,津液不循常经,溢于脉外,化为湿浊,湿盛化热,湿热之邪蕴于下肢,则见肿、热。本病病在下肢,病性属实,证属血脉瘀阻证,舌脉为辨证之佐。

知识点 2

病 因 病 机

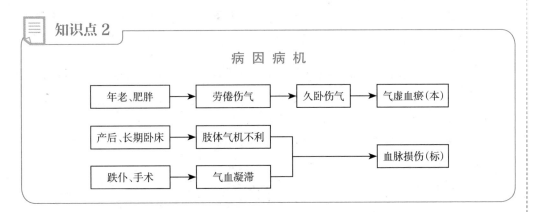

问题四

请简述该患者的治疗方案。

思路

内治:活血化瘀,通络止痛。方选活血通脉汤加减。

外治:局部红肿者,可外用紫色消肿膏、芙蓉膏,以活血消肿,并通络止痛。

知识点 3

治 疗 方 案

本病发病较急,易留后遗症,应及时采用中西医结合方法进行治疗。中医治疗早期以理气活血,清热利湿为主;后期则注重益气活血,通阳利水。

1. 内治

(1)湿热下注证:发病较急,表现为下肢粗肿,局部发热、发红,疼痛,活动受限,舌质红,苔黄腻,脉弦滑。

治法:清热利湿,活血化瘀。

代表方:四妙勇安汤加减。

加减法:患肢疼痛重者,重用金银花,加蒲公英;便秘者,加大黄、芒硝(冲服);全身发热明显者,加生石膏、知母、漏芦。

(2)血脉瘀阻证:下肢肿胀,皮色紫暗,固定性压痛,肢体青筋怒张,舌质暗或有瘀斑,苔白,脉弦。

治法:活血化瘀,通络止痛。

代表方:活血通脉汤加减。

加减法:肢凉畏寒者,加附子、干姜、肉桂;肢体浮肿明显,加猪苓、泽兰、防己;余热未清者,加连翘、牡丹皮。

(3) 气虚湿阻证:下肢肿胀日久,朝轻暮重,活动后加重,休息抬高下肢后减轻,皮色略暗,青筋迂曲;倦怠乏力;舌淡、边有齿印,苔薄白,脉沉。

治法:益气健脾,祛湿通络。

代表方:参苓白术散加减。

加减法:气虚明显者,加党参、黄精;肿胀沉重明显,加猪苓、白术、茯苓;皮肤肿硬、呈紫暗色者,加三棱、莪术。

2. 外治

(1) 急性期可用芒硝加冰片外敷,方法是芒硝 500g、冰片 5g 共研成粉状,混合后装入纱布袋中,敷于患肢小腿肚及小腿内侧,待芒硝结块干结时,重新更换,发病后连用数日,可减轻患肢疼痛等症状。

(2) 慢性期可用中药煎汤趁热外洗患肢,可选用活血止痛散,每日 1 次,每次 30~60 分钟。

3. 其他疗法

(1) 可用穴位注射法,予丹参注射液或维生素 B_1,选用足三里、三阴交,每日 1 次,各穴位轮流应用。注射时需得气后再注入。30 次为 1 个疗程。

(2) 西医治疗深静脉血栓形成,主张早期(72 小时内)手术取栓和溶栓,以及抗凝、祛聚、降黏、扩血管等。

(3) 对于急性肺栓塞和疼痛性股蓝肿,应采用中西医结合方法积极抢救。

临证要点

1. 多有长期卧床、产后、腹部手术、外伤、肿瘤及其他血管疾病病史。

2. 多急性起病,出现患肢疼痛、肿胀,行走时加剧,可伴有发热,静脉血栓部位有明显压痛,日久见浅静脉怒张。可分为:

(1) 小腿深静脉血栓形成(周围型):局限在小腿部位的深静脉主干血栓形成,包括腘静脉、胫静脉和腓静脉,及小腿肌肉静脉丛血栓形成。

(2) 髂-股静脉血栓形成(中央型):是髂总静脉、髂外静脉、髂内静脉及股总静脉血栓形成的总称。

(3) 全下肢深静脉血栓形成(混合型):由周围静脉血栓向上扩展至髂-股静脉,或由髂-股静脉血栓向远端静脉蔓延,累及整个下肢深静脉系统,使下肢深静脉完全或几乎完全处于阻塞状态,造成严重的深静脉回流障碍。

3. 根据发病时间,分为急性期和后遗症期。急性期在病后 3~4 周,血中白细胞总数升高,静脉血流图、超声多普勒、静脉造影等检查有助于诊断。急性期可出现突然胸痛、咳嗽、咳血,应考虑血栓脱落导致肺栓塞,须及早介入手术预防和治疗肺栓塞。

4. 及早治疗,否则肢体血栓机化可导致静脉回流障碍导致肢体肿胀、浅静脉曲张、色素沉着及溃疡形成等后遗症。

5. 长期卧床患者,在床上抬高下肢和对小腿按摩。尽早下床活动,以促进下肢血液循环。急性期应卧床休息,患肢略屈曲抬高,不做剧烈活动,以防止血栓脱落导致肺栓塞。发病后期可使用弹力袜或弹力绷带以促进下肢静脉回流。

诊疗流程图

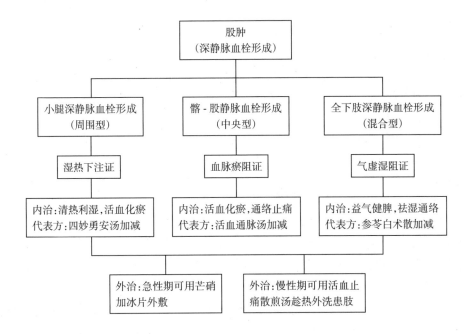

名中医经验
ER-10-11

研究进展
ER-10-12

（龚　昭）

第五节　血栓闭塞性脉管炎

培训目标

1. 掌握血栓闭塞性脉管炎的病因病机、临床特点、诊断与鉴别诊断以及治疗原则。

2. 熟悉血栓闭塞性脉管炎的病因病理特点、内治法辨证论治方药、外用药的配方和治法。

3. 了解血栓闭塞性脉管炎的古文献病名来源、疾病认识的发展。

血栓闭塞性脉管炎又名特发性坏疽,是一种较常见的慢性进行性血管疾病。临床主要表现为患肢局部的皮肤颜色和温度改变、间歇性跛行,静止性疼痛,严重者可并发溃疡、坏疽,以青壮年男性最易罹患。西医学对脉管炎的发病机制至今尚无统一认识,一般认为,多与交感神经功能紊乱及自身免疫反应等密切有关。而吸烟是目前国内外公认的诱发因素。此外,寒冷、潮湿、感染、创伤等都可成为潜在诱因。血栓闭塞性脉管炎在中医学中属于"脱疽"范畴,又称"脱痈""十指冷落"。血栓闭塞性脉管炎患者绝大多数为男性(80%~90%),而且都在青壮年时期发病。

古代文献中的病名来源
ER-10-13

典型案例

简要病史

　　李某,男,33岁。因"双足发凉、麻木,伴间歇性跛行3年,近1个月加重"就诊。

问题一

进一步明确诊断,需要明确哪些病史?

思路

患者壮年男性,因"双足发凉、麻木,伴间歇性跛行3年,近1个月加重"入院,为进一步明确诊断,制订治疗方案,需补充了解以下病史资料。

　　1. 首次发作,还是复发。

　　2. 中医十问(是否有下肢疼痛,疼痛发作频率、时间、程度变化规律;局部是否有寒热交替现象;是否怕冷;行动能力如何;是否有恶寒、发热;近期受寒与否;皮肤色泽变化情况;是否有口干、口苦,如有口干,饮水是否能缓解;胃纳差否;消瘦与否;小便清长或溲赤;夜寐安否;精神如何等)。

　　3. 吸烟史,既往外伤手术病史。

　　4. 舌脉。

　　5. 血糖水平,血管超声相关辅助检查结果。

完善病史

　　李某,男,33岁。双足发凉、麻木,伴间歇性跛行3年,近1个月加重,左下肢明显,夜间疼痛(呈静息痛),需口服镇痛药才能入睡。检查见双足皮色暗红,触之冰凉,左足背动脉、胫后动脉未触及;右足背、胫后动脉搏动减弱。无肿胀,左小腿内侧可及皮下条索状改变,压痛,小腿肌肉轻度萎缩。舌紫暗,苔薄白,脉弦细。既往体健,无冠心病、糖尿病、高血压病史,吸烟10余年,平均每天20支。辅助检查:踝压测量左侧踝肱指数(ABI)0.49,右侧ABI为0.87。尿糖、血糖均(−)。

问题二

请问该患者的诊断是什么?

思路

中医:脱疽(阳虚寒凝,血脉瘀阻证)。

西医:血栓闭塞性脉管炎。

诊断与
鉴别诊断
ER-10-14

📄 **知识点 1**

诊断与鉴别诊断

　　本病应当与动脉硬化性闭塞症、糖尿病足形成的脱疽相鉴别,需与肢端动脉痉挛症(雷诺病)等疾病相鉴别。

问题三

请简述该患者的辨病辨证思路。

思路

患者青年男性,有吸烟史,居住地寒冷。久受烟毒侵袭,外有寒邪所困,日久伤及阳气,阳虚,温煦失司,运化无能,肢端失于温养,则发凉、麻木、疼痛;寒邪凝滞,气血不通,瘀阻脉络,而见皮色紫暗,皮温低。本病病位在血脉,以肾阳虚衰、寒凝血瘀为病机。其特点是阳虚为本,寒瘀为标。

知识点 2

病 因 病 机

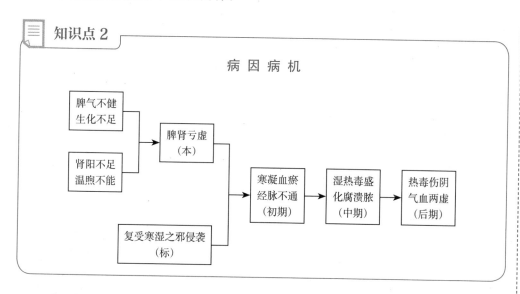

西医学认为本病由多种致病因素酿成,病因不太清楚,发病机制比较复杂,认为是一种自身免疫性疾病。本病主要与吸烟、寒冷、外伤、感染、血管调节障碍及内分泌紊乱等因素有关,导致血管壁的节段性非化脓性炎症、内膜增厚,血栓形成,以致血管闭塞,是我国常见的肢体闭塞性疾病。

问题四

请简述该患者的治疗方案。

思路

1. 内治　活血化瘀,通络止痛。方选桃红四物汤加减。药用桃仁、红花、熟地、赤芍、当归、川芎、炮山甲、地龙、没药等。

2. 外治　尚未溃破,可选用冲和膏、红灵丹油膏外敷;亦可用当归、独活、桑枝、威灵仙等煎水熏洗。

知识点 3

治 疗 方 案

本病的发生以脾肾亏虚为本,寒湿侵袭为标,气血凝滞、静脉阻塞为其主要病机表现。治疗以活血化瘀法贯穿始终,以益气活血、滋补肝肾为主。

1. 内治

(1)寒湿阻络证:患趾(指)喜暖怕冷,麻木,疼痛,多走疼痛加剧,稍歇痛减,皮肤苍白,触之发凉,跌阳脉搏动减弱;舌淡,苔白腻,脉沉细。

治法:温阳散寒,活血通络。

方药:阳和汤加减。

(2) 血脉瘀阻证:患趾(指)疼痛加重,夜难入寐,步履艰难,患趾(指)皮色暗红或紫暗,下垂更甚,皮肤发凉干燥,肌肉萎缩,趺阳脉搏动消失;舌暗红或有瘀斑,苔薄白,脉弦涩。

治法:活血化瘀,通络止痛。

方药:桃红四物汤加减。

(3) 湿热毒盛证:患肢剧痛,日轻夜重,局部肿胀,皮肤紫暗,浸淫蔓延,溃破腐烂,肉色不鲜;身热口干,便秘溲赤;舌红,苔黄腻,脉弦数。

治法:清热利湿,活血化瘀。

方药:四妙勇安汤加减。

(4) 热毒伤阴证:皮肤干燥,毫毛脱落,趾(指)甲增厚变形,肌肉萎缩,趾(指)呈干性坏疽;口干欲饮,便秘溲赤;舌红,苔黄,脉弦细数。

治法:清热解毒,养阴活血。

方药:顾步汤加减。

(5) 气阴两虚证:病程日久,坏死组织脱落后疮面久不愈合,肉芽暗红或淡而不鲜;倦怠乏力,口渴不欲饮,面色无华,形体消瘦,五心烦热;舌淡尖红,少苔,脉细无力。

治法:益气养阴。

方药:黄芪鳖甲煎加减。

2. 外治

(1) 早期或恢复阶段的患者,用熏洗疗法,可予毛披树根(毛冬青)100g,水煎,待温后,浸泡患肢,每天1次;也可选用当归15g、桑枝30g、威灵仙15g、苏木30g,水煎熏洗,每天1次;或以红灵酒少许揉擦患肢足、小腿,每次20分钟,每天2次。

(2) 溃疡局限稳定者,可用清热解毒类洗药熏洗患处,或以活血养血敛口类洗药熏洗患处,熏洗后再外敷生肌玉红膏等药膏换药。

(3) 溃疡面积较大,坏死组织难以脱落者,可用"蚕食疗法"清除坏死组织。具体要求和措施:先将患肢放平,避免下垂。在患肢的炎症、肿胀逐渐消退,坏死组织开始软化后,即可分期分批清除。疏松的先除,牢固的后除;坏死的软组织先除,腐骨后除。彻底的清创术必须待炎症完全消退后才可施行。必要时行截趾(指)术等。

3. 其他疗法

(1) 针灸:取足三里、阳陵泉、三阴交、承山、合谷、曲池等穴位,每日1次。

(2) 单方验方

1) 口服通塞脉片、血塞通片等。

2) 复方丹参注射液20ml,加入10%葡萄糖注射液500ml中静脉滴注,每日1次,2~4周为1个疗程。

3) 其他中药制剂:可选用血塞通注射液、红花注射液、川芎注射液、疏血通注射液等。

4. 西医治疗　应用抗血小板聚集药、扩血管药、抗凝药、溶栓药。另外,根据不同时期的特点选择不同的微创腔内手术等方式进行治疗。近年来,干细胞移植治疗本病取得了一定效果。

　临证要点

1. 多发于寒冷季节,几乎都是 20~40 岁的青壮年男性;有长期多量吸烟、受冷、潮湿、外伤等病史;发病缓慢,病程较长,常一侧下肢末梢发病,继而累及对侧,少数患者可累及上肢;有 40%~60% 的患者发作游走性血栓性浅静脉炎,通常发生在足部或小腿的浅表静脉;主要侵犯下肢中、小动脉,肢体有缺血表现。

2. 根据发病过程,临床表现取决于肢体缺血的程度。缺血临床表现的分期多采用三期三级法:

一期(局部缺血期):患肢末端出现发凉、怕凉、麻木、酸胀疼痛,间歇性跛行,即患者以一定速度每步行 500~1 000m 路程,即觉患肢小腿和足底酸胀疼痛而出现跛行,被迫止步,休息片刻,症状迅速缓解或消失。如再步行同样距离路程,仍出现同样症状。患肢皮色变淡或发白,皮肤温度低,患肢足背或胫后动脉波动减弱或消失。

二期(营养障碍期):患肢发凉、怕冷、麻木、酸胀疼痛,间歇性跛行加重。出现静息痛,夜间痛甚,难以入眠,常抱膝而坐。肌肉萎缩,皮肤干燥、脱屑,汗毛脱落,足不出汗,指(趾)甲肥厚变形,生长缓慢,皮色潮红或紫红,患肢足背或胫后动脉搏动消失。

三期(坏死期):患指(趾)发生溃疡或坏疽。坏疽可先为一指(趾)或数指(趾),逐渐向近端蔓延。

根据肢体坏死的范围可将坏疽分为三级:一级坏疽局限于足趾或手指部位;二级坏疽延及足跗或手掌部位;三级坏疽发展至踝(腕)关节及以上部位。

3. 预防和调护　冬季室外工作者,应有保暖防护措施;应严禁吸烟,戒除吸烟嗜好;应注意保护肢体,避免外伤,防止真菌感染。患病后应注意肢体保暖,每晚用温水清洗足部。进行患肢锻炼,如采用 Buerger 运动法,即患者平卧,先抬高患肢45°以上,维持 1~2 分钟,再在床边下垂 2~3 分钟,然后放置水平位 2 分钟,并做足部旋转、伸屈活动 20 分钟,每天数次。还可以单纯步行,以促使侧支循环更好地建立。

名中医经验

研究进展

诊疗流程图

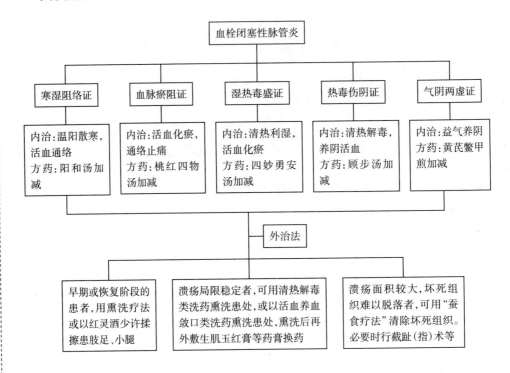

（龚 昭）

第六节 动脉硬化性闭塞症

 培训目标

1. 掌握动脉硬化性闭塞症的病因病机、临床特点、诊断与鉴别诊断以及治疗原则。

2. 熟悉动脉硬化性闭塞症的病因病理特点、内治法辨证论治方药、外用药的配方和治法。

3. 了解动脉硬化性闭塞症的古文献病名来源、疾病认识的发展。

动脉硬化性闭塞症是一种由于大、中动脉硬化,内膜出现粥样硬化斑块,从而引发动脉狭窄、闭塞,导致下肢慢性缺血改变的动脉闭塞性疾病。本病发病年龄多在45岁以上,多发于下肢的大、中动脉(髂、股、腘、锁骨下和颈动脉)。从中医角度来说,属于"脉痹""脱疽"范畴,患者临床症状一般因为脉络不通畅导致筋脉失养。临床分期中的一期及二期以疼痛为主要表现,可伴有麻木不仁、脉弱或无,属"脉痹";三期外腐内坏,以坏疽为主要表现,属"脱疽"(图10-6)。

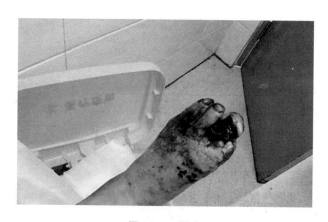

图 10-6　脱疽

典型案例

简要病史

患者,男,58 岁,以"双手麻木、疼痛 1 个月,加重伴双足麻木、间歇性跛行 10 天"为主诉就诊。

问题一

为进一步明确诊断,还应完善哪些病史资料。

思路

患者双手麻木、疼痛 1 个月,为进一步明确诊断,制订治疗方案,需补充了解以下病史资料。

1. 首次发作,还是复发。

2. 中医十问(饮食习惯;情志情况;体型瘦或胖;外伤与否;是否有下肢疼痛,疼痛发作频率、时间、程度变化规律;余肢体肿胀与否;局部有无破溃难愈;行动能力如何;近期受寒与否;皮肤色泽变化情况;胃纳差否;小便清长或溲赤;夜寐安否;精神如何等)。

3. 既往糖尿病、动脉粥样硬化性心脑血管疾病等相关病史。

4. 舌脉。

5. 血脂水平、血管超声、血糖水平相关辅助检查结果。

完善病史

1 个月前患者无明显诱因出现持续性双手麻木,行走困难,间歇性跛行,手指和足趾青紫色。既往有高脂血症,嗜好烟酒 30 余年。入院查体:T 36.8℃、R 18 次 / min,P 72 次 /min、BP 130/86mmHg,肥胖体质,双侧尺桡动脉、足背动脉搏动明显减弱,皮肤温度低,双手指、足趾呈青紫色,锯齿状改变,压之不褪色,左小指、右中指、示指指腹青紫明显,四肢汗毛稀少。舌质紫,有瘀点,脉沉弦。血管彩超:双下肢动脉中膜欠光滑,可见散在点状强回声,右腘动脉 0.90cm×0.16cm 强回声,左胫前动脉远端强回声较密集,双侧锁骨下动脉、腋动脉、肱动脉、尺桡动脉内中膜欠光滑,偶见点状强回声,血流通畅,双侧尺桡动脉频谱反向波消失,提示四肢动脉粥样硬化,伴小斑块形成。

问题二

请问该患者的诊断是什么?

思路

中医:脱疽(脉络血瘀证)。

西医:动脉硬化性闭塞症。

 知识点 1

诊断与鉴别诊断

本病应当与血栓闭塞性脉管炎、糖尿病足等相鉴别。

问题三

请简述该患者的辨病辨证思路。

思路

中老年男性患者,平素嗜好膏粱厚味,久伤脾胃,痰浊内生,则发为肥胖;痰瘀阻络,不通则痛,发为四肢疼痛;脾气不升,胃气不降,不能化生精微,濡养筋脉,则持续性双手麻木,行走困难,间歇性跛行;皮肤失养,则皮肤温度低,汗毛少;气机不畅,气滞血瘀,脉络瘀塞,则双手指、足趾呈青紫色,锯齿状改变,压之不褪色。

知识点 2

病 因 病 机

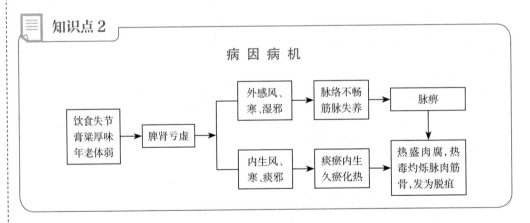

西医学认为本病的病因和发病机制尚未完全清楚,但高血压、高脂血症、糖尿病、肥胖、吸烟等是其高危因素。其发病与血管内膜损伤、平滑肌细胞增殖、脂质浸润等有关。

问题四

请简述该患者的治疗方案。

思路

1. 内治　活血化痰,通络止痛。方用桃红四物汤加减。

2. 外治　可选用冲和膏、红灵丹油膏外敷;或用毛冬青 100g,水煎,待温后,浸泡患肢,每天 1 次;也可选用当归 15g、桑枝 30g、威灵仙 15g、苏木 30g,水煎熏洗,每天 1 次;用附子、干姜、吴茱萸等分研粉,蜜调,敷于患肢涌泉穴;或以红灵酒少许揉擦患肢足背、小腿,每次 20 分钟,每天 2 次。

知识点 3

治 疗 方 案

本病的发生主要与饮食失节、脏腑亏虚、筋脉瘀滞等有密切关系,故活血化瘀通络是本病治疗大法,同时注意培补正气,益肾健脾柔肝。

1. 内治

(1)脉络阴寒证:患肢怕冷,酸痛,间歇性跛行。患肢皮肤温度或下降,皮肤颜色正常或苍白或苍黄。大、中动脉搏动正常或减弱。舌质淡紫,脉紧。

治法:温经散寒,活血通脉。

方用:当归四逆汤加减。

(2)脉络血瘀证:患肢持续性疼痛,夜间加剧,怕冷,胀痛,麻木,间歇性跛行加重。皮肤干燥欠润,可呈发绀色,趾(指)甲增厚、变形,生长缓慢,汗毛稀少,或趾(指)腹弹性下降。大、中动脉搏动减弱。舌质紫,有瘀点或瘀斑,脉沉紧或弦。

治法:益气活血,通脉止痛。

方用:四君子汤合桃红四物汤加减。

(3)脉络瘀热证:患肢烧灼疼痛,遇热痛甚,夜间痛剧,胀痛,麻木。皮肤干燥、脱屑、光薄或皲裂,可呈发绀色,趾(指)甲增厚、变形、生长缓慢,汗毛稀少或脱落,趾(指)腹弹性下降。大、中动脉搏动减弱或触不清。舌质紫,苔黄,脉沉紧或细涩。

治法:养阴清热,化瘀通脉。

方用:顾步汤合桃红四物汤加减。

(4)脉络瘀滞毒腐证:患趾(指)腐溃,疼痛难忍,夜间痛甚,腐溃可蔓延至小腿或小腿以上,范围渐大、渐深。皮肤干燥、脱屑、光薄或皲裂,趾(指)甲增厚、变形、生长缓慢,汗毛稀少或脱落,趾(指)腹弹性下降、萎缩。严重者可伴全身发热,口渴喜冷饮,大便秘结,小便短赤。大、中动脉搏动减弱或触不清。舌质红绛见裂纹,苔黄燥,脉沉紧或小数无力。

治法:清热解毒,透脓通脉。

方用:四妙勇安汤合透脓散加减。

2. 外治　参考"血栓闭塞性脉管炎"。

3. 其他疗法　参考"血栓闭塞性脉管炎"。

临证要点

1. 本病多发于 45 岁以上的老年人,常有高血脂、高血压、冠心病、糖尿病等心脑血管疾病病史,病变常累及大、中动脉。早期主要表现为患肢发凉、麻木、酸痛、肤色苍白、间歇性跛行。随着病情进展,患肢出现静息痛,尤以夜间为甚,患肢常抱膝而坐,彻夜难眠,同时伴皮肤变薄、肌肉萎缩、趾(指)甲增厚变形,严重者肢体出现溃疡或坏死,动脉搏动消失。

2. 测定血糖、血脂升高,检查心电图及血流动力学异常、眼底动脉硬化。并配合超声多普勒、动脉造影等检查以助诊断。

3. 预防及护理 积极治疗糖尿病,严格控制血糖;保持足部卫生,每晚用温水洗脚,用柔软吸水力强的毛巾擦干趾缝,涂上羊毛脂或植物油。轻轻按摩足部及小腿可改善局部血液循环;绝对禁止吸烟;保持心情舒畅;注意按时换药。

诊疗流程图

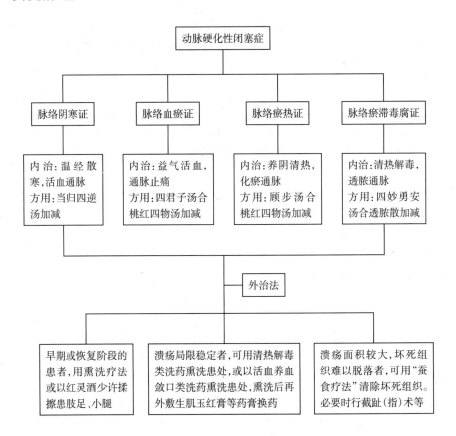

(龚 昭)

第七节 糖 尿 病 足

培训目标

1. 掌握糖尿病足的病因病机、临床特点、诊断与鉴别诊断以及治疗原则。

2. 熟悉糖尿病足的病因病理特点、内治法辨证论治方药、外用药的配方和治法。

3. 了解糖尿病足的古文献病名来源、疾病认识的发展。

笔记

糖尿病足是指糖尿病引起的下肢动脉病变和神经病变,合并感染所致的足部溃疡或坏疽,是糖尿病常见而严重的并发症之一,是糖尿病患者截肢的主要原因(图10-7)。《医宗金鉴·外科心法要诀·足部》详细记载了消渴病脱疽的临床症状:"此证多生足趾之间,手指生者间或有之。盖手足十指,乃脏腑枝干。未发疽之先,烦躁发热,颇类消渴,日久始发此患。初生如粟,黄疱一点,皮色紫暗……痛如汤泼火燃。"据统计,糖尿病肢端坏疽的发生率不断升高,在男性糖尿病患者中比非糖尿病患者高53倍。

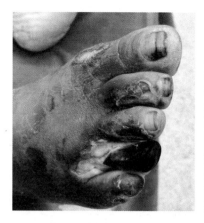

图 10-7　糖尿病足(脱疽)

典型案例

简要病史

刘某,男,46岁,右足麻木、沉重、怕冷、间歇性跛行3个月,伴足背部红肿溃烂1个月。

问题一

为明确诊断,需进一步完善哪些病史?

思路

患者中年男性,右足麻木、沉重、怕冷、间歇性跛行3个月,伴足背部红肿溃烂1个月,为进一步明确诊断,制订治疗方案,需补充了解以下病史资料。

1. 首次发作,还是复发。

2. 中医十问(饮食习惯;体型瘦或胖;外伤与否;是否伴有怕冷畏寒症状;是否有下肢疼痛,疼痛发作频率、时间、程度变化规律;余肢体肿胀与否;局部有无破溃难愈;行动能力如何;近期受寒与否;皮肤色泽变化情况,皮温;胃纳差否;小便溲赤否,小便量如何等)。

3. 既往糖尿病血糖水平及动脉粥样硬化性心脑血管疾病等相关病史。

4. 患者目前创面情况。

5. 舌脉。

6. 血管超声、血糖水平等相关辅助检查结果。

完善病史

患者既往有糖尿病病史10年,冠心病病史8年,高血压病史12年。少量饮酒和吸烟,喜食肥甘。平素间断服用降糖药、降压药,血糖和血压时高时低,波动较大,血糖控制不理想,患者对自己的病情持乐观态度,没有引起足够重视。右侧足背部红肿,触之患足皮温高,坏死溃破,脓腐较多,气味臭秽,周边呈实性漫肿。双侧股动脉波动正常,右侧足背动脉搏动减弱。测体温38.2℃,血压155/90mmHg,心率85次/min。实验室检查:白细胞计数$12×10^9$/L;血糖18.9mmol/L;尿糖(+++);甘油三酯和低密度脂蛋白升高。舌质红绛,苔黄腻,脉滑数。

问题二

请问该患者的诊断是什么?

思路

中医:脱疽(湿热毒盛证)。

西医:糖尿病足。

知识点 1

诊断与鉴别诊断

本病应当与血栓闭塞性脉管炎、动脉硬化性闭塞症等相鉴别(表 10-1)。

表 10-1 血栓闭塞性脉管炎、动脉硬化性闭塞症、糖尿病性病足的鉴别

	血栓闭塞性脉管炎	动脉硬化性闭塞症	糖尿病足
性别	几乎都是男性	男女均有,男:女为6:1	男女均有
吸烟史	几乎都有	不一定	不一定
发病年龄	20~40 岁	45 岁以上	45 岁以上
游走性浅静脉炎	可有	无	无
高血压	无	有	可有
冠心病	无	有	可有
血脂	正常	升高	可升高
血糖、尿糖	正常	正常	血糖高,尿糖阳性
受累血管	中小动静脉	大、中动脉	大、中动脉,微血管

问题三

请简述该患者的辨病辨证思路。

思路

该患者长期过食肥甘、醇酒厚味,既往有糖尿病病史10年,血糖控制不理想,伴有冠心病、高血压等病史,日久损伤脾胃,致脾胃运化失司,则发作食欲不振;脾胃受损,水湿运化失司,积于胃中酿成内热,消谷耗液,津液不足,则口干;阴津亏虚,脏腑经络皆失濡养,则足背部皮肤坏死溃破;水湿内蕴,日久化热,与湿相合,发为局部红肿,且湿热为病,多伴脓腐较多、气味臭秽。

知识点 2

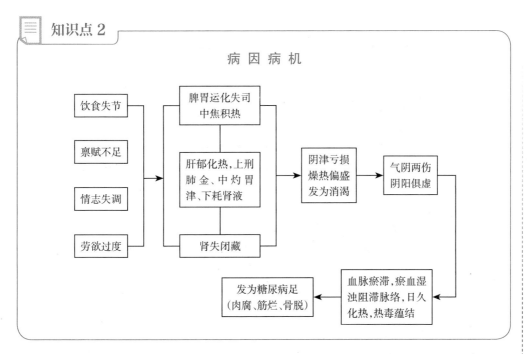

西医学认为糖尿病发生肢体坏死是神经病变、肢体缺血和感染三因素共同作用所致。其中高血糖是基础,血管病变和神经病变是关键,感染是起因。

问题四

请简述该患者的治疗方案。

思路

1. 内治 治宜清热利湿,活血解毒。方选四妙勇安汤合茵栀连汤加味。

2. 外治 黄柏 10g,苍术 10g,薏苡仁 30g,川牛膝 6g,三七 10g,蒲公英 30g,紫花地丁 30g,地榆 20g,海螵蛸 20g,贝母 20g,枯矾 10g(另包),冰片 5g(另包),白及 10g,黄芪 20g,天麻 10g。加水 3 000ml,浸没药半小时后煎成约 2 500ml。枯矾、冰片拌入药液内,趁热熏洗患足,待药液温度适中后,将患足置入药液中浸泡,直到药液冷却为止。每天 3~4 次,熏洗后用干净纱布块敷盖患处。

知识点 3

治 疗 方 案

本病在糖尿病的各个阶段均可起病,与湿、热、火毒、气血凝滞、阴虚、阳虚或气虚有关,为本虚标实之证。故临证辨治要分清标本,强调整体辨证与局部辨证相结合,内治与外治相结合,以扶正祛邪为基本治则,具体应用时要根据正邪轻重和主次,或以祛邪为主,或以扶正为主。

1. 内治

(1)气阴两虚、脉络瘀阻证:患肢麻木、疼痛,状如针刺,夜间尤甚,痛有定处,足部皮肤暗红或见紫斑,或间歇性跛行;或患足肉芽生长缓慢,四周组织红肿已消;舌质紫暗或有瘀斑,苔薄白,脉细涩,趺阳脉弱或消失,局部皮温凉。

治法:行气活血,化瘀止痛。

方药:生脉饮合血府逐瘀汤加减。

加减:足部皮肤暗红,患肢皮肤发凉,加桂枝、细辛、延胡索;疼痛剧烈,加乳香、没药;瘀重,加全蝎、水蛭。

(2) 湿热毒盛证:患足局部漫肿、灼热、皮色潮红或紫红,触之患足皮温高或有皮下积液、有波动感,切开可溢出大量污秽臭味脓液,周边呈实性漫肿,病变迅速,严重时可累及全足及小腿,舌质红绛,苔黄腻,脉滑数。跌阳脉可触及或减弱,局部皮温偏高。

治法:清热利湿,活血解毒。

方药:四妙勇安汤合茵栀莲汤加减。

加减:热甚,加蒲公英、冬青、虎杖;湿重,加车前子、泽泻、薏苡仁;肢痛,加白芍、木瓜、海桐皮。

(3) 气血亏虚、湿毒内蕴证:神疲乏力,面色苍黄,气短懒言,口渴欲饮,舌淡胖,苔薄白,脉细无力。患肢麻木、疼痛明显,夜间尤甚,足部皮肤感觉迟钝或消失,局部红肿,间歇性跛行,或见疮口脓汁清稀较多或足创面腐肉已清,肉芽生长缓慢,经久不愈,跌阳脉搏动减弱或消失。

治法:益气养血,清化湿毒。

方药:当归补血汤合二妙散(《丹溪心法》)加减。

加减:湿热明显,加牛膝、苍术;肢麻重,加赤芍、桃仁、丹参、地龙活血通络;疼痛剧烈,加乳香、没药。

(4) 肝肾阴虚、痰瘀互阻证:腰膝酸痛,双目干涩,耳鸣耳聋,手足心热或五心烦热,肌肤甲错,口唇舌暗,或紫暗有瘀斑,舌瘦苔腻,脉沉弦。局部见病变已伤及骨质、筋脉。溃口色暗,肉色暗红,久不收口。

治法:调补肝肾,化痰通络。

方药:六味地黄丸加减。

加减:若口干、胁肋隐痛不适,加生地、白芍、沙参;腰膝酸软、舌红少苔者,加怀牛膝、女贞子、墨旱莲。

(5) 脾肾阳虚、经脉不通证:腰膝酸软,畏寒肢冷,耳鸣耳聋,大便溏,肌瘦乏力,肌肤甲错,舌淡暗,脉沉迟无力或细涩。局部见足发凉,皮温下降,皮肤苍白或紫暗,冷痛,间歇性跛行或剧痛,夜间尤甚,严重者趾端干黑,逐渐扩大,溃口色暗,久不收口,跌阳脉搏动减弱或消失。

治法:温补脾肾,活血通脉。

方药:金匮肾气丸加减。

加减:肢端不温,冷痛明显,加制川乌、制草乌、木瓜;乏力明显,重用黄芪;大便干结不通,加肉苁蓉、火麻仁。

2. 外治

(1) 一次性清法

适应证:生命体征稳定,全身状况良好;湿性坏疽(筋疽)或以湿性坏疽为主,而且坏死达筋膜肌肉以下,局部肿胀明显、感染严重、血糖难以控制者。

方法:用过氧化氢溶液快速冲洗 3 次以上,然后碘伏消毒铺巾,采用局部浸润麻醉或腰麻及硬膜外麻醉。切开坏死皮肤或组织,逐层分离,彻底清除变性坏死的肌腱、韧带和筋膜等致密结缔组织;沿筋膜钝性分离,探查坏死组织边缘,注意保持引流通畅,防止死腔形成,然后用无菌敷料填塞,适度压力包扎。

(2) 蚕食清法

适应证:生命体征不稳定,全身状况不良,预知一次性清创难以承受;干性坏疽(脱疽)分界清楚或以干性坏疽为主,伴有湿性坏疽,分界不清者;感染、血糖控制良好者。

方法:逐渐清除坏死组织,一般从远到近,疏松的先除,牢固的后除;坏死的软组织先除,腐骨后除,并尽量保护筋膜及肌腱组织。

注意事项:糖尿病足的局部处理要根据组织坏疽和感染的程度而定,急性期不宜急于清创。在糖尿病足急性期,局部红肿热痛较为明显,但除急性化脓切开引流外,不宜急于做大面积彻底清创手术,以防止坏疽蔓延扩大,诱发全身性感染,危及生命。在全身和局部循环及微循环改善、足部感染基本控制、病情相对稳定的情况下,予以切开清创,清除变性坏死肌腱及坏死组织,保持有效引流,同时要加强控制感染,改善体循环与微循环,以防止溃疡蔓延扩大。蚕食法主要针对缺血性坏疽,在糖尿病足感染基本控制、病情相对稳定、坏疽较为局限的情况下,足部坏疽局部与健康组织界限比较清楚,可进入去腐阶段。此阶段重点是采取“蚕食”的方法,逐步清除坏死组织。在清除骨组织时应先摄 X 线片以了解骨残端情况,以便确定手术范围:如果死骨部分距离近端关节很远,可将死骨部分清除,直至见到血液流出;如果死骨部分距离近端关节很近,可将死骨与近端关节一同切除。清除死骨时一定要注意清除低价骨,保留高价骨。

(3) 外敷药方法:在抗生素应用的基础上,同时对创面进行严格消毒,去除创面坏死组织、骨坏死及窦腔内的老化白色假膜等,在此基础上,根据患者情况,辨证选择外敷药物,每次取适量调成糊状,敷于创面,每日 1 次。

(4) 中药浸泡熏洗方法:根据患者具体病情组方,将药配好后煎制成水剂,每剂药加工成 3 000ml,同时加热至 55~60℃,倒入套有塑料袋的木盆中,起初可将双足放于盆上熏蒸,待皮肤可耐受时将双足及下肢浸没于药液中,浸泡 30 分钟。浸泡过程中如水温下降可加热水,但注意药液温度一般不超过 42℃,切忌烫伤。每天 1 次,每 10 天 1 个疗程,可行 12 个疗程。

3. 其他疗法　西医治疗主要包括对基础病的治疗、对神经性足溃疡的治疗、对缺血性病变的处理(扩血管、改善微循环药物,抑制血小板积聚药物);对于严重的周围血管病变,可采用外科治疗,包括手术治疗、介入治疗、自体干细胞移植术、截肢(趾)术等)。局部有气性坏疽感染者,可采用高压氧舱治疗及抗感染治疗。

临证要点

1. 诊断要点　大多发生于中老年人;糖尿病病史在 5~10 年以上,多伴有高脂血症、冠心病、脑血管病等病史。

2. 临床分型　根据糖尿病足的发病原因,临床分 3 型——缺血型、神经型、混合型。

缺血型:动脉闭塞缺血为主,患肢发凉怕冷、麻木、皮肤瘙痒,间歇性跛行。随着病情进展,患肢足趾、足部或小腿出现静息痛,尤以夜间为甚。患者常抱膝而坐,彻夜难眠,同时伴皮肤干燥、无汗、皮肤及肌肉萎缩,肢体动脉搏动减弱或消失,足趾、足部出现青紫,发生溃疡、坏疽。

神经型:神经病变为主,无足痛,麻木、感觉迟钝,足部红肿,溃烂,动脉搏动存在。

混合型:两种病变同时存在。

3. 实验室及辅助检查　测定血糖、血脂、尿糖、血液黏度,检查肌电图及血流动力学,并配合超声多普勒、动脉造影等检查加以诊断。

4. 预防与调护　积极治疗糖尿病,严格控制血糖;保持足部卫生,每晚用温水洗脚,用柔软吸水力强的毛巾擦干趾缝,涂上羊毛脂或植物油。轻轻按摩足部及小腿可改善局部血液循环;绝对禁止吸烟;保持心情舒畅;注意按时换药。

诊疗流程图

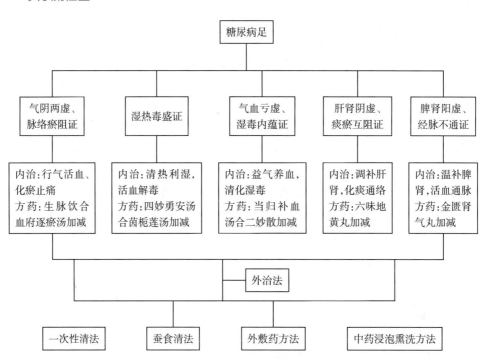

（龚　昭）

第八节　淋 巴 水 肿

培训目标

1. 掌握淋巴水肿的病因病机、临床特点、诊断与鉴别诊断以及治疗原则。
2. 了解淋巴水肿的病因病理特点、内治法辨证论治方药、外用药的配方和治法。

淋巴水肿是淋巴液回流障碍,导致淋巴液在皮下组织持续积聚,甚至引起纤维组织增生的一种慢性进展性疾病(图 10-8,图 10-9)。临床特点为好发于四肢,以下肢最为常见;表现为肢体肿胀,后期皮肤增厚、粗糙,坚如象皮,故又称"象皮肿",并可继发感染,形成溃疡,少数可恶变。

本病属中医"大脚风""象皮腿"范畴。

古代文献中的病名来源

ER-10-21

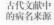

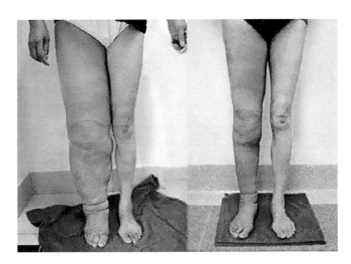

图 10-8　淋巴水肿 1

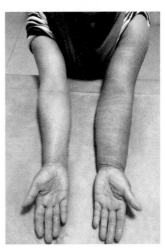

图 10-9　淋巴水肿 2

典型案例

简要病史

患者濮某,女,46 岁,主诉"乳腺癌根治术后 2 年逐渐出现右上肢肿胀,从远端至近端,近 1 年余加重明显,伴有轻度疼痛"。

问题一

为进一步明确诊断,需补充完善哪些病史?

思路

患者肿瘤术后,曾多次行放疗及化疗,术后 2 年逐渐出现右上肢肿胀。为进一步明确诊断,制订治疗方案,需补充了解以下病史资料。

1. 中医十问(是否有胸痛;上肢活动是否受限;颌面部、颈项部及四肢有无肿胀;饮食习惯;情志情况;外伤与否;局部有无破溃难愈;近期受寒与否;颈项活动度;皮肤色泽变化情况;肿胀发作频率,有无缓解;肿胀发作范围;纳差否;小便清长或溲赤等)。

2. 既往手术史及绦虫等疫情接触史。

3. 舌脉。

4. 血管彩超等相关辅助检查结果。

完善病史

患者主诉术后 2 年逐渐出现右上肢肿胀,从远端至近端,近 1 年余加重明显,伴有轻度疼痛。患者平素常感胸胁胀痛,乏力,不喜饮水,舌质暗,苔薄白,脉弦涩。专科检查:右上肢整体较左上肢肿胀明显,尤其是前臂和上臂,右上肢皮肤质硬,无红肿、皮肤破损、皮温升高。手部、前臂及上臂 Pitting 征(+),Stemmer 征(+)。右上肢前臂和上臂皮肤张力增加,韧性增加。双上肢肌力、肌张力正常,关节活动度正常,双侧上肢感觉正常、对称。既往史:2003 年行双侧乳腺癌根治术。

问题二

请问该患者的诊断是什么?

思路

中医:象皮肿(痰瘀阻滞证)。

西医:淋巴水肿。

诊断与鉴别诊断
LR-10-22

  知识点 1

诊断与鉴别诊断

(一)诊断要点

1. 原发性淋巴水肿 多发于 30 岁以下青少年,女性多见。起病初期肿胀局限于足及踝部,月经期及长时间站立、劳累时水肿加重,休息或抬高患肢可减轻。病情严重时,水肿可蔓延至小腿,但很少波及整个下肢。后期肢体可明显增粗,皮肤、皮下组织增厚、变硬,但很少发生溃疡。原发性淋巴水肿是出生后即出现淋巴水肿,没有特殊原因或诱因,其家族中无同样病史,一侧肢体呈局限性或弥漫性肿大,无痛、无溃烂、无感染,患儿一般情况良好。

2. 继发性淋巴水肿

(1)丝虫病性淋巴水肿:发病年龄多在 15~50 岁,男性多见。丝虫感染的初期常有发热、局部肿胀疼痛的症状,反复感染的结果导致淋巴水肿。主要表现为肢体肿胀,且自肢体远端向近端扩展的慢性进展性无痛性水肿是本病的突出表现,开始于足踝部,以后延及整个下肢。早期皮肤尚正常,晚期皮肤增厚,干燥粗糙,色素沉着,出现疣状或棘状增生,多伴有阴囊肿大。

(2)丹毒性淋巴水肿:有反复发作的急性蜂窝织炎和急性淋巴管炎病史,淋巴管发炎时红、肿、热、痛,淋巴结肿大,有压痛,多伴有寒战和高热。少数病例可引起发生溃疡或恶变。屡次发作后肢体肿胀。初为凹陷性水肿,以后皮肤及皮下组织纤维增生,汗腺、皮脂腺破坏,皮肤粗糙、发硬,出现疣状或棘状增生物,甚至形成典型的象皮腿。

(3)肿瘤性淋巴水肿:常见于乳腺癌、子宫内膜癌、阴唇癌,以及前列腺癌、膀胱癌、睾丸癌、皮肤癌或骨骼癌肿患者,其他如霍奇金病、淋巴管肉瘤也可阻塞淋巴管造成水肿。另外,恶性肿瘤放疗或淋巴结清除手术后,损伤淋巴管也可导致淋巴水肿。如乳腺癌术后约10%~15%的患者发生明显上肢水肿,这些患者常在术后恢复活动时出现某种程度的水肿,也可在数月或数年后出现症状。引起患臂瘰肿,经久难消,常以肘弯上2寸或前臂明显。妇科肿瘤手术可引起患腿瘰肿等。

(二)鉴别诊断

本病应当与深静脉血栓形成、全身疾病性水肿等相鉴别。

问题三

请简述该患者的辨病辨证思路。

思路

患者乳腺癌术后,并多次放化疗,脾肾亏虚,脾气虚损,运化无权,肾气虚弱,关门不利,津液不能上输于肺,肺失布散,水道不通,湿邪内生,化而为痰,痰阻于肺,则发为胸痛;痰湿耗气,并困阻脾胃,则自觉乏力、不喜饮水;痰湿闭阻于肢体脉络,则发为上肢肿胀,并阻遏气机,不通则痛,发为隐痛;痰湿瘀阻,在舌表现为不荣之象(质暗,苔薄白),在脉表现为弦涩之象。

知识点 2

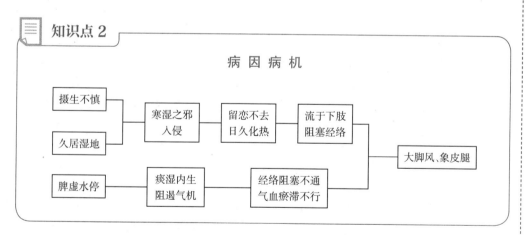

病 因 病 机

问题四

请简述该患者的治疗方案。

思路

1. 内治　治宜健脾化痰,活血通络。方选桃红四物汤合四君子汤加减。

2. 外治　可选用熏洗、敷药等疗法。

3. 限制水、盐摄入,使用利尿剂,预防感染。予苯丙吡喃酮类药物,必要时手术治疗。

📑 **知识点3**

治 疗 方 案

本病初期多为寒湿阻络,湿热蕴滞,病程日久,则多为痰湿阻络,气滞血瘀。临床上应根据病程的不同阶段,分清湿、热、瘀之轻重,早期温阳散寒,化湿通络;合并感染以清热利湿为主,辅以活血通络;后期宜采用理气活血、化痰通络之法。

1. 内治

(1) 寒湿阻络证:患肢肿胀,皮色不变,按之凹陷,走路时肢体沉重,肿胀加重,休息及抬高患肢后可减轻,伴有形寒肢冷、疼痛,纳食欠佳。舌质淡,苔白腻,脉沉濡。

治法:温阳散寒,化湿通络。

方剂:阳和汤合萆薢渗湿汤加减。

(2) 湿热下注证:患肢皮肤嫩红灼热,边界清楚,肿胀、疼痛。伴有寒战、发热,骨节酸痛。舌质红,苔黄腻,脉弦数。

治法:清热利湿,活血消肿。

方剂:萆薢渗湿汤合五神汤加减。

(3) 痰瘀阻滞证:患肢肿胀,增粗变硬,皮肤增厚,粗糙,随按即起,状如象皮。或伴有慢性溃疡,久不愈合。可伴有胸胁胀痛或面色少华,乏力,舌质暗淡或有瘀斑,苔薄白,脉弦涩或沉涩。

治法:健脾化痰,活血通络。

方剂:桃红四物汤合四君子汤加减。

2. 外治法:

(1) 熏洗疗法:花椒叶、香樟叶、松针、苏叶各适量,煎水熏洗患肢、每日1次。

(2) 敷药疗法:商陆、山柰、食盐各等分,将商陆、山柰研末,再加食盐共研,以酒调成糊状,涂敷患处,每日1次。

(3) 辐射热烘疗法:利用辐射热使患肢组织软化,将患肢置于辐射热疗箱内,通过加热,逐步上升到60℃,再根据患者的耐受能力可上升到100℃,烘1小时,每日1次,以20次为1个疗程,观察2~3天后,再视病情进行下一个疗程。一般治疗1~2个疗程后,可以发现患肢组织松软,肢体逐渐缩小。

3. 其他治疗 西医治疗包括限制水、盐摄入,使用利尿剂,预防感染。苯丙吡喃酮类药物可以增加肢体组织间液中巨噬细胞降解蛋白的速度,移出多余蛋白,对治疗本病有一定作用。由血丝虫引起的淋巴水肿,可用乙胺嗪或呋喃嘧啶治疗;必要时进行手术。

临证要点

1 明确诊断水肿类型,进行辨证治疗。

2. 预防与护理

(1) 预防:蚊子是丝虫病的媒介,因此要大力开展灭蚊及丝虫病的群防、普查和同治工作;对于溶血性链球菌感染造成的淋巴管炎,初次发作时,要彻底治疗。足癣是下肢丹毒致淋巴肿的一个常见诱因,应积极进行防治。

(2) 护理:患病期间宜经常抬高患肢,以防下肢瘀肿。宜穿弹力袜,以助淋巴回流;宜清淡饮食,减少水盐摄入,少食辛辣之品,多进富含蛋白质的食物。

诊疗流程图

名中医经验
ER-10-23

研究进展
ER-10-24

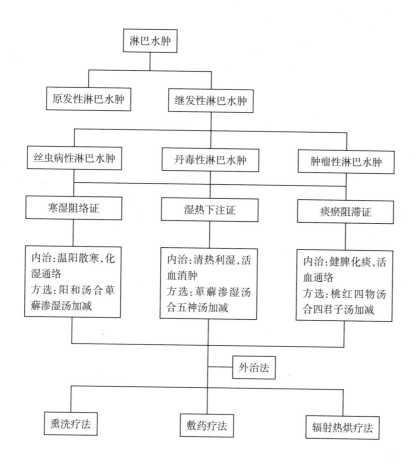

（龚　昭）

 复习思考题

1. 周围血管疾病常见的症状有哪些?

2. 简述脱疽(血栓闭塞性脉管炎)的临床分期表现。

3. 患者,张某,男 40 岁,2018 年 12 月 8 日就诊。

主诉:双足趾疼痛 1 年,加重 1 个月。

现病史:近 1 年来,自觉双足趾时有发凉、麻木感,以双小趾为甚,近期出现疼痛、畏寒,伴有小腿坠胀,间歇性跛行。刻下:双足皮肤较苍白,皮温较低,足背动脉搏动细弱。

既往史、家族史、个人史:单身,有吸烟嗜好、20~30 支/d。父亲曾患有相同病证。

扫一扫
测一测

请根据以上资料,完善以下内容:

中医诊断: 　　　　　　　　　中医证型:

西医诊断:

中医治法(内治):

代表方剂:

中医外治:

第十一章

肛门直肠疾病

PPT 课件

11章PPT

第一节　概　论

培训目标

　　掌握肛门直肠疾病的范围、病因病机、诊断要点、辨证施治及常用治法。

　　肛门直肠疾病是指发生于肛门直肠部位的疾病,常见有痔、肛隐窝炎、肛裂、肛痈、肛漏、脱肛、肛门湿疹、肛门瘙痒、肛门尖锐湿疣、肛门直肠狭窄、息肉痔、锁肛痔、炎症性肠病、便秘以及先天性肛门直肠畸形等,在古代文献中统称痔疮、痔瘘。不论男女老幼均可发生本病,俗语有"十人九痔"之说。

一、解剖生理

　　肛门直肠是消化道的末端,是通于体外的出口,由直肠和肛管两部分构成。直肠全长约 12cm,中间膨大部分称直肠壶腹。直肠沿骶尾骨弯曲前方下行,与肛管形成一近似于 90°的角,称肛直角。直肠腔内有 3 个半月形皱襞,称直肠瓣。肛管长约 3cm,上接直肠,下端止于肛门缘,其周围有内、外括约肌环绕。直肠与肛管相连处的黏膜形成 6~10 个纵形皱襞,称直肠柱。相邻的两个直肠柱下端之间有半月形皱襞,称肛门瓣。肛门瓣与直肠柱之间的肠壁黏膜形成开口向上的袋状间隙,称肛隐窝或肛窦。直肠柱基底部有 2~6 个乳头状突起,称肛乳头。直肠与肛管交界处有一条不整齐的交界线,称齿线。

　　齿线是直肠与肛管的交界线,胚胎时期是内、外胚层的交界处,故齿线上下的血管、神经及淋巴来源都不同,是重要的解剖结构,在临床上有其重要性,现总结如表 11-1 所示。

　　肛门括约肌分为内括约肌与外括约肌。内括约肌是直肠环肌在下端的增厚部分,围绕肛管的上 2/3,对控制肛门功能有重要作用。外括约肌分皮下部、浅部、深部,受脊髓神经支配,为随意肌。手术时皮下部常被切断,不致引起大便失禁。外括约肌的深、浅二部围绕直肠纵肌及肛门内括约肌并联合肛提肌的耻骨直肠肌,环绕肛管直肠

笔记

表 11-1 齿线上下解剖的比较及临床意义

	齿线以上	齿线以下	临床意义
胚胎	内胚层,后肠	外胚层,原肛	肛管、直肠分界
组织	复层立方上皮	复层扁平上皮	皮肤、黏膜分界
动脉	直肠上、下动脉	肛门动脉	与痔的好发部位有关
静脉	门静脉	下腔静脉	与痔的好发部位有关、直肠癌转移至肝有关
淋巴	腰淋巴结、髂内淋巴结	腹股沟淋巴结	肛管癌转移至腹股沟、直肠癌转移至腹腔
神经	自主神经	脊神经	齿线以上无痛区、齿线以下有痛区。齿线以上手术操作患者疼痛较小

连接处,组成一肌环,称肛管直肠环。手术时切断该环可引起肛门失禁。

肛管和直肠周围有许多间隙,间隙内充满疏松结缔组织,容易感染形成脓肿,主要有 5 个间隙:①2 个骨盆直肠间隙,位于肛提肌以上,腹膜反折以下;②1 个直肠后间隙,位于骶骨前和直肠后方之间;③2 个坐骨直肠间隙,位于肛提肌下方,肛管两侧。肛门直肠部位的血液供应主要来自 4 支动脉——直肠上动脉、直肠下动脉、肛门动脉及骶中动脉。肛门直肠的淋巴组织分为上、下两组。上组在齿线以上,包括直肠黏膜下层、肌层、浆膜下以及肠壁外淋巴网。下组在齿线以下,包括外括约肌、肛管和肛门周围皮下的淋巴网。上、下组淋巴网经吻合支可彼此相通。直肠受属于自主神经系统的交感、副交感神经支配。肛管部的神经受体神经系统的阴部内神经的分支支配。

肛管与直肠的主要生理功能是排泄粪便、分泌黏液、吸收水分和部分药物。

二、病因病机

肛门直肠疾病的致病因素很多,但常见的主要有风、湿、热、燥、气虚、血虚、血瘀等。

1. 风 风性善行而数变,且多夹热。热伤肠络,血不循经,下溢而便血。因风而引起的便血,其色鲜红,出血急暴,呈喷射状,多见于内痔实证。施治时散风之中应兼清热。

2. 湿 湿性重浊,常先伤于下,故肛门直肠疾病中因湿邪致病者较多。湿与热结,热伤络脉,下血如烟尘;湿热蕴阻,热盛肉腐而成脓,易成肛痈;湿热下注大肠,肠道气机不利,经络阻滞,瘀血凝聚,发为直肠息肉。施治当以清化为主。

3. 热 热为阳邪,易伤津动血。热积肠道,耗伤津液而致热结肠燥,大便秘结不通。热与湿结,蕴阻肛门,腐蚀血肉而发肛痈。施治当以清热为主。

4. 燥 引起肛门疾病者多为内燥。常因饮食不节,恣饮醇酒,过食辛辣厚味而发,以致燥热内结,耗伤津液,大便干结。施治时当以清热通便为主,佐以养血润燥。

5. 气虚 气虚是肛门直肠疾病的发病因素之一。中气不足,气虚下陷,无以摄纳可引起直肠脱垂不收、内痔脱出不纳。施治当以补中益气为主。

6. 血虚　血虚常因失血过多或脾虚生血乏源所致。血虚生燥,无以润滑肠道,大便燥结,损伤肛门而致肛裂;血虚,创面失于濡养,则难以愈合。施治当以补血润燥、生肌收敛为主。

7. 血瘀　久坐久立,或负重远行,或生育过多,或久泻久痢,或排便努挣,或气虚失摄等,均可导致血液瘀滞肛门不散。施治当以活血散瘀、消肿止痛为主。

总之,上述致病因素可以单独致病,也可多种因素同时存在,如风多夹热、湿热相兼等。在病程中,有的为实证,有的为虚证,有的则为虚中夹实。所以在审证求因时,要全面分析。

三、辨证要点

1. 辨症状　肛门直肠疾病常见的症状有便血、肿痛、脱垂、坠胀、流脓、便秘、便频、分泌物等。由于病因不同,表现的症状及轻重程度也不一致。

(1) 便血:可见于内痔、肛裂、直肠息肉、直肠癌等多种疾病。血不与大便相混,附于大便表面,或便时点滴而下,或一线如箭,多为内痔;便血少而肛门部有撕裂样疼痛者,多为肛裂;儿童便血,大便次数和性质无明显改变者,多为直肠息肉;血与黏液相混,其色晦暗,肛门有重坠感者,应考虑有直肠癌的可能。

(2) 肿痛:常见于肛旁脓肿、内痔嵌顿、外痔水肿、血栓外痔等。肿势高突,疼痛剧烈,多见于肛旁脓肿、外痔水肿等。微肿微痛者,多为结核性肛周感染。

(3) 脱垂:是内痔(Ⅱ~Ⅳ期)、息肉痔、直肠脱垂的常见症状。直肠脱垂呈管状、环形;内痔脱出呈颗粒状,如枣形;息肉痔头圆而有长蒂。

(4) 坠胀:坠胀是便秘、肛隐窝炎、直肠炎患者常有的症状。坠胀伴有排便不畅,或便次频数,多为粪便堵塞,俗称"热结旁流";坠胀伴有脓血、黏液者,多见于锁肛痔、直肠炎、肛隐窝炎等;直立或行走时坠胀明显,卧床休息后减轻或消失者,多见于肠疝、直肠黏膜内脱垂等。

(5) 流脓:常见于肛痈或肛瘘。脓出黄稠带粪臭者,多为湿热蕴阻肛门,热盛肉腐而成脓。脓出稀薄不臭,或微带粪臭,淋漓不尽,疮口凹陷,多为气阴两亏兼湿热下注之证。

(6) 便秘:是痔、肛裂、肛痈等许多肛门直肠病的常见症状。腹满胀痛拒按,大便秘结,多为燥热内结,热结肠燥;腹满作胀,喜按而大便燥结,多为血虚肠燥。

(7) 便频:便次突然增多,伴有腹痛、呕吐者,多为急性肠炎;便意频繁,但排出不畅,无脓血、黏液者,多见于出口梗阻型便秘;便次增多,伴有脓血黏液,里急后重,多见于直肠癌、溃疡性结直肠炎。

(8) 分泌物:常见于内痔脱出、直肠脱垂、肛瘘等。多为湿热下注或热毒蕴结所致,若分泌物清稀不臭,多见于气虚脱肛、内痔脱垂或虚证肛瘘。

2. 辨部位　截石位标记法:内痔好发于齿线以上3点、7点、11点处;赘皮外痔多发生于6点、12点处;环形结缔组织性外痔多见于经产妇;血栓外痔好发于肛缘3点、9点处;肛裂好发于6点、12点处。过3点、9点做一连线,瘘管外口在连线上方的,其管道多直行;在其下方的,其管道多弯曲,且内口多在6点附近。凡瘘管外口距肛缘近的,其管道亦短(直通向肛内);肛瘘外口距肛缘较远的,则其管道亦长。环肛而生的肛瘘,其内口往往在6点附近。

四、专科检查

1. 肛门视诊　取胸膝位或侧卧位,查看肛门周围有无外痔、脱出的内痔、息肉、直肠黏膜、肛周脓肿、瘘管外口、肛周湿疹、肛门白斑、肛管裂口等。

2. 肛门指诊　又称肛诊或直肠指诊。医生将戴有手套的示指涂上润滑剂,轻柔插入肛管及直肠,查看肛管及直肠下部有无异常改变,如狭窄、硬结、肿块,肿块的大小、质地、活动度,以及指套有无染血等。

3. 窥肛器检查　俗称肛门镜检查。医生将插入塞芯的窥肛器慢慢插入肛门内,观察直肠黏膜有无充血、溃疡、息肉、肿瘤等病变,再将窥肛器缓缓退到齿线附近,查看有无内痔、肛瘘内口、乳头肥大、肛隐窝炎等。

4. 探针检查　通过检查可以探知肛瘘管道的走向、深度、长度,以及管道是否弯曲、有无分支、与肛管直肠是否相通等。

5. 亚甲蓝染色检查　肛管直肠内放置一纱布卷,从肛瘘外口注入亚甲蓝(俗称美兰)稀释液,缓慢取出纱布卷,观察有无染色及染色的部位,以此判定有无内口及内口的位置。

6. X线检查　瘘管造影检查是将适量碘化油注入管道,了解瘘道有无内口、分支及其他异常情况等;大肠造影检查可了解直肠和结肠的形态,钡剂通过是否顺利,有无梗阻、狭窄或直肠移位等。

7. 电子结肠镜检查　可以查看结直肠黏膜有无充血、水肿、糜烂、溃疡、狭窄、增生物等,同时可取活体组织检查,早期明确诊断。

8. 其他检查　如直肠腔内超声、肛门直肠压力测定、排粪造影、结肠传输试验、磁共振成像、CT、血管造影等检查,越来越广泛应用于临床,根据病情需要可选择使用。

五、治疗

1. 内治法

(1) 清热凉血:适用于风热肠燥便血,血栓外痔初期等。方用凉血地黄汤或槐角丸等。

(2) 清热利湿:适用于肛痈实证、肛隐窝炎、外痔肿痛等偏湿盛者。方用萆薢渗湿汤或龙胆泻肝汤加减。

(3) 清热解毒:适用于肛痈实证、外痔肿痛等。方用黄连解毒汤或仙方活命饮加减。

(4) 清热通腑:适用于热结肠燥便秘者。方用大承气汤或脾约麻仁丸加减。

(5) 活血化瘀:适用于气滞血瘀或瘀血凝结之外痔。方用活血散瘀汤加减。

(6) 补养气血:适用于素体气血不足或久病气血虚弱者。方用八珍汤或十全大补汤加减。

(7) 生津润燥:适用于血虚津乏便秘者。方用润肠汤或五仁汤加减。

(8) 补中益气:适用于小儿或年老体衰者、经产妇气虚下陷之直肠脱垂、内痔脱出等。方用补中益气汤。

2. 外治法

(1) 熏洗法:以药物加水煮沸或用散剂冲泡,先熏后洗,具有清热解毒、消肿止痛、收敛止血、祛风除湿、杀虫止痒等作用。适用于内痔脱垂、嵌顿、术后水肿、外痔肿痛、脱肛、肛周湿疹等。常用五倍子汤、苦参汤加减。

(2) 敷药法:即以药物敷于患处。每日大便后先坐浴,再外敷药物,每日 1~2 次。方用九华膏、五倍子散、黄连膏、消痔膏等。具有消炎、止痛、生肌、收敛、止血等作用。此外,尚有清热消肿的金黄膏,提脓化腐的九一丹,生肌收口的生肌散和白玉膏等。

(3) 塞药法:是将药物制成栓剂,纳入肛内,可以溶化、吸收,直接作用于病变部位。一般用于内痔、肛裂、肛瘘、肛周脓肿、肛隐窝炎及其术后。直肠炎也可用栓剂治疗。常用的栓剂有痔疮栓、九华栓等。

3. 其他治疗 肛门直肠疾病的其他治疗方法较多,因病种、病情不同可选择应用,如灌肠疗法(或结肠水疗)、枯痔疗法、注射疗法、结扎疗法、挂线疗法、拖线疗法、切开疗法、挑痔疗法、针灸疗法、生物反馈疗法、痔上黏膜环切术、选择性痔上黏膜切除术、痔套扎术、痔动脉结扎术、冷冻疗法、激光疗法、微波疗法、射频疗法、骶神经刺激疗法及其他手术治疗等。

六、预防与调护

1. 保持大便通畅,养成定时排便习惯,临厕不宜久蹲努责。

2. 注意饮食卫生,少食辛辣刺激性食物,多饮凉开水,可食香蕉等水果(糖尿病除外)。

3. 保持肛门清洁,常用温水清洗肛门,勤换内裤,便纸要柔软,防止擦伤。

4. 加强锻炼,增强体质,促进全身气血流畅和增加肠道蠕动。采用导引法、提肛运动等方法加强肛门功能锻炼。

5. 积极治疗及预防高血压、门静脉高压、糖尿病、急慢性腹泻、顽固性便秘等疾病,可有效降低肛门直肠疾病的发生。

(崔雅飞)

第二节 痔

培训目标

掌握痔病的诊断、分类、辨证论治及常用外治法。

古代文献中的病名来源
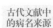

痔是肛垫病理性肥大、移位及肛周皮下血管丛血流瘀滞形成的局部团块,属于中医学"痔"范畴(图 11-1~ 图 11-3)。其临床特点是好发于 20 岁以上成年人,儿童很少发生。内痔好发于截石位 3 点、7 点、11 点处。临床上以便血、痔核脱出、肛门不适、异物感为主要特点。

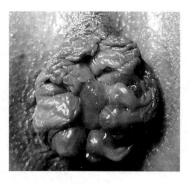

图 11-1 痔 1

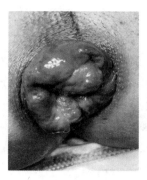

图 11-2 痔 2

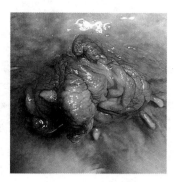

图 11-3 痔 3

典型案例

简要病史

患者陈某,女,28 岁。因"反复便时肛内肿物脱出、出血 6 个月"就诊。

问题一

据上述描述,还需要了解哪些相关病史资料? 进行哪些体检? 需做哪些辅助检查?

思路

患者年轻女性,反复便时肛内肿物脱出,伴便血,首先考虑混合痔,内痔出血。为进一步明确诊断,需补充了解以下病史资料。

1. 大便情况。

2. 便时肛内肿物脱出能否自行还纳。

3. 便血的颜色,便血量。

4. 伴随症状,如便血有无伴随肛门疼痛。

5. 舌脉。

6. 肛门专科检查。

完善病史

陈某,女,28 岁,教师。因"反复便时肛内肿物脱出、出血 6 个月"就诊。患者大便 2 天 1 次、质软,排便费力,临厕久蹲,便时肛内肿物脱出,需手托回纳,肛门坠胀,便时滴血、色鲜红,无肛门疼痛。专科检查:截石位 3 点、7 点、11 点肛门齿线上黏膜隆起,相应位点肛缘赘皮增生,肛内指检未及其他肿物。苔黄腻,脉弦数。

问题二

患者的初步诊断是什么? 如何进行鉴别诊断?

思路

中医:痔(湿热下注证)。

西医:混合痔(Ⅲ期)。

知识点 1

诊断与鉴别诊断

诊断要点

1. 痔的分类

（1）痔分为内痔、外痔、混合痔。

（2）发于肛管齿线以上、直肠末端黏膜下称为内痔，肛管齿线以下称为外痔，在同一点位内痔和外痔同时存在则为混合痔。

2. 诊断要点

（1）内痔

1）临床表现：便血，肛内肿物脱出，疼痛，肛门潮湿，瘙痒，肛门坠胀，便秘。

2）体征：肛内指诊可触及柔软、表面光滑、无压痛的黏膜隆起，肛门镜下见齿线上黏膜隆起，呈暗紫色或深红色。

3）内痔分期

Ⅰ期：便血鲜红，无便后肿物脱出。

Ⅱ期：便血鲜红，便后肿物脱出，可自行回纳。

Ⅲ期：偶有便血，便后或久站、咳嗽、负重时肛内肿物脱出，需手托回纳。

Ⅳ期：偶有便血，肛内肿物脱出不能回纳，发生嵌顿、坏死，疼痛剧烈。

注意事项：结合患者病史、症状、体征可诊断，便血者须行电子肠镜检查，排除肠道其他疾病即可确诊。

（2）外痔

1）临床表现：肛门坠胀、疼痛、有异物感。

2）体征：暴露肛门可见肛缘赘皮，质地柔软，若感染发炎则红肿，或皮下见血栓形成，若为静脉曲张，则肿物呈暗紫色，腹压增加时，肿物随之增大。

3）外痔分类

血栓性外痔：因肛门静脉炎症或用力过猛而致肛门静脉丛破裂血栓形成。肛缘突发青紫色肿块，疼痛剧烈。

结缔组织性外痔：因慢性炎症刺激、反复发作致肛缘局部皮肤纤维化、结缔组织增生，形成皮赘。常表现为肛门异物感，无疼痛、出血。

静脉曲张性外痔：久蹲或吸引时，肛门皮下肿胀，可见曲张静脉团，不能立即消散。

炎性外痔：肛缘皮肤损伤或感染，肛门皮肤皱襞突起，呈红肿热痛表现。

（3）混合痔

1）具有内外痔的临床表现

2）体征：可见肛缘外痔增生，对应肛管齿线上黏膜隆起，外痔感染发炎可见红肿，并发血栓可见皮下暗紫色硬块，触痛明显。

本病应当与直肠息肉、肛乳头肥大、脱肛、直肠癌、肛裂等相鉴别。

鉴别诊断

ER-11-2

问题三

简述该患者的辨病辨证思路。

思路

患者久蹲,血行不畅,血液瘀积,热与血相搏,气血纵横,筋脉交错,结滞不散而成痔,湿热下迫肠道,故见肛内肿物脱出;经脉断裂,血溢脉外,故见出血。结合舌脉,证属湿热下注证。

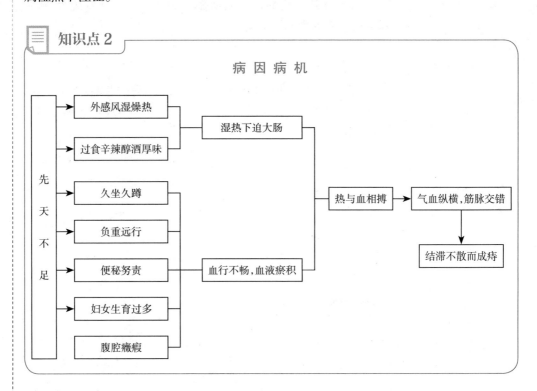

问题四

请简述该患者的治疗方案、注意事项。

思路

1. 内治 清热利湿止血。方选萆薢渗湿汤合脏连丸加减。药用地榆炭、槐角、黄连、萆薢、薏苡仁、牡丹皮、泽泻、滑石等。

2. 外治 可用苦参汤加减熏洗。

3. 手术 可采取内痔硬化注射、结扎,外痔剥离切除术,或痔上黏膜环切术(PPH)、选择性痔上黏膜吻合术(TST)。

 知识点3

治 疗 方 案

1. 内痔

(1)内治法

1)风热肠燥证:大便出血、滴血或喷射状出血,血色鲜红,大便秘结或有肛门瘙痒;舌质红,苔薄黄,脉数。

治法:清热凉血祛风。

代表方:凉血地黄汤加减。

加减法:大便秘结者,加火麻仁、桃仁。

2) 湿热下注证:便血色鲜红,量较多,肛内肿物外脱,可自行回纳,肛门灼热,重坠不适;苔黄腻,脉弦数。

治法:清热利湿止血。

代表方:脏连丸加减。

加减法:出血多者,加地榆炭、仙鹤草;大便干结,加枳壳、火麻仁、郁李仁。

3) 气滞血瘀证:肛内肿物脱出,甚或嵌顿,肛管紧缩,坠胀疼痛,甚则内有血栓形成,肛缘水肿,触痛明显;舌质红,苔白,脉弦细涩。

治法:清热利湿,行气活血。

代表方:止痛如神汤加减。

加减法:气滞甚者,加枳实、厚朴行气通便;瘀甚、脉涩者,加红花;便秘甚者,加生大黄、火麻仁、枳实;痛甚者,加羌活、郁李仁;血下多者,加地榆、荆芥穗、槐花。

4) 脾虚气陷证:肛门松弛,内痔脱出不能自行回纳,需用手还纳。便血色鲜或淡;伴头晕、气短、面色少华、神疲自汗、纳少、便溏等;舌淡,苔薄白,脉细弱。

治法:补中益气,升阳举陷。

代表方:补中益气汤加减。

加减法:血虚者,合四物汤加减。

(2) 外治法

1) 熏洗法:以药物加水煮沸,先熏后洗,或用毛巾蘸药液做湿热敷,具有活血止痛、收敛消肿等作用,常用五倍子汤、苦参汤等。

2) 外敷法:将药物敷于患处,具有消肿止痛、收敛止血、祛腐生肌等作用。应根据不同症状选用油膏、散剂,如消痔膏、五倍子散等。

3) 塞药法:将药物制成栓剂,塞入肛内,具有消肿、止痛、止血等作用,如痔疮栓。

(3) 其他疗法

1) 注射疗法:硬化萎缩注射法、消痔灵注射法。适用于Ⅰ期、Ⅱ期、Ⅲ期内痔,内痔兼贫血者,混合痔的内痔部分。

2) 结扎疗法:贯穿结扎法适用于Ⅱ期、Ⅲ期内痔以及混合痔的内痔部分,对纤维型内痔更为适宜;胶圈套扎法适用于Ⅱ期、Ⅲ期内痔以及混合痔的内痔部分。

3) 吻合器痔上黏膜环切术(PPH):适用于Ⅱ期、Ⅲ期环形内痔以及混合痔的内痔部分。

4) 多普勒超声引导下痔动脉结扎术(DG-HAL):适用于Ⅰ期、Ⅱ期、Ⅲ期内痔,以及混合痔的内痔部分。

手术方式
图11-3

5）选择性痔上黏膜吻合术（TST）：适用于Ⅰ期、Ⅱ期、Ⅲ期内痔以及混合痔的内痔部分。

2. 外痔

（1）内治法

1）湿热下注证：便后肛缘肿物隆起不缩小，坠胀明显，甚则灼热疼痛；便秘溲赤；舌红，苔黄腻，脉滑数。

治法：清热利湿，活血散瘀。

代表方：萆薢化毒汤合活血散瘀汤加减。

加减法：大便秘结者，加润肠汤。

2）血热瘀结证：肛缘肿物隆起，其色紫暗，疼痛剧烈难忍，肛门坠胀；伴口渴便秘；舌紫，苔薄黄，脉弦涩。

治法：清热凉血，散瘀消肿。

代表方：凉血地黄汤合活血散瘀汤加减。

加减法：气滞甚者，加枳实、厚朴行气通便；便秘甚者，加生大黄、火麻仁、枳实；痛甚者，加羌活、郁李仁。

（2）外治法：肿胀疼痛者，可用苦参汤加减熏洗、外敷黄连膏等。

（3）其他疗法：必要时行外痔切除术或血栓剥离术。

3. 混合痔

（1）内治法：参考内痔

（2）外治法：参考外痔

（3）其他疗法：必要时行外痔剥离、内痔结扎术。

注意事项

1. 每天定时排便，防止便秘，蹲厕时间不宜过长。

2. 多食蔬菜水果，少食辛辣食物。

3. 避免久坐久站，进行适当运动。

4. 发病后及时治疗。

5. 注意肛门清洁，避免感染。

临证要点

1. 详细询问患者病史及发病过程。

2. 进行专科检查，明确诊断，结合舌脉及患者全身症状，选择合适的内治方药和外治方药。

3. 便血者建议行电子肠镜检查，排除肠道其他疾病即可确诊。

4. 必要时手术治疗。

研究进展
ER-11-4

诊疗流程图

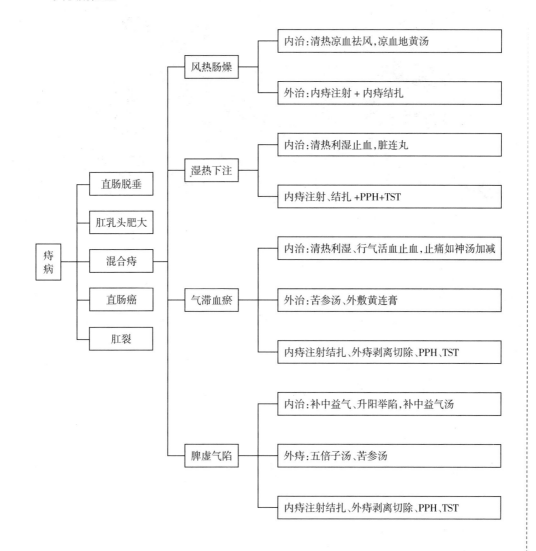

（陈雪清）

第三节　肛　裂

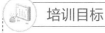 培训目标

掌握肛裂的临床特点、诊断及鉴别诊断、辨证论治及常用外治法。

肛裂是肛管皮肤全层纵行裂开或形成溃疡,属于中医学"钩肠痔""裂痔"范畴(图11-4,图11-5)。好发于青壮年,女性多于男性。肛裂的部位一般在肛管前、后正中位(截石位6点及12点位),尤以后位多见,位于前正中线的肛裂多见于女性。临床上以肛门周期性疼痛、出血、便秘为主要特点。

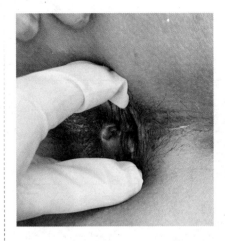 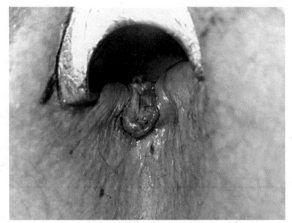

图 11-4 肛裂裂损,肛门后位,截石位 6
点位

图 11-5 肛裂裂损,肛门前后位,截石位 12 点及 6 点位

典型案例

简要病史

李某,女,35 岁。因"反复便后肛门擦拭染血、疼痛 1 个月"就诊。

问题一

根据上述描述,还需要了解哪些相关病史资料? 进行哪些体检? 需做哪些辅助检查?

思路

患者青年女性,便后肛门擦血、疼痛,应首先考虑齿线以下的肛管损伤性疾病。为进一步明确诊断,需补充了解以下病史资料。

1. 首次发作,还是复发。

2. 出血的方式、颜色及量;疼痛性质、程度及与排便的关系。

3. 大便情况,有无便秘。

4. 有无传染病、性病史,以及其他相关病史情况。

5. 舌苔、脉象情况。

6. 专科检查结果。

7. 其他相关辅助检查结果。

完善病史

患者平素久坐,少活动,大便 3~4 天 1 次、质干,排便费力,1 个月前出现便时肛门撕裂样疼痛,持续数分钟后缓解,过 5 分钟后再发疼痛,为持续性灼痛,持续数小时;便后擦血,鲜红。专科检查:截石位 6 点肛管见梭形裂口,边缘变厚变硬,外缘见一赘皮性外痔,裂口触痛,未行肛内指检。舌质红,舌苔薄黄,脉弦数。否认肝炎、结核等传染病史及性病史,否认重大外伤史,无长期服用免疫抑制剂药物史。

问题二

该患者的初步诊断是什么？如何进行鉴别诊断？

思路

中医：肛裂（血热肠燥证）。

西医：肛裂。

知识点 1

鉴别诊断
FR-11-6

诊断与鉴别诊断

　　本病应当与结核性肛裂、肛门皮肤皲裂、梅毒性肛裂、肛管直肠癌、克罗恩病肛管溃疡等相鉴别。

问题三

该患者如何进行辨证论治？

思路

　　患者为青年女性，久坐，少活动，气血运行不畅，郁而化热，热盛则伤津，故见大便干；肠道津液不足，则排便费力；大便时划伤肛门，则见排便时肛门剧烈疼痛。结合舌脉，证属血热肠燥证。

知识点 2

病　因　病　机

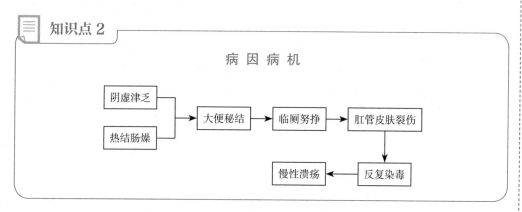

问题四

怎么选择治疗方案？

思路

内治：清热润肠通便，方选凉血地黄汤合脾约麻仁丸。

外治：生肌玉红膏蘸生肌散涂于裂口，每天 1~2 次。大便后可用苦参汤坐浴。

知识点 3

治　疗　方　案

　　早期肛裂可采用保守治疗，陈旧性肛裂多需手术治疗。注意治疗便秘，解除括约肌痉挛。

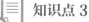

1. 内治

(1) 血热肠燥证:大便二三日一行,质干硬,便时肛门疼痛,便时滴血或手纸染血,裂口色红;腹部胀满,溲黄;舌偏红,脉弦数。

治法:清热润肠通便。

代表方:凉血地黄汤合脾约麻仁丸。

加减法:大便干结,舌质偏红,脉弦数,加枳壳、火麻仁、郁李仁;出血甚者,加地榆、茜草、仙鹤草等。

(2) 阴虚津亏证:大便干结,数日一行,便时疼痛,点滴下血,裂口深红,口干咽燥,五心烦热;舌红,苔少或无苔,脉细数。

治法:养阴清热润肠。

代表方:润肠汤。

加减法:阴血虚者,加制首乌、肉苁蓉养血润燥;津亏甚者,可加桑椹、沙参、麦冬等。

(3) 气滞血瘀证:肛门刺痛明显,便时便后尤甚,肛门紧缩,裂口色紫暗;舌紫暗,脉弦或涩。

治法:理气活血,润肠通便。

代表方:六磨汤加红花、桃仁、赤芍等。

加减法:气滞甚者,加枳实、厚朴行气通便;瘀甚、脉涩者,加红花、桃仁;疼痛明显者,加小春花、槟榔。

2. 外治

(1) 早期肛裂:可用生肌玉红膏蘸生肌散涂于裂口,每天 1~2 次,便后用苦参汤、止痛如神汤或 1∶5 000 高锰酸钾溶液坐浴。

(2) 陈旧性肛裂:选用封闭疗法,于长强穴选用 2.0mg/ml 罗哌卡因注射液 20mg 或 1% 利多卡因注射液 10ml 做扇形注射,隔天 1 次,5 天 1 个疗程。亦可于裂口基底部注入长效止痛液(亚甲蓝注射液、布比卡因或利多可因、生理盐水配比成 0.1%~0.2% 的亚甲蓝长效止痛剂)10ml,每周 1 次。

3. 其他疗法

(1) 扩肛法:适用于早期肛裂,无结缔组织外痔、肛乳头肥大等合并症者。

(2) 切开扩创术:适用于陈旧性肛裂,伴有结缔组织外痔、肛乳头肥大者。

(3) 肛裂侧切术:适用于不伴有结缔组织外痔、皮下瘘等的陈旧性肛裂。

(4) 纵切横缝术:适用于陈旧性肛裂伴肛管狭窄者。

(5) 肛裂挂线术:适用于二、三期肛裂,以线代刀,缓慢切割,术后疗效好,疗程短,但疼痛较明显。

临证要点

1. 详细询问病史及发病过程,结合肛门局部专科检查,明确诊断。

2. 结合舌脉及全身症状,选择合适的内治方药和外治方法,以消除症状及体征。

3. 养成良好的排便习惯,及时治疗便秘。

4. 多食蔬菜、水果,防止大便干燥,避免粗硬粪便擦伤或撑裂肛门。

5. 注意肛门清洁,避免感染。肛裂发生后宜及早治疗,防止形成慢性或继发其他肛门疾病。

6. 肛裂反复发作,经久不愈,可以考虑手术治疗。

诊疗流程图

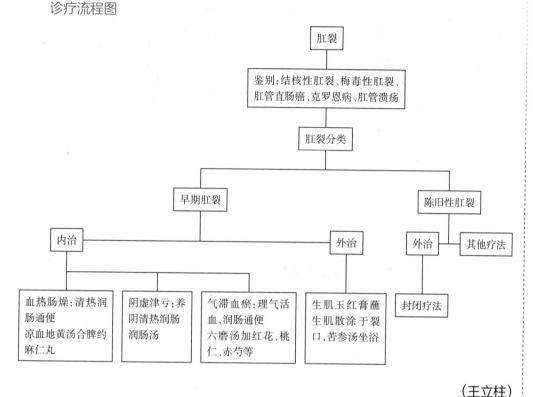

（王立柱）

第四节　肛　痈

培训目标

1. 掌握肛痈的诊断、鉴别诊断。
2. 掌握肛痈的辨证论治及常用外治法。
3. 熟悉肛痈的病因病机。

肛痈是指肛管直肠周围间隙发生急慢性感染而形成的脓肿,相当于西医学的肛门直肠周围脓肿(图 11-6,图 11-7)。肛痈的发生绝大部分与肛隐窝炎有关,其临床特点是发病急骤、疼痛剧烈,伴全身高热,酿脓破溃后易形成肛漏。由于肛痈发生的部位不同,可有不同的名称,如生于肛门旁皮下者,名肛门旁皮下脓肿;生于坐骨直肠窝者,名坐骨直肠窝脓肿;生于骨盆直肠窝者,名骨盆直肠窝脓肿;生于直肠后间隙者,名直肠后间隙脓肿。中医学对本病也有不同的称谓,如脏毒、悬痈、坐马痈、跨马痈等。任何年龄均可发生,但以 20~40 岁居多,婴幼儿也时有发生,男性多于女性。

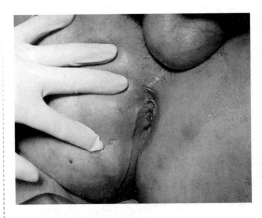

图 11-6　肛痈 1

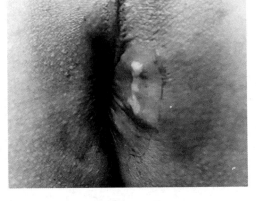

图 11-7　肛痈 2

典型案例

简要病史

刘某,男,39 岁,因肛周持续肿痛剧烈 3 天就诊,痛如鸡啄,难以入寐,恶寒发热,口干,患者神清语利,精神可,平素饮食可,夜寐可,小便短赤困难,大便秘结、2~3 日 1 次。专科检查:患者急性痛苦病容,肛旁可见红肿包块,触痛明显,质软,按之有波动感,穿刺有脓。余未见特殊。舌红,苔黄腻,脉弦数。

问题一

根据上述描述,还需要了解哪些相关病史资料?

思路

患者 3 天前出现肛周持续疼痛,逐渐加剧,红肿疼痛,呈间歇性灼痛,伴有低热,大便质硬,2~3 日 1 次。为进一步明确诊断,需补充了解以下病史资料。

1. 首次发作,还是复发。

2. 伴随症状。

3. 中医十问(是否有肛周发热、瘙痒、疼痛;是否有恶寒、发热;是否有自汗、盗汗;是否有口干、口苦;如口干,是否喜饮水;若喜饮水,是喜热饮还是喜冷饮;饮食、睡眠及二便等情况)。

4. 既往工作史及其他相关病史。

5. 传染病史。

6. 舌脉情况。

7. 相关辅助检查结果。

完善病史

患者平素身体健康。半年前曾出现肛周破溃,但未给予足够重视,3 天前突然剧痛难忍伴发热。现症:肛周持续肿痛剧烈,痛如鸡啄,难以入寐,恶寒发热,口干,患者神清语利,精神可,平素饮食可,夜寐可,小便短赤困难,大便秘结、2~3 日 1 次。专科检查:患者急性痛苦病容,肛旁可见红肿,触痛明显,质软,按之有波动感,穿刺有脓。余未见特殊。指诊肛门括约肌功能可,肛内未触及肿物及溃疡,退指指套未见染血及染脓。既往体健。否认高血压、冠心病、糖尿病等慢性病病史,否认肝炎、结核、伤寒、疟疾等传染病史,否认重大外伤史、手术史及输血史,否认食物及药物过敏史。预防接种史不详。

问题二
请问该患者的诊断是什么?
思路
中医:肛痈(热毒炽盛)。
西医:肛门周围脓肿。

知识点 1

鉴别诊断
ER-11-10

诊断与鉴别诊断

本病应当与肛周毛囊炎疖肿、化脓性大汗腺炎、克罗恩病肛周脓肿、骶前畸胎瘤感染等相鉴别。

问题三
请简述该患者的辨证思路是什么?
思路

患者邪热内蕴,日久不解,热胜肉腐,肉腐即成脓,故见肿痛剧烈,痛如鸡啄,按之应指,或穿刺有脓;邪正相争,则见恶寒、发热;邪热炽盛,津液耗伤,故见口干、便秘;小便黄,舌红、苔黄,脉弦数,皆为邪热内盛之象。

知识点 2

病 因 病 机

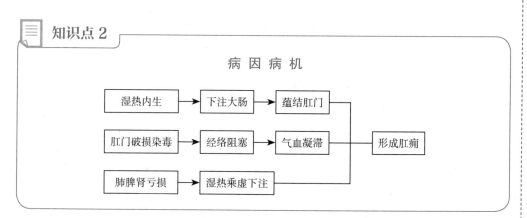

问题四
该患者的治疗方案
思路
内治:清热解毒透脓,口服透脓散加减。
外治:行切开引流术。

知识点 3

治 疗 方 案

一般以手术治疗为主,内治法多用于手术前后以增强体质,减轻症状,控制炎症发展。

1. 内治

(1) 火毒蕴结证:肛门周围突然肿痛,持续加剧,伴有恶寒、发热、便秘、溲赤;肛周红肿,触痛明显,质硬,表面灼热。舌红,苔薄黄,脉数。

治法:清热解毒。

代表方:仙方活命饮合黄连解毒汤加减

加减法:红肿痛甚,热毒重者,可加蒲公英、连翘、紫花地丁、野菊花等;便秘者,加大黄以泻热通便;血热盛者,加丹皮以凉血;气虚者,加黄芪以补气。

(2) 热毒炽盛证:肛门肿痛剧烈,可持续数日,痛如鸡啄,夜寐不安,伴有恶寒发热,口干便秘,小便困难;肛周红肿,按之有波动感或穿刺有脓。舌红,苔黄,脉弦滑。

治法:清热解毒透脓。

代表方:透脓散加减。

加减法:热甚,加生石膏、三叶青;兼风热,加金银花、僵蚕;津伤渴甚者,加桂枝、葛根、玄参等。

(3) 阴虚毒恋证:肛门肿痛、灼热,表皮色红,溃后难敛,伴有午后潮热,心烦口干,夜间盗汗。舌红,少苔,脉细数。

治法:养阴清热,祛湿解毒。

代表方:青蒿鳖甲汤合三妙丸加减。

加减法:肺虚者,加沙参、麦冬;脾虚者,加白术、山药、扁豆;肾虚者,加龟甲、玄参,生地改熟地。

2. 外治

(1) 初起:实证用金黄膏、黄连膏外敷,位置深隐者可用金黄散调糊灌肠;虚证用冲和膏或阳和解凝膏外敷。

(2) 成脓:宜早期切开引流,并根据脓肿部分深浅和病情缓急选择手术方法。

(3) 溃后:用九一丹纱条引流,脓尽改用生肌散纱条。日久成漏者,按肛漏处理。

3. 其他疗法

(1) 一次性切开疗法:适用于浅部脓肿,切口呈放射状,从脓肿最高处切向肛内感染的肛隐窝内口,并切除感染的肛隐窝或内口,搔刮脓腔,置凡士林或红油膏纱条引流。

(2) 切开加挂线疗法:适用于高位脓肿(坐骨直肠窝脓肿、直肠后间隙脓肿)。具体操作方法:经局部消毒后在腰俞穴麻醉下,先穿刺了解脓肿部位,再于脓肿部位做放射状或弧形切口,充分排脓后,以示指分离脓腔间隔,用过氧化氢溶液和生理盐水清洗脓腔,修剪脓腔边缘呈梭形,再用探针从脓腔向肛内探查,探通内口,用橡皮筋从内口穿出(另一端从脓腔拉出),将两端收拢结扎,脓腔内填以红油膏纱条,外盖敷料。

(3) 单纯切开引流:适用于体质虚弱或不愿住院治疗的深部脓肿,在压痛最明显或波动感明显部位,向肛门缘做一放射状切口,引流脓液,用过氧化氢溶液和生理盐水清洗脓腔。红油膏纱条引流,待形成肛漏后,再按肛漏处理。

临证要点

1. 肛周疼痛明显,呈灼痛,持续加剧。

2. 疼痛周围肿胀、有结块,按之或有波动感。

3. 肛提肌以下浅部脓肿,局部症状明显而全身症状较轻。

4. 肛提肌以上间隙脓肿,全身症状明显(如发热、全身困倦),或伴大便不畅、小便困难等。

诊疗流程图

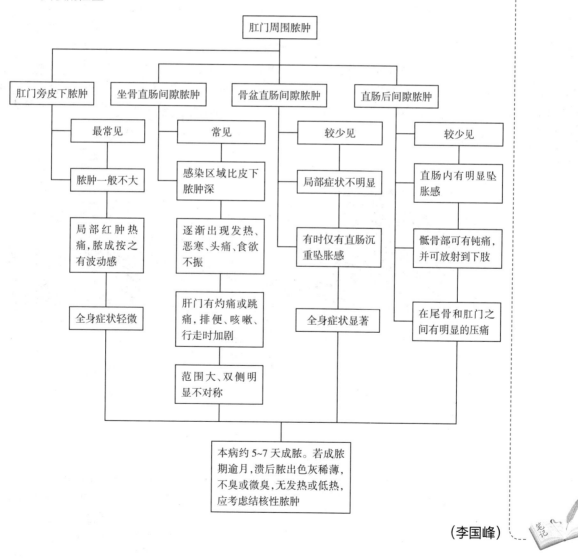

(李国峰)

第五节 肛 漏

培训目标

1. 掌握肛漏的诊断、鉴别诊断。
2. 掌握肛漏的辨证论治及常用外治法。
3. 熟悉肛漏的病因病机。

肛漏是指直肠或肛管与周围皮肤相通所形成的瘘管,也称肛瘘(图11-8,图11-9)。中医早在《素问·生气通天论》中就有"营气不从,逆于肉里,乃生痈肿"及"寒气从之,乃生大偻,陷脉为瘘,留连肉腠"之说,阐述了肛漏发生的原因及久不愈合的理由。肛漏一般由原发性内口、瘘管、继发性外口三部分形成,也有仅具内口或外口者。内口为原发性,绝大多数在肛管齿线处的肛窦内;外口是继发的,在肛门周围皮肤上,常不止一个。经常有脓性或血性分泌物由外口流出,当外口因皮肤生长闭合,瘘管内感染的分泌物引流不畅时,则又可致局部肿痛。脓肿成熟后,可在原外口处或其附近重新破溃流脓,病情反复发作,极少能自然愈合,且在此过程中,病情亦可从简单趋向复杂,从单纯性肛漏演变为临床上较难处理的复杂性肛漏。肛漏多是肛痈的后遗症,临床上分为化脓性或结核性两类。其特点是以局部反复流脓或脓血、疼痛、瘙痒为主要症状,并可触及或探及瘘管通到肛管。发病年龄以 20~40 岁青壮年为主,但婴幼儿亦不少见,男性多于女性。

古代文献中
的病名来源
图B-11-13

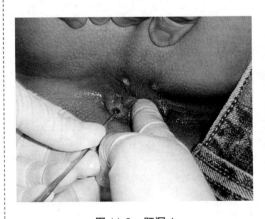

图 11-8 肛漏 1

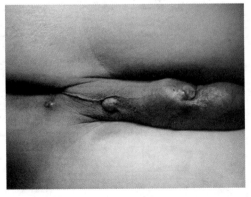

图 11-9 肛漏 2

典型案例

简要病史

患者男性,31 岁,工人。因"肛旁时流脓水 3 年"就诊。患者 3 年前因"肛痈"于当地医院行切开引流治疗。此后切口时溃时愈,半年前上述症状再次出现,伴肛门瘙痒。

问题一

为进一步明确诊断,需补充完善哪些相关病史?

思路

患者 3 年前因"肛痛"于当地医院行切开引流治疗。切口时溃时愈,首先考虑的诊断是肛漏。为进一步明确诊断,需补充了解以下病史资料。

1. 首次发作,还是复发。

2. 伴随症状。

3. 中医十问(是否有局部反复流脓或脓血、疼痛、瘙痒;是否有恶寒、发热;是否有自汗、盗汗;是否有口干、口苦,如有口干,饮水是否能缓解;喜温饮还是喜冷饮;胃纳、二便、夜寐等情况)。

4. 既往工作史及其他相关病史。

5. 传染病史。

6. 患者目前肛周情况。

7. 舌脉。

8. 相关辅助检查结果。

完善病史

患者平素身体健康状况良好,3 年前因"肛周脓肿"于当地医院行切开引流治疗,此后切口时溃时愈,半年前上述症状再次出现伴肛门瘙痒。刻下:肛旁时流脓水,饮食及睡眠可,善太息,时有乏力,双下肢沉重,大便日 1~2 次,质软成形,小便正常。专科检查:肛肠科情况(肘膝位):肛门位置正常,10 点位肛缘见一长约 2cm 放射状陈旧手术瘢痕,瘢痕外缘 1cm 处可见一破溃口,少量淡黄色脓汁溢出,5—7 点位肛缘外痔隆起。触诊,隆起痔核质软无触痛,破溃口至同点位肛缘皮下触及 1 条较硬条索组织,此条索组织略偏 12 点位触及一伴行条索组织,未见外口。指诊肛门括约肌功能可,肛内未触及肿物及硬结,退指指套未见染血及染脓。既往否认冠心病,否认高血压,否认血脂异常,否认糖尿病,否认肺结核,否认肝炎,有外伤手术史,肛周脓肿切开引流术后 3 年,否认输血史,无食物过敏史,无药物过敏史,无疫区居住史,否认冶游史,预防接种史不详。

问题二

请问该患者的诊断是什么?

思路

中医:肛漏(湿热下注)。

西医:肛瘘(低位复杂性肛瘘)。

鉴别诊断
ER-11-14

知识点 1

诊断与鉴别诊断

本病当与肛周化脓性汗腺炎、肛周毛囊炎和疖肿、骶尾部囊肿、骶尾部骨髓炎等相鉴别。

问题三

请简述该患者的辨病辨证思路。

思路

该患者平素嗜食肥甘厚味,损伤脾胃,湿热内生,下注肛旁,化腐成脓,发为肛痈。肛痈术后,湿热余毒未尽,蕴结不散,发为肛漏,则肛旁时流脓水;脾胃湿热,中气不畅,肝气失和,则善太息;脾虚中气不足,则时有乏力;脾肾两虚,则双下肢沉重;舌质红,苔薄黄,脉滑,均为湿热下注之象。

知识点2

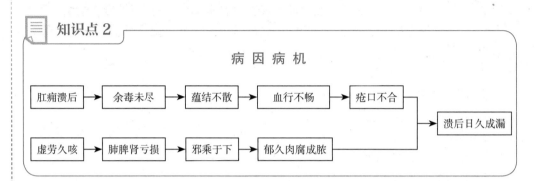

病因病机

问题四

请简述该患者的治疗方案。

思路

1. 内治　清热利湿,托毒排脓。方选二妙丸合草薢渗湿汤加减。

2. 外治

(1) 中药熏洗。

(2) 苦参汤煎水坐浴,每日1次,每次20~30分钟,黄柏膏、消炎生肌膏等外敷。

(3) 手术疗法:在全麻下行肛漏切开术。

知识点3

治 疗 方 案

肛漏一旦形成,自然愈合的很少见,即使愈合,亦多为暂时现象,多有复发可能。对于肛瘘的治法,自古以来就有很多,可分为内治法、外治法和手术疗法等。主要以手术疗法为主,内治法多用于手术前后,以增强体质,减轻症状,控制炎症发展,或为手术创造条件。对身体状态较差,不能耐受手术者,亦可用内治法治疗。

1. 内治

(1) 湿热下注证:瘘口凸起,肿胀灼热疼痛,脓质稠厚,色黄或白,甚则伴有身热、渴不欲饮,小便短赤,大便不爽,形体困重,舌质红,苔黄腻,脉滑数。治宜清热利湿,托毒排脓。方选二妙丸合草薢渗湿汤加减。

(2) 正虚邪恋证:瘘口时溃时愈,管道呈硬索状,不肿或微肿,皮色不变或暗淡,脓流稀薄,肛门隐隐作痛,伴有神疲乏力。舌淡,苔薄,脉细弱。治宜扶正祛邪,托里透毒。方选托里消毒散加减。

(3) 阴液亏虚证:瘘口凹陷,瘘道潜行,周围皮肤颜色晦暗,脓水稀薄或夹有败絮样物质。可伴有形体消瘦,潮热盗汗,心烦口干,或兼咳嗽痰血。舌红,少苔,脉细数。治宜养阴清热。方选青蒿鳖甲汤加减。

2. 外治

(1) 熏洗疗法:肛肠疾病的主要外治法之一。

功效:清热解毒,利湿杀虫,消肿止痛,行气活血,收敛生肌。

适应证:肛瘘手术前后。

方法:先熏后洗。先将药液以沸水适量稀释,先熏肛门患处,待药液温度适中后,再坐浴漫泡患处,每日 2~3 次,每次 10~15 分钟。

常用方药:苦参汤、五倍子汤。

(2) 敷药疗法

1) 油膏

功效:清热解毒,托毒排脓。

适应证:适用于肛漏闭合或引流不畅,局部红肿热痛者。

方法:以油膏直接涂布患处。

常用方药:九华膏、黄连膏、四黄膏、鱼石脂软膏等。

2) 箍围药

功效:清热解毒,消肿止痛。

适应证:适用于肛漏局部红肿热痛者。

方法:将药粉调成糊状,外涂局部。

常用方药:活血散等,可选用酊或酒、蜂蜜、鸡蛋清、茶汁、葱汁、姜汁、韭菜汁等调制。

3) 掺药

功效:提脓化腐,生肌收口。

适应证:用于脓肿溃后,脓水未净,腐肉未脱或瘘管引流不畅者;或于肛漏术后,腐肉已脱,脓水将尽,用以促进肉芽和上皮生长。

方法:将各种不同的药物研成粉末,根据制方规则配制成方药,直接撒于患处,或黏附于纸捻上,再插入瘘管内,或撒布于油膏上敷贴。

常用方药:生肌散等。

3. 手术疗法

(1) 肛瘘切开术:适用于低位单纯性肛瘘。

(2) 肛瘘切除术:适用于瘘管清楚的低位肛瘘。

(3) 切开挂线术(外切内挂疗法):适用于高位单纯性肛瘘和高位复杂性肛瘘。

(4) 肛瘘切除缝合术:适用于非急性炎症期的低位单纯肛瘘。

临证要点

1. 有肛管直肠周围脓肿溃破或切开引流的病史。

2. 肛门周围的外口处有脓性、血性、黏液性分泌物流出,有时有粪便及气体排出。

3. 外口呈丘疹样凸起或凹陷,位于肛门周围,按压瘘外口时,有少量脓性分泌物溢出。

4. 皮下或低位瘘,可在皮下触到索条样瘘管。

5. 经常保持肛门清洁,养成良好的卫生习惯。

6. 发现肛痈宜早期治疗,可以防止后遗成肛漏。

7. 肛漏患者应及早治疗,避免外口堵塞而引起脓液积聚,排泄不畅,引发新的支管。

诊疗流程图

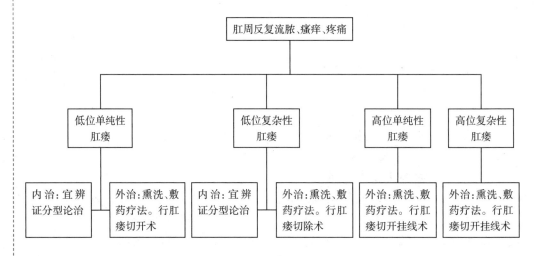

（李国峰）

第六节　肛周坏死性筋膜炎

培训目标

1. 掌握肛周坏死性筋膜炎的诊断、鉴别诊断。

2. 掌握肛周坏死性筋膜炎的辨证论治及常用外治法。

3. 熟悉肛周坏死性筋膜炎的病因病机。

肛周坏死性筋膜炎是一种广泛而迅速的以肛周皮下组织和筋膜坏死为特征的软组织感染,常伴全身中毒性休克。本病是多种细菌的混合感染,包括革兰氏阳性的溶血性链球菌、金黄色葡萄球菌、革兰氏阴性菌和厌氧菌。本病的重要特征是只损害皮下组织和筋膜,不累及感染部位的肌肉组织,相当于中医学的"烂疔"。

（图 11-10~ 图 11-12）

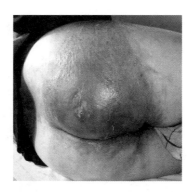

图 11-10　肛周蜂窝织炎

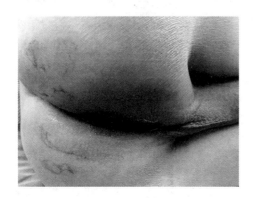

图 11-11　坏死性筋膜炎 1

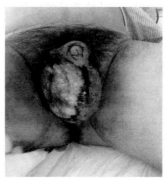

图 11-12　坏死性筋膜炎 2

典型案例

简要病史

患者男性,49 岁,农民。因"肛周肿痛 2 天"就诊。自述 2 天前突然出现肛门左侧肿胀疼痛,遂至当地医院拟诊"肛周脓肿",即行"切开排脓术",术后肛周肿痛缓解。次日肛周肿痛加重,且波及会阴、阴囊,皮肤潮红。

问题一

为进一步明确诊断,需补充完善哪些相关病史?

思路

中年男性,2 天前突然出现肛周肿胀疼痛,首先考虑的诊断是肛周脓肿。为进一步明确诊断,需补充了解以下病史资料。

1. 有无诱发原因,首次发作,还是复发。

2. 疼痛特点及伴随症状。

3. 中医十问(大便次数、性状是否改变,便时有无疼痛或出血,肛周是热痛还是胀痛;是否有恶寒、发热;是否有口干、口苦,如有口干,饮水是否能缓解;喜温饮还是喜冷饮;胃纳、小便、夜寐等情况)。

4. 既往工作史及其他相关病史。

5. 传染病史。

6. 患者目前创面情况。

7. 舌脉。

8. 相关辅助检查结果。

完善病史

　　患者2天前因异物刺伤出现肛门左侧突然肿胀疼痛,至当地医院以"肛周脓肿"行"切开排脓术",术后肛周肿痛暂时缓解,次日红肿疼痛再次加重,波及会阴、阴囊。刻下:肛门左侧、会阴、阴囊肿胀疼痛,步履困难,发热,纳眠差,大便4天未排,小便难。专科检查:肛门左侧及会阴部伤口溢脓,肛门左侧及阴囊部分皮下组织坏死,色黑,分泌物呈恶臭味。触诊:左侧肛周、会阴、阴囊明显压痛,且有明显握雪感。舌质红,苔黄腻,脉滑数。辅助检查:磁共振成像(MRI)示左侧肛周、会阴部、阴囊多发软组织感染。血常规:白细胞计数 19.80×10⁹/L。既往否认结核病史。

问题二

请问该患者的诊断是什么?

中医:烂疔(热毒炽盛)。

西医:肛周坏死性筋膜炎。

鉴别诊断
ER-11-17

知识点 1

诊断与鉴别诊断

本病应当与肛门直肠周围脓肿、气性坏疽等相鉴别。

问题三

请简述该患者的辨病辨证思路。

思路

　　壮年男性,肛周有异物刺伤病史,破损染毒,毒邪外侵,瘀久化热,热盛肉腐成脓。虽经切开排脓引流,但余毒未尽,壅滞经络,热毒炽盛,火毒蔓延,故肛周再现红肿疼痛,波及会阴、阴囊;瘀血阻络,气滞不通,故肛周及阴囊部皮肤发黑,热盛肉腐成脓,可见肛周溢脓;结合舌脉,证属热毒炽盛证。

知识点 2

病 因 病 机

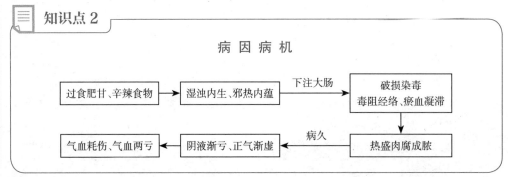

问题四

请简述该患者的治疗方案。

1. **内治**　清热凉血,解毒托毒。方选犀角地黄汤加减。
2. **外治**　外用八二丹、红油膏或白玉膏、生肌散外敷。
3. **手术治疗**　行肛周、会阴、阴囊部坏死组织清创术。

知识点 3

治疗方案

初期局部毒阻经络,瘀血凝滞,热毒炽盛,热盛肉腐,应以凉血清热、解毒托毒为主;恢复期应以托毒生肌为宜。

1. **内治**

(1) 热毒炽盛证:寒战高热,会阴、肛门周围及阴囊等肿胀色黑,伴大量浆液渗出,呈粪臭味;感觉消失,皮下有捻发音;舌质红,苔黄腻或无苔,脉数。治宜凉血清热,解毒托毒。方选犀角地黄汤合透脓散加减。

(2) 气血两虚证:渗液量多,排便时疼痛;神疲乏力,面色苍白,动则气急汗出;舌质淡,苔薄,脉细弱。治宜益气养血,生肌收口。方选补中益气汤合四物汤加减。

2. **外治**

(1) 熏洗疗法:病情稳定后可用苦参汤等熏洗,每日 1~2 次,直至创面愈合。

(2) 敷药疗法:恢复期创面如有部分脓腐未脱,可用八二丹、九一丹,红油膏外敷;脓腐已净,可用白玉膏、生肌散、湿润烧伤膏等。

3. **西医治疗**

(1) 抗生素联合运用:选择有效的大剂量抗生素联合治疗,是控制感染的有效措施。可根据致病菌的特点和药敏试验,选择 2~3 种抗生素,最好配合使用广谱抗生素和抗革兰氏阴性杆菌的抗生素,如常用的有大剂量美罗培南、头孢类、奥硝唑等。同时,还应依据脓液和血液培养的药敏试验及时调整用药。大剂量抗生素持续使用 1 周以上应注意体内是否有真菌感染,如处理不及时,易引起多重感染,导致患者死亡。

(2) 支持疗法:由于组织大面积的坏死、渗出,多次清创、引流等处理对机体的损耗极大,加之毒素广泛吸收造成全身中毒反应,因此必须给予足够的热量、蛋白质的补充,对增加机体的抗病能力至关重要。一般可用新鲜的血浆、全血、正常人体白蛋白,如有条件可予胃肠外营养支持。

(3) 及时纠正电解质紊乱:必须注意患者的电解质情况,随时调整、补充电解质,并注意掌握补液量和补液速度。

(4) 积极治疗基础疾病,有效控制并发症:对血糖升高的患者,应控制含糖的液体输入,合理、准确地使用胰岛素,使血糖控制在 10mmol/L 以下;部分患者经清创后血管栓塞情况有所改善,可出现术后创面出血,甚至有动脉搏动性出血,应注意观察,发现出血要及时缝扎,一般不主张压迫止血;如发现有真菌感染,应

手术方式
ER-11-18

适当对使用的抗生素做出调整,积极控制真菌生长。

4. 手术疗法

(1)手术原则:一经明确诊断,应及时大范围、彻底地扩创,切除已变性坏死的组织,阻断与正常组织、血管之间的联系,防止坏死组织和毒素的吸收。因此,对病变部位彻底清创是本病治疗和防止病情扩展的基础。

清创的原则是沿病变区域的分界线逐一切开,切除已变性坏死的组织,分离筋膜间隙,充分暴露通氧,敞开开放引流。

(2)手术方法:多次、彻底地大面积清创是本病治疗的关键,应早期在患处做多方位切开,充分暴露,敞开引流,尽可能切除所有已坏死的组织。之后,每天用过氧化氢溶液冲洗,并可用甲硝唑湿敷,破坏厌氧菌繁殖的条件,控制感染继续蔓延和扩散。首次扩创后,应及时观察了解病情变化,如发现坏死区域有扩大,应随时进行再次或多次扩创,才能将坏死组织全部切除。

临证要点

1. 临证应详细询问病史及发病过程,明确肛周多发溃口溢脓的性质。

2. 仔细观察局部溃口,联系全身其他症状与体征,结合舌脉及患者全身症状,选择合适的内治方药和外治方法。

3. 定期行创面分泌物培养。

4. 术后根据病情,辨证施治,遵照消、托、补三法,给予中药内服治疗。

推荐阅读
ER-11-19

5. 创面处理尤其重要。清创后,初期坏死组织未完全脱落前,应每日先用过氧化氢溶液冲洗,再用生理盐水冲洗手术创面,继而使用外用药膏外敷;坏死组织脱落后,即收口阶段,可 2~3 日换药 1 次,动作宜轻,以免损伤新生肉芽组织及新生上皮组织。

6. 适当卧床休息,清淡饮食,忌食辛辣刺激之品,避免长时间行走、站立及端坐,促进疮面早日愈合。

诊疗流程图

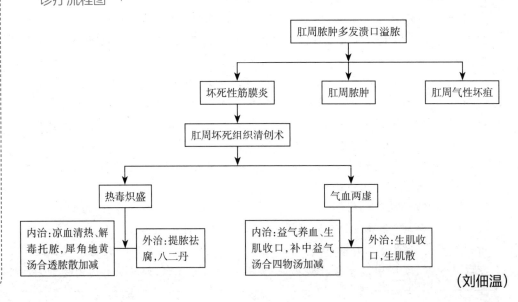

(刘佃温)

第七节　肛周化脓性汗腺炎

> **培训目标**
>
> 1. 掌握肛周化脓性汗腺炎的诊断、鉴别诊断。
> 2. 熟悉肛周化脓性汗腺炎的辨证论治、临床特点及常用外治法。
> 3. 了解肛周化脓性汗腺炎的病因病机。

　　肛周化脓性汗腺炎是因肛周大汗腺腺管阻塞导致的慢性复发性感染(图 11-13)。其特点是肛周、会阴及臀部反复出现疖肿,溃破或切开后形成窦道和瘘管,反复发作,广泛蔓延,形成范围较广的慢性炎症、小脓肿、复杂性窦道和瘘管的疾病。本病属中医学"串臀瘘""蜂窝瘘""肛周窦道"等范畴。

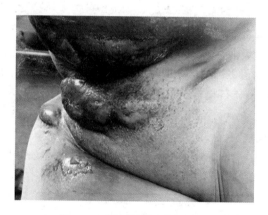

图 11-13　肛周化脓性汗腺炎

典型案例

简要病史

　　患者男性,35 岁,农民工。因"肛周肿痛反复溃破不愈 1 年余"就诊。患者 1 年多之前出现肛旁肿痛,后自行破溃,经换药后溃口愈合,前后反复发作,至今不愈。

问题一

为进一步明确诊断,需补充完善哪些相关病史?

思路

　　青年男性,1 年前因肛周肿痛,后自行破溃,经换药后反复发作破溃不愈,首先考虑的诊断是肛瘘、肛周蜂窝织炎、疖病、化脓性汗腺炎、肛周克罗恩病、藏毛窦、骶尾部畸胎瘤。为进一步明确诊断,需补充了解以下病史资料。

　　1. 发病诱因,疼痛部位。

　　2. 伴随症状。

3. 中医十问(大便排出情况,是否有脓血便,排便时肛周肿痛是否加重,肿痛发病至破溃时长,是否有溃破处脓液稠厚味臭;是否有发热;是否有倦怠乏力、自汗;是否有腹痛腹泻;是否有口干、口渴;小便、胃纳、夜寐等情况)。

4. 疾病发展及治疗过程。

5. 其他相关病史及传染病史。

6. 患者目前创面情况。

7. 舌脉。

8. 相关辅助检查结果,如X线、盆腔磁共振成像、脓液培养等相关检查。

完善病史

患者丁某,35岁,农民工,因"肛周肿痛反复溃破不愈1年余"就诊。患者1年前因过食酒肉、辛辣刺激之品,长期过度劳作,时感肛门旁两侧间歇性胀痛、瘙痒,肛周两侧皮肤红肿,局部皮下可见数个黄豆大小硬结,硬结分布至肛周4cm×5cm范围,未予重视,后硬结蔓延至肛周10cm×15cm范围,局部硬结自行破溃,可见片状瘢痕,局部中央可见溃破口,伴淡黄色清稀溢液,可扪及数个条索状肿物,未通向肛门直肠,外院予抗生素静脉滴注及化脓祛腐药换药治疗后症状好转,后溃口愈合处反复发作流脓,脓液清稀色黄,久不愈合。刻下:肛周两侧皮肤溃破,溢液,紫暗,伴间歇性胀痛,局部皮肤瘙痒,伴神疲乏力,倦怠,大便正常、一日一行,夜尿频数,面色偏暗,舌质紫暗,苔薄白,脉细。专科检查:肛周两侧皮肤紫暗,局部皮下可见数个2cm×1cm大小硬结,硬结蔓延至肛周10cm×15cm范围,可见片状瘢痕,局部硬结中央可见溃破口,伴淡黄色清稀溢液,可扪及数个条索状肿物,未通向肛门直肠。辅助检查:血常规示 WBC $14×10^9/L$,NE% 85%,CRP 26mg/L;疮面分泌物培养＋细菌药敏试验示金黄色葡萄球菌生长,对庆大霉素敏感。既往否认结核病史,否认药物过敏史,否认其他肛周疾病患病史。

问题二
请问该患者的诊断是什么?
思路
中医:肛周窦道(气虚血瘀证)。
西医:肛周化脓性汗腺炎。

知识点 1

诊断与鉴别诊断

1. 诊断要点
(1) 肛周有反复感染化脓、破溃和切开引流史,逐渐蔓延至会阴及臀部。
(2) 硬结成脓后切开或溃破脓液很少,反复发作后出现皮内窦道及瘘管,日久则形成瘢痕。
(3) 窦道或瘘管不与肛隐窝相通。
(4) 若伴有腋窝、乳腺等大汗腺分布处相同的感染,则更易确诊。

2. 症状体征

（1）皮疹高出皮面，红肿明显，有痛痒感。可扪及局部皮下硬结，有压痛，区域淋巴结肿大，有时皮下有数个表浅水疱，病变皮肤呈紫色、变厚、变硬。

（2）表现为浅表性皮下小瘘管、窦道和小脓肿，与肛管直肠无明显联系。

（3）瘘管形成后，挤压可有分泌物流出，其味恶臭。

（4）愈合后皮下硬化和瘢痕形成。

（5）非大汗腺部位的耳后有黑头粉刺存在是本病早期诊断的标志，女性月经前多病情加重。

本病应当与多发性复杂性肛瘘、藏毛窦、克罗恩病、骶尾部畸胎瘤等相鉴别。

问题三

请简述该患者的辨病辨证思路。

思路

患者青年男性，过食酒肉、辛辣刺激之品，损伤脾胃，脾失健运而生内湿，平素饮酒，更加重湿热，下注肛门，发而为病。既往有肛周破溃史，病久耗伤正气，加之过度劳作，劳倦伤气，气血亏虚、久病而致血瘀。气为血帅，气虚则血行不畅，脉络瘀阻，肌肤失养，故见肛门胀痛、体倦乏力、面色偏暗；肛门部皮肤自行破溃后，气血不能荣养，疮面久不愈合；疮面腐肉净，肉芽色淡红，疮周皮肤瘀暗，局部分期辨证属愈合期；结合舌脉，舌质紫暗，苔薄白，脉细，证属气虚血瘀证。

知识点 2

病 因 病 机

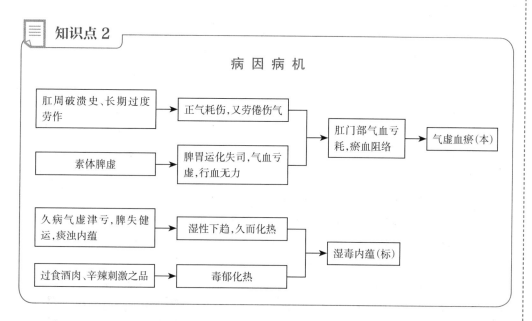

问题四

请简述该患者的治疗方案。

思路

1. 内治　健脾益气，活血化瘀。方选四君子汤合桃红四物汤加减。

2. 外治

(1) 外用冲和膏、提脓丹薄贴。

(2) 药捻：创口引流不畅时，可用药捻辅助引流。

(3) 待腐尽创面红活时，用生肌收敛之剂，如皮粘散、生肌散等。

(4) 手术疗法：行瘘管切除术、瘘管切开引流术等。

知识点 3

治 疗 方 案

宜采用分期辨证，内外结合的综合治疗方案。初期以清热解毒、消肿散结为主，后期宜健脾益气、活血化瘀为主。初期以保守治疗控制感染为主，如病变日久，反复发作或有瘢痕、瘘管形成者，可手术切除。

1. 内治

(1) 湿毒内蕴证

证候：结节红肿疼痛，或溃破流脓，脓稠味臭，反复发作，缠绵不断；伴胸闷纳呆，口干不渴；舌质胖，苔黄腻，脉濡数。

治法：解毒除湿。

方药：除湿解毒汤加减。

(2) 气虚血瘀证

证候：结节脓成溃破，脓液稀薄，皮肤串空成瘘，久病成疤；伴体倦乏力，面色不华；舌质暗，苔薄，脉虚无力。

治法：健脾益气，活血化瘀。

方药：四君子汤合桃红四物汤加减。

2. 外治

(1) 祛腐阶段：急性炎症化脓期时，疮面结节红肿疼痛，或溃破流脓，脓稠味臭，宜选用水调金黄散或三黄洗剂湿敷以煨脓祛腐，促使疮面基底部暴露，或再行蚕食疗法清除。在脓腐多而难去之际，先短期选用提脓丹掺布疮面，外盖油膏提脓祛腐，促使腐肉迅速脱落，出现新生肉芽组织；若局部疮周红肿灼热明显者，用清热解毒消肿油膏盖贴；若局部疮周红肿灼热不甚或疮口周围发湿疹者，则用清热利湿解毒油膏盖贴；若疮面渗出多者，可用青黛散、三石散外敷，或用清热解毒利湿收敛的中药煎液湿敷，外用油膏盖贴；在腐肉将脱尽，脓水已少时，或局部溃疡色泽较暗滞，可外掺九一丹。或大黄䗪虫丸，每日 2 次，每次 5g，口服。

(2) 生肌阶段：在脓腐已净，新肌未生之际，可外掺生肌散，外用生肌敛疮油膏盖贴，促进新鲜红润肉芽组织增生，创缘上皮爬行或形成"皮岛"，以修复组织缺损，加速疮面愈合；若溃疡色泽苍白、暗红而不鲜润红活，新生肉芽及上皮生长缓慢时，可用补虚活血通络生肌中药煎剂湿敷。或配合外敷皮粘散等。

3. 手术疗法

(1) 瘘管切除术：①病灶小者，可刮除坏死组织后敞开病灶，从基底部换药促进愈合。②病灶广泛，深达正常筋膜者可广泛切除感染灶，充分切开潜在皮下瘘道或窦道，伤口二期愈合或植皮。若病灶遍布两侧臀部时，可分期手术，待一侧臀部创面愈合后，再行对侧手术，以保证术后半臀能坐。③病灶特大者，可行广泛切除加转流性结肠造口术。造口是为了避免创口污染，并非常规，一般不轻易采用。④切除病灶及瘢痕组织时，要尽可能保留健康皮桥，如表皮已有破坏，可保留真皮皮岛，以利于伤口生长、愈合。⑤伤口应开放，并定期进行复查。如果伤口生长缓慢，肉芽组织良好，可进行植皮术，但不易完全成活，非必要者尽量勿施。

(2) 切除缝合术：①对于病灶宽度在 3cm 以内，估计切除后皮肤能够拉拢的，均予彻底切除至脂肪层，再Ⅰ期缝合。②因骶尾部张力大且缺乏皮下脂肪，本术式只适用于创面较小者，操作时应严格掌握适应证。若病变范围广泛或创面较大，可选择分期手术或彻底切除病灶，伤口Ⅱ期愈合，不可强求本术式。

临证要点

1. 临证应详细询问病史及发病过程，明确肛周化脓性汗腺炎的性质。

2. 仔细观察局部创面，结合舌脉及患者全身症状，选择合适的内治方药和外治方法。

3. 定期行创面分泌物培养。

4. 肛门部创面经久不愈，有癌变的可能，因此必要时应行病理活检术。

5. 肛周化脓性汗腺炎外用药宜勤换，急性炎症期或渗出液多者可每日换药 3 次；后期收口阶段可每日一换，动作宜轻，以免损伤新生肉芽组织及新生上皮组织。注意脓液引流通畅，局部清洗消毒全面，尽快排脓。

拓展阅读
CR-11-20

6. 保持大便通畅和肛门周围清洁干燥，坚持每日排便后坐浴，饮食规律，少食辛辣刺激性食物，防治便秘和腹泻。早期治疗，避免广泛蔓延。

本病应与复杂性肛瘘(图 11-14)、藏毛窦(图 11-15)、克罗恩病(图 11-16)、骶尾部畸胎瘤(图 11-17)等鉴别。

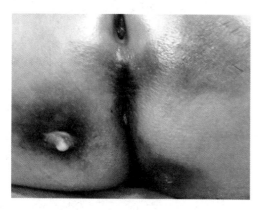

图 11-14 复杂性肛瘘

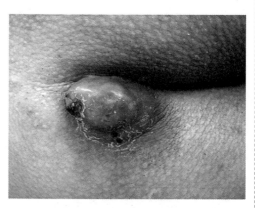

图 11-15 藏毛窦

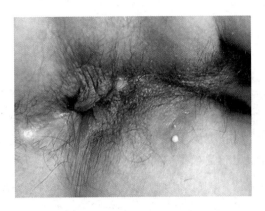

图 11-16 肛门周围克罗恩病　　　图 11-17 骶尾部畸胎瘤

诊疗流程图

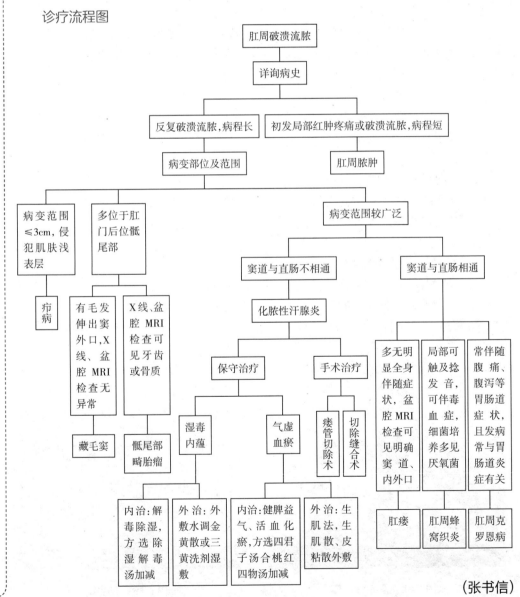

肛周破溃流脓

详询病史

反复破溃流脓,病程长 ／ 初发局部红肿疼痛或破溃流脓,病程短

病变部位及范围 ／ 肛周脓肿

病变范围≤3cm,侵犯肌肤浅表层 ／ 多位于肛门后位骶尾部 ／ 病变范围较广泛

疖病

有毛发伸出窦外口,X线、盆腔 MRI 检查无异常 ／ X线、盆腔 MRI 检查可见牙齿或骨质

窦道与直肠不相通 ／ 窦道与直肠相通

化脓性汗腺炎

藏毛窦 ／ 骶尾部畸胎瘤

保守治疗 ／ 手术治疗

多无明显全身伴随症状,盆腔 MRI 检查可见明确窦道、内外口 ／ 局部可触及捻发音,可伴毒血症,细菌培养多见厌氧菌 ／ 常伴随腹痛、腹泻等胃肠道症状,且发病常与胃肠道炎症有关

湿毒内蕴 ／ 气虚血瘀 ／ 瘘管切除术 ／ 切除缝合术

内治:解毒除湿,方选除湿解毒汤加减 ／ 外治:外敷水调金黄散或三黄洗剂湿敷 ／ 内治:健脾益气、活血化瘀,方选四君子汤合桃红四物汤加减 ／ 外治:生肌法,生肌散、皮粘散外敷

肛瘘 ／ 肛周蜂窝织炎 ／ 肛周克罗恩病

（张书信）

第八节　肛门瘙痒症

培训目标

掌握肛门瘙痒症的诊断及常用外治法。

概述

　　肛门瘙痒症系以肛门瘙痒、皮肤肥厚或角化,色素沉着为主要表现的肛门部位疾病,属于中医学"肛痒风"范畴,常反复发作(图 11-18~ 图 11-20)。临床上以肛门瘙痒、皮肤肥厚或角化,色素沉着为主要特点。

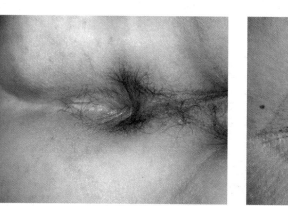

图 11-18　肛周皮肤干燥、粗糙 1

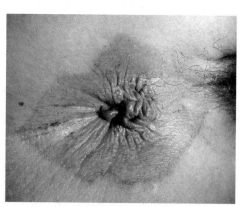

图 11-19　肛周皮肤粗糙、肥厚、发白

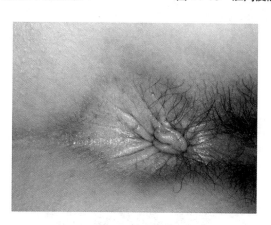

图 11-20　肛周皮肤干燥、粗糙 2

典型案例

简要病史

　　陈某,女,30 岁。因"反复肛门瘙痒 3 个月"就诊。

问题一

为进一步明确诊断,需补充完善哪些相关病史?

思路

患者青年女性,反复肛门瘙痒,应首先考虑有肛门瘙痒症状表现的相关疾病。为进一步明确诊断,需补充了解以下病史资料。

1. 首次发作,还是复发。

2. 瘙痒的性质、程度。

3. 伴随症状。

4. 有无其他肛肠疾病诊疗史。

5 传染病史及其他相关病史情况。

6. 舌苔、脉象情况。

7. 专科检查结果。

8. 其他相关辅助检查结果。

完善病史

陈某,女,30 岁。因"反复肛门瘙痒 3 个月"就诊。平素喜食辛辣之品,肛门瘙痒,口舌干燥,夜不能寐,无肛门坠胀感,无便血,无肛门口疼痛,无畏冷发热,未予治疗。专科检查:显露肛门,肛周皮肤干燥,增厚、粗糙,皮纹加深,色素减退,散在性皲裂。示指经肛管通畅,直肠下段距肛缘 6cm 以下及肛管未见其他明显肿物,指套退出无染血;舌质红,苔薄白,脉细。

问题二

请问该患者的诊断是什么?

思路

中医:肛痒风(血虚风燥证)。

西医:肛门瘙痒症。

鉴别诊断

ER-11-22

知识点 1

诊断与鉴别诊断

本病应当与肛周派杰氏病(图 11-21)、表浅真菌感染、肛周 Bowen 病等相鉴别。

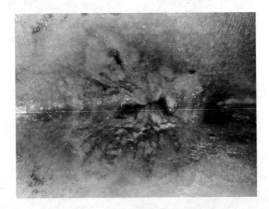

图 11-21　肛周派杰氏病皮损表现

问题三

请简述该患者的辨病辨证思路。

思路

患者平素饮食辛辣之品,损伤脾胃,气血失调,营卫不和,积湿生热,下趋肛门,产生肛门瘙痒;舌质红,苔薄白,脉细,为血虚风燥之征。

知识点2

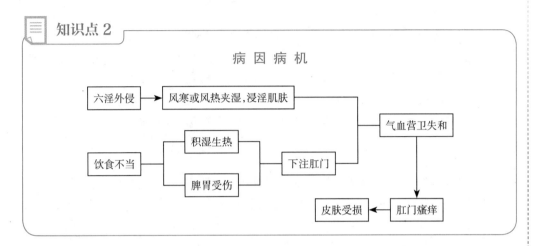

病 因 病 机

问题四

请简述该患者的治疗方案。

思路

内治:滋阴清热,养血息风。方选当归饮子加减。

外治:苦参汤煎汤熏洗。

知识点3

治 疗 方 案

1. 内治

(1)肝经风热证:肛门瘙痒,搔抓过度,有散在干性抓痕、血痂、皲裂,灼热如烤。焦躁易怒,口苦咽干,胁胀烦闷,夜寐多梦,便秘溲赤。舌边尖红,脉弦数。

治法:疏风泻肝,清热通腑。

代表方:龙胆泻肝汤加减。

加减法:气滞甚者,加枳实、厚朴行气通便;若肝胆实火较盛,可去木通、车前子,加黄连以助泻火之力;若湿盛热轻者,可去黄芩、生地,加滑石、薏苡仁以增强利湿之功。

(2)风湿夹热证:肛门瘙痒,经活动、摩擦、虫扰、搔抓而肛门皮肤潮湿渗出、浸渍、水肿、肥厚。困倦身重,食少纳呆,口淡无味,夜卧不安。舌胖,苔腻,脉濡。

治法:疏风清热,健脾除湿。

代表方:萆薢渗湿汤加减。

加减法:皮损苔藓化者,加生地、白芍;痒甚失眠者,加夜交藤、珍珠母、生牡蛎。

（3）血虚风燥证：肛门奇痒，肛周皮肤干燥，增厚、粗糙，皮纹加深，色素减退，散在性抓痕、血痂、皲裂。形体消瘦，面色无华，口舌干燥，夜不能寐。舌质红，苔薄白，脉细。

治法：滋阴清热，养血息风。

代表方：当归饮子加减。

加减法：便秘者，加火麻仁、桃仁；痒甚失眠者，加夜交藤、珍珠母、生牡蛎。

2. 外治

（1）熏洗：可用清热除湿止痒中药煎汤熏洗，方如苦参汤。

（2）外敷：青黛散麻油调敷。

3. 其他疗法　肛周局部封闭法，适用于顽固性肛门痒痛者。

临床诊治经验
ER-11-23

研究进展
ER-11-24

临证要点

1. 临证应详细询问病史及发病过程，明确肛门瘙痒的性质。

2. 仔细观察局部病变，结合舌脉及全身症状，选择合适的内治方药和外治方法。

3. 本病多反复发作，有的难以治愈。

4. 避免各种外界刺激，如热水烫洗、过度洗拭、暴力搔抓等。

5. 忌用对自己过敏的生活用品，如各种毛、化纤衣物、化妆品等。

6. 避免食用刺激性食物，如腥味、辛辣之物及咖啡等，戒烟酒。

7. 积极参加体育锻炼，增强体质，保持心情舒畅，对本病治疗和预防有积极作用。

诊疗流程图

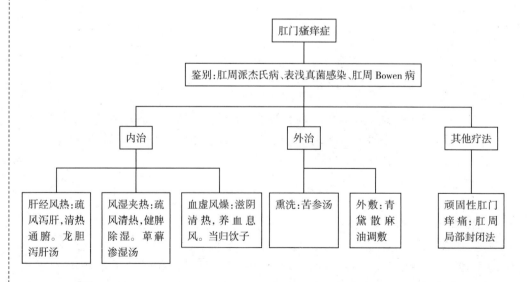

（王立柱）

第九节　脱　　肛

掌握脱肛的诊断、辨证论治及常用外治法。

脱肛是直肠黏膜、肛管、直肠全层和部分乙状结肠向下移位而脱出肛门外的一种疾病(图 11-22~ 图 11-24)。其临床特点是直肠黏膜及直肠反复脱出肛门外伴肛门松弛。本病相当于西医的直肠脱垂。直肠脱垂分为内脱垂和外脱垂两种,如只是下垂而未脱出肛外称内脱垂或内套叠,脱出肛外显而易见者称外脱垂,临床较常见。本病多发于小儿、老人及体弱营养不良的从事重体力劳动的青壮年,女性多于男性。

古代文献中的病名来源

ER-11-25

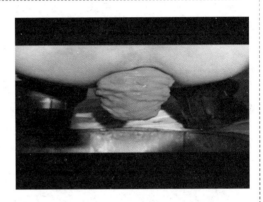

图 11-22　脱肛 1

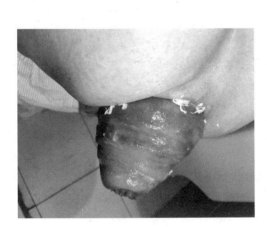

图 11-23　脱肛 2

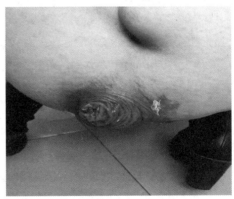

图 11-24　脱肛 3

典型病案

简要病史

陈某,女,58 岁。因"反复便时肛内肿物脱出 5 年"就诊。

问题一

根据上述描述,还需要了解哪些相关病史资料? 进行哪些体检? 需做哪些辅助检查?

1. 患者的发病过程。

2. 既往工作史。

3. 有无便秘腹泻史,或有久病、营养不良、腹压增高的病史。

4. 脱出物的大小、长度,能否自行还纳,有无肛门溢液、肛周皮肤瘙痒。

5. 肛门专科检查。

6. 舌脉。

7. 全身伴随症状。

完善病史

陈某,女,58 岁,农民。因"反复便时肛内肿物脱出 5 年"就诊。患者于 5 年前务农后排便时肛内肿物脱出,可自行回纳,未予治疗,脱出物逐渐变大,尤以便秘、腹泻、务农后为甚,渐至脱出不可自行回纳,需手托回纳,脱出长度约 4~6cm,坠胀明显,神疲乏力,纳呆。专科检查:肛门外观无异常,嘱患者增大腹压时可见直肠黏膜呈环形脱出,光滑;指诊直肠下段黏膜松弛,皱襞增多,肛门括约肌松弛,收缩力差,直肠下端 5cm 内未触及占位性病变;舌淡,舌苔白,脉细弱。

问题二

该患者的初步诊断是什么? 如何进行鉴别诊断?

思路

中医:脱肛(脾虚气陷)。

西医:直肠脱垂。

知识点 1

诊断与鉴别诊断

1. 诊断要点　直肠脱垂可分为 3 度。

一度脱垂:为直肠黏膜脱出,脱出物淡红色,长 3~5cm,触之柔软,无弹性,不易出血,便后可自行回纳。

二度脱垂:为直肠全层脱出,脱出物长 5~10cm,呈圆锥状,淡红色,表面为环状而有层次的黏膜皱襞,触之较厚,有弹性,肛门松弛,便后有时需用手回纳。

三度脱垂:直肠及部分乙状结肠脱出,长达 10cm 以上,呈圆柱形,触之很厚,肛门松弛无力。

2. 本病应当与内痔脱出、肛乳头瘤等相鉴别。

鉴别诊断
ER-11-26

问题三

请简述该患者的辨病辨证思路。

思路

患者年老,长期务农,伤体耗气,气血衰退,中气不足,加之腹泻、便秘,导致气虚下陷,固摄失司,以致直肠脱出;舌淡,舌苔白,脉细弱,均为脾虚气陷之象。

知识点 2

病 因 病 机

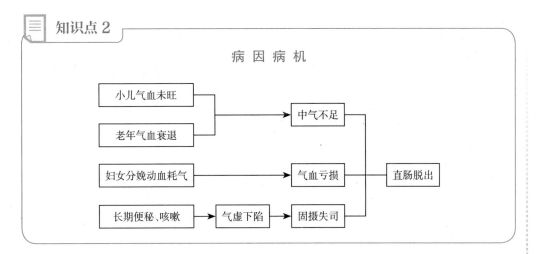

问题四

请简述该患者的治疗方案,有哪些注意事项?

思路

1. 内治　补气升提,收敛固涩。方选补中益气汤加减,药用黄芪、白术、陈皮、升麻、柴胡、党参、甘草、当归、山萸肉、覆盆子、诃子等。

2. 外治　苦参汤加石榴皮、枯矾、五倍子煎水熏洗,每日 2 次。

3. 其他疗法

(1) 注射疗法:直肠黏膜下注射;直肠周围注射法。

(2) 肛门紧缩术:适用于合并肛门松弛者。

(3) 痔上黏膜环切术。

知识点 3

治 疗 方 案

可分内服、外用药物治疗,针灸、注射、手术治疗。内服、外用药物及针灸治疗可以增强盆腔内张力,增强对直肠的支持固定作用,对一度直肠脱垂,尤其对儿童可收到较好疗效。注射与手术治疗主要是使直肠与周围组织或直肠各层组织粘连固定,使直肠不再下脱。

1. 内治

(1) 脾虚气陷证:便时肛内肿物脱出,轻重程度不一,色淡红;伴有肛门坠胀,大便带血,神疲乏力,食欲不振,甚则头昏耳鸣,腰膝酸软;舌淡,苔薄白,脉细弱。

治法:补气升提,收敛固涩。

代表方:补中益气汤加减。

加减法:脱垂较重而不能自行还纳者,宜重用升麻、柴胡、党参、黄芪;腰酸耳鸣者,加山萸肉、覆盆子、诃子等。

(2) 湿热下注证:肛内肿物脱出,色紫暗或深红,甚则表面溃破、糜烂。肛门坠痛,肛内指诊有灼热感;舌红,苔黄腻,脉弦数。

治法:清热利湿。

代表方:草薢渗湿汤加减。

加减法:出血多者,加地榆、槐花、侧柏炭;大便干结,加大黄、火麻仁、郁李仁。

2. 外治

(1) 熏洗:以苦参汤加石榴皮、枯矾、五倍子煎水熏洗,每日 2 次。

(2) 外敷:以五倍子散或马勃散外敷。

3. 其他疗法

(1) 复位法:直肠脱出不能自行复位或复位困难者,发生嵌顿时,首先复位再选择治疗方法。

(2) 针灸疗法:取百会、足三里、长强、气海、承山等中度刺激,留针 3~5 分钟,同时针后艾灸百会、足三里、中脘、长强等穴。

(3) 注射疗法:直肠黏膜下注射;直肠周围注射法。

(4) 直肠黏膜结扎术:适用于直肠全层脱垂者。

(5) 肛门紧缩术:适用于合并肛门松弛者

(6) 痔上黏膜环切术。

4. 注意事项

(1) 患脱肛后应及时治疗,防止发展到严重程度。

(2) 避免负重远行,积极治疗慢性腹泻、便秘、慢性咳嗽等,防止腹压过高。

(3) 局部可采用丁字形拖带垫棉固定,或每天进行提肛运动锻炼。

临证要点

1. 应详细询问患者病史及发病过程。

2. 询问患者既往是否有便秘腹泻史,或有久病、营养不良、腹压增高的病史。

3. 进行专科检查,明确诊断,结合舌脉及患者全身症状,选择合适的内治方药和外治方药。

4. 积极手术治疗。

诊疗流程图

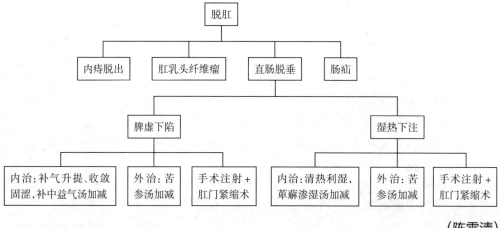

(陈雪清)

第十节　炎症性肠病

溃疡性结肠炎

溃疡性结肠炎是一种侵及直肠结肠黏膜层和黏膜下层,形成糜烂、溃疡,以腹痛、腹泻、黏液脓血便为主要症状的,原因不明的慢性非特异性炎症性肠病。病情轻重悬殊,多反复发作或长期迁延呈慢性病变。目前认为,本病属于自身免疫性疾病,属中医"休息痢"范畴。

典型案例

简要病史

　杨某,男,58岁。主因"便次增多,伴黏液、脓血5年,加重2个月"就诊。

问题一

为进一步明确诊断,需补充完善哪些相关病史?

思路

老年男性,便次增多,伴黏液、脓血5年,首先考虑的诊断是溃疡性结肠炎。为进一步明确诊断,需补充了解以下病史资料。

1. 首次发作,还是复发。

2. 伴随症状。

3. 中医十问(是否有腹痛;是否有肛门灼热、里急后重感;是否身热、烦躁;是否有午后低热、盗汗;是否有口干、口苦,发病是否与情绪相关;腹痛的性质;胃纳、二便、夜寐等情况)。

4. 既往工作史及其他相关病史。

5. 传染病史。

6. 患者目前大便情况及全身症状。

7. 舌脉。

8. 相关辅助检查结果。

完善病史

　杨某,男,58岁。主因"便次增多,伴黏液、脓血5年,加重2个月"就诊。患者自述5年来大便次数多,每日4~6次,多为黏液血便,白多赤少,伴有腹痛隐隐,喜温喜按,肠鸣,晨起即泻,伴腰酸膝软,食少纳差,曾用中药对症治疗有好转。

1年前曾做电子肠镜检查,镜下示直肠、乙状结肠、部分降结肠黏膜血管纹理不清,黏膜充血、水肿,多发糜烂及点状溃疡,病理检查提示溃疡性结肠炎。舌质淡胖,苔薄白,脉沉细。

问题二

请问该患者的诊断是什么?

思路

中医:休息痢(脾肾阳虚)。

西医:溃疡性结肠炎。

鉴别诊断

ER-11-29

知识点 1

诊断与鉴别诊断

本病应当与慢性细菌性痢疾、阿米巴痢疾、肠癌、克罗恩病、血吸虫病、肠易激综合征等相鉴别。

问题三

请简述该患者的辨病辨证思路。

思路

患者老年男性,病史5年,泻痢日久、损伤脾肾,脾肾阳虚,运化失常,水湿内停,下注大肠则泄泻;病久入络,郁久化热,热盛肉腐,则便下黏液脓血。舌质淡胖,苔薄白,脉沉细数,为脾肾阳虚之象。

知识点 2

病因病机(限于本病例)

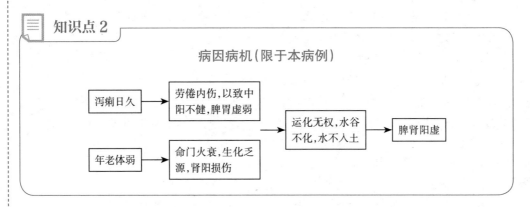

问题四

请简述该患者的治疗方案。

思路

1. 内治　健脾益肾,温阳止泻。代表方:理中汤合四神丸加减。

2. 外治　灌肠疗法。常用药物有肉桂10g、地榆20g、白及30g,水煎取液100ml,加三七粉3g、锡类散3g,每晚临睡前保留灌肠。

知识点 3

治 疗 方 案

本病治疗宜以中药内服为主,配合中药保留灌肠,理疗协同作用,辅以针灸疗法,严重或有严重并发症者配合支持疗法及抗炎药物治疗,必要时行手术治疗。

1. 内治

(1) 大肠湿热证

证候:多急性起病,腹痛,腹泻,便下黏液脓血,肛门灼热,里急后重;身热,小便短赤,口干口苦,口臭;舌质红,苔黄腻,脉滑数。

治法:清热化湿,调气行血。

方药:芍药汤加减。

(2) 脾虚湿蕴证

证候:病程日久,大便溏薄,黏液白多赤少,或为白冻;腹痛隐隐,脘腹胀满,食少纳差,肢体倦怠,神疲懒言;舌质淡红、边有齿痕,苔白腻,脉细弱或细滑。

治法:健脾益气,化湿助运。

方药:参苓白术散加减。

(3) 寒热错杂证

证候:下痢稀薄,夹有黏冻,反复发作,腹痛绵绵,四肢不温,腹部有灼热感,烦渴;舌质红或淡红,苔薄黄,脉弦或细弦。

治法:温中补虚,清热化湿。

方药:乌梅丸加减。

(4) 肝郁脾虚证

证候:发病多与情绪刺激相关,腹痛即泻,泻后痛减,大便稀溏,或黏液便;嗳气不爽,食少腹胀;舌质淡红,苔薄白,脉弦或弦细。

治法:疏肝理气,健脾和中。

方药:痛泻要方合四逆散加减。

(5) 脾肾阳虚证

证候:病程日久,久泻不止,夹有白冻,甚则完谷不化,滑脱不禁;形寒肢冷;腹痛喜温喜按,腹胀,食少纳差,或腰酸膝软;舌质淡胖,或有齿痕,苔薄白润,脉沉细。

治法:健脾补肾,温阳化湿。

方药:理中汤合四神丸加减。

2. 外治

(1) 塞药法:常用的栓剂有柳氮磺胺嘧啶栓、太宁栓等

(2) 灌肠法:用灌肠器推注 50ml 药液保留灌肠,或 100ml 药液灌肠仪给药,每日 1~2 次,1 个月为 1 个疗程。可根据病情选用结肠宁、锡类散、青黛散、云南白药等。对腹泻、便血严重的患者可加入氢化可的松。亦可取氢化可的松加入 5%葡萄糖氯化钠注射液中,每日 1~2 次滴注灌肠,一旦症状改善立即改用中药灌肠。

3. 手术疗法

(1) 手术原则

急症手术的适应证:症情急剧恶化;并发肠穿孔;急性肠扩张;大量出血。

紧急手术的适应证:为内科治疗无效的危重病例。

择期手术的适应证:慢性持续型经内科治疗无效,反复发作者;全大肠炎型者;高龄患者;已经癌变或怀疑癌变的病例;有局部合并症者;有全身性合并症者;因本病而导致发育障碍者。

(2) 手术方式:常用的手术方式主要有 3 种。

1) 全大肠切除 + 回肠造瘘术:是治疗本病的传统手术治疗方式。术后一般无复发,绝大多数患者能在术后维持良好的健康状态。

2) 全结肠切除 + 回肠直肠吻合术:该术式可避免造设人工肛门,但保留的直肠有炎症复发,或炎症向回肠蔓延的缺点,且其中约有 7% 的患者可发生癌变。另外,由于直肠存在活动性病变,还可影响回 - 直肠吻合口的愈合,而有发生吻合口瘘之可能。

3) 全结肠切除 + 直肠黏膜切除 + 回肠肛管吻合术:从理论上来说,该术式是最理想的术式。因该术式保留了前两个术式的优点,而避免了上两个术式的缺点。但该手术术式操作复杂,易发生缝合不全、骨盆脓肿等合并症,有时需造设临时性回肠瘘。

4) 全大肠切除 + 回肠储袋肛管吻合术:该手术为目前最常用的手术方式,避免了回肠造口及回肠吻合术后排便次数多的缺点,但本术式可发生储袋炎,影响储袋功能。

4. 针灸疗法

主穴:天枢、大横、中脘、关元、气海、三阴交、脾俞。

配穴:湿热明显,可加合谷、曲池、内庭;腹痛明显,可加上巨虚、足三里;泻下次数多,可加大肠俞、阴陵泉。

临证要点

1. 临证应详细询问病史及发病过程,明确有无发病诱因。

2. 结合舌脉及患者全身症状,选择合适的内治方药和外治方法。

3. 定期行电子结肠镜检查。

4. 对急性暴发型及重型患者,为控制继发感染,可选用糖皮质激素、抗生素等;对并发肠穿孔、急性肠扩张、大量出血的患者,应及时行手术治疗。

5. 注意饮食卫生,忌暴饮暴食,忌食生冷、油腻、辛辣刺激食物。

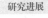
研究进展
ER-11-30

诊疗流程图

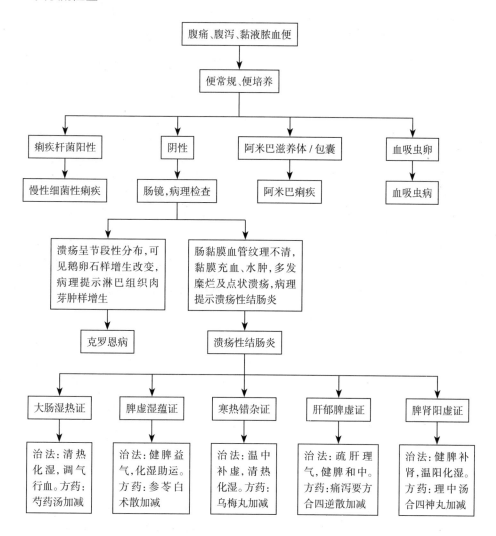

克 罗 恩 病

 培训目标

1. 掌握克罗恩病的诊断、鉴别诊断。
2. 掌握克罗恩病的辨证论治及常用内、外治法。
3. 熟悉克罗恩病的病因病机。

克罗恩病(Crohn's disease,CD)是一种慢性、复发性、原因不明的肠道炎症性疾病,又称局限性肠炎、节段性肠炎、肉芽肿性肠炎。本病可以累及从口腔到肛门之间的任何部位,好发于回肠、结肠和肛周。本病以腹痛、腹泻、肠梗阻为主要症状,且有发热、营养障碍等肠外表现,属于中医学"伏梁""腹痛"范畴。

典型案例

简要病史

刘某,男,45 岁,主因"腹痛、腹泻 3 个月余,加重伴便血 2 周"就诊。患者 3 个月前暴饮暴食后出现腹痛、腹泻,便中夹杂黏液,近 2 周症状加重,并出现便血,血色暗红,右下腹部可触及包块。

问题一

为进一步明确诊断,需补充完善哪些相关病史?

思路

中年男性,腹痛、腹泻 3 个月余,加重伴便血 2 周,右下腹部可触及包块,首先考虑的诊断是克罗恩病。为进一步明确诊断,需补充了解以下病史资料。

1. 首次发作,还是复发。

2. 伴随症状。

3. 中医十问(是否有大便频数;是否有腹胀、矢气;是否有恶心、呕吐;是否有恶寒、发热;是否有自汗、盗汗;是否有口干、口苦,如有口干,饮水是否能缓解;喜温饮还是喜冷饮;胃纳、二便、夜寐等情况)。

4. 既往工作史及其他相关病史。

5. 传染病史。

6. 患者目前创面情况。

7. 舌脉。

8. 相关辅助检查结果。

完善病史

患者中年男性,既往饮食偏嗜辛辣及饮酒,3 个月前因暴饮暴食后出现腹痛、腹泻,近 2 周加重并出现便血,右下腹部可触及包块。刻下:腹痛,右下腹部痉挛性阵痛,多于进餐后明显,腹泻,大便每日 5~8 次、不成形、夹杂黏液脓血,伴腹胀,矢气多,无恶心呕吐,发热,体温 38.4℃,无恶寒,乏力困倦,口干欲饮,纳差,寐一般,小便短黄。专科检查:腹软,右下腹部压痛,可触及柔软包块,肠鸣音亢进、6 次/min,余均阴性。舌红,苔黄腻,脉弦滑。辅助检查:血常规示白细胞计数及中性粒细胞计数偏高,大便潜血示阳性。电子纤维结肠镜检查示结肠炎症性改变(回肠末端,直肠)。

问题二

请问该患者的诊断是什么?

思路

中医:伏梁(湿热壅滞证)。

西医:克罗恩病。

知识点 1

鉴别诊断

诊断与鉴别诊断

本病应当与溃疡性结肠炎、肠结核、肠阿米巴病、盲肠癌等相鉴别。

问题三

请简述该患者的辨病辨证思路。

思路

患者中年男性,饮食偏嗜,脾胃受损,中焦运化无力,湿热内生,壅滞胃肠,肠腑气机不利,不通则痛;腑气不行,大肠传导失职,发为腹泻;湿热灼伤肠络,发为便血;湿邪为患,便血与黏液混杂而下,气阻肠间,发为肠间包块;结合舌脉,证属湿热壅滞证。

知识点 2

病　因　病　机(限于本病例)

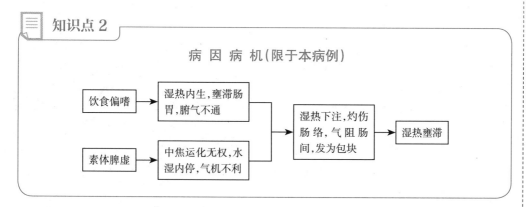

问题四

请简述该患者的治疗方案。

思路

1. 内治　清热化湿,行气导滞。方药:芍药汤加减。
2. 外治　中药煎剂保留灌肠。

知识点 3

治　疗　方　案

本病治疗宜以中药内服为主,配合中药保留灌肠,理疗协同作用,严重或有严重并发症者配合支持疗法及抗炎药物治疗,必要时行手术治疗。

1. 内治

(1) 湿热壅滞证

证候:腹部胀痛拒按,大便溏泄不爽,便带黏液;食少纳呆,小便短赤,烦渴喜饮,恶心呕吐;舌红,苔黄腻,脉弦滑或数。

治法:清热化湿,行气导滞。

方药:芍药汤加减。

(2) 气滞血瘀证

证候:腹块,固定不移,腹部胀痛或刺痛,大便溏泻,或为黑便,形体消瘦,面色晦暗,嗳气纳呆,神疲乏力,舌质紫暗,或有瘀斑,脉细涩。

治法:理气活血,通络消积。

方药:膈下逐瘀汤加减。

(3) 肝郁脾虚证

证候:左少腹或脐周胀痛,痛则欲泻,便后痛减,大便稀溏,胸胁胀闷,嗳气食少,抑郁恼怒或情绪紧张时腹痛、腹泻复发或加重,矢气频作,舌质淡、苔薄,脉弦。

治法:疏肝理气,健脾化湿。

方药:痛泻要方加减。

(4) 脾胃虚寒证

证候:腹部隐痛,喜温喜按,肠鸣,久泻不愈,呕吐清水,食欲不振,面色萎黄,神疲乏力,四肢畏寒,少寐头晕,舌质淡,苔薄白,脉沉迟。

治法:温阳散寒,健脾和胃。

方药:参苓白术散合附子理中汤加减。

2. 外治

(1) 灌肠:可采用中药煎剂或 5- 氨基水杨酸灌肠剂保留灌肠。

(2) 栓剂:氨基水杨酸栓剂 500mg/d,每日 1~2 次,适用于直肠病变。

3. 手术治疗

(1) 手术原则:适用于 CD 内科治疗无效而病情危及生命或严重影响生存质量者,以及有并发症(穿孔、梗阻、腹腔脓肿等)需外科治疗者。

(2) 手术方法

1) 节段性结肠切除吻合术:适用于局限性结肠病变,如有狭窄、炎性包块或肠瘘形成等。

2) 狭窄成形术:适用于多个或扩散性近端肠管的狭窄(跳跃性病变);曾做过小肠切除,剩下的肠管长度有限者。手术方法是将病变的肠管原位保留,通过类似的幽门成形术方案行狭窄肠腔的扩大,也可采用球囊扩张术,狭窄部位扩张到直径 2cm 即可。

3) 结肠次全切除 + 回肠直肠吻合术:主要适用于结肠多段受累而直肠无明显症状者。

4) 直肠切除或直肠结肠切除术:主要适用于病变累及直肠,或直肠有活动性出血者,也有学者主张用低位 Hartmann 手术。

临证要点

1. 临证应详细询问病史及发病过程,明确有无发病诱因。

2. 结合舌脉及患者全身症状,选择合适的内治方药和外治方法。

3. 定期行电子结肠镜检查。

4. 对急性暴发型及重型者,为控制继发感染,可选用糖皮质激素、抗生素等;对并发肠穿孔、急性肠扩张、大量出血的患者,及时行手术治疗。

5. 注意饮食卫生,忌暴饮暴食,忌食生冷、油腻、辛辣刺激食物。

诊疗流程图

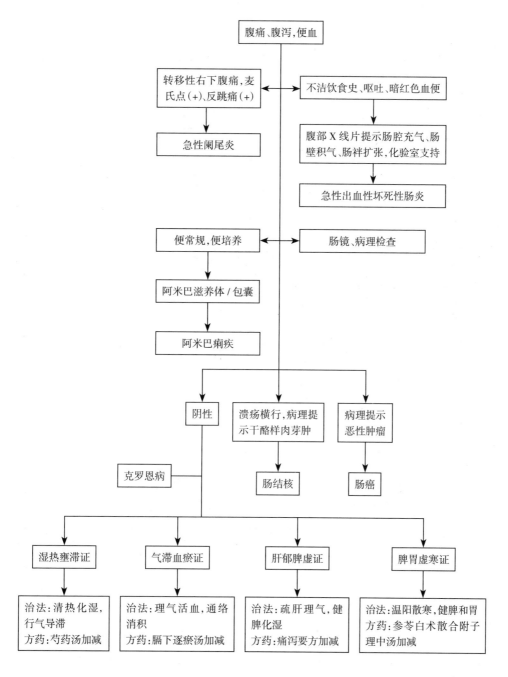

（张书信）

第十一节 便 秘

> **培训目标**
>
> 1. 掌握便秘的诊断、鉴别诊断。
> 2. 掌握便秘的辨证论治及常用外治法。
> 3. 熟悉便秘的病因病机。

便秘是指排便次数减少（每周排便 <3 次），粪便干硬难下，或粪质不干但排出困难。便秘既是一种症状，又是一种疾病，可见于各年龄人群，患病率随年龄增长明显增加，以女性多见。据报道，美国便秘的患病率为 2%，我国的患病率为 3.7%。中医学有"阴结""阳结""脾约""热秘""气秘""虚秘""冷秘"等病名。西医学又分功能性排便障碍（出口梗阻型便秘）、慢传输型便秘和混合型便秘。

典型案例

简要病史

蔡某，女，69 岁。以"大便排出困难 10 年，加重 1 个月"为主诉就诊。查血常规、尿常规、便常规均未见异常。舌质红，苔少薄白，脉细数。

问题一

根据上述描述，还需要了解哪些相关病史资料？ 进行哪些体检？ 需做哪些辅助检查？

思路

老年女性，排便困难，首先考虑的诊断是便秘、结直肠占位、肛门狭窄等。为进一步明确诊断，需补充了解以下病史资料。

1. 排便困难持续的时间。

2. 伴随症状。

3. 中医十问（是否有便意、腹胀；排便费力，便后是否有残便感；是否有用手法协助排便情况；有无恶寒、发热；有无自汗、盗汗；有无口干、口苦，如有口干，饮水是否能缓解；喜温饮还是喜冷饮；胃纳、小便、夜寐等情况）。

4. 既往工作史、家族史，既往治疗情况及其他相关病史。

5. 舌脉。

6. 相关辅助检查结果。

完善病史

患者自述 10 年来大便干结难排出，有便意、3 日一行，常用泻剂（如大黄、番泻叶、芦荟、果导片、香丹清等）维持排便。1 年前，做电子肠镜检查，提示结肠黏膜轻度黑变，余未见异常。近 1 个月来，大便不干，排出困难，排便费力，便后仍有残便感，经药物治疗无效。查血、尿常规均未见异常，结肠传输功能正常，排粪造影示直肠黏膜内套叠，舌质红，苔少薄白，脉细数。

笔记

问题二

请问该患者的诊断是什么？

中医：便秘（虚秘，证属阴虚）。

西医：功能性排便障碍（出口梗阻型便秘），直肠黏膜内套叠。

鉴别诊断
ER-11-34

知识点 1

诊断与鉴别诊断

本病应与慢性直肠炎、巨结肠、肠道易激综合征、结直肠肿瘤、盆底失弛缓综合征、小肠疝、乙状结肠疝等相鉴别。

问题三

请简述该患者的辨病辨证思路。

思路

患者久服泻剂，损伤脾胃，气血化生乏源，久服泻剂又耗伤津液，二者均可导致阴亏血少，血少则大肠不荣，阴亏则大肠干涩，肠道失润，大便干结，便下困难，排便费力。舌质红，苔少薄白，脉细数，均为阴虚之象。

知识点 2

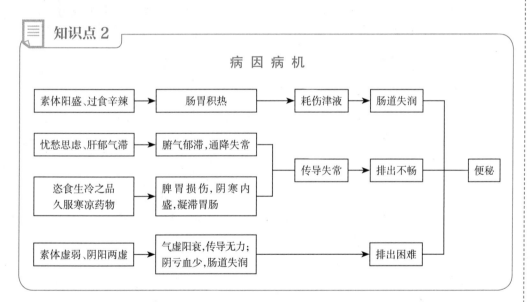

病 因 病 机

问题四

请简述该患者的治疗方案。

1. 内治　滋阴润肠通便，方选增液汤加减。

2. 外治　蜜煎导法：用蜂蜜适量，在锅内熬煎浓缩，趁热取出，一边冷却，一边捻成如小指样长约 2cm 栓子，塞入肛内。

3. 手术治疗　直肠黏膜套扎术或硬化剂注射术。

知识点3

治疗方案

1. 内治 实证以祛邪为主,根据热秘、冷秘、气秘之不同,分别施以泻热、温散、理气方法,辅以导滞之品,标本兼治,使邪去便通;虚证以养正为主,依阴阳气血亏虚的不同,主用滋阴养血、益气温阳之法,酌用甘温润肠之药,标本兼治,正盛便通。

(1) 实秘

1) 肠胃积热证:大便干结,腹胀腹痛,面红身热,口干口臭,心烦不安,小便赤,舌红苔黄燥,脉滑数。

治法:泻热导滞,润肠通便。

代表方:麻子仁丸加减。

加减法:若津液已伤,可加生地、玄参、麦冬以养阴生津。

2) 气机郁滞证:大便干结或不甚干结,欲便不得出,或便出不畅,肠鸣矢气,腹胀痛,肠满闷,嗳气频作,饮食减少,舌苔腻,脉弦。

治法:顺气导滞。

代表方:六磨汤加减。

加减法:若气郁日久,郁而化火,加黄芩、栀子、龙胆;若气逆呕吐者,加半夏、旋覆花、代赭石;若七情郁结,忧郁寡言者,加白芍、柴胡、合欢皮;若跌仆损伤,腹部术后,便秘不通,属气滞血瘀者,可加桃仁、红花、赤芍。

3) 阴寒积滞证:大便艰涩,腹痛拘急,胀满拒按,胁下偏痛,手足不温,呃逆呕吐,舌苔白腻,脉弦紧。

治法:温里散寒,通便导滞。

代表方:温脾汤加减。

加减法:可加枳实、厚朴、木香助泻下之力,加干姜、小茴香以增散寒之功。

(2) 虚秘

1) 气虚证:粪质并不干硬,也有便意,但临厕排便困难,需努挣方出,挣得汗出短气,便后乏力,体质虚弱,面白神疲,肢倦懒言,舌淡苔白,脉弱。

治法:补气润肠,健脾升阳。

代表方:黄芪汤加减。

加减法:若气虚较甚,可加人参、白术;若气虚下陷脱肛者,则用补中益气汤;若肺气不足者,可加用生脉散;若日久肾气不足,可用大补元煎。

2) 血虚证:大便干结,排出困难,面色无华,心悸气短,健忘,口唇色淡,脉细。

治法:养血润肠。

代表方:润肠丸加减。

加减法:若兼气虚,加白术、党参、黄芪;若血虚已复,大便仍干燥者,可用五仁丸。

3) 阴虚证:大便干燥,如羊屎状,形体消瘦,头晕耳鸣,心烦失眠,潮热盗汗,腰酸膝软,舌红少苔,脉细数。

治法:滋阴润肠通便。

代表方:增液汤加减。

加减法:若胃阴不足,口干口渴者,可用益胃汤;若肾阴不足,腰酸膝软者,可用六味地黄丸。

4) 阳虚证:大便或干或不干,皆排出困难,小便清长,面色㿠白,四肢不温,腹中冷痛,得热痛减,腰膝冷痛,舌淡苔白,脉沉迟。

治法:温阳润肠。

代表方:济川煎加减。

加减法:若老人虚冷便秘,可用半硫丸;若脾阳不足,中焦虚寒,可用理中汤加当归、芍药;若肾阳不足,尚可选用金匮肾气丸或右归丸。

2. 外治　蜜煎导法:用蜂蜜适量,在锅内熬煎浓缩,趁热取出,一边冷却,一边捻成如小指样长约2cm栓子,塞入肛内。适用于病后或老年、新产,因肠胃津液不足,大便秘结,体虚不任攻下者。

3. 其他疗法

(1) 灌肠:适用于慢传输型便秘。借助结肠水疗机进行结肠清洗,清除肠道宿便。

(2) 针灸:针灸对慢传输型便秘、混合型便秘均具有良好疗效,可以调整自主神经功能,改善和加强肠蠕动及排便功能。选穴:取大肠经俞穴、募穴及下合穴为主。实秘针用泻法,虚秘针用补法,寒秘可加灸。取穴:大肠俞、天枢、支沟、上巨虚。热结者,加合谷、曲池;气滞者,加中脘、行间;气血虚弱者,加脾俞、胃俞;寒秘者,加灸神阙、气海。

4. 手术治疗　通过非手术治疗,绝大多数便秘患者可以得到治愈,但总有一部分顽固性便秘患者最终需手术治疗。慢传输型便秘可采取全大肠次全切升直吻合术、大肠次全切盲直吻合术、结肠全切回直吻合术;出口梗阻型便秘可采取直肠黏膜环切术、直肠前突修补术、直肠黏膜套扎术、直肠黏膜硬化剂注射术、耻骨直肠肌挂线/松解术。

临证要点

1. 临证应详细询问病史及发病过程、自然排便间隔时间、粪质、诊疗经过。

2. 排出困难。一为粪便干硬,如板栗或羊屎,难以排出;二为粪便并不干硬,但排出困难。

3. 肛门指诊或肠镜检查,排除器质性病变。

4. 结肠传输试验阳性,或球囊逼出试验阳性,或排粪造影有明显阳性体征。

5. 肛门直肠测压、肛直肠肌电测量也有利于便秘的诊断,大肠造影可供参考。

6. 根据症状、体征及检查结果可作出慢传输型便秘、混合型便秘、功能性排便障碍(又称出口梗阻型便秘,常见病因有直肠前突、直肠黏膜内脱垂、盆底失弛缓、耻骨直肠肌肥厚、会阴下降、小肠疝或乙状结肠疝等)等诊断。

7. 根据病史及相关检查,结合舌脉及患者全身症状,选择合适的内治方药、外治方法和其他疗法。

8. 平时注意饮食结构,做到粗细粮搭配、蔬菜充足。

9. 养成良好的定时排便习惯,避免久蹲努挣。

10. 适当运动。忌滥用减肥药及泻药。

诊疗流程图

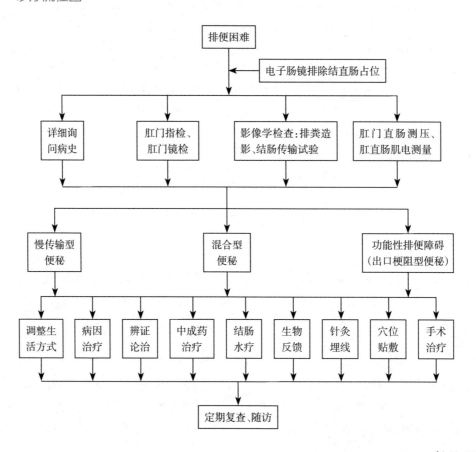

(刘佃温)

第十二节 肛门失禁

培训目标

1. 熟悉肛门失禁的病因病机。
2. 掌握肛门失禁的诊断、鉴别诊断。
3. 掌握肛门失禁的辨证论治及常用治法。

  肛门失禁是指大便自主控制出现障碍,肛门不能随意控制粪便和气体排出,粪便流出肛外、污染衣裤的一种疾病。本病又称大便失禁,是排便功能紊乱的一种临床症状。中医称本病为"大便滑脱"或"遗矢"。正常人群中发生率约 0.5%~1.5%，其中 65 岁以上女性发生率为 1.3%，女性是男性同年龄段发生率的 8 倍。临床上由于神经发育尚未健全、偶然出现稀便和排气失控，肛门仅有黏液溢出或肛门术后一过性不完全失禁、肛门溢出黏液和稀便者，均不属于肛门失禁。

典型案例

简要病史

患者女性，68 岁，农民。因"控便能力下降 7 个月余"就诊。患者 7 个月前出现每天不自主流出少量大便，质稀，色黄，先后给予谷氨酰胺胶囊、参苓白术胶囊口服，效果不佳。

问题一

为进一步明确诊断，需补充完善哪些相关病史？

思路

中老年女性，7 个月前出现每天不自主流出少量大便，质稀，色黄，首先考虑的诊断是肛门失禁。为进一步明确诊断，需补充了解以下病史资料。

1. 有无肛门直肠部疾病或肛门直肠部手术史。

2. 首次发作，还是复发。

3. 伴随症状。

4. 中医十问（大便次数、性状是否改变，便时有无疼痛或出血，肛周是否有溃疡或湿疹；是否有恶寒、发热；是否有自汗、盗汗；是否有口干、口苦，如有口干，饮水是否能缓解；喜温饮还是喜冷饮；胃纳、小便、夜寐等情况）。

5. 既往治疗情况、工作史、家族史及其他相关病史。

6. 传染病史。

7. 舌脉。

8. 相关辅助检查结果。

完善病史

患者 7 个月前因高位肛瘘于当地医院行高位肛瘘低切高挂术，术后出现控便能力下降。刻下：肛门不自主流出少量大便，质稀，色黄，伴里急后重感，无出血及肛门疼痛，伴神疲乏力，倦怠，食欲不振，眠差，大便日 2~3 次，小便调。专科检查（截石位）：肛门闭合不全，肛周潮湿，肛缘 5 点位可见一陈旧性手术瘢痕；指诊示肛门括约肌松弛，嘱患者做提肛时，肛门收缩力量减退。舌质淡红，苔薄白，脉弦细。辅助检查：肛门测压示肛管静息压及肛门自主收缩压降低；直肠各项感觉阈值均偏低；无肛管高压带。排粪造影＋钡灌肠可见钡剂不自主自肛门口流出，提示肛门失禁。

问题二

请问该患者的诊断是什么？

中医诊断：肛门失禁（中气下陷证）。

西医诊断：①肛门不完全失禁；②肛瘘术后。

肛门失禁与
可能存在的
功能障碍

FR-11-36

鉴别诊断

FR-11-37

知识点 1

诊断与鉴别诊断

肛门失禁主要是病因之间的鉴别,包括神经障碍和损伤、肌肉功能障碍和受损、先天性疾病等。本病应当与直肠阴道瘘、直肠脱垂、急性细菌性痢疾、急性肠炎等相鉴别。

1. 病史 发病缓慢,以中老年患者居多,多伴有肛门直肠部疾病,或有肛门直肠手术史。

2. 症状 患者不能随意控制排便和排气;完全失禁时,粪便自然流出,污染内裤,睡眠时粪便排出污染被褥,肛门、会阴部经常潮湿;不完全失禁时,粪便干时无失禁,但控制稀便困难,尤其对腹泻不能控制。

3. 体征

(1) 局部视诊:内衣有粪便污染,肛周可有溃疡、湿疹、皮肤瘢痕或黏膜脱出,肛门收缩无力。

(2) 直肠指诊:肛门括约肌收缩力、肛门直肠环的张力减退。

4. 分类

(1) 以失禁程度分类

完全失禁:不能控制干便、稀便和气体,粪便不自主地流出肛门。

不完全失禁:能控制干粪便,不能控制稀便和气体。

(2) 以失禁性质分类

运动性失禁:主要指括约肌和肛提肌的损伤。

感觉性失禁:肛门括约肌存在,由于肛门和直肠下段黏膜缺损引起的感觉障碍而失禁。

(3) 以直肠感觉分类

真性失禁:指的是中枢神经系统病变,粪便通过直肠时无感觉或无足够的随意收缩,如脊髓瘤。

部分失禁:气体或稀便通过肛门时无感觉或无足够的收缩,或两者同时存在,见于内痔环切术后或括约肌的部分损伤。

溢出性失禁:由于直肠过度扩张,内、外括约肌松弛或疲劳无力收缩而致。如老年人和术后直肠粪嵌顿只有稀便和黏液溢出。

问题三

请简述该患者的辨病辨证思路。

思路

患者年老体弱,平素脾胃虚弱,运化功能失司,脾虚气弱,升举无力,中气下陷,气虚则统摄无力,致肛门收缩无力。结合手术致肛门括约肌损伤,引起大便不自主自肛门溢出;清阳不展,则见神疲乏力,倦怠;脾失健运,运化无权,则见食欲不振;结合舌脉,证属中气下陷证。

知识点 2

病　因　病　机

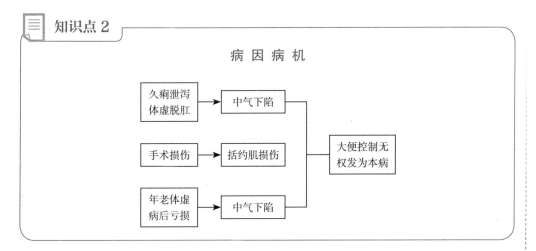

问题四

请简述该患者的治疗方案。

1. 内治　补气升提,收敛固摄。方选补中益气汤加减。
2. 外治　外用苦参汤、五倍子散等。
3. 手术治疗　行肛门括约肌修补术。

知识点 3

治　疗　方　案

治疗原则:改善症状,及时处理原发病。保守治疗无效时,可采用手术治疗。

1. 内治

(1) 中气下陷证:不能控制排便排气,轻重程度不一;伴肛门坠胀,神疲乏力,食欲不振;舌淡,苔薄白,脉细。治宜补气升提,收敛固摄。方选补中益气汤加减。

(2) 脾肾亏损证:排便排气控制困难;纳果,头昏耳鸣,腰膝酸软;舌淡,苔薄白,脉细无力。治宜健脾温肾,补气升提。方选金匮肾气汤合补中益气汤加减。

2. 外治

(1) 熏洗法:具有活血止痛、收敛消肿等作用,常用方剂有五倍子汤、苦参汤等。以药物加水煮沸,先熏后洗,或用药液做热湿敷。或用 1:5 000 高锰酸钾溶液等。

(2) 敷药法:具有消肿止痛、收敛祛腐生肌作用,常用五倍子散、消痔膏等。根据不同症状应选用不同的油膏、散剂,将药物直接敷于患处。

(3) 塞药法:塞药法是将药物制成各种栓剂塞入肛内,依靠体温将其熔化,直接敷于肛门直肠皮肤黏膜,起到清热消肿、止痛止血的作用。

3. 其他疗法

(1) 饮食调理:低渣饮食可以减少粪便中的液体成分,可以降低括约肌的控制难度;避免吃粗糙及有刺激性的食物。

(2) 按摩:自我按摩两侧臀大肌、提肛穴、长强穴。

（3）提肛运动：鼻吸气，嘴闭紧，收腹，有意将肛门内收上提紧缩肛门，再慢慢呼气放松复原为1次。连续30~50次，每天早晚各1次。

（4）针灸法：取提肛穴、长强穴。配穴有肾俞、命门、百会、足三里、三阴交、关元、八髎、承山等穴。留针15分钟，补法加艾炷或配合电针疗效更佳。

4. 手术疗法

（1）肛管成形术

"V-Y"成形术：适用于肛门口松弛、皮肤缺损多的患者。

"S"形皮片法：适用于肛管皮肤完全缺损的患者。

"Z"形皮瓣肛管成形术：适用于环状狭窄的患者。

皮下组织蒂植皮术：适用于各种原因所致的肛管皮肤缺损的患者。

（2）肛门括约肌修补术

括约肌缝合术：适用于肛门外伤或肛瘘术后的失禁。

括约肌折叠术：适用于直肠脱垂术后的患者。

会阴修补术：常用于会阴Ⅲ度裂伤或肛门外伤的患者。

（3）重建和加强括约肌肛门成形术

内括约肌的重建：适用于直肠癌腹会阴切除术后。

股薄肌移植肛门括约肌成形术：适用于完全性肛门失禁。

臀大肌移植肛门括约肌成形术：用于直肠癌腹会阴切除会阴人工肛门的括约肌重建。

临证要点

1. 临证应详细询问病史及发病过程，从病史了解到患者有不能随意控制排便、排气现象，即可诊断。

2. 具体了解造成肛门失禁的原因，同时要了解其损伤的程度及受损伤部位周围组织的情况，这是正确处理肛门失禁的关键性指导依据。

3. 非手术疗法主要适用于轻度失禁患者；对于需要手术治疗的患者，非手术治疗又是手术治疗前的必备。非手术治疗应维持1个月左右。

4. 养成良好的排便习惯，保持大便通畅。注意个人卫生，防止肛门损伤。加强体育锻炼，进行提肛锻炼，增强括约肌功能。积极治疗肛周湿疹。

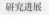
研究进展

诊疗流程图

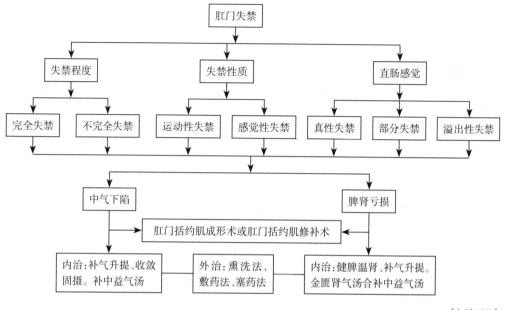

（刘佃温）

第十三节 锁 肛 痔

培训目标

1. 掌握锁肛痔的诊断、鉴别诊断、辨证论治。
2. 熟悉锁肛痔的常用外治法。
3. 了解锁肛痔的手术方式。

古代文献中
的病名来源
ER-11-39

锁肛痔是指发生在肛管直肠的恶性肿瘤（图 11-25）；病至后期，肿瘤阻塞，肛门狭窄，排便困难。本病的发病年龄多在 40 岁以上，偶见于青年人；其早期特点是腹痛、便血、大便习惯改变。

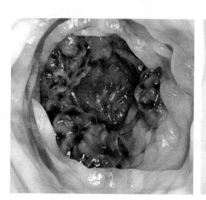
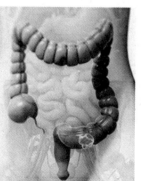

图 11-25 结直肠癌

典型案例

简要病史

张某,男,55岁。因"大便次数增多,黏液脓血便,便不净感1个月"就诊。

问题一

为进一步明确诊断,需补充完善哪些相关病史?

思路

患者40岁以上,大便次数增多,黏液脓血便,便不净感1个月,首先考虑的诊断是直肠病变。为进一步明确诊断,需补充了解以下病史资料。

1. 首次发作,还是复发。

2. 伴随症状。

3. 中医十问(是否有肛门坠胀,腹痛不适;是否有恶寒、发热;是否有自汗、盗汗;是否有口干、口苦,如有口干,饮水是否能缓解;喜温饮还是喜冷饮;胃纳、二便、夜寐等情况)。

4. 既往工作史及其他相关病史。

5. 传染病史。

6. 舌脉。

7. 相关辅助检查结果。

完善病史

患者既往直肠息肉病史,未予治疗。此次为1个月前,大便次数增多、日4~6次,黏液脓血便,便不净感,伴肛门坠胀,饮食尚可,低热,近期体重减轻,舌红,苔黄腻,脉滑数。专科检查(胸膝位):肛门无变形,指诊示5时位距肛门约5cm肠壁触及硬块,大小约3.0cm×3.0cm,质硬,活动度差,肠腔变窄,未触及上极,指套退出少量染血。辅助检查:大便潜血试验阳性;纤维结肠镜示距肛门5cm肠壁菜花样隆起肿物,大小约3.0cm×4.0cm,质脆,易出血,占据肠腔1/4,病理回报示腺癌。既往直肠息肉病史。

问题二

请问该患者的诊断是什么?

思路

中医:锁肛痔(湿热蕴结)。

西医:直肠癌。

知识点 1

诊断与鉴别诊断

1. 诊断 肛管癌多发于老年人。早期病灶局限,呈小结节状突起,增大后溃烂,形成环堤型溃疡。溃疡基底高低不平,伴有坏死组织,触之易出血。有时肿瘤外翻而突出肛门外,呈菜花样肿块。肿瘤向上累及直肠,并侵及周围括约肌和会阴组织。肛管上段癌的临床表现与直肠癌相似,以便血和疼痛为主要症状。肛管下段、肛缘癌早期呈小硬节,无痛痒,形成溃疡后即出现排便时刺痛。直肠癌的发病年龄多在 40 岁以上,偶见于青年人。早期特点是便血、大便习惯改变;初期表现为直肠黏膜或肛门皮肤有突起小硬结,无明显症状,病情进一步发展可出现一系列改变。

  2. 鉴别诊断 本病应当与直肠息肉、溃疡性结肠炎、痢疾、内痔便血等相鉴别。

临床表现
ER-11-40

鉴别诊断
ER-11-41

问题三

请简述该患者的辨病辨证思路。

思路

患者既往直肠息肉病史,平素嗜食辛辣之品,损伤脾胃,运化失司,湿热内生,浸淫肠道,下注肛门,蕴毒积聚,结而为肿;结合舌脉,证属湿热蕴结证。

知识点 2

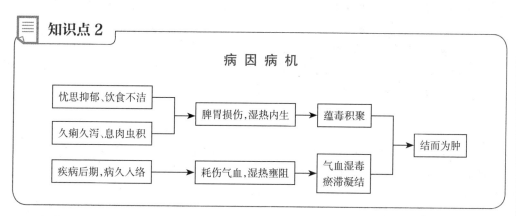

病 因 病 机

忧思抑郁、饮食不洁 / 久痢久泻、息肉虫积 → 脾胃损伤,湿热内生 → 蕴毒积聚 → 结而为肿

疾病后期,病久入络 → 耗伤气血,湿热壅阻 → 气血湿毒瘀滞凝结 → 结而为肿

问题四

请简述该患者的治疗方案。

思路

1. 内治 清热利湿。方选槐角地榆丸加减。

2. 外治

(1) 灌肠疗法。

(2) 手术疗法:行腹会阴联合直肠癌根治术(Miles 手术)。

(3) 术后化疗,口服中药汤剂

知识点 3

治 疗 方 案

  本病一经诊断,应及早采取根治性手术治疗。但中医辨证论治仍具有很重要的治疗作用,尤其是放、化疗及术后、中晚期患者采用中医药治疗,能有效提高

5 年生存率,降低放、化疗的毒副作用,增强机体抗病能力,改善生活质量,提高临床远期疗效。

1. 内治

(1) 湿热蕴结证:肛门坠胀,便次增多,大便带血,色泽暗红,或夹黏液,或下痢赤白,里急后重;舌红,苔黄腻,脉滑数。

治法:清热利湿。

代表方:槐角地榆丸加味。

加减法:便下多白少者,可加白头翁、侧柏炭;肛内下坠明显者,可加黄柏、秦艽。

(2) 气滞血瘀证:肛周肿物隆起,触之坚硬如石,疼痛拒按,或大便带血,色紫暗,里急后重,排便困难;舌紫暗,脉涩。

治法:行气活血。

代表方:桃红四物汤合失笑散加减。

加减法:肿块坚硬,可加白花蛇舌草、半枝莲、山慈菇。

(3) 气阴两虚证:面色无华,消瘦乏力,便溏或排便困难,便中带血,色泽紫暗,肛门坠胀;或伴心烦口干,夜间盗汗;舌红或绛,苔少,脉细弱或细数。

治法:益气养阴,清热解毒。

代表方:四君子汤合增液汤加减。

加减法:少气乏力较重者,可加西洋参;食欲不振者,可加焦三仙、砂仁;夜寐差,可加夜交藤、酸枣仁。

2. 外治

(1) 灌肠疗法

1) 苦参 20g,青黛 10g,血竭 9g,全蝎 9g,枯矾 6g,儿茶 12g,鸦胆子 5g(打碎)。将上药加水 600ml,煎至 200ml 左右。从肛门插入导尿管约 20~30cm 深,注药后保留 2~3 小时。每日 1~2 次,30 天为 1 个疗程。

2) 生大黄 20g,黄柏 15g,山栀子 15g,蒲公英 30g,金银花 20g,红花 15g,苦参 20g。方法同上。

3) 败酱草、白花蛇舌草等浓煎保留灌肠,每日 2 次,每次 40ml。

(2) 敷药法:直肠、肛管癌溃烂者,外敷九华膏或黄连膏等。

(3) 手术疗法:对能切除的锁肛痔应尽早行根治性切除术。已侵犯的子宫、阴道壁也可同时切除。常用的手术方式有局部切除术、Miles 手术、直肠低位前切除术(Dixon 手术)、结肠 - 肛管吻合术(Parks 手术)、结肠经肛拖出吻合术(Bacon 手术)、经肛门内镜显微手术(TME 手术)等。直肠癌根治术有多种手术方式,但经典术式仍然是 Miles 手术和 Dixon 手术。若直肠癌侵犯子宫时,可一并切除子宫,称后盆腔脏器清扫;若直肠癌侵犯膀胱时,可行直肠和膀胱(男性)或直肠、子宫和膀胱(女性)切除,称全盆腔清扫。近十几年来,在腹腔镜下施行 Miles 手术和 Dixon 手术,取得了一定经验。腹腔镜手术具有创伤小、恢复快的优点,成为结直肠癌外科的主要术式。当晚期肛管直肠癌已广泛转移,不能行根治性手术时,可行乙状结肠造瘘术,以解除梗阻,减轻患者痛苦。

临证要点

1. 临证应详细询问病史及发病过程,明确疾病性质。

2. 便血患者应常规进行直肠指检,80% 的直肠癌位于手指可触及的部位。

3. 积极治疗肛门部病变,一旦发现肛门不适,肛缘有硬结或出血、肿痛,应及时进行专科检查。肛管癌通过指诊及病理学检查可以明确诊断,直肠癌行纤维结肠镜及病理学等相关检查,尽可能做到早期发现、早期治疗。

4. 40 岁以上者出现排便习惯改变及便血,应早期检查。

诊疗流程图

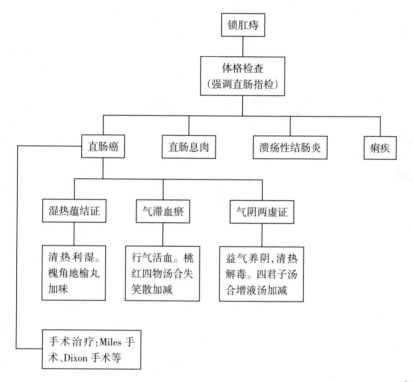

（崔雅飞）

第十四节 大 肠 息 肉

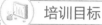 培训目标

1. 掌握大肠息肉的诊断、鉴别诊断。

2. 掌握大肠息肉的辨证论治及常用外治法。

3. 熟悉大肠息肉的病因病机。

息肉(polyp)是形态学名词,泛指一切空腔脏器由黏膜面向腔内突出或隆起的病变,其中在大肠黏膜上的隆起性病变称大肠息肉。从形态学上来说,大肠息肉可分为有蒂与广基两种;从数量上来说,又可分为单发和多发两类。由于病理学上存在不同的类型,一般可以分为肿瘤性息肉和非肿瘤性息肉两大类。肿瘤性息肉可分为管状腺瘤、绒毛状腺瘤、混合性腺瘤,而非肿瘤性息肉中以炎症性息肉多见,是由炎症刺激引起增生和修复性反应,从而导致局部黏膜增生和肥厚所形成。从大体形态上看,虽然同样是一个息肉,但实质上却是不同的疾病,预后及处理也截然不同。大肠息肉的发病年龄除家族性及幼年性息肉可见于少年期外,一般多见于中年以后,并随年龄的增长发病率有所增加。息肉的发生率,男性高于女性,国外报道约为(1.6~2.6)∶1,国内报道约为(1.67~1.90)∶1。其发病原因可能与饮食习惯、内分泌及遗传等因素有关。本病相当于中医的"息肉痔""肠覃""樱桃痔"等。

典型案例

简要病史

　　患者男性,60岁,农民。因"阵发性便血、腹痛、腹泻1年"就诊。患者1年前嗜食肥甘、辛辣食物后出现阵发性便血、腹痛、腹泻,肛门坠胀不适,未重视及外院就诊,症状反复发作。

问题一

为进一步明确诊断,需补充完善哪些相关病史?

思路

老年男性,1年前因饮食偏嗜出现便血、腹痛、腹泻,肛门坠胀不适,首先考虑的诊断是溃疡性结肠炎、结肠克罗恩病、缺血性结肠炎、大肠癌、细菌性痢疾、大肠息肉等。为进一步明确诊断,需补充了解以下病史资料。

1. 首次发作,还是复发。

2. 伴随症状。

3. 中医十问(是否有大便习惯改变;便中是否夹有黏液、脓血;是否有里急后重;是否有肛门坠胀;是否有肛门疼痛、肿物脱出;是否有腹胀、恶心、呕吐;是否有肠道外并发症如关节病变、眼部病变等;是否有皮肤色素沉着;是否有不节、不洁饮食;是否有恶寒、发热;是否有体重减轻、消瘦;是否有口干、口苦,如有口干,饮水是否能缓解;喜温饮还是喜冷饮;小便、胃纳、夜寐等情况)。

4. 既往工作史及其他相关病史、家族遗传病史。

5. 传染病史。

6. 患者目前一般情况。

7. 舌脉。

8. 相关辅助检查结果。

完善病史

　　患者既往偏嗜肥甘厚味及饮酒,否认高血压、糖尿病、冠心病等基础病,否认疫区接触,否认不洁饮食等。1年前出现阵发性便血、腹痛、腹泻,伴肛门坠胀不适,症状反复。刻下:便血,血色暗红,量一般,大便每日6~7次、质稀、不成形、有少量黄白色黏液,肛门坠胀不适,伴腹胀,腹痛,口干,乏力,小便短黄,纳寐可。专科检查:肛门未见痔、瘘、裂,指诊可触及直肠内肿物,质韧,光滑,活动性良好,余无特殊。辅助检查:血常规示白细胞计数及中性粒细胞计数升高。大便潜血阳性。电子纤维结肠镜检查(镜达回盲部)示全结肠黏膜光滑,血管纹理清晰,未见溃疡、色素沉着等,距离肛缘7cm直肠上可见大小约1.0cm×0.8cm赘生物,有蒂,活动良好;取肿物组织病理回报示管状腺瘤。

问题二

请问该患者的诊断是什么?

思路

中医:息肉痔(湿热下注证)。

西医:直肠息肉。

📄 **知识点 1**

鉴别诊断

ER-11-42

诊断与鉴别诊断

本病应当与溃疡性结肠炎(图11-26)、结肠克罗恩病(图11-27)、缺血性结肠炎、细菌性痢疾、内痔(图11-28)、结直肠癌(图11-29)、肛乳头肥大(图11-30)、淋巴瘤等相鉴别。

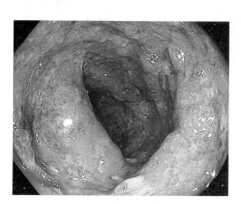

图 11-26　溃疡性结肠炎

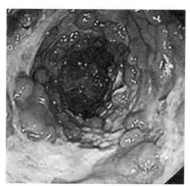

图 11-27　克罗恩病

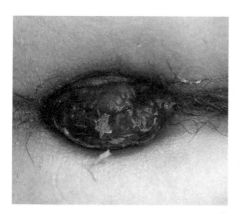

图 11-28　内痔

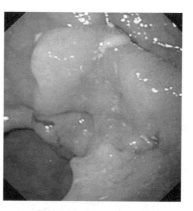

图 11-29　结直肠癌

笔记

360 下 篇 各 论

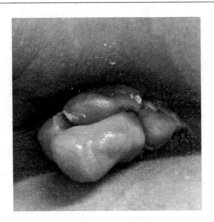

图 11-30　肛乳头肥大

问题三

请简述该患者的辨病辨证思路。

思路

患者老年,脾胃素虚,饮食偏嗜肥甘厚味,脾胃运化失职,湿热内生,下迫大肠,肠道气机不利,经络阻滞,瘀血浊气由生,凝聚大肠,发为本病。湿热内蕴,灼伤血络,则见大便带血;湿热为患,则血与黏液混杂;湿热留滞肠间,肠腑传导失职,则发为腹泻、大便不成形;腑气不利,气机郁滞,则腹胀、腹痛;湿热蕴结肛门,气血不畅,则肛门坠胀不适;结合舌脉,证属湿热下注证。

📑 **知识点 2**

病 因 病 机

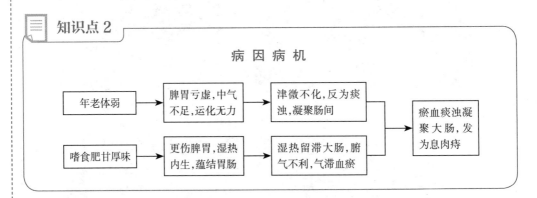

问题四

请简述该患者的治疗方案。

思路

1. 内治　清热利湿,凉血止血。方选黄连解毒汤加减。

2. 外治

(1) 灌肠法:乌梅 12g,贯众 15g,五倍子 9g,夏枯草 30g,半枝莲 15g,槐角 9g。水煎浓缩至 80~100ml,每晚临睡时保留灌肠,10 天为 1 个疗程。具有清热解毒、涩肠止血之功效。

(2) 手术疗法:行经内镜息肉切除术等。

知识点 3

治 疗 方 案

大肠息肉一经发现,多应及时予以切除。根据息肉的大小、部位、数目,有无癌变等情况,治疗的方法各有所不同。经内镜摘除是最简单的方法,也是首选的方法。由于结肠镜的问世和发展,与其配套应用的器械的不断完善,不但可通过结肠镜采取活组织检查标本,并可对直径 <2.0cm 的有带息肉进行圈套电灼切除术。对于幼年性息肉,一般不需治疗,常会逐渐缩小而自动脱落。

1. 一般原则　根据息肉的组织学类型、大小、数目及部位等选取合适的治疗方式。

(1) 组织学类型:增生性、错构瘤性和淋巴性息肉虽常为多发性,但很少有恶变倾向,尽可能经内镜摘除。管状腺瘤恶变率相对较低,宜行经肛门或内镜息肉摘除术。广基绒毛状腺瘤癌变概率高,宜考虑手术切除治疗。

(2) 息肉的形状与大小:根据息肉的形状与大小选择治疗方式。若息肉带蒂,而直径在 2.0cm 以下,可经内镜摘除;若直径大于 2.0cm,宜考虑行不同路径的手术切除方式。

(3) 息肉的数目:多个结直肠息肉,如数目超过100个以上,应考虑为息肉病,在详细追问家族史、病史及细致全面检查的同时,可先取 1 枚或数枚做病理组织学检查,然后再决定治疗方案。

(4) 息肉的部位:根据息肉的位置,可选择经内镜摘除(经肛门、经骶尾部、腹腔镜),或开腹手术等方式。

2. 非手术治疗

(1) 内治

1) 辨证论治

A. 湿热下注证

证候:便血,或滴血,又或带血,或伴有黏液,色鲜红或暗红,息肉脱出或不脱出肛外;兼有下腹胀痛,纳呆,大便不畅,小便黄,口干等;舌红,苔黄腻,脉滑数。

治法:清热利湿,凉血止血。

方药:黄连解毒汤加减。大便不畅者,加麻仁、郁李仁等。

B. 气滞血瘀证

证候:肿物脱出肛外,不能回纳,疼痛甚,息肉表面紫暗;兼有腹胀痛,纳呆,嗳气,大便不畅等;舌质暗红,苔黄,脉弦涩。

治法:行气活血,化瘀散结。

方药:少府逐瘀汤加减。大便秘结者,加麻仁、郁李仁;便血量多者,加槐花、地榆。

C. 脾气亏虚证

证候:肿物易于脱出肛外,表面增生粗糙,或有便血,肛门松弛;兼有腹痛绵绵,纳呆,便溏,面色萎黄,心悸,乏力;舌质淡,苔薄白,脉细弱。

治法:补益脾胃。

方药:参苓白术散加减。便血量多者,加茜根、血余炭。

2) 中成药治疗:增生平片,可抑制息肉形成和防止息肉向恶变方向转化。

3) 西药治疗:如合并感染,可给予抗生素控制感染,出血时应当给予止血药物。

(2) 外治

1) 6% 明矾液 50ml,保留灌肠,每日 1 次。具有涩肠止血作用,适用于直肠息肉患者。

2) 乌梅 12g、五倍子 6g、五味子 6g、牡蛎 30g、夏枯草 30g、海浮石 12g、紫草 15g、贯众 15g,浓煎 150~200ml,每次 50ml 保留灌肠,每日 1~2 次。具有清热解毒、涩肠止血功效,适用于结直肠息肉患者。

3. 手术治疗

(1) 手术原则

1) 经结肠镜息肉摘除术

适应证:①无蒂小息肉;②息肉有蒂,长蒂、短蒂或亚蒂者,直径 <2.0cm。

禁忌证:严重高血压、冠心病;严重腹痛、腹胀、恶心等症状;结肠镜检查的禁忌证;出血性疾病未治愈;息肉的直径 >2.0cm;息肉恶变已浸润至蒂部;息肉集簇范围较广者;妊娠期患者等。

2) 经肛门或经骶尾部入路行直肠下端息肉摘除术

适应证:①带蒂息肉能脱出肛门外者;②距肛缘 10cm 以内的直肠息肉。

禁忌证:严重高血压、冠心病者;出血性疾病未治愈者;息肉恶变已浸润至基底部。妊娠期患者。

3) 对于距肛缘 10cm 以上息肉或广基,直径 >20cm 时,或为家族性腺瘤性息肉病,应选择开腹手术,或行结肠镜下手术治疗。

(2) 手术方法

1) 经结肠镜息肉摘除术

A. 术前准备:术前应行肠道清洁准备。息肉摘除术禁用甘露醇做肠道准备,以防产生易燃气体甲烷,遇电火花时发生气体爆炸造成肠穿孔。如一定要用甘露醇做肠道准备,在行息肉摘除前,向肠腔内注入惰性气体(二氧化碳或氮气等)或通过反复注气、吸气,达到换气的目的,从而避免出现甲烷等气体燃烧爆炸的危险。

B. 息肉摘除的方法

a. 热活检钳钳除息肉法:多用于 0.5cm 大小的亚蒂息肉。首先调整高频电发生仪,用混合电流为 2.5~3.0 档。用热活检钳钳夹息肉的头部并提起,使息肉基底部形成一细长假蒂,通电时假蒂部位的电流密度增大而产生高温摘除息肉。钳杯内的息肉受电流影响小,可行病理组织学检查。

b. 电凝切除息肉法:调整高频电发生仪至凝固电流 2.0~3.0 档。电凝器对准息肉头部,凝除息肉 2/3 才能达到治疗目的。但不宜凝除过深,以防组织坏死脱落后发生迟发性穿孔。

c. 圈套摘除息肉法:先清除息肉周围的粪水及黏液,以防导电击伤肠壁。必要时调整患者体位,充分显露息肉。将息肉暴露在 3 点、6 点、9 点位置,以便圈套。圈套丝应套住息肉颈部,小息肉提起悬空,大息肉使息肉头部广泛接触肠壁,切勿接触过少,以致电流密度大而烧伤肠壁。高频电发生仪一般用混合电流 2.5~3.5 档。接通电源,每次通电 2~4 秒。酌情可通电 1 次或多次。通电见圈套丝处发白或冒白烟时,方令助手逐渐收紧圈套器,边收紧圈套器边间断通电,逐渐切除息肉。

C. 术中注意要点

a. 在摘除息肉过程中,通电与收紧圈套器要配合得当。不要因通电不足,收紧圈套器过快而出血;也不要因通电时间过长或电流过大,收紧圈套器过慢而致肠穿孔。

b. 防止圈套丝尖端接触息肉旁正常肠壁发生肠穿孔。

c. 分叶摘除大息肉时,避免将摘下来的息肉接触还未摘掉的息肉,以防发生导电,烧伤肠壁。

d. 回收标本,单枚息肉可用篮式取出器套住息肉或用镜吸住息肉随镜退出。一次摘除多枚息肉者,如嘱患者自行排出,应记录息肉形态、数量,以便定位。标本应送病理检查,以确定其性质。

D. 术后处理

a. 饮食控制 2~3 天。

b. 预防性使用抗生素及止血剂。

c. 术后 1 年复查结肠镜 1 次,如无异常,以后可适当延长时间。

d. 若为腺瘤性息肉恶变,半年内 1~2 个月复查 1 次,半年至 1 年应每 3 个月复查 1 次。如无异常,以后延长复查时间。

2) 经肛门行直肠下端息肉摘除术

术前准备:术前口服泻剂及清洁灌肠做肠道准备。

手术操作步骤:取俯卧位、膀胱截石位或侧卧位均可,麻醉方式可选择鞍麻、骶麻或局麻。麻醉起效后先扩肛,指诊检查息肉的准确位置、大小、形态等情况,然后用手或用组织钳将息肉牵出肛门外,或用双叶扩肛器显露直肠息肉,用血管钳钳住息肉蒂部,用 7 号丝线结扎,再用 4 号丝线在结扎线的远端贯穿缝扎,最后再切除息肉,常规检查残端有无渗血。如息肉位置较高,可经骶尾入路,切开直肠后壁,在直视下切除息肉,术中操作时应注意保护切口,术毕应仔细修复直肠,切口宜用抗生素、盐水冲洗,必要时放置引流条,以除积血、积液,并配合应用抗生素以预防感染等。

(3) 手术并发症的处理

1) 肠穿孔:一旦发生应立即剖腹探查,行肠穿孔修补术。

2) 出血:包括术中出血及术后出血。少量出血可经结肠镜用高频电刀电凝止血或内科保守治疗;如出血量大,应立即开腹手术探查。

3) 腹膜后气肿:应用抗生素,待其逐渐吸收,并注意心肺功能。

4. 其他疗法

(1) 红外凝聚法:运用红外治疗仪,利用红外辐射照射组织,使黏膜组织凝固,结痂脱落,血管凝固闭塞而达到治疗息肉的目的。

(2) 低温冷冻法:根据气液双向转换原理,使用低温治疗器将液氮输送到与病灶接触的治疗头上,温度可降至 −183℃,造成局部息肉组织凝固坏死而达到治疗目的。

(3) 激光治疗法:利用激光高能进行非接触照射治疗,对生物组织产生凝固、碳化、气化和切割作用,从而治疗大肠息肉。

(4) 注射疗法:适用于直肠下段的小儿无蒂息肉。常用药物有 6%~8% 明矾溶液或 5% 鱼肝油酸钠。操作方法:常规消毒、麻醉后,在肛门镜下找到息肉,消毒注射区域,将药液注入息肉基底部,一般用药 0.3~0.5ml。术中注意不可将药液注入肌层。

临证要点

1. 临证应详细询问病史及发病过程,注重指诊和结肠镜检查,完善组织病理学检查,防止漏诊、误诊。

2. 根据息肉的大小、部位、数量、性质,结合舌脉及患者全身症状,选择合适的内治方药和外治方法。

3. 积极治疗肛门直肠疾病,如内外痔、肛瘘、肛裂、肛窦炎及慢性肠炎。

4. 积极对症治疗,必要时可给予止血、止泻、止痛、营养支持等对症治疗。

5. 保持大便通畅,养成定时排便习惯,防止便秘或腹泻的发生。

6. 不定期做大便潜血试验,反复潜血阳性者应及时进行肠镜检查,以提高早期诊断。

7. 如果息肉脱出肛外要及时还纳,切不可盲目牵拉,以免撕伤或断裂而造成大出血。

8. 重视大肠腺瘤术后的随访观察。

拓展阅读
LR-11-43

诊疗流程图

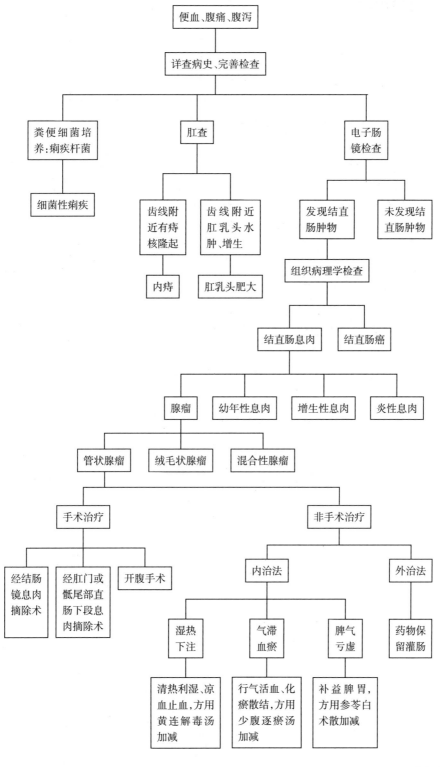

（张书信）

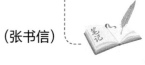

？复习思考题

1. 哪些肛门直肠疾病可出现便血？临床如何鉴别？

2. 简述挂线疗法治疗肛漏的优点及作用机制。

3. 肛痈手术时要注意哪些问题？

4. 肛门肿痛产生的主要原因是什么？临床上如何对肛门肿痛进行辨证？

5. 试述中医外治法在肛肠疾病治疗中的应用。

6. 病案分析

患者，女，42 岁。因习惯性便秘引起肛内有物反复脱出 10 余年，近来加重，便后需用手回纳，肛门坠痛。舌红，苔黄腻，脉弦数。蹲位检查：脱出物长 6cm，呈圆锥状，表面有沟纹，黏膜糜烂，肛门松弛。

试析：中西医诊断，病因病机分析，内外治法方药，手术方法。

第十二章

泌尿、男性生殖系统疾病

第一节　概　　论

培训目标

掌握泌尿、男性生殖系统常见疾病的病因病机。

掌握泌尿、男性生殖系统常见疾病的诊断方法。

掌握泌尿、男性生殖系统常见疾病的辨证论治。

　　泌尿、男性生殖系统包括泌尿系统(肾、输尿管、膀胱)和男性生殖系统(睾丸、附睾、输精管、前列腺、精囊、阴囊、阴茎等)以及两者的同一通道即尿道。泌尿系统功能的外在表现,中医学称为溺窍;男性生殖系统功能的外在表现,中医学称为精窍。男子以精为主,有生精、藏精、排精的功能。溺、精二窍由肾所主,但与其他脏器的生理功能亦密切相关。《素问·上古天真论》载:"肾者主水,受五脏六腑之精而藏之,故五脏盛乃能泻。"《寿世保元》曰:"精之主宰在心,精之藏制在肾。"《素问·灵兰秘典论》说:"膀胱者,州都之官,津液藏焉,气化则能出矣。"又说:"三焦者,决渎之官,水道出焉。"《素问·经脉别论》云:"饮入于胃,游溢精气,上输于脾,脾气散精,上归于肺,通调水道,下输膀胱。"由此可见,精与溺的生成和排泄均与五脏六腑有关。其功能如此,其形态(即前阴各部)亦与脏腑有关。《外科真诠》的划分为:玉茎(阴茎)属肝;马口(尿道)属小肠;阴囊属肝;肾子(附睾、睾丸)属肾;子系(精索)属肝。

一、病因病机

　　疾病的发生与发展,与人体的正气以及致病邪气有密切关系,决定于正邪的盛衰和邪正斗争的结果。泌尿、男性疾病的发生是因各种致病因素导致脏腑功能失常而引起。以下仅简述有关脏腑功能失调后所致的病理变化。

　　(一) 心

　　心为君主之官,为君火,主血脉而藏神,可直接或间接控制精室。心火亢旺,肾水不济,心肾不交,可见心悸、失眠、梦遗、阳痿。心开窍于舌,与小肠相表里,易受火邪扰动。心火亢盛，移热小肠，表现为心烦舌糜，小便短赤，发为热淋；心主血脉，如心火亢盛，灼伤血络，迫血妄行，下出阴窍，则为血淋、尿血；肾精需心火温煦，若心火下劫，肾水妄动，可出现精浊、血精等。

（二）肝

肝藏血，主疏泄，又主筋，筋得其养乃能运动有力，玉茎为宗筋所聚，若肝郁疏泄失职，筋失其养，可发生阳痿；气郁化火，肝火亢盛，灼伤肾水而使肝木失养，疏泄失司，精窍之道被阻而不能射精。肝脉络阴器，肝失疏泄，气滞血瘀，水液不行，湿热浊精阻于肝经，可致子痈、囊痈、癃闭等。

（三）脾

脾为后天之本，主运化，为气血生化之源。若脾虚不能将水谷精微输布于各脏腑器官，使其功能失调，表现在泌尿生殖方面为遗尿、遗精、阳痿、不育等。脾虚不能运化水液，水液积聚，可形成水疝；湿聚成痰，滞于阴茎，则发为阴茎痰核；蓄于膀胱，则为癃闭；湿浊阻于精窍可见白浊。脾虚不摄，水精下流，则发为尿浊；脾不统血，则为血尿。

（四）肺

肺主气，司呼吸，主宣降，为水之上源，使水道通调，下行膀胱。若肺失宣降，影响水液代谢，水道不利，可发生癃闭。肺气虚弱，不能制下，可发生小便失禁或遗尿。

（五）肾

肾藏精，主生殖，为水之下源，与膀胱相表里，开窍于二阴。肾精亏损，阴虚内热，故见遗精早泄；相火下移膀胱，发为热淋、血淋；火扰精室，发为精浊，灼伤血络发为血精、尿血；灼津为痰，聚于前阴，发为阴茎痰核或子痰；肾阳不足，精关不固，发为白浊、遗精、早泄；肾精亏虚，引起不育；阳虚宗筋痿而不用，发生阳痿；肾阳虚衰，膀胱气化失司，开合失常，引起癃闭、尿失禁等。故精、溺二窍之生理病理与肾和膀胱关系最为密切。

二、诊断方法

（一）体格检查

除一般的全身检查外，应特别注意男性生殖器的专科检查，重点是检查阴毛、阴茎、阴囊及其内容物和前列腺。检查阴毛，应观察其有无、多少和分布情况。检查阴茎，主要观察阴茎的大小、形态，有无畸形，包皮的长短，有无包皮垢和包茎，有无外伤、炎症、肿物；尿道口的位置、大小、数目，有无异位排尿口，尿道口有无分泌物、出血、血迹，尿道有无压痛、肿块、硬结等。检查阴囊，应注意阴囊大小、皮色、形状，有无水肿、血肿，有无慢性炎症、溃疡、窦道、肿物、尿外渗等情况。检查睾丸，应注意其有无、数目、大小、形状、硬度、重量、表面及活动状况、感觉有无异常。检查附睾，应注意附睾头部、体部、尾部的大小、硬度、有无结节及触痛，有无脓肿或阴囊瘘管。检查精索，应注意精索内有无肿块，有无精索静脉曲张。检查前列腺、精囊腺，应注意其大小、形态、硬度及有无触痛、结节等。

（二）实验室及其他辅助检查

根据疾病不同，有针对性地进行尿液、前列腺液、尿道分泌物、精液、生殖内分泌、肿瘤标记物等实验室检查,或进行泌尿男性生殖系统的超声、X线、计算机体层成像、磁共振成像、活组织检查,以及尿流动力学、腔内器械检查,有助于疾病的确诊。如对精液精子进行常规、免疫学、病原体检查及生化检测,可以进一步了解精子的活动力、数目、密度、存活率及其形态等情况,对确诊男性精液病变及不育有特殊意义。

三、辨证论治

泌尿男性疾病较多,证候表现有异有同。男科疾病的辨证,须熟练掌握脏腑、气血、经络等辨证,并通过四诊,收集临床表现和病因,结合化验检查结果进行归纳、分析,运用辨证的方法,掌握男科的辨证要点,明辨病性,审证求因,认清特征,详审病位,才能辨证确切,处理得当。

仅将常见证型及治法归纳于下。

1. 湿热下注证　湿热邪毒下注,蕴结二窍,变生诸疾。主要表现为尿频、尿急,茎中热痛,尿液黄赤,血淋,白浊,阴囊红肿热痛,附睾、睾丸肿痛,囊内积液,外阴多汗味骚等。治疗法则为清利湿热。溺窍异常多为膀胱湿热,用八正散、导赤散等加减;精窍异常多为脾肾湿热,用程氏萆薢分清饮加减;肝经湿热,用龙胆泻肝汤加减。

2. 气血瘀滞证　多见于病久之后,主要表现为睾丸硬结,少腹、睾丸胀痛或刺痛,排尿困难或不通,或尿有血块等。治疗法则为行气活血。气滞为主者,用橘核丸、枸橘汤加减;血瘀为主者,用代抵当丸、活血散瘀汤加减。

3. 浊痰凝结证　浊痰结于前阴,表现为附睾慢性肿块或阴茎结节,皮色不变,不痛或微痛。若浊痰化热,局部发红发热,伴有疼痛,或化脓破溃;浊痰滞于溺窍,出现排尿淋漓不畅,尿线变细;浊痰阻于精窍,可不射精。治疗法则为化痰散结。寒痰凝结者,当温阳化痰散结,用阳和汤、橘核丸、化坚二陈丸加减;浊痰化热者,当清热化痰散结,用消核丸加减;精窍痰凝者,当通窍化痰散结,用苍附导痰汤加减。

4. 肾阴不足证　肾阴不足,相火偏亢,表现为腰膝酸痛,头目眩晕,盗汗失眠,五心烦热,血精、精浊等。治疗法则为滋补肾阴,常用方剂为六味地黄丸、知柏地黄丸、大补阴丸等。

5. 肾阳虚衰证　肾阳不足,气化失司,表现为形寒肢冷,小便清长,夜尿频多,阳痿不举,精冷不育等。治疗法则为温补肾阳,常用方剂为金匮肾气丸、右归丸、济生肾气丸等。

另外,尚有脾肾两虚、中气下陷、心火炽盛、肺失宣降、寒湿凝聚、肝郁气滞、心肾不交等证,详见各节。

男科的辨治思想主要是辨证论治与辨病论治相结合,若临床无异常症、舌、脉可辨,可采用辨病论治。

(郁　超)

第二节 尿 石 症

培训目标

1. 掌握尿石症的诊断。
2. 掌握尿石症的辨证论治。
3. 掌握尿石症的总攻排石疗法。

尿石症又称泌尿系结石,包括上尿路结石(肾结石、输尿管结石)和下尿路结石(膀胱结石和尿道结石),是泌尿外科常见疾病之一(图 12-1,图 12-2)。本病属于中医"石淋"范畴。临床特点是腰腹部绞痛和血尿。本病男性多于女性,其发病率比约为 3:1。我国长江以南为多发地区。

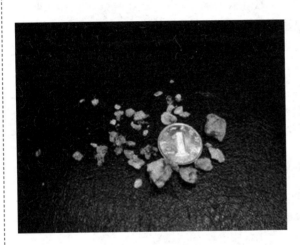

图 12-1 泌尿系结石

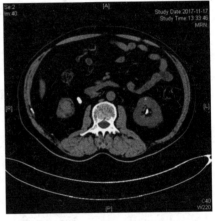

图 12-2 泌尿系影像检查

典型案例

简要病史

王某,男,47 岁,因"右侧腰痛伴血尿反复发作 3 个月"就诊。

问题一

根据上述描述,还需要了解哪些相关病史资料? 进行哪些体检? 需做哪些辅助检查?

思路

中年男性,右侧腰痛伴血尿反复发作 3 个月,考虑尿石症、阑尾炎等。为进一步明确诊断,需补充了解以下病史资料。

1. 首次发作,还是复发。

2. 伴随症状。

3. 中医十问(是否有放射痛;疼痛持续的时间;是否有排尿困难;是否有恶寒、发热;是否有自汗、盗汗;是否有口干、口苦,如有口干,饮水是否能缓解;喜温饮还是喜冷饮;胃纳、二便、夜寐等情况)。

4. 既往工作史及其他相关病史。

5. 传染病史。

6. 舌脉。

7. 相关辅助检查结果(尿常规、肝肾功能、B 超等)。

8. 体格检查(肾区叩击痛、腹部触诊等)。

完善病史

患者有 20 余年吸烟史、10 支 /d,饮酒 10 余年。3 个月前无明显诱因出现右侧腰部胀痛,持续性,活动后出现血尿并伴轻度尿急、尿频、尿痛,伴疼痛向右下腹及会阴部放射痛。专科检查:右肾区压痛(+),叩痛(+)。右输尿管走行区平脐水平,有深压痛。舌质红,苔黄腻,脉弦数。辅助检查:B 超检查提示右肾盂扩张,皮质厚度变薄,未见结石影,右输尿管上段扩张,内径 1.2~1.5cm。左肾未见明显异常。膀胱镜检查正常。右逆行造影,插管至第 5 腰椎水平受阻,注入造影剂在受阻水平有一 2.6cm×1.5cm 大小充盈缺损,上段输尿管显著扩张。肾功能示尿酸 596mmol/L,尿酸定量 1 260mg;尿常规示尿 pH 5.0,RBC 30~50 个 /HP。

问题二

请问该患者的诊断是什么?

思路

中医:尿石症(湿热蕴结)。

西医:右输尿管结石。

知识点 1

鉴别诊断
ER-12-2

诊断与鉴别诊断

本病应与胆囊炎、急性阑尾炎、妇科炎症、宫外孕等相鉴别。

问题三

请简述该患者的辨病辨证思路。

思路

患者饮食不节,嗜食辛辣肥甘醇酒之品,导致湿热内生,煎熬尿液,结为砂石;湿热蕴结,气机不利,结石梗阻,不通则痛;热伤血络,血溢脉外,下走阴窍,引起血尿;湿热蕴结膀胱,则尿频急涩痛;舌质红,苔黄腻,脉弦滑,均为湿热之象。纵观四诊,本病病位在肾与膀胱,辨病为石淋,证属湿热蕴结。

知识点 2

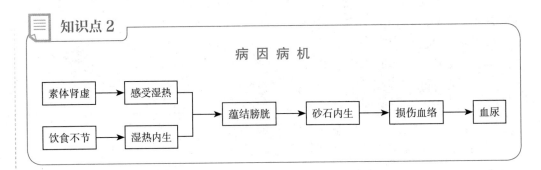

病 因 病 机

问题四

请简述该患者的治疗方案。

思路

1. 内治 清热利湿,通淋排石。方选三金排石汤加减。

2. 外治 体外震波碎石或手术治疗。

知识点 3

治 疗 方 案

本病的治疗初起宜宣通清利,日久则配合补肾活血、行气导滞之剂。结石横径小于1cm且表面光滑、无肾功能损害者,可采用中药排石或总攻排石;对于较大结石可先行体外震波或其他手术方法碎石,再配合中药治疗。

1. 内治

(1)湿热蕴结证:腰痛或小腹痛,或尿流突然中断,尿频,尿急,尿痛,小便混赤,或为血尿;口干欲饮;舌红,苔黄腻,脉弦数。治宜清热利湿,通淋排石。方选三金排石汤加减。血尿者,加大小蓟、白茅根、地榆炭等;腰部绞痛者,加川楝子、郁金、三七等。

(2)气血瘀滞证:发病急骤,腰腹胀痛或绞痛,疼痛向外阴部放射,尿频,尿急,尿黄或赤;舌暗红或有瘀斑;脉弦或弦数。治宜理气活血,通淋排石。方选金铃子散合石韦散加减。尿频急痛者,加蒲公英、半枝莲等;恶心纳差者,加苏梗、砂仁等。

(3)肾气不足证:结石日久,留滞不去,腰部胀痛,时发时止,遇劳加重,疲乏无力,尿少或频数不爽;或面部轻度浮肿;舌淡苔薄,脉细无力。治宜补肾益气,通淋排石。方选济生肾气丸加减。乏力明显者,加黄芪、党参等;有血瘀者,丹参、穿山甲、土鳖虫等。

2. 总攻疗法

(1)适应证:结石横径 <1cm,表面光滑;双肾功能基本正常;无明显尿路狭窄或畸形。

（2）方法

时间	方法
7:00	排石中药煎 300ml,口服
7:30	氢氯噻嗪 50mg,口服
8:30	饮水 500~1 000ml
9:00	饮水 500~1 000ml
9:30	排石中药煎 300ml,口服
10:30	阿托品 0.5mg,肌内注射
10:40	针刺肾俞、膀胱俞(肾盂、输尿管中上段结石);或肾俞、水道(输尿管下段结石);或关元、三阴交(膀胱、尿道结石)。先弱刺激,后强刺激,共 20 分钟
11:00	跳跃(可结合排石操)

　　总攻疗法以 6~7 次为 1 个疗程,隔天 1 次。总攻疗法治疗后,结石下移或排而未净者,休息 2 周可继续进行下一个疗程,一般不超过 2 个疗程。多次使用氢氯噻嗪等利尿药进行总攻疗法时,要口服补钾,以防低血钾。

　　3. 其他疗法　根据病情选择使用体外震波碎石或手术治疗。

临证要点

　　1. 每天饮水量宜 2 000~3 000ml。若能饮用磁化水则更为理想,且饮水宜分多次进行。

　　2. 应调节饮食,合理进蛋白质饮食,有助于上尿路结石的预防。痛风患者应少食动物内脏、肥甘之品。菠菜、豆腐、竹笋、苋菜之类不宜进食太多。

　　3. 本病应及时治疗尿路感染,解除尿路梗阻。

诊疗流程图

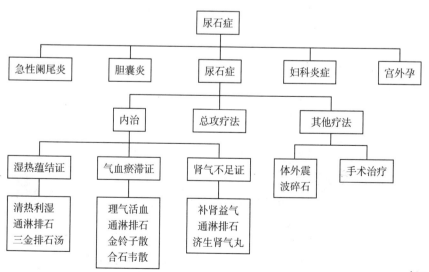

名中医经验
ER-12-3

研究进展
ER-12-4

（郁　超）

第三节 子 痛

> **培训目标**
>
> 1. 熟悉子痛的病因病机。
> 2. 掌握子痛的诊断、鉴别诊断。
> 3. 掌握子痛的辨证论治及常用外治法。

子痛是指睾丸及附睾的化脓性感染。临证中分急性子痛与慢性子痛,其临床特点是以一侧或两侧睾丸或附睾肿胀疼痛为主。急性子痛疼痛剧烈,甚或痛引少腹、腰部;慢性子痛偶觉睾丸不适、隐痛或伴坠胀。本病相当于西医学的急慢性附睾炎或睾丸炎。

典型案例

简要病史

刘某,男,38 岁,工人。因"左侧睾丸肿痛 1 天"就诊。

问题一

为进一步明确诊断,需补充完善哪些相关病史?

思路

男性,睾丸肿痛 1 天就诊,首先考虑的诊断是睾丸炎、附睾炎或睾丸附睾合并炎症、子岩、子痰等。为进一步明确诊断,制订治疗方案,需补充了解以下病史资料。

1. 首次发作,还是复发。
2. 伴随症状(疼痛有无牵涉痛、阴囊皮肤状况等)。
3. 中医十问(是否有阴囊坠胀疼痛,痛引下腹部;尿道口有无分泌物;有无发热、恶寒;是否有头痛、口干、口苦;胃纳、二便、夜寐等情况)。
4. 既往个人生活史及其他相关病史。
5. 传染病史。
6. 患者目前的外生殖器情况。
7. 舌脉。
8. 相关辅助检查结果。

完善病史

患者于 3 天前大量进食辛辣之品、饮酒,昨日突发左侧阴囊红肿发热并迅速肿大,睾丸部位疼痛剧烈,向左侧腹股沟放射,痛引同侧腹部及腰部。伴寒战高热,体温 38.2℃,头痛不寐,口苦口渴,小便赤涩,大便干结。专科检查:阴囊肿大,皮肤潮红,睾丸大小正常,附睾明显肿大,与睾丸融合,分界不清,触之剧痛,向同侧上方放射。舌质红,舌苔黄腻,脉弦滑数。辅助检查:血常规示白细胞计数 $15×10^9$/L,中性粒细胞计数升高及核左移。尿常规示白细胞数 20~30 个/HP,脓细胞多。同时做分泌物和尿液细菌培养加药敏试验。彩超检查见附睾肿大,以附睾尾明显,血流信号增多,回声不均匀。既往嗜食辛辣醇酒,有慢性前列腺炎病史。

问题二

请问该患者的诊断是什么?

思路

中医:子痈(湿热下注)。

西医:急性附睾炎。

知识点 1

鉴别诊断
ER-12-6

诊断与鉴别诊断

本病应当与睾丸扭转、卵子瘟、子痰、囊痈、子岩、精液囊肿、嵌顿性腹股沟斜疝等相鉴别。

问题三

请简述该患者的辨病辨证思路。

思路

成年男性,嗜食辛辣,湿热内蕴,循肝经下注下焦,郁阻肝络,故附睾肿痛、阴囊皮肤潮红;气机不畅,故疼痛牵引腹股沟及下腹部;正邪交争,故寒战高热;湿热下注,膀胱受扰,热盛伤津,则小便赤涩、口苦口渴、大便干结;舌红,苔黄腻,脉弦滑数,乃湿热下注之象。

知识点 2

病 因 病 机

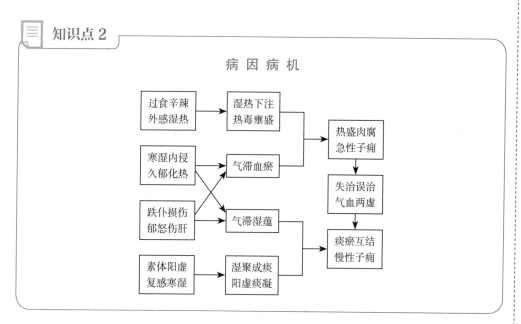

问题四

请简述该患者的治疗方案。

思路
1. 内治 清热利湿,消肿止痛。方选龙胆泻肝汤加减。
2. 外治 玉露散或金黄散,水调匀,冷敷。

知识点 3

治 疗 方 案

宜采用分期辨证,内外结合的综合治疗方案。急性期宜清利湿热,解毒消痈;已化脓者,宜清热解毒,托毒排脓;慢性期宜调补肝肾,行气化痰,活血散结;已溃脓液清稀者,宜补益气血,托毒排脓。成脓期应及时切开引流,合用去腐生肌药,以促进创面早日愈合。

1. 内治

(1)湿热下注证:阴囊突作胀痛,迅速肿大,睾丸或附睾焮热疼痛,疼痛放射至会阴部、小腹部、腰部,局部触痛明显;伴恶寒发热,口苦口渴,小便赤涩,大便干结;舌红,苔黄腻,脉滑数。治宜清热利湿,消肿止痛。方选龙胆泻肝汤加减。

(2)热毒壅盛证:为成脓期,睾丸或附睾疼痛较甚,伴高热,阴囊肿胀不减,皮肤焮红光亮,查附睾肿硬,与皮肤粘连,出现波动感,舌红苔黄腻,脉数或洪数。治宜清热解毒,活血透脓。方选仙方活命饮加减。

(3)热伤气阴证:脓成穿溃或切开排脓后,脓色黄稠,睾丸肿痛减轻,热退或尚有微热,或脓液清稀,身困乏力,疮口不收。舌质红,苔黄腻或少苔,脉滑数。治宜益气养阴,清热除湿。方选滋阴除湿汤加减。

(4)气滞血瘀证:为急性期后或慢性期,病程缓慢,附睾硬结不消,微痛或不痛,伴有睾丸坠胀不适,舌暗,苔白,脉弦涩。治宜疏肝行气,活血散结。方选少腹逐瘀汤加减。

(5)气血两虚证:睾丸或附睾疼痛,失治、误治,溃后脓液清稀,伴头晕乏力,面色无华,舌淡,苔薄白,脉细弱。治宜补益气血,兼以透脓。方选八珍汤加减。

(6)痰瘀互结证:多见于慢性子痈,起病缓慢,阴囊坠胀,睾丸附睾肿大,胀痛或隐痛,或牵引少腹不适,也可由急性期未治愈转化而来,舌淡,苔薄白或有瘀点,脉细或细涩。治宜行气活血,化痰散结。方选枸橘汤加减。

(7)阳虚痰凝证:为慢性期,附睾硬结日久不散,阴囊坠胀隐痛,潮湿发凉,形寒肢冷,舌质淡润,苔白腻或白腻,脉弦细或沉弦。治宜温经散寒,化湿通络。方选暖肝煎加减。

2. 外治 外治初用金黄膏外敷;溃后用二八丹或九一丹药线引流,以金黄膏盖贴;脓尽用生肌散,红油膏盖贴。慢性期冲和膏外敷。针灸治疗可取急脉、横骨、三阴交、行间、蠡沟等穴位,急性期用泻法,慢性期可用灸法或平补平泻法。

3. 抗生素治疗 急性子痈早期主张做细菌培养加药敏试验,选择敏感抗生素,在取得药敏结果报告前凭经验使用。常用的抗生素有头孢类、大环内酯类和喹诺酮类。

4. 手术 对于化脓性附睾或睾丸炎脓肿形成者,可选择脓肿切开引流术。对少数出现睾丸坏死者可行睾丸切除术。

临证要点

1. 临证应详细询问病史及发病过程,明确阴囊疼痛的性质,并与睾丸扭转、卵子瘟、子痰、囊痈、子岩、斜疝嵌顿等相鉴别。

2. 仔细观察睾丸附睾疼痛症状,结合舌脉及患者全身症状,选择合适的内治方药和外治方法。

3. 急性子痈早期应做细菌培养加药敏试验,在取得药敏结果报告前凭经验使用抗生素。适当使用糖皮质激素,可防止组织水肿对睾丸动脉压迫造成的睾丸坏死。

4. 患病后宜卧床休息,早期可用冰袋冷敷。将阴囊托起,避免性生活。饮食清淡,忌烟酒,禁辛辣。

名中医经验
ER-12-7

研究进展
ER-12-8

诊疗流程图

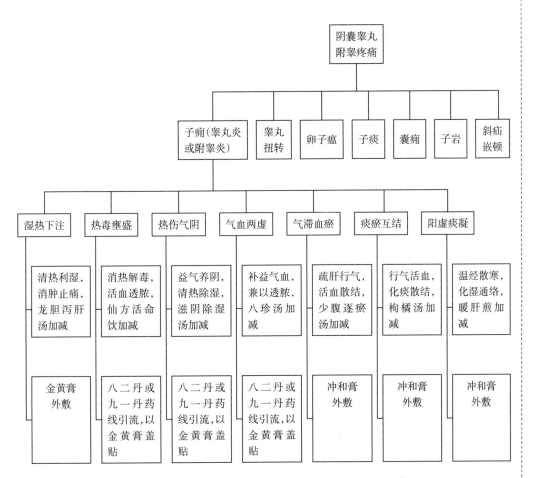

（袁少英）

第四节 子 痰

1. 掌握子痰的诊断
2. 掌握子痰的辨证论治。

子痰是发于肾子的疮痨性疾病,属于西医学附睾结核范畴。其临床特点是附睾有慢性硬节,逐渐增大,形成脓肿,溃破后脓液稀薄如痰。

典型案例

简要病史

高某,男,32 岁。因"发现右侧睾丸硬节伴坠胀 6 个月余"就诊。

问题一

根据上述描述,还需要了解哪些相关病史资料? 进行哪些体检? 需做哪些辅助检查?

思路

青年男性,发现右侧睾丸硬节伴坠胀 6 个月余,应考虑的诊断是子痰、慢性子痈等。为进一步明确诊断,需补充了解以下病史资料。

1. 首次发作,还是复发。
2. 伴随症状。
3. 中医十问(是否有疼痛;硬结大小有无改变;是否有恶寒、发热;是否有自汗、盗汗;是否有口干、口苦,如有口干,饮水是否能缓解;喜温饮还是喜冷饮;胃纳、二便、夜寐等情况)。
4. 既往工作史及其他相关病史。
5. 传染病、结核病病史。
6. 舌脉。
7. 相关辅助检查结果(尿常规、精液常规等)。

完善病史

患者曾患肺结核 3 年余,经服异烟肼(雷米封)、乙胺丁醇等抗结核药年余而愈。近半年来,患者出现右侧睾丸硬节伴坠胀,牵及右侧腹股沟内侧酸胀。专科检查:左侧睾丸、附睾无异常;右侧睾丸稍大,右侧附睾尾部可触及结节,大小不等;输精管增粗,有串珠样结节,压痛不明显。舌苔薄,脉滑。辅助检查:尿液沉渣涂片、结核菌培养阳性。精液常规检查:精液量减少,精子总数及活动力明显降低。

问题二

请问该患者的诊断是什么?

思路

中医:子痰(浊痰凝结证)。

西医:右侧附睾结核。

知识点 1

鉴别诊断
LR-12-10

诊断与鉴别诊断

本病应与慢性子痈、精液囊肿等相鉴别。

问题三

请简述该患者的辨病辨证思路。

思路

患者既往有肺痨病史,肝肾亏虚,脉络空虚,浊痰乘虚下注,结于肾子。结合舌脉,证属浊痰凝结证。

知识点 2

病 因 病 机

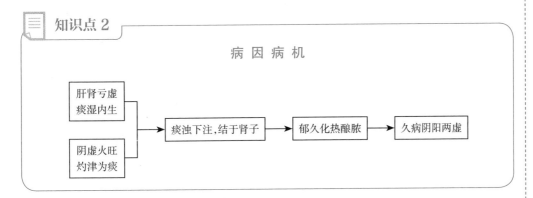

问题四

请简述该患者的治疗方案。

思路

1. 内治 温经通络,化痰散结。方选阳和汤加减。

2. 外治 宜消肿散结,外敷冲和膏。

知识点 3

治 疗 方 案

本病在辨证论治的同时,应予西药抗结核治疗6个月以上。

1. 内治

(1)浊痰凝结证:见于初起硬结期。肾子处酸胀不适,附睾硬结,子系呈串珠状肿硬;无明显全身症状;苔薄,脉滑。治宜温经通络,化痰散结。方选阳和汤配合服用小金丹加减。红肿发热者,加蒲公英、连翘;阴囊潮湿者,加泽泻、牛膝等。

(2)阴虚内热证:见于中期成脓期。病程日久,肾子硬结逐渐增大并与阴囊皮肤粘连,阴囊红肿疼痛,触之可有应指感,伴低热、盗汗、倦怠;舌红,少苔,脉细数。治宜养阴清热,除湿化痰,佐以透脓解毒。方选滋阴除湿汤合透脓散加减。肿块坚硬如石者,加丝瓜络、香附子;阴虚潮热甚者,加龟甲、青蒿等。

（3）气血两亏证:见于后期溃脓期。脓肿破溃,脓液稀薄,夹有败絮样物质,疮口凹陷,形成瘘管,反复发作,经久不愈,虚热不退,面色无华,腰膝酸软;舌淡,苔白,脉沉细无力。治宜益气养血,化痰消肿。方选十全大补汤加减,兼服小金丹。腰膝冷痛者,加仙茅、麻黄;尿频、尿浊者,加石韦、草薢等。

2. 外治　未成脓者,宜消肿散结,外敷冲和膏。已成脓者,及时切开引流。窦道形成者,选用腐蚀平胬药制成药线或药条外用。

3. 其他疗法　宜同时配合应用西药抗结核治疗。

临证要点

1. 重视结核病的预防与调护。

2. 加强锻炼,注意饮食营养,提高机体抗病能力。

诊疗流程图

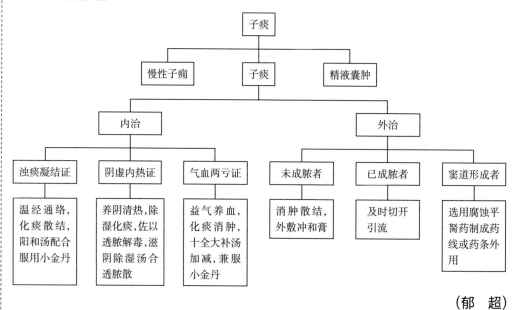

（郁　超）

第五节　精　　浊

培训目标

1. 掌握精浊的病因病机。

2. 掌握精浊的临床特点。

3. 掌握精浊的诊断与鉴别诊断。

4. 掌握精浊的治疗原则。

精浊又称白浊、白淫、淋浊，相当于西医的前列腺炎。临床上表现为尿频、尿急、尿痛，偶见尿道溢出少量乳白色液体，伴有会阴、腰骶、小腹、腹股沟等部位疼痛不适，部分可见性功能障碍及抑郁焦虑等症状。临床有急性和慢性、有菌性和无菌性、特异性和非特异性的区别，其中以慢性无菌性非特异性前列腺炎最为多见，其特点是发病缓慢、病情顽固、缠绵难愈。本节以慢性无菌性非特异性前列腺炎为例展开论述。

概述

典型病例

简要病史

董某，男，44岁。近1个月因"会阴坠痛不适，小便短赤"前来就诊。

问题一

根据上述描述，还需要了解哪些相关病史资料？

思路

中年男性，近1个月会阴坠痛不适，小便短赤，首先考虑的诊断为前列腺炎。为进一步明确诊断，需补充了解以下病史资料。

1. 首次发作，还是复发。

2. 伴随症状。

3. 中医十问（腰骶部、腹股沟等处是否也坠痛不适；是否有性功能障碍；是否有头晕耳鸣、失眠多梦、腰酸乏力等症状；是否有恶寒、发热；是否有自汗、盗汗；是否有口干、口苦，如有口干，饮水是否能缓解；喜温饮还是喜冷饮；胃纳、二便、夜寐等情况）。

4. 既往工作史及其他相关病史。

5. 传染病史。

6. 舌脉。

7. 相关辅助检查结果。

完善病史

患者患慢性前列腺炎3个月，用中西医治疗未效，近1个月来症状加重，每日午后发热。初诊，面色潮红，唇干，舌红苔少而干，脉细数。肛门指诊：前列腺大小正常，无压痛。前列腺液分析：白细胞数30~50个/HP；前列腺液细菌培养阴性。

问题二

请问该患者的诊断是什么？

思路

中医：精浊（阴虚火旺）。

西医：慢性非细菌性前列腺炎。

鉴别诊断

知识点1

诊断与鉴别诊断

本病应当与子痈（附睾炎）、前列腺增生、精囊炎相鉴别。

问题三

请简述该患者的辨病辨证思路。

思路

患者肾阴不足,虚火上炎,湿热蕴结下焦,则小便短赤;病邪阻滞经络,则会阴部坠胀不适;面色潮红,唇干口干,乃阴虚耗津、相火上扰所致。

知识点 2

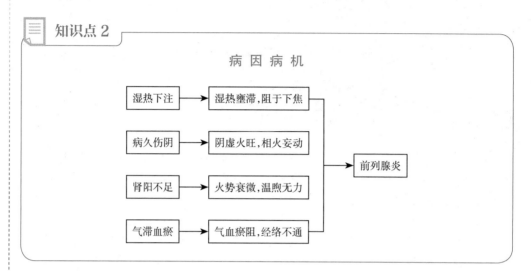

病 因 病 机

```
湿热下注 ──→ 湿热壅滞,阻于下焦 ─┐
病久伤阴 ──→ 阴虚火旺,相火妄动  ├─→ 前列腺炎
肾阳不足 ──→ 火势衰微,温煦无力  │
气滞血瘀 ──→ 气血瘀阻,经络不通 ─┘
```

问题四

请简述该患者的治疗方案。

思路

1. 内治　滋阴降火。方选知柏地黄汤加减。

2. 外治　可采用坐浴、针灸、肛门内给药等治疗。

知识点 3

治 疗 方 案

本病临床辨证论治,应抓住肾虚(本)、湿热(标)、瘀滞(变)3 个基本病理环节,分清主次,权衡用药。

1. 内治

(1) 湿热蕴结证:尿频,尿急,尿痛,尿道灼热刺痒,排尿终末或大便时偶有白浊,小便黄赤,会阴、腰骶、睾丸、少腹坠胀疼痛;伴全身发热,大便干燥;舌红,苔黄或黄腻,脉滑数。治宜清热利湿。方选八正散加减。小腹胀者,加川楝子、枳壳;小腹痛甚者,加延胡索、青皮等。

(2) 阴虚火旺证:排尿或大便时偶有白浊,尿道不适,遗精或血精;伴腰膝酸软,五心烦热,失眠多梦,口燥咽干;舌红少苔,脉细数。治宜滋阴降火。方选知柏地黄汤加减。腰痛者,加怀牛膝、杜仲;失眠者,加酸枣仁、龙骨等;五心热甚者,加青蒿、鳖甲等。

(3) 肾阳虚损证:排尿淋漓,少腹、阴囊发凉,甚则阳事不兴,勃起不坚;伴形寒肢冷,腰膝酸痛,小便频数而清;舌淡胖,苔薄白,脉沉细。治宜补肾助阳。方选济生肾气丸加减。畏寒肢冷者,加淫羊藿、桂枝;乏力肢倦,脾虚明显者,加黄芪、炒白术等。

(4) 气滞血瘀证:病程较长,少腹、会阴、腰骶部坠胀疼痛,尿不净;舌质暗或有瘀斑,苔白或薄黄,脉弦或沉涩。治宜活血祛瘀,行气止痛。方选前列腺汤加减。小腹胀者,加乌药、枳壳;尿后淋漓不尽者,加泽泻、茯苓、王不留行等。

2. 外治

(1) 坐浴:朴硝 30g、野菊花 15g、黄柏 20g、丹参 20g,煎汤坐浴,温度不宜超过 45℃,每晚 1 次,每次 15 分钟左右。未生育者不宜坐浴。

(2) 肛门内用药:野菊花栓、吲哚美辛栓塞入肛门内 3~4cm,每次 1 枚,每日 1~2 次。

(3) 保留灌肠:应用解毒活血、行气止痛中药浓煎 50ml 左右,微冷后(约 42℃)保留灌肠,每日 1 次。适用于湿热蕴结或气滞血瘀证。

3. 其他疗法

(1) 针灸:穴位可选用气海、关元、中极、肾俞、命门穴、三阴交、足三里等。

(2) 热敏灸:选用艾条在少腹、腰部试探查找热敏穴位,如阿是穴、腰阳关、八髎等,在热敏穴位处施灸,可固定灸或回旋灸,每处约 10~15 分钟,灸至热敏量饱和为止,每日 1 次,7~10 天为 1 个疗程。

名中医经验
ER-12-15

研究进展
ER-12-16

临证要点

1. 饮食宜清淡,戒酒,忌食辛辣刺激性食物,忌食肥甘油腻之品。
2. 可制订有规律的生活作息计划,注意生活起居,养成良好的生活习惯。
3. 饮水量适当,不憋尿,以保持尿路通畅,有利于前列腺分泌物的排出。
4. 避免久坐,避免长时间骑自行车。
5. 防止过分疲劳,预防感冒,以防抵抗力下降。
6. 性生活适度,减少性冲动,避免频繁性兴奋,减少前列腺充血的可能。

诊疗流程图

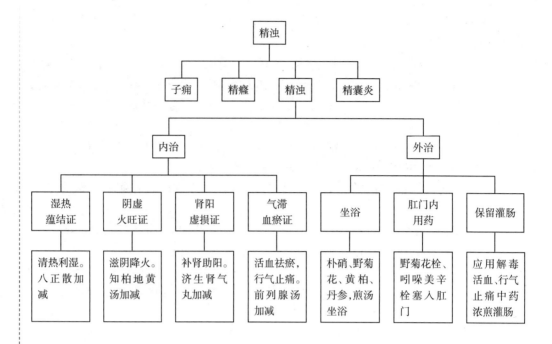

（郁　超）

第六节　精　癃

培训目标

1. 掌握精癃的病因病机。
2. 掌握精癃的临床特点。
3. 掌握精癃的诊断与鉴别诊断。
4. 掌握精癃的治疗原则。

古代文献中
的病名来源
图12-17

精癃是中老年男性常见病之一。其临床特点是尿频,夜尿次数增多,排尿困难。严重者可发生尿潴留或尿失禁,甚至出现肾功能受损。本病相当于西医的前列腺增生。

典型案例

简要病史

邓某,男,56岁。因"尿频,夜尿次数增多,排尿困难1年"就诊。

问题一

根据上述描述,还需要了解哪些相关病史资料？进行哪些体检？需做哪些辅助检查？

思路

中年男性,尿频,夜尿次数增多,排尿困难1年,应考虑的诊断是前列腺增生、前列腺炎等。为进一步明确诊断,需补充了解以下病史资料。

1. 首次发作,还是复发。

2. 伴随症状。

3. 中医十问(加重、减轻的因素;每次排尿量;是否有尿不尽感;是否有恶寒、发热;是否有自汗、盗汗;是否有口干、口苦,如有口干,饮水是否能缓解;喜温饮还是喜冷饮;胃纳、二便、夜寐等情况)。

4. 既往工作史及其他相关病史。

5. 传染病史。

6. 舌脉。

7. 相关辅助检查结果[B超、CT、膀胱尿道造影、膀胱镜及尿流动力学、血清前列腺特异抗原(PSA)、前列腺体积、最大尿流率、残余尿量等]。

8. 体格检查(直肠指检等)。

完善病史

患者既往有长期久坐工作史,1年前无明显诱因逐渐出现排尿困难,夜尿次数增多,尿频、尿急、尿灼热感,伴肉眼血尿,时有下腹部胀痛,大便干燥,口苦口干,无发热畏寒,无腰部疼痛。专科检查:肛门指诊示前列腺稍大,表面光滑,中等硬度而富有弹性,中央沟变浅。舌质红,苔黄腻,脉滑数。辅助检查:B超检查提示前列腺增生,排尿后测残余尿量约10ml。尿常规示隐血(++),红细胞数27个/HP。

问题二

请问该患者的诊断是什么?

思路

中医:精癃(湿热下注)。

西医:前列腺增生。

知识点1

诊断与鉴别诊断

本病应与前列腺癌、神经源性膀胱功能障碍等相鉴别。

鉴别诊断
ER-12-18

问题三

请简述该患者的辨病辨证思路。

思路

患者年老体衰,肾气亏虚,命门火衰,气化无力,故感小便不适,排出无力。动则耗气,肾阳虚衰,肾气不足,气虚不能行血,肾阳衰微,命火不足,三焦气化无权,致水湿潴留,水湿内停,郁而化热,致湿热下注,蕴结不散,瘀阻于下焦,膀胱气化失调,故发为本病。舌质红,苔黄腻,脉滑数均为湿热下注之象。纵观四诊,本病辨病为精癃,证属湿热下注。

知识点 2

病 因 病 机

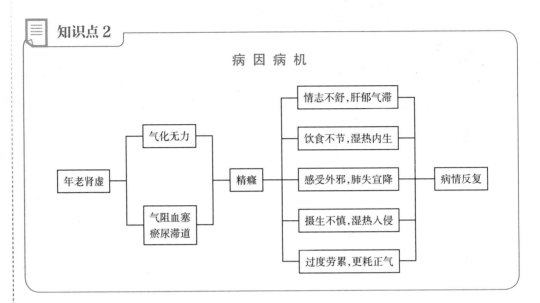

问题四

请简述该患者的治疗方案。

思路

1. 内治 清热利湿,消癃通闭。方选八正散加减。

2. 外治

(1) 脐疗法:甘遂 9g、冰片 6g,研极细末,加适量面粉,用温水调成糊状,外敷于脐下中极穴上。

(2) 灌肠法:大黄 15g,泽兰、白芷各 10g,肉桂 6g,煎汤 150ml,每日保留灌肠 1 次。

知识点 3

治 疗 方 案

本病的中医治疗应以通为用,且温肾益气、活血利尿是其基本治疗法则。出现并发症时应采用中西医综合疗法。

1. 内治

(1) 湿热下注证:小便频数黄赤,尿道灼热或涩痛,排尿不畅,甚或点滴不通,小腹胀满;或大便干燥,口苦口黏;舌暗红,苔黄腻,脉滑数或弦数。治宜清热利湿,消癃通闭。方选八正散加减。苔黄厚而腻,加佩兰、蚕砂、厚朴;小便带血,加小蓟、白茅根。

(2) 脾肾气虚证:尿频,滴沥不畅,尿线细,甚或夜间遗尿或尿闭不通;神疲乏力,纳谷不香,面色无华,便溏脱肛;舌淡,苔白,脉细无力。治宜补脾益气,温肾利尿。方选补中益气汤加减。气阴两虚,合六味地黄丸。

（3）气滞血瘀证：小便不畅,尿线变细或点滴而下,或尿道涩痛,闭塞不通,或小腹胀满隐痛,偶有血尿;舌质暗或有瘀点瘀斑,苔白或薄黄,脉弦或涩。治宜行气活血,通窍利尿。方选沉香散加减。血尿者,酌加大蓟、小蓟、三七;瘀甚者,可加穿山甲、蜣螂虫。

（4）肾阴亏虚证：小便频数不爽,尿少热赤,或闭塞不通;头晕耳鸣,腰膝酸软,五心烦热,大便秘结;舌红少津,苔少或黄,脉细数。治宜滋补肾阴,通窍利尿。方选知柏地黄丸加减。口干渴,加天花粉、麦冬;夜寐盗汗,加龟甲、鳖甲。

（5）肾阳不足证：小便频数,夜间尤甚,尿线变细,余沥不尽,尿程缩短,或点滴不爽,甚则尿闭不通;精神萎靡,面色无华,畏寒肢冷;舌质淡润,苔薄白,脉沉细。治宜温补肾阳,通窍利尿。方选济生肾气丸加减。面色黧黑,足冷且肿,小便不利,加鹿角霜、淫羊藿;伴脾虚失运,纳差倦怠,加党参、砂仁、白术;病势重,尿闭便秘,加大黄;泛恶呕吐,加姜半夏、姜汁炒黄连。

（6）肺热气壅证：小便不利或点滴不通。复因外感,兼见咳嗽喘促,咽干口燥,烦渴欲饮。舌红,苔薄白,脉滑数。治宜清热宣肺,通利膀胱。方选黄芩清肺饮加减。咳嗽有痰,加法夏、浙贝母;咽喉疼痛,加板蓝根、土贝母;口干汗出,加石膏、知母。

2. 外治 多为急则治标之法,必要时可行导尿术。

（1）脐疗法：取独头蒜1个、生栀子3枚、盐少许,捣烂如泥敷脐部;或以葱白适量捣烂如泥,加少许麝香和匀敷脐部,外用胶布固定;或以食盐250g炒热,布包熨脐腹部,冷后再炒再熨。

（2）灌肠法：大黄15g,泽兰、白芷各10g,肉桂6g,煎水150ml,每日保留灌肠1次。

3. 其他疗法

（1）手术疗法：当精癃导致以下并发症时,建议采取外科手术治疗：①反复尿潴留;②反复尿血,5-α还原酶抑制剂治疗无效;③反复泌尿系感染;④膀胱结石;⑤继发性上尿路积水。经典的手术方式有经尿道前列腺切除术（TURP）、开放性前列腺摘除术,目前TURP仍是前列腺增生治疗的"金标准"。

（2）西药治疗：常用的有α-受体阻滞剂（如坦索罗辛、多沙唑嗪等）、5α-还原酶抑制剂（非那雄胺等）、植物制剂（如普适泰等）。

（3）物理疗法：如微波、射频、激光等。

（4）针灸疗法：主要用于尿潴留患者,可针刺中极、归来、三阴交、膀胱俞、足三里等穴,强刺激,反复捻转提插;体虚者灸气海、关元、水道等穴。

临证要点

1. 保持心情舒畅,切忌悲观、忧思恼怒,避免因情志因素导致病情加重。避免久坐及过度憋尿,防止引起泌尿系感染及形成膀胱结石。

2. 饮食宜清淡,戒烟、忌酒,忌食辛辣等刺激性食物。可服食坚果类食物,如选用南瓜子、葵花子等,每日食用,数量不拘。多吃富含纤维食物,保持大便通畅。

3. 坚持适当体育活动,增强体质,抗御外邪。气候变冷时,注意保暖,避免感冒;尤其是注意下半身、会阴部保暖。

诊疗流程图

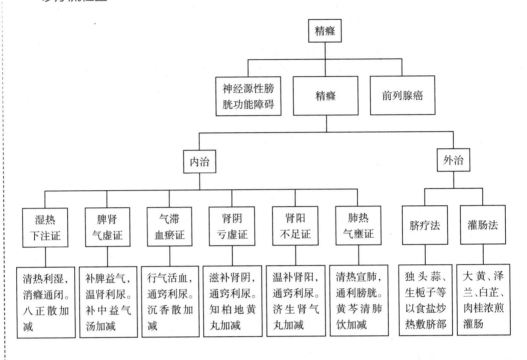

（郁 超）

第七节 囊 痈

> 培训目标
>
> 1. 熟悉囊痈的病因病机。
> 2. 掌握囊痈的诊断、鉴别诊断。
> 3. 掌握囊痈的辨证论治及常用外治法。

囊痈是发生于阴囊的皮肤、肉膜广泛的弥漫性化脓性炎症,又称"肾囊痈""阴囊毒""肾阴发""外肾痈"等。其临床特点是起病急骤,阴囊局部红肿热痛,皮紫光亮,肿大如瓢,甚至化脓,寒热交作等。本病相当于西医学的阴囊蜂窝织炎,严重者可并发阴囊坏疽、转移性脓疡及败血症。

典型案例

简要病史

彭某,男,27岁。主诉突发右侧阴囊红肿疼痛3天,伴局部灼热感,阴囊肿大迅速,大如拳状。3天前过食辛辣刺激物。

问题一

为进一步明确诊断,需补充完善哪些相关病史?

思路

青年男性,3 天前因过食辛辣刺激物,突发右侧阴囊部红肿疼痛,伴局部灼热感,首先考虑的诊断是囊痈、子痈、卵子瘟、子岩、睾丸扭转等等。为进一步明确诊断,鉴别不同病症以制订治疗方案,需补充了解以下病史资料。

1. 首次发作,还是复发。

2. 伴随症状。

3. 中医十问(是否有发热、恶寒;是否有头痛、口干、口苦,胃纳、二便、夜寐等情况)。

4. 既往工作史及其他相关病史。

5. 传染病史。

6. 患者目前阴囊皮肤与睾丸、附睾情况。

7. 舌脉。

8. 相关辅助检查结果。

完善病史

患者 3 天前过食辛辣刺激物,随后突发右侧阴囊红肿疼痛,伴局部灼热感,阴囊肿大迅速,大如拳状。伴寒战高热,体温 38.6℃,头痛不寐,口苦口渴,便赤便干。专科检查:右侧阴囊部红肿,皮紧光亮,未见溃疡渗液,疼痛拒按,未见波动感,睾丸、附睾无肿大,质地中等,分界清楚。舌红,舌黄腻,脉弦数。辅助检查:血常规示白细胞计数 $12.5×10^9/L$,中性粒细胞计数 $10.09×10^9/L$,中性粒细胞百分比 80.71%。彩超检查见睾丸附睾大小正常,回声均匀,未见液性暗区。否认有外伤史、冶游史。

问题二

请问该患者的诊断是什么?

思路

中医:囊痈(湿热下注)。

西医:急性阴囊蜂窝织炎。

知识点 1

诊断与鉴别诊断

本病应当与子痈、卵子瘟、阴囊丹毒、囊脱、肾囊风、血疝、子岩、睾丸扭转等相鉴别。

鉴别诊断

ER-12-22

问题三

请简述该患者的辨病辨证思路。

思路

因过食辛辣刺激物,中焦积热,湿热内生,湿热毒邪下注于肝肾之络,致使阴囊部气血壅滞,乃成痈肿。结合舌脉,证属湿热下注证。

知识点2

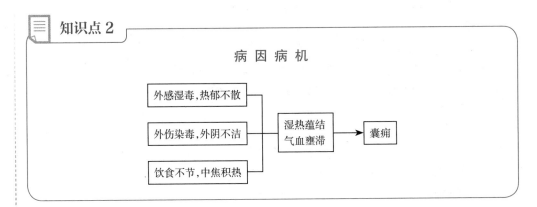

病 因 病 机

问题四

请简述该患者的治疗方案。

思路

1. 内治 清热利湿,解毒消肿。方用龙胆泻肝汤加减。

2. 外治 金黄散或双柏散凉水加麻油调糊冷敷。同时注意休息及阴囊部位局部垫高。

知识点3

治 疗 方 案

宜采用分期辨证,内外结合的综合治疗方案。囊痈初期,多为湿热下注之证,属实证,治则总为清热解毒,利湿消肿;中期热毒蕴盛,脓毒形成,热胜肉腐,则需清热和营,托毒透脓。后期痈破脓溃,毒随脓泄,余毒未清,正虚邪恋,宜扶正祛邪共用。

1. 内治

(1) 湿热下注证:阴囊红肿,皮肤光亮,焮热疼痛,寒热交作,口干饮冷,小便赤涩,舌红,苔薄黄腻或黄腻,脉数。治宜清热利湿,解毒消肿。方选龙胆泻肝汤加减。

(2) 热毒炽盛证:阴囊焮热、皮薄光亮、疼痛难忍,按之软化而波动,寒战壮热,口干饮冷,小便短赤,大便干结,苔黄、舌红,脉洪数或弦数。治宜清热和营,托毒透脓。方选清瘟败毒饮加减。

(3) 阴虚湿热证:痈肿溃脓,黄白质稠,肿痛俱减,疮口新肉渐生;口干潮热,自汗盗汗,舌红少津,苔少,脉细数。治宜养阴生肌,除湿清热。方选滋阴除湿汤加减。

(4) 气血两虚证:流脓稀薄,腐肉红赤,疮周红肿不减,久不收口,面色无华,神疲肢倦,纳呆便溏,舌淡,苔薄白,脉沉细。治宜益气养血,托里生肌。方选人参养荣汤加减。

2. 外治

(1) 未成脓者,用玉露膏、金黄膏或双柏散凉水加麻油调糊冷敷,日换 1 次,可用"丁"字带托起阴囊;若红肿范围较大,用三黄汤(大黄、黄柏、黄芩)煎汤冷湿敷,频换敷料,保持冷湿,以消肿止痛。

(2) 已成脓者,应及时切开以提脓祛腐,必要时采取多个切口,防止出现袋脓现象,用八二丹或九一丹药线引流,创面以金黄膏盖贴。注意避免损伤鞘膜与睾丸。

(3) 若脓水已尽,宜生肌收口,用生肌散、红油膏盖贴。

3. 西药治疗　按照细菌培养结果,使用敏感抗生素治疗,以防向阴囊坏疽发展。必要时采取全身治疗措施,包括给予止痛药、退热药。

临证要点

1. 临证应详细询问病史及发病过程,明确阴囊疼痛的性质,并与子痈、卵子瘟、阴囊丹毒、囊脱、肾囊风、血疝、子岩、睾丸扭转等相鉴别。

2. 内治应遵循阴虚湿热这条主线,各阶段均可适当加入活血之品。

3. 仔细观察阴囊皮肤,结合舌脉及患者全身症状,选择合适的内治方药和外治方法。

4. 换药要勤,注意保护皮肤,注意无菌操作,每日 1 次,可用"丁"字带托起阴囊。

5. 若出现中毒症状,应及时采取中西医结合处理,以防止炎症往坏疽的方向发展。

诊疗流程图

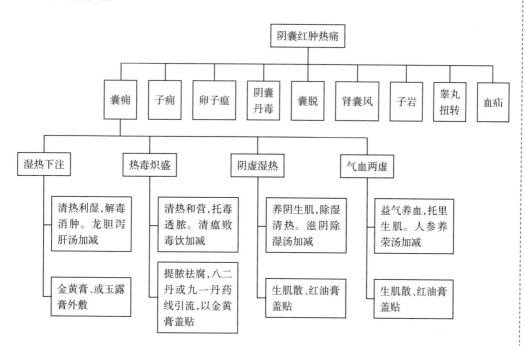

(袁少英)

第八节 水 疝

培训目标

1. 熟悉水疝的病因病机。
2. 掌握水疝的诊断、鉴别诊断。
3. 掌握水疝的辨证论治及常用外治法。

水疝是指男性阴囊内积聚的液体超过正常量而形成的病变,又称"水癫"。其临床特点是阴囊一侧或双侧肿大,不红不热、状若水晶。本病相当于西医学的鞘膜积液,可分为原发性与继发性。原发性鞘膜积液多无明显诱因,部分为先天发育缺陷;继发者常为睾丸或附睾的炎症、局部手术或外伤、肿瘤或丝虫病等。根据病理部位可分为睾丸鞘膜积液、精索鞘膜积液、交通性鞘膜积液、婴儿型鞘膜积液及混合性鞘膜积液 5 种类型。

典型案例

简要病史

患者男性,7 岁,学生。因左侧阴囊肿大 6 年,逐渐加重而就诊。患者从 1 岁多开始见阴囊肿大,无疼痛。近半年加重,状如梨子大。

问题一

为进一步明确诊断,需补充完善哪些相关病史?

思路

儿童男性,无痛性阴囊肿大,首先考虑的诊断是水疝、狐疝、子岩、血疝。为进一步明确诊断,制订治疗方案,需补充了解以下病史资料。

1. 首次发作,还是复发。
2. 伴随症状。
3. 中医十问(是否有阴囊胀坠;卧位时肿大可否自动消失;有无包块可手动回纳;是否有恶寒发热、口干、口苦等;胃纳、二便、夜寐等情况)。
4. 既往外伤史、手术史及其他相关病史。
5. 传染病史。
6. 患者目前阴囊情况(卧位时肿大可否自动消失;有无包块可手动回纳;睾丸、附睾情况)。
7. 舌脉。
8. 相关辅助检查结果。

完善病史

患者从 1 岁多开始左侧阴囊肿大,无疼痛。近半年逐渐加重,状如梨子,胀坠不适,运动受碍,平卧时不能消失。畏寒肢冷,大便溏薄。刻下:阴囊皮肤色白绷紧、无压痛,未能触及睾丸、附睾,舌淡白、苔薄白,脉细。辅助检查:B超见睾丸鞘膜内大量积液,未见实性包块及睾丸、附睾病变。局部穿刺可抽吸出积液,未见明显异常,无虫卵及微丝蚴,培养未见病原微生物。既往否认外伤及手术史、血吸虫病史、结核病史。

问题二
请问该患者的诊断是什么?
思路
中医:水疝(脾肾阳虚)。
西医:睾丸鞘膜积液。

知识点1

鉴别诊断

LR-12-26

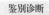

诊断与鉴别诊断

本病应当与狐疝、子岩、精液囊肿等相鉴别。

问题三
请简述该患者的辨病辨证思路。
思路
小儿先天不足,肾气亏虚,后天脾胃失调,气化失司,水液输布异常,水湿之邪聚于肾囊。结合舌脉,证属脾肾气虚证。

知识点2

病 因 病 机

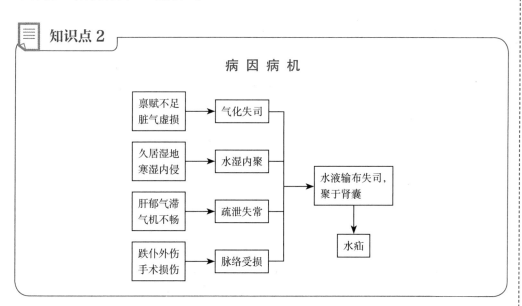

问题四
请简述该患者的治疗方案。
思路
1. 内治　温肾健脾,化气行水。方选济生肾气丸加减。

2. 外治

(1) 外用肉桂 6g,煅龙骨、五倍子、枯矾各 15g,共捣碎加水 700ml,煮沸 30 分钟,将药液滤出,候温浸洗阴囊 30 分钟,每日 1~2 次。

(2) 手术疗法:行鞘膜翻转术。

 知识点 3

治 疗 方 案

本病与肝、脾、肾密切相关,总以化气行水为主,又当依据病性的寒热虚实之不同而论治。寒湿者,兼散寒化湿;湿热者,兼清利湿热;脉络瘀阻者,加以活血通络;脾肾阳虚者,宜温肾健脾。

1. 内治

(1) 寒湿凝滞证:阴囊肿胀,重坠明显,状如水晶,伴下腹胀闷,阴部冷湿,腰际发凉。舌质淡,苔白腻,脉沉滑。治宜温化寒湿,化气行水。方选五苓散合天台乌药散加减。

(2) 湿热下注证:阴囊肿大,状如水晶,伴阴囊潮湿红热,小便短赤,大便黏腻不爽或秘结。舌质红,苔黄腻,脉弦滑或数。治宜泄热利湿,化气行水。方选龙胆泻肝汤加减。

(3) 瘀血阻络证:阴囊逐渐肿大,胀坠疼痛,痛引少腹,多有局部外伤、手术或睾丸有肿瘤病史,能触到肿块伴疼痛,透光试验阴性,舌质紫暗,苔薄,脉细涩或沉涩。治宜活血通络,行气利水。方选少腹逐瘀汤加减。

(4) 脾肾阳虚证:阴囊肿大,亮如水晶,不红不热,无痛,或少腹坠胀,畏寒肢冷,小便清长,大便溏泄。舌质淡,苔薄白,脉细弱。治宜温肾健脾,化气行水。方选济生肾气丸加减。

2. 外治

(1) 肉桂 6g,煅龙骨、五倍子、枯矾各 15g。共捣碎加水 700ml,煮沸 30 分钟,将药液滤出,候温浸洗阴囊 30 分钟,每日 1~2 次,适用于寒证。

(2) 枯矾、五倍子各 12g,研粗末,加水 300ml,水煎 30 分钟,倒出药液候温浸泡阴囊,每日 2~3 次,适用于热证。

3. 手术疗法 睾丸鞘膜积液的主要手术方式有睾丸鞘膜翻转术、睾丸鞘膜折叠术、鞘膜切除术等。近年来,随着腹腔镜技术的发展,采用腹腔镜治疗交通性鞘膜积液的技术越来越成熟。由于腹腔镜的局部放大作用,能清晰辨认内环口血管,缝合时可避免损伤精索血管及输精管;术后并发症少,疼痛轻,住院时间短,无明显瘢痕。

临证要点

1. 临证应详细询问病史及发病过程,明确鞘膜积液的性质。

2. 仔细观察阴囊皮肤寒温、积液量及积液量与体位变化是否相关,再结合舌脉及患者全身症状,选择合适的内治方药和外治方法。

3. 认真排除积液是否由于肿瘤等原因引起,以免误诊、漏诊。

4. 婴儿水疝大部分可自愈。积液量少且无明显症状者,可暂时不予治疗。

诊疗流程图

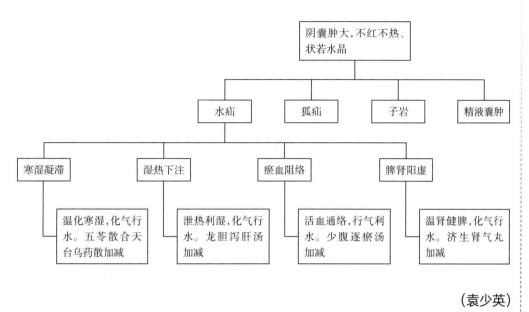

（袁少英）

第九节　血　精

📖 培训目标

1. 熟悉血精的病因病机。
2. 掌握血精的诊断、鉴别诊断。
3. 掌握血精的辨证论治及常用外治法。

血精是指精液中带血或为血性精液的病症,属于中医"赤白浊""血精""精血""行房出血"等范畴。临床上导致"血精"的原因有多种,其中最常见的是精囊炎,有急慢性之分。精囊炎常常是由泌尿生殖系统感染累及精囊而发生,重则肉眼血精,轻者显微镜下可见红细胞,且常与前列腺炎同时发生。任何导致前列腺、精囊充血的因素,如酗酒、受寒、纵欲过度、会阴损伤或长时间受压等都能诱发精囊炎的发生。

典型案例

简要病史

患者男性,26岁,工人。因"精液呈血样伴会阴部胀痛1天"就诊。以往有前列腺炎病史,发病前3天曾酗酒。

问题一

为进一步明确诊断,需补充完善哪些相关病史?

思路

成年男性,发病前有酗酒史,房事时见血精,伴会阴部疼痛,首先考虑的诊断是精囊炎,其次还要考虑有无精囊结核、生殖泌尿系感染、结石、肿瘤等。为进一步明确诊断,制订治疗方案,需补充了解以下病史资料。

1. 首次发作,还是复发。
2. 伴随症状。
3. 中医十问(是否有发热、恶寒;是否有口干、口苦等,胃纳、二便、夜寐等情况)。
4. 既往工作史及其他相关病史。
5. 传染病史。
6. 患者目前外生殖器情况。
7. 舌脉。
8. 相关辅助检查结果。

完善病史

患者发病前3天曾酗酒。房事时见血精,伴会阴部疼痛,痛引下腹部,伴尿频尿急,尿道灼热,口苦口渴,大便秘结。专科检查:尿道口无红肿,未见分泌物,阴囊无红肿压痛,肛门指检前列腺稍大,质地软,无结节,中央沟浅,可触及精囊,压痛明显。舌质红,舌苔黄,脉弦滑。辅助检查:血常规示白细胞计数 12.5×10^9/L,中性粒细胞计数升高。尿常规示白细胞数 0~5 个/HP,红细胞数 20~30 个/HP。前列腺液检查示卵磷脂小体(+++)/HP,白细胞(++)/HP,红细胞(++++)/HP。同时做细菌培养加药敏试验。彩超检查见前列腺增大,回声不均,精囊腺增大,未见结石影。既往有前列腺炎病史,嗜食辛辣醇酒及肥甘厚味之品。否认有结核等传染病史、冶游史等。

问题二

请问该患者的诊断是什么?

思路

中医:血精(湿热下注)。

西医:精囊炎,慢性前列腺炎。

鉴别诊断

ER-12-30

知识点 1

诊断与鉴别诊断

本病应当与精囊前列腺结石、结核、精囊癌、前列腺癌等相鉴别。

问题三

请简述该患者的辨病辨证思路。

思路

青年男性,嗜食辛辣醇酒及肥甘厚味,聚湿生热,循经下注,清浊不分,扰动精室,血络受损,精血并溢,故见血精。结合舌脉,证属湿热下注证。

知识点 2

病 因 病 机

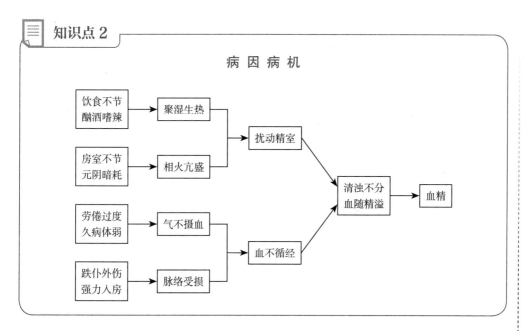

问题四

请简述该患者的治疗方案。

思路

1. 内治　清热利湿,凉血止血。小蓟饮子合三妙丸加减。

2. 外治

(1) 保留灌肠:白花蛇舌草 30g,黄柏 15g,乳香 10g,三七 10g,没药 10g,大黄 6g。煎水,微冷后(42℃)行保留灌肠,每晚睡前 1 次。

(2) 针刺:取会阴、肾俞、阴陵泉、三阴交、太冲、行间、中极等穴。采用泻法,不留针。每日针刺 1 次,10 次为 1 个疗程。

知识点 3

治 疗 方 案

　　血精的病因病机与肾、肝、脾功能失调密切相关。基本的病理变化为邪扰精室;或气不摄血,精血并出。因而多从"血"论治,具体可采用凉血止血、益气摄血和活血止血法。对病情轻,全身情况良好者,可单纯应用外治法。

　　1. 内治

　　(1) 湿热下注证:精液红色或暗红色或棕褐色,少腹、会阴及睾丸部疼痛或不适,射精时加剧。伴尿频、尿急,排尿灼热,或有白浊,小便灼热,大便干结,咽干口苦,舌红,苔黄腻,脉滑数或弦数。治宜清热利湿,凉血止血。方选小蓟饮子合三妙丸加减。

　　(2) 阴虚火旺证:精血相混,色鲜红,夹有碎屑状陈旧血块,或镜下精液中有红细胞,射精会阴坠胀疼痛,茎中灼痛。伴头晕耳鸣,腰膝酸软,潮热盗汗,心烦口干,小便短赤。舌红少津,苔少或光红无苔,脉细数。治宜滋阴降火,凉血止血。

方选知柏地黄丸或大补阴丸合二至丸加减。

（3）瘀血阻络证：精中带血，血色暗红，夹有血丝、血块，射精时精道或伴少腹、会阴及睾丸部疼痛较重，呈刺痛。可有阴部外伤史。舌质紫暗或有瘀点、瘀斑，苔薄，脉细涩。治宜活血止血，化瘀止痛。方选桃红四物汤合失笑散加减。

（4）脾肾两虚证：精液淡红，或镜下精液中有红细胞，射精时会阴部坠胀隐痛。面色少华，神疲乏力，纳呆便溏，失眠多梦，腰膝酸软，阳痿遗精，性欲下降。舌淡而胖，脉细无力。治宜补肾健脾，益气摄血。方选大补元煎合归脾汤加减。

2. 外治

（1）针刺：主穴取中极、归来、三阴交、血海、交信。湿热下注证，加肝俞、委中，用泻法。阴虚火旺证，加阴谷、曲泉，用平补平泻法。瘀血阻络证，加膈俞、肝俞，用泻法。脾肾两虚证，加脾俞、章门，用补法。每天 1 次，15 天 1 个疗程。

（2）药物外治：实证用金黄散 15~30g，山芋粉或藕粉适量，加水 200ml 调煮成薄糊状，温度适宜时做保留灌肠，每日 1 次。虚证及血瘀证可用温热水坐浴，每日 1 次，每次 20~30 分钟。

名中医经验
FR-12-31

研究进展
FR-12-32

临证要点

1. 临证应详细询问病史及发病过程，明确血精的性质。

2. 仔细观察外生殖器情况，肛门指检精囊及前列腺情况，结合舌脉及患者全身症状，选择合适的内治方药和外治方法。

3. 务必排除精囊结核、生殖泌尿系感染、结石、肿瘤等。

4. 急性者当以止血为先，同时应排除病原微生物感染因素。慢性者在祛邪的同时，多配以益气摄血、化瘀止血之品。

5. 应注重对患者的心理疏导和生活指导，以消除其思想顾虑，有利于治疗和康复。

诊疗流程图

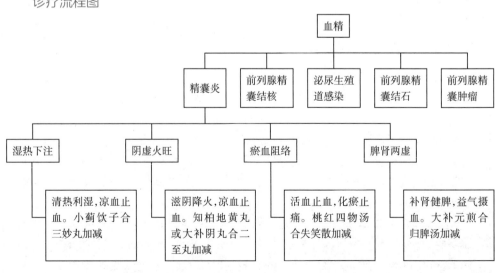

（袁少英）

第十节 男 性 不 育

1. 熟悉男性不育的病因病机。
2. 掌握男性不育的诊断、鉴别诊断。
3. 掌握男性不育的辨证论治及常用外治法。

男性不育是指育龄夫妻,有正常性生活且未采取避孕措施,由男方因素导致女方在 1 年内未能自然受孕。本病属中医学"无子""艰嗣""少精""不育"范畴。男性不育分为原发性不育和继发性不育。原发性不育是指男子从未使女性受孕;继发性不育是指男子曾有使女性受孕史。男性不育的临床特点是多种疾病或因素的结果导致女方有受孕能力而未能受孕,主要包括先天性生殖器发育异常、遗传性疾病、内分泌疾病、生殖系感染、精索静脉曲张、性功能障碍、理化因素、精神心理因素等。

古代文献中的病名来源
二维码 12-33

典型案例

简要病史

患者男性,32 岁。因"婚后 3 年未育"就诊。

问题一

为进一步明确诊断,需补充完善哪些相关病史?

思路

育龄男性,结婚 3 年,性功能正常,有正常性生活,未避孕女方未能怀孕,首先考虑的诊断是男性不育。为进一步明确诊断,制订治疗方案,需补充了解以下病史资料。

1. 首次就诊应了解女方的一些基本生育力情况,如年龄、月经是否规律、常规检查情况、输卵管检查通畅情况等,女方存在的疾病可否治愈,从而判断不育的原因主要在男方。

2. 男性不育相关症状,包括中医十问。

3. 婚育史、性生活史、生育力检测及治疗史。

4. 既往史,主要包括生长发育史、过去疾病史、传染病史、用药史、过敏史、手术外伤史等。

5. 家族史、遗传性疾病史。

6. 体检,包括全身检查、生殖系统及性功能检查。

7. 舌脉。

8. 相关辅助检查,包括推荐检查(精液检查、生殖内分泌检查、生殖系统超声检查)和可选择检查(精浆生化、遗传学、精子 DNA 完整性、生殖道相关病原微生物、精子存活率、抗精子抗体、睾丸活检等检查)。

完善病史

患者结婚3年余,夫妻性生活正常亦未避孕,但妻子一直未能怀孕。女方曾多次进行专科检查且未见异常。男方曾多次行精液常规检查,均示精液量少,精色较黄且稠,精子浓度及前向运动低下。患者平素见头晕耳鸣,会阴不适,尿时有涩痛感,口咽干燥,五心烦热,失眠多梦,腰膝酸软。专科检查:体型及第二性征未见异常,阴囊未见肿大,双睾丸大小正常、无明显压痛,双附睾尾部肿大、约2cm×1cm,光滑稍硬,未见串珠状改变,压痛(+),精索静脉曲张(左Ⅱ度,右Ⅰ度),舌质红,少苔,脉细数。辅助检查:精液分析结果示精色黄稠,量不足3ml,精子浓度14×10^6/ml,存活率26%,前项运动(PR)16%,正常形态1%。未检出病原微生物。否认放射性及有毒物质接触史,无特殊嗜好,无手术外伤史,无特殊家族史、遗传性疾病史。

问题二

请问该患者的诊断是什么?

思路

中医:男性不育(肾阴不足)。

西医:男性不育,附睾炎,精索静脉曲张。

鉴别诊断
ER-12-34

知识点1

诊断与鉴别诊断

男性不育容易作出明确诊断,但是在临床上最重要的是鉴别男性不育的病因,从而作出病因诊断,对因处理。具体需要鉴别的病因分类有:性功能(或)射精功能障碍、不明原因性不育、单纯性精浆异常、免疫性不育、医源性因素不育、全身性原因不育、先天异常性不育、获得性睾丸损伤性不育、精索静脉曲张不育、附属性腺感染性不育、内分泌异常不育、特发性少-弱-畸形精子症、梗阻性无精子症、特发性无精子症等。

问题三

请简述该患者的辨病辨证思路。

思路

患者素体元阴不足,相火偏亢,故见头晕耳鸣;虚火内盛,故见会阴不适;热伤阴津,故见口咽干燥,尿时涩痛感。阴虚火旺,故见五心烦热,失眠多梦;虚火灼伤精液,精热黏稠不化,故见精色黄且稠,量少;结合舌脉,证属肾阴不足证。

知识点 2

病 因 病 机

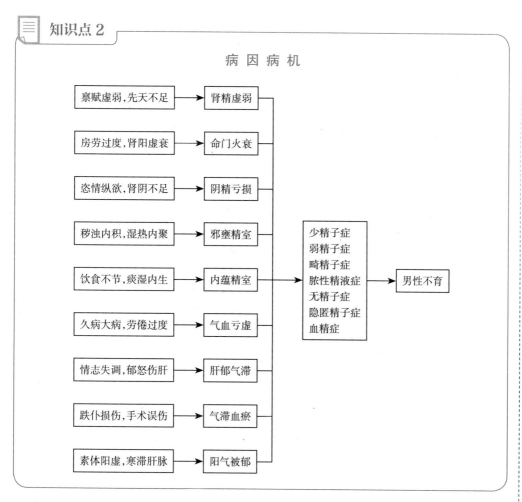

问题四

请简述该患者的治疗方案。

思路

1. 内治 治宜滋阴降火,益肾填精。方选左归丸合五子衍宗丸加减。

2. 外治 针刺取关元、归来、足三里、三阴交、气海、大赫、太溪、地机等,用平补平泻法,每天 1 次,留针 20 分钟,15 天 1 个疗程。

知识点 3

治疗方案

男性不育的治疗以辨证论治为纲,同时应注意肾在男性不育治疗中的地位,因肾虚证型出现频率最高,多合并其他证型同时出现。对望、闻、问、切无明确证候而精液检查异常者,也大多从肾论治。此外,适当应用活血化瘀药,亦有所裨益。针对促性腺激素低下型性腺功能减退症、高泌乳素血症等某些原因不育,可采取特异性西药治疗,有良好疗效。对于重度精索静脉曲张、输精管道梗阻等不育,采取保守治疗疗效不佳者,应采取显微手术治疗。此外,某些严重患者应按照指征使用辅助生殖技术。

1. 内治

(1)肾阳不足证:婚后不育,常见少、弱、畸形精子症,甚或死精或无精。伴面色苍白,精神萎靡、畏寒肢冷,腰膝酸软,小便清长,夜尿频多,性欲减退,阳痿精滑,舌淡,苔薄白而润,脉沉细。治宜温补肾阳,益肾填精。方选金匮肾气丸合五子衍宗丸加减。

(2)肾阴不足证:婚后不育,常见少、弱、畸形精子症,甚或死精或无精。伴腰膝酸软,五心烦热,眩晕耳鸣,口干咽燥,潮热盗汗,形体消瘦,遗精早泄,舌红,苔少,脉细数。治宜滋阴降火,益肾填精。方选左归丸合五子衍宗丸加减。

(3)湿热下注证:婚后不育,常见少、弱、畸形精子症,甚或死精,偶见无精症。口苦咽干、小腹急满,纳呆便溏,小便短赤,舌质红,苔黄腻,脉弦数或滑数。治宜清热利湿,育阴生精。方选程氏萆薢分清饮加减。

(4)肝郁气滞证:婚后不育,常见少、弱、畸形精子症。精神抑郁,急躁易怒,胸胁胀满,性欲低下或阳痿,舌质暗,苔薄,脉弦细。治宜疏肝解郁,益肾养精。方选逍遥丸合五子衍宗丸加减。

(5)气血两虚证:婚后不育,常见少、弱、畸形精子症,甚或死精或无精。面色无华,气短神疲,心悸失眠、性欲减退、纳差便溏,舌质淡,苔白,脉细弱。治宜补益气血,益肾生精。方选十全大补汤加减。

(6)气滞血瘀证:婚后不育,常见少、弱、畸形精子症,甚或死精或无精。或见阴囊青筋暴露,下坠疼痛,甚或刺痛,痛引下腹。伴抑郁烦躁,舌暗或有瘀斑、瘀点,脉弦涩或细涩。治宜行气活血,益肾生精。方选血府逐瘀汤合五子衍宗丸加减。

(7)痰浊内阻证:婚后不育,常见少、弱、畸形精子症,甚或死精或无精。形体肥胖,头目眩晕,胸闷泛恶,纳呆便溏,性欲低下甚或阳痿,舌质胖,舌苔白腻,脉濡。治宜祛痰化浊,温肾强精。方选温胆汤加减。

(8)寒滞肝脉证:婚后不育,常见少、弱、畸形精子症,面色苍白,畏寒肢冷,少腹及睾丸坠胀疼痛,或阴囊收缩,受寒加重,得热缓解,舌淡暗,苔薄白,脉沉迟。治宜暖肝散寒,温肾生精。方选暖肝煎加减。

2. 外治 针灸疗法,取主穴关元、归来、足三里、三阴交、气海、大赫、太溪、地机等。肾阳不足证,加命门、腰阳关,针刺补法或灸法。肾阴不足证,加曲泉、复溜,针刺平补平泻法。湿热下注证,加阴陵泉、蠡沟,针刺泻法。肝郁气滞证,加肝俞、期门,针刺泻法。气血亏虚证,加脾俞、章门,针刺补法或灸法。气滞血瘀证,加膈俞、血海,针刺泻法。痰浊内阻证,加太白、丰隆,针刺泻法。寒滞肝脉证,加神阙、横骨,针刺补法,或灸法或温针灸。每日1次,每次20分钟,15天1个疗程。

3. 手术疗法 重度精索静脉曲张、输精管道梗阻等所致的不育,可使用显微手术治疗。

临证要点

1. 临证应详细询问病史及发病过程,明确不育的性质。

2. 仔细观察病情,结合舌脉及患者全身症状,选择合适的内治方药和外治方法。

3. 性生活适度,性交次数不要过频,也不宜相隔时间太长,否则可影响精子质量。如果能利用女方排卵周期进行性交,可提高受孕机会。

4. 应先尝试简单、方便、无创或微创的方法进行治疗。尽可能采用生活制度和习惯的调整、药物或手术等治疗方法,等待自然怀孕。只有久经多种尝试失败,才考虑选择进一步的治疗措施,如辅助生育等。

诊疗流程图

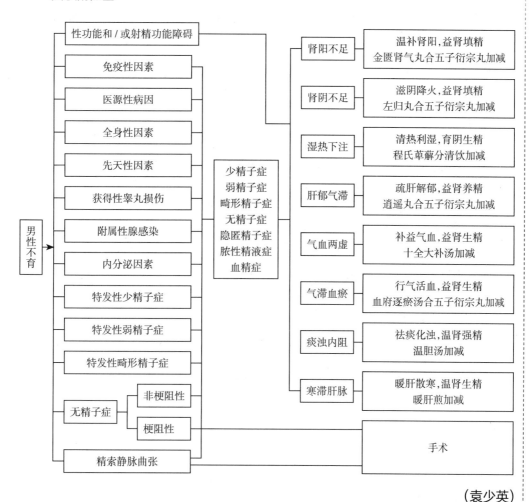

（袁少英）

第十一节　阳　痿

培训目标

掌握、熟悉、了解阳痿的辨证分型及常用治法。

阳痿是指阴茎不能勃起或勃起不坚,坚而不久,以致不能进行或完成性交全过程的疾病,属于西医学勃起功能障碍范畴。其临床特点是阴茎持续不能达到或维持足够的勃起以完成满意的性生活,病程在3个月以上。

典型案例

简要病史

患者男性,50岁,教师,已婚。因"阳痿不举逐渐加重3年"就诊。患者约3年前开始出现勃起无力,并逐渐加重,曾自服中成药,疗效不显。

问题一

根据上述描述,还需要了解哪些相关病史资料? 进行哪些体检? 需做哪些辅助检查?

思路

中年男性,3年前出现阳痿不举,首先考虑的诊断是阳痿。为进一步明确诊断,需补充了解以下病史资料。

1. 首次发作还是复发,是间歇性还是持续性。

2. 伴随症状,是否有腰膝酸软,是否有疲乏无力,是否有早泄。

3. 中医十问(是否有会阴部不适;是否有小便异常;是否有自汗、盗汗;是否有口干、口苦,如有口干,饮水是否能缓解;喜温饮还是喜冷饮;胃纳、大便、夜寐等情况)。

4. 既往相关病史,夫妻情感,性格情况,生活习惯等。

5. 传染病史。

6. 患者体格检查。

7. 舌脉。

8. 相关辅助检查结果。

完善病史

江某,男,50岁,教师,已婚。阳痿不举逐渐加重3年,伴口干而苦,会阴部胀痛,胸闷,长期情志抑郁,烦躁易怒,纳食不香。舌暗红,苔少,脉弦沉细。查体:外生殖器无异常。国际勃起功能量表填写得分为6分。

问题二

请问该患者的诊断是什么?

思路

中医:阳痿(肝气郁结)。

西医:勃起功能障碍。

📋 知识点 1

诊断与鉴别诊断

鉴别诊断:本病应当与早泄、假性阳痿等相鉴别。

问题三

请简述该患者的辨病辨证思路。

思路

辨证分析:患者长期情志抑郁,肝气郁结,气血运行不畅,宗筋气血瘀滞,故痿而不挺;口干而苦,阴部胀痛,胸闷,烦躁易怒,乃肝气郁结之象;肝郁犯脾,则纳食不香;舌暗红,苔少,脉弦沉细,亦属肝气郁结之征。

知识点 2

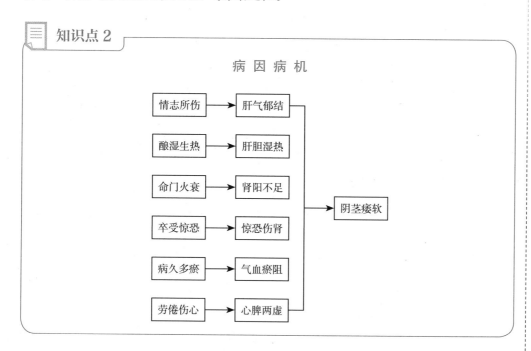

病 因 病 机

问题四

请简述该患者的治疗方案。

思路

1. 内治 疏肝理气,化瘀通络,佐以清热。方选逍遥散加延胡索、牡丹皮、栀子加减。

2. 针刺 选中极、关元、气海、肾俞、命门、三阴交、会阴、阳痿等穴,每次用 3~5 穴针刺。

知识点 3

治 疗 方 案

宜采取辨证施治,予中药内服、配合中医外治、中西医结合的方法进行治疗。临证之时根据辨证施治原则常采用疏肝解郁、活血化瘀、清热利湿、补肾壮阳、滋补肝肾等治法。

1. 内治

(1)肝气郁结证:阴茎逐渐痿软,或阳痿突生,伴情志不畅,郁闷不舒,胁肋胀痛,纳食不香;舌淡或红,苔薄,脉弦或细弦。治以疏肝解郁,方选逍遥散加减。

(2) 心脾两虚证:阴茎临房不举,心悸不宁,精神不振,夜寐多梦,不思饮食,疲倦乏力,面色少华;舌质淡,苔薄白,脉细。治以补益心脾,方选归脾汤加减。

(3) 湿热下注证:阳事不举,或阴茎易举而不坚,阴部潮湿臊臭,两腿酸重,体困乏力,小便短赤;舌质红,苔黄,脉滑数或沉细。治以清热利湿,方选龙胆泻肝汤加减。

(4) 心肾惊恐证:阴茎不举,精神苦闷,胆怯多疑,凡有性欲要求时则心悸怔忡,失眠多梦,腰膝酸软无力;舌质淡,苔薄,脉弦细或细弱无力。治以宁神益肾,方选天王补心丹加减。

(5) 肾阳亏虚证:阳事不举,或举而不坚,多由正常而逐渐不举,终至痿软不起;伴阴部冷凉,形寒肢冷,怠倦乏力,头晕目眩,面色无华,精神萎靡,腰膝酸软;舌质淡润,苔薄白,脉沉细。治以补肾壮阳,方选右归丸加减。

(6) 肾阴亏虚证:阴茎不举,或易举不坚,伴腰膝酸软,眩晕耳鸣,失眠多梦,遗精,形体消瘦;舌质红,苔少,脉细数。治以滋阴补肾,方选左归丸加减。

2. 针灸治疗

(1) 体针:选中极、关元、气海、肾俞、命门、三阴交、会阴、阳痿穴等,每次用3~5 穴针刺,每次 20~30 分钟,隔日 1 次。

(2) 耳针:选精宫、外生殖器、睾丸、内分泌等耳穴,留针10~30 分钟,隔日 1 次或埋针 3~5 天。

3. 其他疗法

(1) 口服西药:根据情况可选用西地那非等,使用时应严格观察不良反应。雄性激素及促性腺激素、溴隐亭等也可根据病情选用。

(2) 海绵体注射西药:根据情况可选用罂粟碱、酚妥拉明行阴茎海绵体注射,使用时严格观察不良反应。

(3) 手术治疗:器质性勃起功能障碍可采用血管再通手术、背深静脉切除术、尿道海绵体松解术、阴茎假体支撑等手术治疗。

临证要点

1. 有性刺激和性欲情况下,阴茎不能勃起或勃起不坚,勃起时间短促,以致不能进行与完成性交,并持续 3 个月以上。但须除外阴茎发育不良引起的性交不能。常有神疲乏力,腰膝酸软,畏寒肢冷,或夜寐不安,精神苦闷,胆怯多疑,或小便不畅、滴沥不尽等症。

2. 通过国际勃起功能量表及心血管疾病危险因素分层来判断阳痿的严重及危险程度,诊断发病是突然,还是缓慢;程度是否逐渐加重;是否与性生活情境有关;有无夜间勃起及晨勃。

3. 可进行阴茎夜间勃起测试、视听刺激下阴茎硬度测试、阴茎彩色多普勒超声检查、神经诱发电位检查、血常规检查、血液生化检查等。

4. 嘱患者畅情怀,调饮食,节房劳,适劳逸,勤锻炼。学习必要的性知识,正确对待性的自然生理功能,减轻对房事的焦虑心态,消除不必要的思想顾虑。

5. 治疗全身性疾病和泌尿系疾病时,慎用对性功能有抑制作用的药物。

诊疗流程图

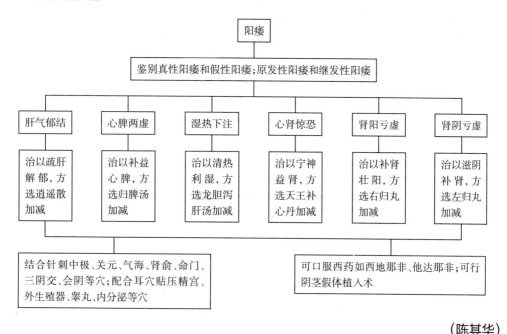

名中医经验
ER-12-39

研究进展
ER-12-40

（陈其华）

第十二节　早　泄

培训目标

掌握早泄的辨证论治及常用治法。

早泄是指性生活时过早射精而影响性生活正常进行或性生活不满意的病证。西医学也称之为早泄。其临床特点是,总是或几乎总是在进入阴道以前或插入阴道后的1分钟内射精,完全或几乎完全缺乏控制射精的能力,并造成自身消极的精神心理因素。

古代文献中
的病名来源
ER-12-41

典型案例

简要病史

患者男性,28岁公务员。因"射精过快半年"就诊。患者结婚2年,性生活一直正常,半年前开始出现射精过快,每次性生活时间从原来的5~10分钟减少至1~2分钟。曾自服"补肾药",效果不明显。

问题一

根据上述描述,还需要了解哪些相关病史资料？进行哪些体检？需做哪些辅助检查？

思路

青年男性,半年前开始无特殊原因出现射精过快,首先考虑的诊断是早泄。为进一步明确诊断,需补充了解以下病史资料。

1. 首次发作,还是复发。

2. 伴随症状,是否有尿频、尿急、尿痛,是否有会阴睾丸等部位胀痛。

3. 中医十问(每次持续时间;勃起功能如何;是否有恶寒、发热;是否有自汗、盗汗;是否有口干、口苦,如有口干,饮水是否能缓解;喜温饮还是喜冷饮;胃纳、二便、夜寐等情况)。

4. 既往病史及其他相关情况。如是否有高血压、前列腺炎、睾丸附睾炎、尿路感染病史,以及居住环境、妻子身体情况、夫妻感情等。

5. 传染病史。

6. 患者体格检查(包括外生殖器的检查)。

7. 舌脉。

8. 相关辅助检查结果。

完善病史

沈某,28 岁,已婚 2 年,公务员。2018 年 6 月 3 日以"射精过快半年"为主诉求诊,半年来无明显诱因下出现射精过快,每次插入阴道 1~2 分钟便射精,勃起尚可,心烦易怒,胸胁胀满,口干口苦,小便短赤,大便不成形,阴囊潮湿多汗,舌苔黄腻,脉弦滑。查体:阴茎大小正常,尿道外口无分泌物,阴囊内容物无特殊。

问题二

请问该患者的诊断是什么?

思路

中医:早泄(肝经湿热)。

西医:早泄。

鉴别诊断
ER-12-42

知识点 1

诊断与鉴别诊断

鉴别诊断:本病当与阳痿相鉴别。

问题三

请简述该患者的辨病辨证思路。

思路

患者平素心烦易怒,胸胁胀满,肝失疏泄,肝郁气滞,郁久化火;小便短赤,大便不成形,阴囊潮湿多汗,口干口苦,一派湿热之象;舌苔黄腻,脉弦滑,结合舌脉,证属肝经湿热证。

知识点 2

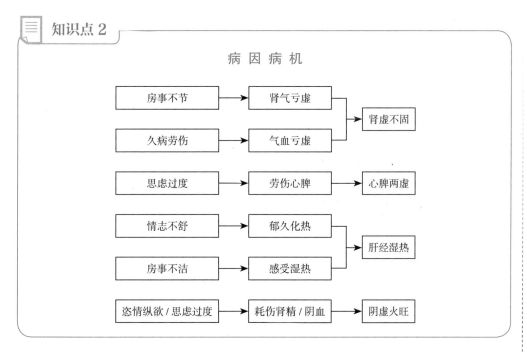

病 因 病 机

问题四

请简述该患者的治疗方案。

思路

1. 内治 辨证施治,内服中药以清泄湿热为主,方选龙胆泻肝汤加减。
2. 外治 可取百会、次髎、气海、关元、三阴交、太冲、太溪、胆俞,行毫针泻法。

知识点 3

治 疗 方 案

本病宜采用内治与外治相结合的方案进行治疗。内治应在辨证施治的基础上以调理精关,使精关开合有度为要。外治疗法包括药物外用、针灸和手术治疗等。临床上还应给予心理疏导和性生活指导,常需取得女方配合,并适当进行性行为疗法。

1. 内治

(1)肾气不固证:性欲减退,早泄遗精,腰膝酸软,夜尿频多;舌淡苔白,脉沉弱。治以益肾固精,方选金匮肾气丸加减。

(2)心脾两虚证:早泄,肢体倦怠,面色无华,心悸气短,形体消瘦,健忘多梦;舌淡苔白,脉细。治以补益心脾,方选归脾汤加减。

(3)肝经湿热证:性欲亢进,乍交即泄,头晕目眩,口燥咽干,小便黄赤,心烦易怒,阴囊湿痒;舌红苔黄腻,脉弦数或弦滑。治以清泄湿热,方选龙胆泻肝汤加减。

(4)阴虚火旺证:虚烦不眠,阳事易举,早泄滑遗,腰膝酸软,潮热盗汗;舌红少苔,脉细数。治以滋阴降火,方选知柏地黄丸加减。

2. 外治

（1）中药外用：取五倍子 20g，加水文火煎半小时，再加入适量温开水，乘热熏蒸阴部，待药液变温后，将龟头浸泡到药液中 10~20 分钟，每晚 1 次，连用 7 天。

（2）针灸治疗：选取百会、次髎、气海、关元、三阴交等穴位。肾气虚为主者，加灸中极穴，行针用补法；阴虚火旺者，加太溪、内关、太冲，行针平补平泻；肝经湿热者，加太冲、太溪、胆俞，行针用泻法。

（3）西药外用：利多卡因凝胶外涂龟头，每天 1 次。

3. 行为疗法

（1）"停 - 动"技术：性伴侣通过刺激患者阴茎直至患者感到射精即将逼近，则立即停止刺激，如此重复 3 次，然后完成射精。

（2）"挤捏"技术：是女方用拇指放在患者的阴茎系带处，示指与中指放在冠状沟缘下方，当快要射精时，女方挤捏压迫阴茎头，直到射精冲动消失。

4. 手术治疗　对于行为和药物治疗难以奏效的原发性早泄患者，可采取选择性阴茎背神经切断术。

临证要点

1. 性交时尚未与女方接触，或阴茎进入阴道未及抽动摩擦或刚抽动时，便不能控制射精反射而射精，随后阴茎软缩，不能继续进行房事，没有获得充分性快感。

2. 早泄可分为原发性早泄和继发性早泄。原发性早泄的特点是第一次性交出现；对性伴侣没有选择性；每次性交都发生过早射精。继发性早泄的特点是过早射精发生在一个明确的时间；发生过早射精前射精时间正常；可能是逐渐出现或突然出现；可能继发于泌尿外科疾病、甲状腺疾病或心理疾病等。常与勃起功能障碍并存，性欲望、性冲动减少。

3. 对射精潜伏期（IELT）、自我控制感、苦闷、人际交往困难和射精功能障碍进行综合评价。体格检查是早泄最初评价所必需的，以便鉴定与早泄或其他性功能障碍，尤其是与勃起功能障碍有关的基础疾病。

4. 对夫妻同时进行性教育，注意夫妻之间的相互体贴和配合，消除性交前的紧张、恐惧心理，延长性交前的爱抚过程。教育患者调整呼吸节律，反复练习收缩盆底肌肉，提高控制射精能力。

5. 避免剧烈的性欲冲动。

诊疗流程图

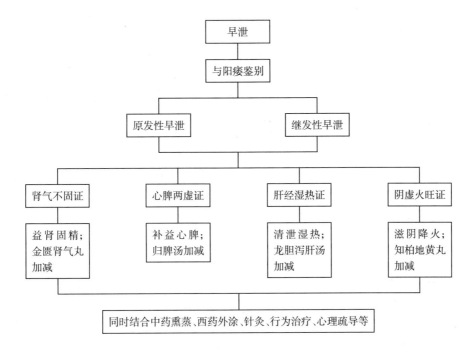

（陈其华）

第十三节　肾　岩

 培训目标

熟悉、了解肾岩的病因病机、诊断与鉴别诊断及治疗原则。

肾岩是发生于阴茎的岩肿，因其溃后翻花，又称肾岩翻花，相当于西医学的阴茎癌。其临床特点是阴茎表面出现丘疹、结节、疣状物，突起坚硬，溃后状如翻花，好发于阴茎马口及边缘，后期侵犯整个阴茎。

典型案例

简要病史

患者男性，42 岁农民。因"阴茎红肿结节 1 年伴溃烂 1 个月"就诊。患者约 1 年前发现阴茎头部生一小结节，无明显痛痒，逐渐增大，1 个月前因搔抓溃破不愈合。

问题一

根据上述描述，还需要了解哪些相关病史资料？进行哪些体检？需做哪些辅助检查？

思路

中年男性,1年前阴茎出现红肿结节,1个月前结节溃烂,首先考虑的诊断是阴茎癌。为进一步明确诊断,需补充了解以下病史资料。

1. 首次发作还是复发,结节是否消退过。

2. 伴随症状。

3. 中医十问(疮面是否有红肿、疼痛、渗液流脓;是否有恶寒、发热;是否有自汗、盗汗;是否有口干、口苦,如有口干,饮水是否能缓解;喜温饮还是喜冷饮;胃纳、小便情况如何;是否曾有尿急、尿频、尿痛;大便、夜寐等情况如何;饮食习惯,是否长期酗酒等)。

4. 既往工作史及其他相关病史,是否曾有阴茎肿物溃烂或起丘疹瘙痒病史,是否有包皮过长。

5. 传染病史。

6. 患者目前疮面情况。

7. 舌脉。

8. 相关辅助检查结果。

完善病史

吴某,男,42岁,农民。因"阴茎红肿结节1年伴溃烂1个月"就诊。阴茎背侧结节,逐渐增大,包皮出现红肿,呈菜花状。1个月前溃破,时有出血,疼痛,经药物外洗、夫西地酸乳膏外搽未愈,小便短赤,大便干结。舌红,苔黄,脉弦滑。专科检查:阴茎背侧见结节,溃烂渗血,范围约1cm×1cm,可触及左侧腹股沟淋巴结,质硬无明显压痛。病理活检报告:符合阴茎癌诊断。

问题二

请问该患者的诊断是什么?

思路

中医:肾岩(火毒炽盛)。

西医:阴茎癌。

鉴别诊断
LR-12-46

📋 知识点1

诊断与鉴别诊断

鉴别诊断:本病应当与阴茎乳头瘤病、尖锐湿疣、阴茎白斑、阴茎结核等相鉴别。

问题三

请简述该患者的辨病辨证思路。

思路

患者男性,平时生活不节,肝经湿热下注于阴茎,湿热结聚,聚而成形,阴茎部结节、肿块;气血凝滞,不通则痛;热盛肉腐,癌肿溃破,流血出水;火热炽盛,灼伤津液,故大便秘结,小便短赤;舌红,苔黄,脉弦滑,为火热之象。结合舌脉症,证属火毒炽盛证。

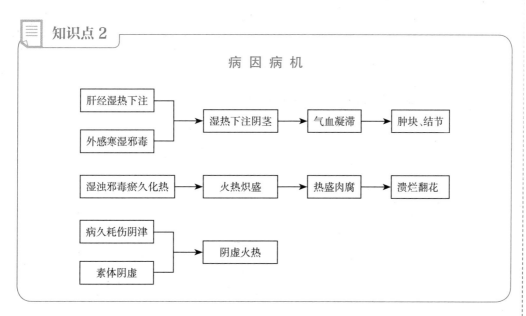

知识点 2

病 因 病 机

肝经湿热下注 / 外感寒湿邪毒 → 湿热下注阴茎 → 气血凝滞 → 肿块、结节

湿浊邪毒瘀久化热 → 火热炽盛 → 热盛肉腐 → 溃烂翻花

病久耗伤阴津 / 素体阴虚 → 阴虚火热

问题四

请简述该患者的治疗方案。

思路

1. 内治　清热泻火,消肿解毒。方选龙胆泻肝汤合四妙勇安汤加减。

2. 外治

(1) 九一丹油膏外敷,待疮面清洁后改用白玉膏外涂。

(2) 手术:可行阴茎肿块切除术,或阴茎部分切除术,或阴茎全切术。

知识点 3

治 疗 方 案

本病以手术治疗为主,配合辨证论治和其他疗法。

1. 内治

(1) 湿毒瘀结证:阴茎龟头或冠状沟出现丘疹或菜花状结节,逐渐增大,痒痛不休,溃后渗流滋水,可见腹股沟淋巴结肿大;伴畏寒,乏力,小便不畅,尿道涩痛;舌质淡红,苔白腻,脉沉弦。治以利湿行浊,化瘀解毒。方选三妙丸合散肿溃坚汤加减。

(2) 火毒炽盛证:阴茎赘生结节,红肿胀痛,溃破难愈;伴发热,口干,口苦,大便秘结,小便短赤;舌质红,苔黄,脉弦数或滑数。治以清热泻火,消肿解毒。方选龙胆泻肝汤合四妙勇安汤加减。

(3) 阴虚火旺证:多见于肾岩手术、放疗、化疗或病变晚期,阴茎溃烂脱落;伴口渴咽干、疲乏无力,五心烦热,身体消瘦;舌红,少苔,脉细数。治以滋阴壮水,清热解毒。方选大补阴丸合知柏地黄丸加减。

2. 外治 岩肿溃烂不洁，用五五丹或九一丹或千金散外敷，或红灵丹油膏外敷，腐蚀至癌肿平复后，改用九一丹；创面渗血用海浮散外用，生肌玉红膏外敷；创面清洁后外用生肌白玉膏。

3. 手术疗法 根据病变范围和浸润程度选择局部病变切除术、阴茎部分切除术或阴茎全切术。

4. 化疗、放疗 根据病情合理选择。

临证要点

1. 好发于中老年人，多有包皮过长、包茎史。

2. 初起在包皮内面、冠状沟、龟头及尿道口部位出现红斑、丘疹、结节、疣状增生物，逐渐增大，刺痒，边缘硬而不整齐，有分泌物或出血；晚期溃破，状如翻花，分泌物恶臭，疼痛加重，甚至阴茎溃烂脱落。

3. 部分患者发生淋巴结转移，以腹股沟淋巴结最多见。

4. 早期一般无全身表现，晚期可见发热、消瘦、贫血、乏力、食欲不振等。

5. 及时处理良性肿瘤、感染性疾病和癌前病变，如乳头状瘤、尖锐湿疣、阴茎白斑等。

6. 可疑病变应及时进行组织病理学检查，尽快明确诊断。

诊疗流程图

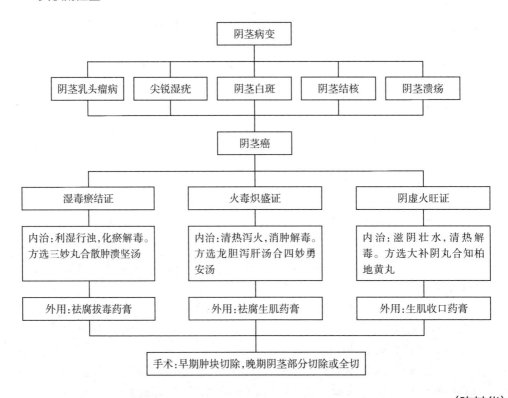

（陈其华）

复习思考题

扫一扫
测一测

1. 在子痈发病的各阶段,如何正确辨证使用中医药?
2. 如何根据精液颜色辨治血精?
3. 如何理解水疝的病因病机与治则?
4. 如何使用中医外治法治疗囊痈?
5. 如何看待现代中医药对男性不育的作用?

第十三章

外科其他疾病

第一节 烧 伤

培训目标

1. 掌握烧伤的伤情判断内容及方法。
2. 掌握烧伤创面常用的处理方法。
3. 掌握烧伤全身治疗的常用方法。

古代文献中的病名来源

烧伤作为疾病名称,泛指由于热力(火焰,灼热的气体、液体或固体)、电能、化学物质、放射线等作用于人体而引起的局部或全身急性损伤(图 13-1,图 13-2)。因电能、化学物质、放射线等造成的烧伤,在病理生理过程及临床治疗方面与普通热力造成的烧伤有很大差异,故不在本节详细叙述。本节内容以普通热力烧伤为主。古代多称水火烫伤、汤泼火伤、火烧疮、汤火疮、火疮等。其病位虽在肌表,但严重者也可累及脏腑,危及生命。

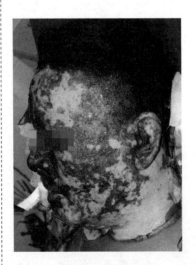

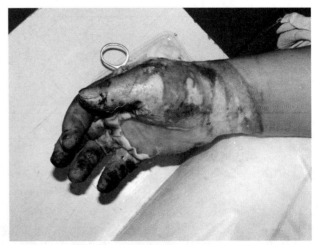

图 13-1 烧伤 1   图 13-2 烧伤 2

典型案例

简要病史

王某,男,25 岁。因"燃气泄漏爆燃致头面部灼伤 3 天,面部起疱伴灼痛"前来就诊。

问题一

为进一步明确诊断,需要补充完善哪些相关病史及检查资料?

思路

患者为青年男性,25 岁。工厂一线工人,因"燃气泄漏爆燃致头面部灼伤 3 天,面部起疱伴灼痛"前来就诊,应首先考虑的诊断是"烧伤",为进一步明确诊断,制订治疗方案,尚需补充了解以下资料。

1. 受伤的具体经过(火焰温度高低、接触的时长、现场处理的措施)。

2. 全身情况(精神、神志情况,生命体征,呼吸情况,有无胸闷气促,有无咽痛、语音嘶哑情况)和此次就诊前接受治疗、用药的情况。

3. 中医十问(寒热、饮食、二便、睡眠、出汗情况)。

4. 既往工作史及其他相关病史(重点包括糖尿病、免疫系统疾病)。

5. 传染病史。

6. 患者目前面部创面局部情况[部位、范围,起疱情况(大小、疱液形质),创面基底色泽、弹性、触痛敏感程度,以及既往用药或污染情况等]。

7. 舌脉。

8. 相关辅助检查结果(血常规及其他相关检验、检查)。

完善病史

患者为青年男性,25 岁。工厂一线工人。3 天前工作中因燃气泄漏爆燃致头面部灼伤,火焰温度约 800℃,时间 2 秒,伤后自用自来水冲淋约 10 分钟,疼痛稍缓解后,在工厂医务室就诊,由该室医生予简单清创、磺胺嘧啶银乳膏外擦。刻下:面部起疱伴灼痛,无咳喘、胸闷、气促,语声清晰无嘶哑。专科检查:创面呈片状分布于面部,轻度污染,可见前期用药残留;创面起大疱,疱液呈淡黄色,质稀、清亮,部分疱皮已破裂,基底部潮红,弹性好,触痛敏感;总面积约 2%。伴有低热、口干喜饮,小便黄;舌红,苔黄,脉数。

辅助检查:血常规示白细胞计数、中性粒细胞百分比升高。否认高血压、糖尿病、风湿病及免疫系统疾病患病史。

问题二

请问该患者的诊断是什么?

思路

中医:烧伤(火热伤津证)。

西医:面部烧伤 2%(Ⅱ度)。

知识点 1

诊断与鉴别诊断

　　本病有特定的外来损伤因素,无须与其他疾病鉴别,但对特殊类型的烧伤如电损伤、化学烧伤以及是否合并吸入性损伤需做出明确的判断。(详细鉴别诊断参考数字化融合教材)

问题三

请简述该患者的辨病辨证思路。

思路

　　患者为青年男性,25 岁。工厂一线工人。平素身体健康。3 天前因燃气泄漏爆燃致头面部灼伤。刻下:面部创面灼热疼痛,起大疱,疱液呈淡黄色,质稀、清亮,部分疱皮已破裂,基底部潮红,弹性好,触痛敏感;总面积约 2%。此属火毒侵害人体,致局部皮肉受损,经络阻塞、气血不通,不通则痛,故患者创面灼热疼痛不止;火为阳邪,易耗伤津液,故口干而小便黄;火毒内侵,则有发热;结合舌红、苔黄、脉数表现,可辨证为火热伤津证。

知识点 2

病因病机

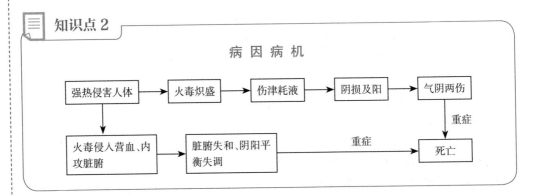

问题四

请简述该患者的治疗方案。

思路

　　1. 生理盐水仔细清创,洗必泰液或灭菌王消毒创面,美宝湿润烧伤膏或金万红软膏、磺胺嘧啶银乳膏外用,每日 2~3 次。

　　2. 中医内服。治宜清热解毒,养阴生津;方用黄连解毒汤、银花甘草汤加减。

　　3. 口服或静脉使用抗生素。

知识点 3

治疗方案

　　烧伤的治疗总体上可分为创面处理和全身治疗两个方面。

　　创面处理即中医所说的外治法。小面积浅度烧伤,可单用外治法;大面积、重度烧伤,影响到脏腑功能(内环境稳定)的,必须内外兼治,中西医结合治疗。内治原则以清热解毒、益气养阴为主。外治在于正确处理烧伤创面,保持创面清洁,预防和控制感染,促进愈合。浅度创面要促进早期愈合,减少瘙痒、色素沉着;深度创面争取早期切痂植皮、缩短疗程,减少瘢痕的形成和功能障碍的发生。

1. 内治

(1)火热伤津证:多见烦躁,口干喜饮,便秘尿赤;舌红绛而干,苔黄或黄糙,或舌光无苔,脉洪数或弦细数。

治法:清热解毒,益气养阴。

代表方:黄连解毒汤、银花甘草汤加减。

加减法:口干甚者,加鲜石斛、天花粉等;便秘,加生大黄;尿赤,加白茅根、淡竹叶。

(2)阴伤阳脱证:多见神疲倦卧,面色苍白,呼吸气微,表情淡漠,嗜睡,自汗肢冷,体温不升反低,尿少;全身或局部水肿,创面大量液体渗出;舌淡暗苔灰黑,或舌淡嫩无苔,脉微欲绝或虚大无力等。

治法:回阳救逆,益气护阴。

代表方:参附汤合生脉散加味。

加减法:冷汗淋漓,加煅龙骨、煅牡蛎、黄芪、白术、白芍、炙甘草等。

(3)火毒内陷证:多见壮热不退,口干唇燥,躁动不安,大便秘结,小便短赤;舌红绛而干,苔黄或黄糙,或焦干起刺,脉弦数等。若火毒传心,可见烦躁不安、神昏谵语;若火毒传肺,可见呼吸气粗,鼻翼扇动,咳嗽痰鸣,痰中带血;若火毒传肝,可见黄疸,双目上视,痉挛抽搐;若火毒传脾,可见腹胀便结,便溏黏臭,恶心呕吐,不思饮食,或有呕血、便血;若火毒传肾,可见浮肿,尿血或尿闭。

治法:清营凉血解毒。

代表方:清营汤或犀角地黄汤加减。

加减法:神昏谵语者,加服安宫牛黄丸或紫雪丹。

(4)气血两虚证:多见疾病后期,火毒渐退,低热或不发热,精神疲倦,气短懒言,形体消瘦,面色无华,食欲不振,自汗,盗汗;创面肉芽色淡,愈合迟缓。舌淡,苔薄白或薄黄,脉细弱。

治法:补气养血,兼清余毒。

代表方:托里消毒散或八珍汤加金银花、黄芪。

(5)脾虚阴伤证:多见于疾病后期,火毒已退,脾胃虚弱,阴津耗损。面色萎黄,纳呆食少,腹胀便溏,口干少津。或口舌生糜,舌暗红而干,苔光剥或光滑无苔,脉细数。

治法:补气健脾,益胃养阴。

方药:益胃汤合参苓白术散加减。

2. 外治

(1)清创术:轻度烧伤患者应及时清创,中、重度以上患者应在生命体征得到稳定后适时清创,同时要控制清创的强度,避免对患者造成二次打击。

清创时应严格遵守无菌操作,尽量清除创面沾染。清创前可先注射镇静止痛剂。修剪创面的毛发和过长的指(趾)甲,然后用37℃左右的消毒生理盐水、1‰新洁尔灭、洗必泰液或2%黄柏液等冲洗创面,轻轻抹去黏附物、修去失去活力的表皮,剪开大水疱,直至创面清洁,尽量保持创面皮肤完整。创周皮肤用碘伏或1‰新洁尔灭消毒。清创后肌内注射破伤风抗毒素1 500~3 000U,重伤患者2周后再注射1次。

(2)创面处理:由于近年来医学技术的进步,对烧伤创面的处理较以前更为积极。目前,临床上各类处理方法以及所使用中药、西药、各类材料、技术种类繁多,但大体上可分为两大类。第一类是保守处理,适应证是Ⅰ度、浅Ⅱ度、部分稍浅的深Ⅱ度创面和较小的、有望自行修复的深度创面,由于这类创面基底残存丰富的皮表(上皮)细胞或因面积小,创面在不长的时间内,可以自行修复,所以处理的原则是保护创面、预防感染,为创面修复、细胞生长创造良好条件。具体地,可以根据创面条件、环境条件,选择暴露、包扎方式;可以选择中药、西药外用,也可以选择包括新兴生物材料在内的其他材料。如烧伤湿润疗法:本疗法是以美宝湿润烧伤膏为治疗药物,既可以采用暴露疗法治疗,也可以采用包扎治疗,实现皮肤再生,达到理想愈合。第二类是积极的手术治疗,适应证是深Ⅱ度及以上创面,合并有其他损伤创面等,包括削痂、切痂植皮(自体皮、异体皮、复合皮)、扩创、皮瓣修复等;其主要机制是通过早期去除坏死组织,从而阻断由其引发的不良病理进程,对手、关节部位则能更好地保留其功能。(详细内容可参考数字化教材)

3. 其他疗法

(1)现场急救:目标是尽快消除致伤原因,脱离现场,为进一步救治创造良好的基础条件。

1)迅速脱离热源。

2)保护受伤部位。

3)维护呼吸道通畅。

4)大面积严重烧伤早期应避免长途转送,安慰和鼓励受伤者,使其情绪稳定等。

(2)西医治疗原则:补液、抗休克、营养支持、纠正酸碱平衡和水电解质紊乱、抗感染等。

(3)烧伤补液:液体疗法是防治烧伤休克的主要措施。

临证要点

1. 临证时应详细询问病史及受伤经过,明确烧伤性质。

2. 仔细检查创面局部情况,明确伤情判断。

3. 结合舌、脉及全身表现,按照辨证论治的原则,选择适合的内治方案和局部创面外治方法。

4. 对患者进行健康教育。指导患者合理饮食;进行必要的康复训练,减少瘢痕、功能障碍的发生;协助专科医师进行心理辅助,促进患者全面康复。

诊疗流程图

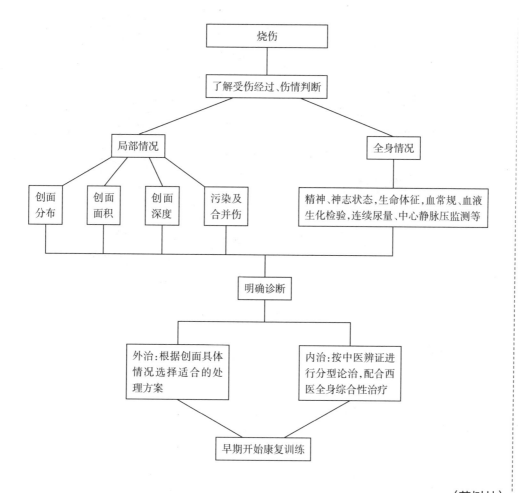

（黄树林）

第二节 毒 蛇 咬 伤

培训目标

1. 掌握毒蛇咬伤的临床诊断及早期急救措施。
2. 掌握毒蛇咬伤的局部伤口处理和全身治疗的方法。

古代文献中
的病名来源

图13-5

毒蛇咬伤给人体造成的伤害包括局部组织创伤和全身中毒两方面。全世界蛇类约2 700种,大体上可分为毒蛇和无毒蛇两类。我国有蛇类219种,其中有毒蛇50余种,其中能致死人命的剧毒蛇10余种;以长江以南和西南各省(区),蛇的种类与数量较多。毒蛇咬伤的损害,除局部伤口及其感染的风险之外,一般都会造成全身不同程度的中毒效应。蛇为变温动物,春夏、早秋较为活跃,故毒蛇咬伤在此季节较为常见。我国每年约有10万人被毒蛇咬伤,死亡率5%~10%。(图13-3,图13-4)

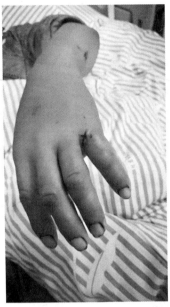
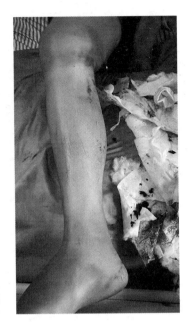

图 13-3 毒蛇咬伤 1　　　　图 13-4 毒蛇咬伤 2

典型案例

简要病史

　　李某,女,54 岁,农民。因"被毒蛇咬伤 15 小时,左下肢肿痛伴头晕眼花"就诊。昨天傍晚在田间劳作时被毒蛇咬伤左小腿,伤后在当地用草药外敷治疗,病情迅速恶化。

　　问题一

　　为进一步明确诊断,尚需补充哪些相关资料。

　　思路

　　患者女性,54 岁,农民。昨天傍晚在田间劳作时被毒蛇咬伤左小腿,伤后在当地用草药外敷治疗,病情迅速恶化。刻下:左下肢肿痛伴头晕眼花。首先考虑的诊断是毒蛇咬伤。为进一步明确诊断,制订治疗方案,尚需补充了解以下资料。

　　1. 受伤的具体经过[蛇的品种、大小,现场处理的措施(扩创、放血、结扎等)];此次就诊前接受治疗、用药的情况。

　　2. 全身情况(精神、神志情况,生命体征,呼吸情况,尿量等)。

　　3. 中医十问(寒热、饮食、二便、睡眠、出汗情况)。

　　4. 既往史及其他相关病史(重点包括糖尿病、高血压、过敏性疾病)。

　　5. 传染病史。

　　6. 患者目前伤口及邻近组织局部情况(伤口部位、形态、色泽、深度、渗出与出血情况,局部组织坏死情况,肿胀范围、肢体感觉等)。

　　7. 舌脉。

　　8. 相关辅助检查结果(血常规、肝肾功能、心肺功能及其他相关检验、检查)。

完善病史

李某,女,54岁,大别山区农民。因"被毒蛇咬伤15小时,左下肢肿痛伴头晕眼花"就诊。昨天傍晚在田间劳作时被毒蛇咬伤左小腿外侧,蛇体呈土黄色,长约1m(结合地理环境和蛇的特征,考虑系蝮蛇);伤后局部疼痛难忍,做简单的挤血排毒处理,未做结扎,步行约1km回村求救,由邻居予草药(具体成分不详)外敷治疗;病情未见好转,左小腿肿胀加重并向上蔓延,疼痛剧烈;及至夜间,患者出现头晕头痛、四肢酸痛、恶心欲吐,进而寒颤发热;晚间解小便1次,呈深茶色。刻下:头晕眼花,神疲乏力,胸闷气短,视物昏花,畏寒发热,7小时未解小便。专科检查:左膝以下小腿及足背肿胀明显,左小腿中段较对侧周长长8cm;伤口位于左小腿下端外侧,呈相距1.5cm双点状齿痕,周围皮肤肿胀严重,局部呈紫黑色,有血性液体渗出;精神萎靡,双眼睑下垂。舌暗红,苔黄,脉数。

辅助检查:血常规示白细胞计数$22.3×10^9$/L、中性粒细胞百分比92%,血钾6.0mmol/L、血钠130mmol/L、血氯88mmol/L、尿素氮17.6mmol/L、肌酐653.5mmol/L。

否认传染病史,否认高血压、糖尿病及过敏性疾病史。

问题二
请问该患者的诊断是什么?
思路
中医:毒蛇咬伤(风火毒证)。
西医:左小腿蝮蛇咬伤(混合毒),急性肾损伤(AKI)。

知识点 1

诊断与鉴别诊断

本病应当与毒虫咬伤鉴别。

诊断与
鉴别诊断
ER-13-6

问题三
请简述该患者的辨病辨证思路。
思路
患者女性,54岁,农民。平素身体健康。昨天傍晚在田间劳作时被毒蛇咬伤左小腿。刻下:头晕眼花,神疲乏力,胸闷气短,视物昏花,畏寒发热,7小时未解小便;伤口及小腿剧烈疼痛。专科检查:左膝以下小腿及足背肿胀明显,伤口位于左小腿下端外侧,呈双眼状,周围皮肤肿胀严重,局部呈紫黑色,有血性液体渗出;精神萎靡,双眼睑下垂。此属蝮蛇咬伤,乃蛇毒由肌表内侵,入于营血,内攻脏腑所造成的危急证候。患者头晕眼花、胸闷气短、眼睑下垂、视物昏花为风邪阻络所致,是为风毒之表现;伤口肿胀、色紫黑、出血、剧烈疼痛则为火毒壅盛所致,为火毒之表现。结合舌暗红、苔黄、脉数,可辨证为风火毒证。

知识点 2

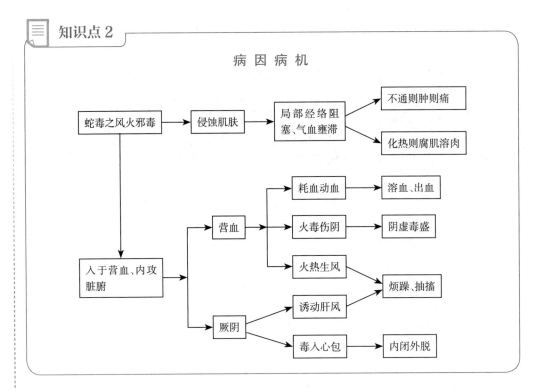

病 因 病 机

问题四

请简述该患者的治疗方案。

思路

1. 内治 清热解毒,凉血祛风;方用黄连解毒汤合五虎追风散加减。

2. 外治 局部扩创,半边莲捣烂或蛇药片捣碎外敷。

3. 其他治疗 蝮蛇抗毒血清肌内注射或静脉注射,破伤风抗毒素(TAT)或破伤风免疫球蛋白肌内注射。

4. 全身支持治疗,维持水电解质平衡,保护肝肾等脏器功能,需要时可行连续血液净化。

知识点 3

治 疗 方 案

毒蛇咬伤后,蛇毒在人体内迅速播散,短期内可危及生命。因此,必须及时采取各种有效的急救措施,之后再根据病情需要使用内治、外治等疗法。中医治疗毒蛇咬伤分为外治和内治两个方面。内治方面,虽然临床上常分为风毒证、火毒证、风火毒证等进行辨证论治,但是处方用药时都应加入解毒、利尿、通便之品,如半边莲、虎杖、白花蛇舌草、大黄、万年青等。正如民间所言:"治蛇不泄,蛇毒内结;二便不通,蛇毒内攻。"

1. 早期局部处理

(1) 早期结扎:咬伤后,就地取材,于伤口上方超过一个关节结扎,松紧以能阻断淋巴液和静脉血回流但不影响动脉血流为原则。每隔 15~20 分钟放松 1~2 分钟,以免肢体缺血坏死。一般在伤口排毒和服用有效蛇药后 30 分钟解除缚扎。咬伤超过 12 小时后不宜缚扎。

(2) 扩创排毒:常规消毒后,沿牙痕做纵行切口,长约 1.5cm,深达皮下,或做"十"字切口,如有毒牙遗留应取出,并用手由近心端向伤口附近反复挤压,以排出毒血。同时以 1:5 000 高锰酸钾溶液及过氧化氢溶液反复冲洗,使蛇毒在伤口破坏,减少播散,减轻中毒。血循毒蛇如尖吻蝮蛇、蝰蛇咬伤后,若伤口流血不止,且全身有出血现象者,则不应扩创,以免发生出血性休克。

(3) 烧灼、针刺、火罐排毒

1) 烧灼:用点燃火柴直接灼伤伤口,以破坏蛇毒,此法在蛇伤后 30 分钟内进行,超过 30 分钟则无意义。

2) 针刺:皮肤消毒后用三棱针或手术刀于手指蹼间(八邪穴)或足蹼间(八风穴)切开,切口 <1cm。

3) 火罐排毒:利用负压吸去伤口的血液及分泌物,减轻局部肿胀,减少蛇毒吸收。

(4) 封闭疗法:0.25% 或 0.5% 普鲁卡因溶液联合地塞米松 5mg 在伤口周围与患肢肿胀上方 1 寸处做深部皮下环封。或胰蛋白酶 2 000U 加入 0.5% 普鲁卡因溶液 5~20ml 中,在牙痕中心及周围注射达肌肉层或结扎上端进行套式封闭。根据病情,12~24 小时后重复注射,如发生过敏反应,可用异丙嗪 25mg 肌内注射。

2. 内治——中医辨证论治

(1) 风毒证:局部伤口不红、不肿、不痛,仅有皮肤麻木感;全身症状有头晕、眼花、嗜睡、气急,严重者呼吸困难,四肢麻痹,张口困难,眼睑下垂,神志模糊,甚至昏迷;舌质红,苔薄白,脉弦数。

治法:祛风解毒,活血通络。

代表方:活血驱风解毒汤加减。

加减法:咬伤在下肢加独活,在上肢加羌活;视物模糊,瞳孔散大,加青木香、菊花;动风抽搐,加蜈蚣、蝉蜕、全蝎等。

(2) 火毒证:局部肿胀疼痛、渗血,或有水疱、血疱、瘀斑,严重者局部组织坏死;全身症状可见恶寒发热,烦躁,口干口渴,胸闷心悸,胁肋胀痛,大便干结,尿血、便血、呕血;舌质红,苔黄,脉滑数。

治法:泻火解毒,凉血活血。

代表方:龙胆泻肝汤合五味消毒饮加减。

加减法:小便短赤、血尿,加白茅根、茜草、车前草;发斑、吐血,加水牛角;烦躁抽搐,加羚羊角、钩藤;局部肿胀甚者,加赤小豆、冬瓜皮、泽泻。

(3) 风火毒证:局部红肿明显,伤口剧痛,或有水疱、血疱、瘀斑、瘀点或伤处溃烂,全身症状有头晕眼花,寒战发热,胸闷心悸,恶心呕吐,大便秘结,小便短赤,严重者烦躁抽搐,甚至神志昏愦;舌质红,苔黄白相间,后期苔黄,脉弦数。

治法:清热解毒,凉血祛风。

代表方:黄连解毒汤合五虎追风散加减。

加减法:吞咽困难,加玄参、山豆根、射干;烦躁不安或抽搐,加羚羊角、钩藤、珍珠母;瞳孔缩小,视物模糊,加青木香、菊花;神志昏愦,加服安宫牛黄丸。

(4) 蛇毒内陷证:毒蛇咬伤后误治、失治,出现寒战高热、烦躁不安、痉厥抽搐,甚至神昏谵语、呼吸困难,局部伤口由红肿突然变为紫暗或紫黑,肿势散漫;舌质红绛,脉细数。

治法:清营凉血解毒。

代表方:清营汤加减。

加减法:神昏谵语、痉厥抽搐,加服安宫牛黄丸或紫雪丹;若正气耗散,正不胜邪,导致心阳衰竭,出现面色苍白,淡漠神昏,汗出肢冷,则宜用参附汤。

3. 外治法 肿痛明显者,无水疱、血疱,可将鲜草药捣碎外用;或将蛇药片、清热解毒药片研粉,或清热解毒、活血通络的中药煎汤,外敷;对已有水疱或血疱者,可先用消毒注射器吸出渗出液,或开小口引流,然后再以呋喃西林溶液、雷夫奴尔液湿敷或湿润烧伤膏外敷。

4. 其他疗法

(1) 抗蛇毒血清治疗:抗蛇毒血清对毒蛇咬伤有确定疗效。血清是以抗原抗体原理制备的一种制剂,只能中和游离蛇毒,如果蛇毒已吸收并和组织器官结合,损伤器官功能,抗蛇毒血清对受损器官无保护作用。应在毒蛇咬伤后24小时内(最好在6~8小时内)应用,应用愈早,效果愈好。常用静脉注射,也可肌内或皮下注射。每次抗蝮蛇血清用6 000U;抗五步蛇血清用8 000U;抗银环蛇血清用1万 U;抗眼镜蛇血清用2 000U。上述用量可中和1条蛇毒的蛇毒,可视病情酌情增减。儿童与成人同量,不得减少。注射前先做过敏试验,阴性者方可注全量;阳性者,则采用脱敏注射法注射。

(2) 其他西医疗法:糖皮质激素冲击治疗;选择对肝肾功能损伤较小的抗生素防治感染;肌内注射破伤风抗毒素预防破伤风;全身支持疗法和防治并发症的发生,补充足够的营养、维生素,维持水电解质平衡,必要时给予吸氧,防治呼吸衰竭、肾衰竭、循环衰竭及多脏器衰竭。

(3) 连续血液净化:对中毒严重,出现肝肾功能损害的重症患者,使用连续性血液净化技术(CBP),能够稳定患者的血流动力学特征,持续、稳定地控制氮质血症及电解质和水盐代谢,不断清除循环中的毒素和中分子物质,同时还可以按需提供营养及药物治疗,从而大大提高患者的生存率。

(4) 中成药:季德胜蛇药、上海蛇药、广东蛇药、云南蛇药等。口服,一般首次剂量加倍,以后每隔4~6小时再服,3~5日为1个疗程。

临证要点

1. 临证时应详细询问病史及受伤经过,明确蛇的品种、大小,伤后急救处理情况。

2. 仔细检查伤口局部情况,周围组织范围、程度、色泽、有无起疱等。

3. 全身中毒情况。

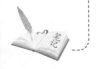

名中医经验
ER-13-7

研究进展
ER-13-8

4. 结合舌、脉及全身表现,按照辨证论治的原则,选择适合的内治方案和局部外治方法。

5. 蝮蛇抗毒血清肌内注射或静脉注射,TAT 或破伤风免疫球蛋白肌内注射,以及全身支持治疗,维持水电解质平衡,保护肝肾等脏器功能,需要时可进行连续血液净化。

诊疗流程图

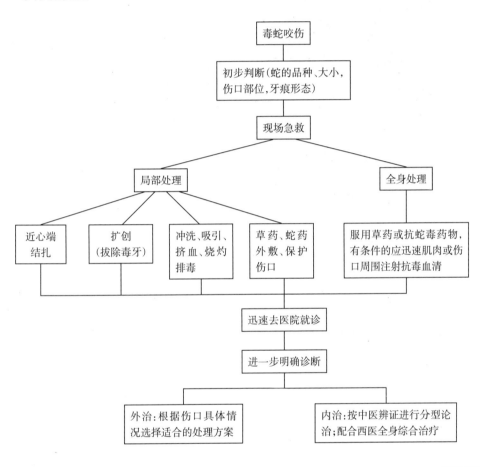

(黄树林)

第三节 冻 疮

 培训目标

掌握冻疮的辨证论治并熟悉患处的局部处理。

广义的冻伤是人体遭受低温寒邪侵袭所引起的全身性或局部性损伤,相当于西医学的冷伤。临床上通常将手、足、耳廓、鼻尖等暴露部位受到低温(非冻结性,通常指0℃以上、10℃以下)影响,出现局部肿胀发凉、瘙痒、疼痛、皮肤紫斑、水疱、溃烂等表现称"冻疮";手、足等部位浸泡或暴露于 10℃以下水湿环境中造成的人体组织损伤称"水浸足(手)""战壕足";将冰点以下的低温所造成的局部损伤称局部"冻伤";将出现体温下降的全身性冷伤称"冻僵"。冻疮好发于寒冷的秋冬季节,饥饿、劳倦、气血衰弱者易发病。(图 13-5,图 13-6)

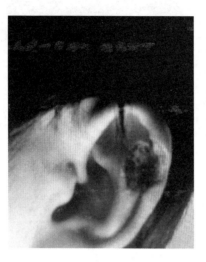　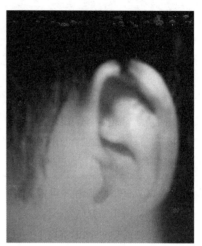

图 13-5　冻疮 1　　　　　　　　图 13-6　冻疮 2

典型案例

简要病史

张某,女,42 岁。因寒冬在户外从事保洁工作受冻后"双手局部发红、发痒"前来就诊。

问题一

为进一步明确诊断,需要补充完善哪些相关病史及检查资料?

思路

患者为中年女性,42 岁,长期从事户外保洁工作。近日气温骤降,患者双手暴露在外,受到低温影响,出现局部红肿、发痒,应首先考虑的诊断是"冻疮"。为进一步明确诊断,制订治疗方案,尚需补充了解以下资料。

1. 首次发病,还是复发。

2. 此次双手受冻具体情况及前期处理、用药情况。

3. 中医十问(寒热、饮食、二便、睡眠、出汗情况,平素是否有头昏、气短、形寒肢冷、畏寒、手脚不温表现)。

4. 既往工作史及其他相关病史(工种、劳动环境、劳动强度等)。

5. 传染病史。

6. 患者目前双手局部情况(红肿部位、范围、色泽、皮温,有无结块、是否出现水疱,有无触痛等)。

7. 舌脉。

8. 相关辅助检查结果（血常规、血管 B 超及其他相关检验、检查）。

完善病史

　　患者为中年女性,42 岁,长期从事户外保洁工作,工作环境恶劣、劳动强度大。近日气温骤降,患者双手暴露在外,受到低温影响,出现局部红肿、发痒,自用温水浸泡、按摩,未见好转,遂来医院就诊。刻下:双手背局部红肿、瘙痒;伴有神疲乏力、倦怠、畏寒、肢冷、手足不温。专科检查:双手皮肤较粗糙;双手第 5 掌指关节部肿胀,色泽暗红,范围约 3cm×2cm,未见水疱形成,局部皮温升高,轻度触痛。舌淡红,苔薄白,脉沉细。辅助检查:上肢血管多普勒超声检查未见明显异常。否认高血压、糖尿病、风湿病等病史。

问题二
请问该患者的诊断是什么?
思路
中医:冻疮(寒凝血瘀证)。
西医:冻疮。

📑 **知识点 1**

诊断与鉴别诊断

ER-13-10

诊断与鉴别诊断

　　本病应注意与类丹毒、多形性红斑、雷诺综合征鉴别。(详细鉴别诊断可参考融合教材)

问题三
请简述该患者的辨病辨证思路。
思路
　　患者为中年妇女,长期从事高强度户外工作,劳伤气血,故平素见神疲乏力,形寒肢冷、手脚不温;近日气温骤降,寒湿之邪侵袭体表,至局部经络阻塞、气血凝滞而发为冻疮;双手背局部肿胀、色泽暗红,为局部气血凝滞之象;结合舌淡红、苔薄白、脉沉细表现,可辨证为寒凝血瘀证。

📑 **知识点 2**

病 因 病 机

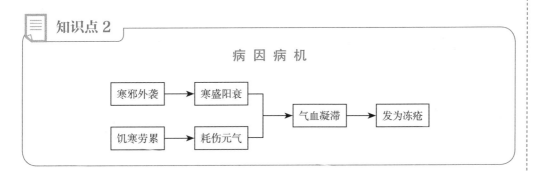

问题四
请简述该患者的治疗方案。

思路

1. 内治 温经散寒,养血通脉。方用当归四逆汤加黄芪、红花。

2. 外治 红灵酒或生姜辣椒酊外擦,轻揉按摩患处,每日 2~3 次,或用冻疮膏或阳和解凝膏外涂。

 知识点3

治 疗 方 案

冻疮和冻伤的治疗分内治与外治两方面。

1. 内治 以温通散寒、补阳通脉为主要原则,结合患者具体情况,常分为寒凝血瘀、气虚血瘀、寒凝化热、寒盛阳衰 4 型进行辨证论治。

(1) 寒凝血瘀证:局部麻木冷痛,肤色青紫或暗红,肿胀结块,或有水疱,发痒,手足青冷;舌淡苔白,脉沉或沉细。

治法:温经散寒,养血通脉。

代表方:当归四逆汤加黄芪、红花。

加减法:麻木疼痛明显者,加鸡血藤、路路通。

(2) 气虚血瘀证:神疲体倦,气短懒言,面色少华,疮面不敛,疮周暗红漫肿,麻木;舌淡,苔白,脉细弱。

治法:益气养血,祛瘀通脉。

代表方:人参养荣汤加桂枝。

加减法:疮口暗红漫肿者,加红花、白芷。

(3) 寒凝化热证:冻伤后局部坏死,创面溃烂流脓,四周红肿色暗,疼痛加重;伴发热口干;舌红苔黄,脉数。

治法:清热解毒,活血止痛。

代表方:四妙勇安汤加减。

加减法:热毒明显者,加生蒲公英、紫花地丁。

(4) 寒盛阳衰证:时时寒战,四肢厥冷,感觉麻木,幻觉幻视,意识模糊,倦卧嗜睡,甚则神志不清;舌淡苔白,脉微欲绝。

治法:回阳救脱,散寒通脉。

代表方:四逆加人参汤加减。

加减法:阳气微弱欲绝者,加山萸肉、煅龙骨、煅牡蛎。

2. 外治 根据创面的具体情况,选择适合的处理方法。全身性冻伤(冻僵)要立即规范地复温、抢救,忌用直接火烘或暴热解冻之法。

(1) 未溃破的冻疮、Ⅰ度冻伤:红肿痛痒未溃者,予红灵酒或生姜辣椒酊外擦,轻揉按摩患处,每日 2~3 次,或用冻疮膏或阳和解凝膏外涂。

(2) 已经起疱、溃烂的冻疮和Ⅱ度冻伤:予规范清创后,可用红油膏等外敷包扎保护,按时换药。

(3) 溃烂严重和Ⅲ度以上的冻伤:局部坏死严重,骨脱筋连者,可配合手术清创;肢端全部坏死或湿性坏疽危及生命时,可行截肢(指、趾)术;需要时可选择植皮或皮瓣转移修复创面。

3. 其他疗法

(1) 破伤风抗毒素的应用:一经确诊重症冻疮,应尽早使用破伤风抗毒素。

(2) 支持疗法和抗生素的应用:补充营养和维持水与电解质平衡,并应用抗生素防治感染。

临证要点

1. 临证时应详细询问病史及受伤经过,明确冻伤性质。

2. 仔细检查创面局部情况,明确伤情判断。

3. 结合舌、脉及全身表现,按照辨证论治原则,选择适合的内治方案和局部创面外治方法。

4. 对患者进行健康教育,指导患者采取适当措施预防冻疮;对已经发生的冻疮进行合理的护理。

诊疗流程图

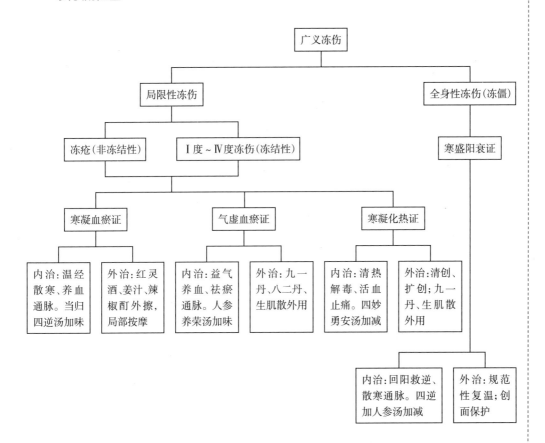

（黄树林）

第四节 虫 螯 伤

 培训目标

1. 掌握虫螯伤的症状、体征辨识。
2. 掌握虫螯伤的局部及全身处理。

虫螯伤是指昆虫及其幼体、节肢动物等咬、螯伤人体皮肤,从而使伤者出现皮疹并伴有头晕、呕吐等表现的疾病。常见的有蜂螯伤、蝎螯伤、蜈蚣咬伤等。以春、夏、秋季多见,好发于暴露部位。由于昆虫的种类不同和机体反应性的差异,可引起螯伤处局部及全身不同的反应,轻者局部红肿、瘙痒、疼痛,重者可导致呼吸困难、抽搐、昏迷等危急证候,甚至死亡。

典型案例

简要病史

刘某,女,12岁,学生。因"不明毛虫螯伤右手背,致手背红肿灼痛、前臂瘙痒2小时"就诊。患者今日上午户外活动过程中不慎被不明毛虫螯伤右手背,局部肿胀灼痛,前臂瘙痒。

问题一

为进一步明确诊断,尚需补充哪些相关资料?

思路

刘某,女,12岁,学生。因"不明毛虫螯伤右手背,致手背红肿灼痛、前臂瘙痒2小时"就诊。患者今日上午户外活动过程中不慎被不明毛虫螯伤右手背。刻下:局部肿胀灼痛,前臂瘙痒。首先考虑的诊断是虫螯伤。为进一步明确诊断,制订治疗方案,尚需补充了解以下资料。

1. 受伤的具体经过(毛虫的形态特征、有无拍打虫体等);现场处理及就诊前接受治疗、用药情况。

2. 全身情况(精神、神志情况,生命体征,呼吸情况,尿量等)。

3. 中医十问(寒热、饮食、二便、睡眠、出汗情况)。

4. 既往史及其他相关病史(特别是过敏性疾病)。

5. 传染病史。

6. 患者目前螯伤部位及邻近组织局部情况(位置、形态、色泽、深度、起疱、渗出情况,皮肤、肢体感觉等)。

7. 舌脉。

8. 相关辅助检查结果(血常规及其他相关检验、检查)。

完善病史

刘某,女,12岁,学生。因"不明毛虫螯伤右手背,致手背红肿灼痛、前臂瘙痒2小时"就诊。患者今日上午户外活动过程中不慎被不明毛虫螫伤右手背,毛虫呈灰黄色,长约4cm。螫伤后局部灼热剧痛,曾予搔抓和冷水冲洗,灼热疼痛未见明显缓解。刻下:局部肿胀灼痛,前臂瘙痒。专科检查:右手背尺侧可见2.5cm×0.5cm的皮损,淡红色,起多个菜籽大小水疱,手背及前臂局部肿胀,有明显抓痕。舌红,苔薄白,脉数。辅助检查:血常规未见明显异常。否认传染病史,否认遗传性疾病及过敏性疾病史。

问题二

请问该患者的诊断是什么?

思路

中医:虫螫伤(风热毒蕴证)。

西医:右手背虫螫伤。

📑 **知识点1**

诊断与鉴别诊断

本病应当与毒蛇咬伤等相鉴别。(详细鉴别诊断可参考融合教材)

诊断与
鉴别诊断
ER-13-14

问题三

请简述该患者的辨病辨证思路。

思路

刘某,女,12岁,学生。患者今日上午户外活动过程中不慎被不明毛虫螫伤右手背。螫伤后局部灼热剧痛,曾予搔抓和冷水冲洗,灼热疼痛未见明显缓解。刻下:局部肿胀灼痛,前臂瘙痒。专科检查:右手背尺侧可见2.5cm×0.5cm的皮损,色红,起多个菜籽大小水疱,手背及前臂局部肿胀,有明显抓痕。此属毛虫毒素侵入肌肤,与气血相搏,致局部气血壅滞,故肿胀疼痛;皮损色红、起疱、灼热而痛,前臂瘙痒,为风热毒盛之象;结合舌红苔薄白,脉数,可辨证为风热毒蕴证。

📑 **知识点2**

病 因 病 机

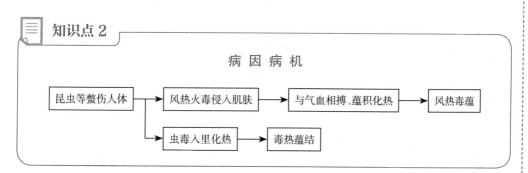

问题四

请简述该患者的治疗方案。

思路

1. 内治　疏风清热,解毒止痒;方用防风通圣散合黄连解毒汤加减。

2. 外治　局部清洗;用胶布或透明胶带进一步粘去可能残留的毒毛刺,5%NaHCO$_3$溶液或氨水等弱碱性液体湿敷约 10 分钟;半枝莲、野菊花等捣烂或蛇药片捣碎外敷。前臂瘙痒可以外用花露水等清凉止痒剂。

3. 对患者及其家长进行健康教育;密切观察面色、呼吸、神志变化,及时发现、处理虫毒过敏。

知识点 3

治 疗 方 案

本病治疗分为局部处理(外治)和全身治疗(内治)两方面。对仅有局部皮损而无全身反应的轻症患者,采用局部外治即可;对于有全身反应、过敏的重症患者,则需内外合治;对于发生过敏性休克的患者,则需立即抢救。

1. 内治　内治以清热、祛风、解毒、止痒为治疗大法。

风热毒蕴证:局部皮肤成片红肿、水疱、瘙痒、灼痛,多伴有发热、胸闷、尿黄等症状,舌红、苔黄、脉数。治法:疏风清热,解毒止痒。方用防风通圣散合黄连解毒汤加减。

2. 外治

(1) 红斑、丘疹、风团、起疱等,可用 1% 薄荷三黄洗剂外搽,也可用野菊花、七叶一枝花、半枝莲等捣烂外敷。

(2) 继发感染,可用马齿苋煎汤湿敷,然后外搽青黛散油膏,或外搽颠倒散洗剂。

(3) 松毛虫、桑虫螫伤可用橡皮膏粘去患处剃毛,并用新鲜马齿苋捣烂外敷,或涂 5% 碘酒。

3. 其他疗法　使用抗组胺类药、激素、钙剂、维生素 C、维生素 B$_{12}$ 等以抗炎、抗过敏、调节免疫等。

名中医经验

ER-13-15

临证要点

1. 临证时应详细询问病史及受伤经过,尽可能明确毒虫种类、大小和伤后急救处理情况。

2. 仔细检查皮损局部情况,周围组织肿胀范围、程度、色泽、有无起疱等。

3. 全身有无过敏情况。

4. 结合舌、脉及全身表现,按照辨证论治的原则,选择适合的内治方案和局部外治方法。

5. 对于过敏体质的患者,要密切观察生命体征,注意面色、神志变化,及时发现处理过敏反应。

研究进展

ER-13-16

诊疗流程图

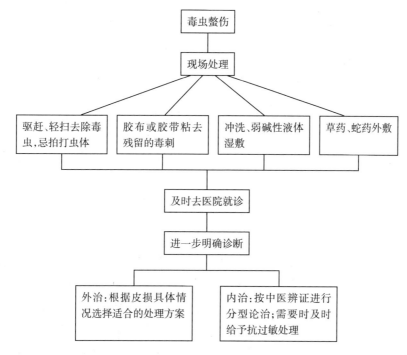

（黄树林）

第五节 破 伤 风

 培训目标

掌握破伤风的诊断、预防及治疗。

破伤风是一种皮肉破伤,风毒之邪乘虚侵入而引起的以全身或局部肌肉强直性痉挛和阵发性抽搐为特征的急性特异性感染性疾病,西医学亦称破伤风。其临床特点是有皮肉破伤史,有一定的潜伏期,发作时全身或局部肌肉强直性痉挛和阵发性抽搐。

古代文献中的病名来源

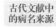
ER-13-17

典型案例

简要病史

王某,男,53岁,农民。因"右脚底外伤10天,头晕乏力、张口不利、吞咽困难3天"就诊。10天前,赤足在田间耕作时右脚底不慎被树枝扎伤,3天前出现恶寒发热、头晕发热,进而张口不利、吞咽困难;在当地村卫生室就诊,接受输液治疗(具体药物不详),症状未见缓解。

问题一
为进一步明确诊断,尚需补充哪些相关资料?

思路

王某,男,53岁,农民。10天前,赤足在田间耕作时右脚底不慎被树枝扎伤,3天始有头晕乏力、张口不利、吞咽困难,首先考虑的诊断是破伤风。为进一步明确诊断,制订治疗方案,尚需补充了解以下病史资料。

1. 受伤的具体经过(伤口部位、大小、深浅及污染情况,致伤物品的种类,现场处理的措施等);此次就诊前接受治疗、用药情况。

2. 全身情况(精神、神志情况,生命体征,肌肉张力,神经反射)。

3. 中医十问(寒热、饮食、二便、睡眠、出汗情况)。

4. 既往工作史及其他相关病史(重点包括糖尿病、高血压及神经系统疾病)。

5. 传染病史。

6. 患者目前伤口及邻近组织局部情况(伤口部位、形态、色泽、深度,周围组织肿胀范围、肢体感觉、邻近淋巴结肿痛等)。

7. 舌脉。

8. 相关辅助检查结果(血常规、肝肾功能、心肺功能及其他相关检验、检查)。

完善病史

王某,男,53岁,农民。10天前,赤足在田间耕作时右脚底不慎被树枝扎伤,自行行清洗、挑出残存木屑、挤压出血处理后未再处理;3天前出现恶寒发热、头晕发热,进而张口不利、吞咽困难;在当地村卫生室就诊,接受输液治疗(具体药物不详),症状未见缓解。刻下:头晕头疼、乏力发热,张口困难。专科检查:神志清楚,面色少华,呈"苦笑"面容,颈、背部肌肉张力增强;右脚底伤口已结痂,周围轻度红肿,压痛阳性;右侧腹股沟触及肿大淋巴结、压痛阳性。舌暗红,苔黄,脉数。

辅助检查:血常规示白细胞计数12.6×10^9/L、中心粒细胞百分比89%。肝肾功能正常。

否认传染病史,否认高血压、糖尿病及神经系统病史。

问题二

请问该患者的诊断是什么?

思路

中医:破伤风(风毒在表证)。

西医:破伤风(中型),右脚底外伤。

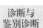

诊断与鉴别诊断
ER-13-18

知识点 1

诊断与鉴别诊断

本病应与化脓性脑膜炎、狂犬病、癫痫等相鉴别。

笔记

问题三

请简述该患者的辨病辨证思路。

思路

王某,男,53岁,农民。10天前,赤足在田间耕作时右脚底不慎被树枝扎伤;3天前出现恶寒发热、头晕发热,进而张口不利、吞咽困难。刻下:神志清楚,面色少华,头晕头疼,乏力发热,张口困难,呈"苦笑"面容,颈、背部肌肉张力增强;右脚底伤口已结痂,周围轻度红肿、压痛;右侧腹股沟有臖核。此属创伤后皮肉破损,卫外失固,风毒之邪从伤口入侵,由外达里而发病。风为阳邪,善行数变,通过经络、血脉入里传肝,外风引动内风,导致肝风内动,筋脉失养而出现口齿不利、行走困难、下肢肌肉间断性抽搐。结合舌暗红、苔黄、脉数,可辨证为风毒在表证。

📄 **知识点 2**

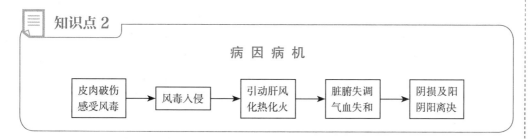

病 因 病 机

皮肉破伤 感受风毒 → 风毒入侵 → 引动肝风 化热化火 → 脏腑失调 气血失和 → 阴损及阳 阴阳离决

问题四

请简述该患者的治疗方案。

思路

1. 内治 祛风镇痉。方用玉真散合五虎追风散加减。

2. 外治 局部伤口充分扩创,过氧化氢溶液反复浸泡、冲洗并予开放处理。

3. 其他治疗 TAT 3万~5万U,静脉滴注;破伤风免疫球蛋白6 000U肌内注射。青霉素800万U静脉滴注,2次/d。

4. 全身支持治疗,维持水电解质平衡,保护肝肾等脏器功能,需要时可进行机械辅助呼吸。

5. 入住重症监护病房(ICU),进行必要的隔离,保持安静的环境,避免不必要的刺激。

📄 **知识点 3**

治 疗 方 案

中医以息风、镇痉、解毒为主要治法。西医治疗应尽快消除毒素来源、中和体内游离毒素,有效控制和解除痉挛,保持呼吸道通畅。

1. 内治

(1)风毒在表证:轻度吞咽困难和牙关紧闭,周身拘急,抽搐较轻,痉挛期短,间歇期较长;苔薄白,脉弦数。

治法:祛风镇痉。

代表方:玉真散合五虎追风散。

加减法:神倦乏力者,加太子参、黄芪;痰涎壅盛者,加天竺黄、竹沥等。

（2）风毒入里证：角弓反张，频繁发作而间歇期短的全身肌肉痉挛，高热，面色青紫，呼吸急促，痰涎壅盛，胸腹满闷，腹壁板硬，时时汗出，大便秘结，小便不通；舌红或红绛，苔黄或黄糙，脉弦数。

治法：祛风止痉，清热解毒。

代表方：木萸散。

加减法：高热口渴者，加生石膏、知母；便秘者，加生大黄、芒硝等。

（3）阴虚邪留证：抽搐停止，身有微热，时有汗出，面色苍白，神疲乏力，头晕，心悸，或有口渴，或肌表有蚁行感，或自汗肢冷，甚则牙关不适，偶有痉挛；舌淡红，脉细弱无力。

治法：益胃生津，疏通经络。

代表方：沙参麦冬汤。

加减法：气虚甚者，加人参、黄芪；厥脱者，加干姜、附子等。

2. 外治　对早期伤口，应在控制痉挛和应用破伤风抗毒素后对伤口进行彻底清创，清除毒素来源；清创时，须充分打开伤口所有间隙，彻底清除坏死组织，并予过氧化氢溶液反复冲洗和湿敷；清创后予开放处理，亦可外敷玉真散，隔日1次。后期已充分开放的伤口，创面有坏死组织时，外用七三丹、红油膏；创面干净时，外用生肌膏、生肌白玉膏。

3. 其他疗法

（1）一般处理：将患者隔离于安静的暗室，保持呼吸道通畅，必要时行气管切开、机械通气。轻症患者发作间歇期鼓励自行进食，重症患者定时鼻饲，也可行全胃肠外营养。

（2）西医治疗：①破伤风抗毒素：2万~5万U静脉滴入，连续用药7天。抗毒素注射前应做过敏试验，皮试阳性者宜行脱敏注射。②控制和解除痉挛：病情较轻时使用地西泮、苯巴比妥；病情严重者可用冬眠疗法。③治疗并发症：纠正水、电解质失调；应用抗菌药物进行抗感染治疗，首选青霉素和甲硝唑。

（3）针刺疗法：牙关紧闭，取下关、颊车、合谷、内庭；角弓反张，取风池、风府、大椎、长强、承山、昆仑；四肢抽搐，取曲池、外关、合谷、后溪、风市、阳陵泉、太冲、申脉。一律采用泻法，留针15~20分钟。

临证要点

1. 临证时应详细询问病史及受伤经过，伤口的位置、大小、深度、污染程度，以及伤后急救处理情况。

2. 仔细检查伤口局部情况，周围组织肿胀范围、程度、色泽，有无邻近淋巴结肿大等。

3. 全身症状（精神、神志、肌肉张力改变等）出现与局部创伤之间的时间顺序（潜伏期）。

4. 鉴别诊断（化脓性脑膜炎、狂犬病）。

5. 结合舌、脉及全身表现，明确诊断；按照辨证论治的原则，选择适合的内治方案和局部外治方法。

　　诊疗流程图

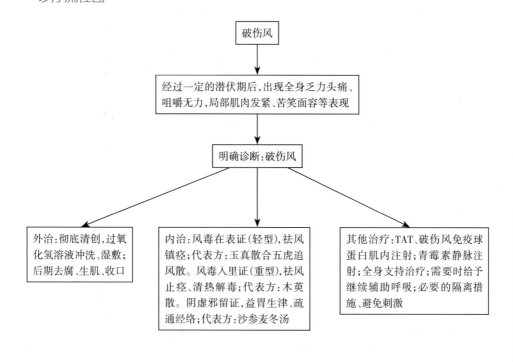

破伤风

↓

经过一定的潜伏期后,出现全身乏力头痛、咀嚼无力,局部肌肉发紧、苦笑面容等表现

↓

明确诊断:破伤风

外治:彻底清创,过氧化氢溶液冲洗、湿敷;后期去腐、生肌、收口

内治:风毒在表证(轻型),祛风镇痉;代表方:玉真散合五虎追风散。风毒入里证(重型),祛风止痉、清热解毒;代表方:木萸散。阴虚邪留证,益胃生津、疏通经络;代表方:沙参麦冬汤

其他治疗:TAT、破伤风免疫球蛋白肌内注射;青霉素静脉注射;全身支持治疗;需要时给予继续辅助呼吸;必要的隔离措施、避免刺激

（黄树林）

第六节　甲　疽

 培训目标

　　1. 掌握甲疽的诊断、鉴别诊断。
　　2. 掌握甲疽的辨证论治及常用外治法。
　　3. 熟悉甲疽的病因病机。

　　甲疽指发于爪甲之痈疽,古代文献又称"嵌甲""嵌指"(图13-7,图13-8)。隋代《诸病源候论》首先记载了甲疽:"甲疽之状,疮皮厚甲错剥起是也。其疮亦痒痛,常欲抓搔之,汁出。"明代《外科正宗》对本病的发病原因、症状和治疗有详尽记载,"甲疽者或因甲长侵肌,或因修甲损伤良肉,或靴鞋窄小俱能生之,其患胬肉裹上指甲,肿痛异常,难于步履。初宜三品一条枪贴胬肉上,化尽自愈。日久胬肉坚硬,须冰狮散化之,后用珍珠散掺上必瘥。"临床以好发于足趾,尤多见于足大趾内侧,甲向内嵌,甲旁肿胀,时留黄水,胬肉高突,疼痛较甚为特征。本病相当于西医的甲沟炎及甲下脓肿。

古代文献中的病名来源

图 13-21

笔记

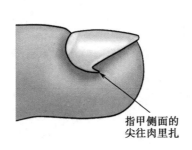

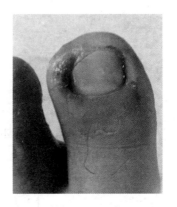

图 13-7　甲疽 1　　　　　　　图 13-8　甲疽 2

典型案例

简要病史

　　患者男性,56 岁,工人。因"左第 1 趾内侧肿痛月余"就诊。患者月余前无明显诱因下出现左第 1 趾内侧刺痛肿胀,间断予局部自敷庆大霉素,未见明显好转,近日感足趾内侧肿痛加重,遂来就诊。

问题一

为进一步明确诊断,需补充完善哪些相关病史?

思路

　　中年男性,月余前无明显诱因下出现左第 1 趾内侧刺痛肿胀,间断予局部自敷庆大霉素,未见明显好转,近日感足趾内侧肿痛加重,遂来就诊。应首先考虑的诊断是"甲疽",为进一步明确诊断,需补充了解以下病史资料。

　　1. 首次发作,还是复发。

　　2. 伴随症状。

　　3. 中医十问(是否有局部红肿、局部发热,是否有下肢麻木、皮肤感觉异常;是否有恶寒、发热;是否有自汗、盗汗;是否有口干、口苦,如有口干,饮水是否能缓解;喜温饮还是喜冷饮;胃纳、二便、夜寐等情况)。

　　4. 患者目前局部情况。

　　5. 舌脉。

　　6. 相关辅助检查结果。

完善病史

　　患者既往反复出现左第 1 趾内侧肿痛,经自敷膏药后好转,此次月余前无明显诱因下出现左第 1 趾内侧刺痛肿胀,间断予局部自敷庆大霉素后未见好转。刻下:左踇趾红肿明显,伴有刺痛,大便坚硬,小便短赤。专科检查:左踇趾远端肿大,发红,皮温较高,内外侧甲沟处尤为明显,触之疼痛,有波动感,内侧甲沟部分见黄白色脓性物溢出,有恶臭。舌质红,苔黄腻,脉滑。辅助检查:血常规示白细胞计数 12.9×10^9/L。尿常规、空腹血糖未见明显异常,下肢血管彩超未见异常。既往否认结核病史,否认放射线灼伤史,无长期服用免疫抑制剂史。

问题二

请问该患者的诊断是什么?

思路

中医:甲疽(热毒蕴结证)。

西医:急性甲沟炎。

知识点 1

鉴别诊断
ER-13-22

诊断与鉴别诊断

本病应当与蛇眼疔、类丹毒、趾骨骨折等相鉴别。

问题三

请简述该患者的辨病辨证思路。

思路

患者以左蹈趾红肿明显,伴有刺痛为主症,查体见左蹈趾远端肿大,发红,皮温较高,内外侧甲沟处尤为明显,触之疼痛,有波动感,内侧甲沟部分见黄白色脓性物溢出,有恶臭,且白细胞计数 $12.9×10^9/L$,尿常规、空腹血糖、下肢血管彩超未见异常,故辨病为甲疽;大便坚硬,小便短赤,舌质红,苔黄腻,脉滑,乃热毒蕴结之象。

知识点 2

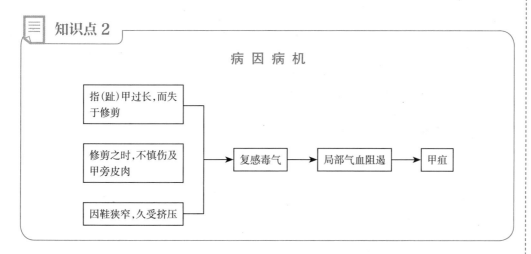

病 因 病 机

问题四

请简述该患者的治疗方案。

思路

1. 内治　清热解毒,和营活血,利湿消肿。方选三妙散合五味消毒饮加减。

2. 外治　外敷金黄膏或玉露膏掺八将丹外敷。

3. 手术　因脓水已侵入指(趾)甲下,故宜将整个指(趾)甲拔除,再依外科一般溃疡处理。

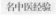

知识点 3

治 疗 方 案

甲疽的发病与毒邪壅阻、气血凝滞有关,基本病机为热毒蕴结,基本证型为热毒蕴结证。治疗以清热解毒、和营活血、利水消肿为大法。一般而言,轻证,以外治为主;化脓者,可配合内治。

1. 辨证论治

热毒蕴结证:患指(趾)一侧甲旁肿胀,甲向内嵌,皮色焮红,溃后胬肉高突,疼痛流水,甚而难以行走;舌红,苔薄黄腻,脉滑。治宜清热解毒,和营活血,利水消肿。方选三妙散合五味消毒饮加减。

2. 外治法

(1) 外敷法:金黄膏或玉露膏掺八将丹外敷。胬肉突出,外敷平胬丹。

(2) 剔甲法:指(趾)甲嵌入肉里或溃后胬肉突出,需剪除部分指(趾)甲;若有脓水侵入甲下,则宜拔除之,拔甲后予红油膏外敷。

3. 中成药

(1) 六应丸或六神丸,成人每次 10 粒,3 次 /d;7~12 岁,每次 5 粒;6 岁以下,每次 3 粒。

(2) 清热片,每次 5 片,2 次 /d。

(3) 新癀片,每次 5 片,3 次 /d。

名中医经验
ER-13-23

研究进展
ER-13-24

临证要点

1. 甲疽的特点是甲向内嵌,甲旁肿胀,胬肉高突,疼痛较甚。

2. 外敷油膏不宜过厚,以防胬肉更突出。

3. 患处不宜水洗。

4. 鞋子宽敞。

诊疗流程图

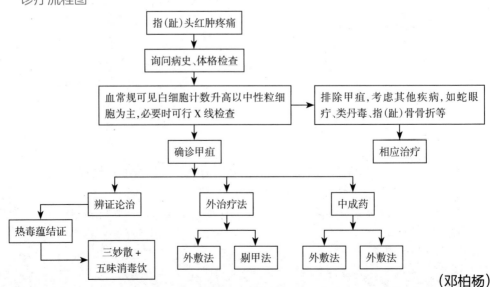

(邓柏杨)

第七节 痛 风

培训目标

1. 掌握痛风的诊断、鉴别诊断。
2. 掌握痛风的辨证论治及常用外治法。
3. 熟悉痛风的病因病机。

痛风是由于体内嘌呤代谢障碍、尿酸生成过多或/和尿酸排泄减少,致血中尿酸浓度增高所引起的一组异质性疾病(图13-9~图13-11)。其临床特点为高尿酸血症,特征性急性关节炎反复发作,痛风石形成。严重者可导致关节活动障碍和畸形、泌尿系结石及痛风性肾病。发病年龄多见于40岁以上的男性,女性患者可在绝经后发作,发病率随年龄增长而增加。本病属中医学"痹病""历节""脚气""痛风"等范畴。本病名首见于梁代陶弘景《名医别录·上品》,曰:"独活,微温,无毒。主治诸贼风,百节痛风无久新者。"西医亦称本病为痛风。

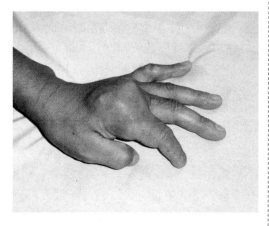

图 13-9 痛风 1

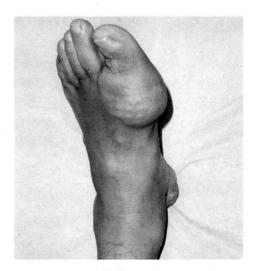

图 13-10 痛风 2

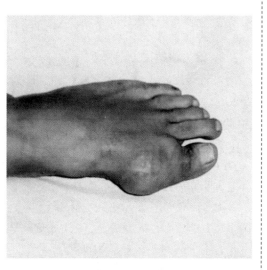

图 13-11 痛风 3

典型案例

简要病史

患者男性,56岁,渔民。因"反复双足肿痛5年余"就诊。患者5年前无明显诱因下出现双足肿痛,至当地医院就诊,检查发现血尿酸升高(具体数值不详),诊断为痛风性关节炎。近年来,平均半年发作1~2次,多为双足趾、足踝非对称性发作,自觉无明显诱因,曾测得最高血尿酸为600~700μmol/L,现间断服用西乐葆胶囊。为求进一步治疗,遂来就诊。

问题一

为进一步明确诊断,需补充完善哪些相关病史?

思路

中年男性,患者5年前无明显诱因下出现双足肿痛,至当地医院就诊,检查发现血尿酸升高(具体数值不详),诊断为痛风性关节炎。近年来,平均半年发作1~2次,多为双足趾、足踝非对称性发作,自觉无明显诱因,曾测得最高血尿酸为600~700μmol/L,现间断服用西乐葆胶囊。为求进一步治疗,遂来就诊。应首先考虑的诊断是"痛风",为进一步明确诊断,需补充了解以下病史资料。

1. 肿痛症状是否加重。

2. 伴随症状。

3. 中医十问(是否有局部红肿、局部发热;是否有下肢麻木、皮肤感觉异常;是否有恶寒、发热;是否有自汗、盗汗;是否有口干、口苦,如有口干,饮水是否能缓解;喜温饮还是喜冷饮;胃纳、二便、夜寐等情况)。

4. 既往工作史及其他相关病史。

5. 传染病史。

6. 患者目前创面情况。

7. 舌脉。

8. 相关辅助检查结果。

完善病史

患者为渔民,5年前无明显诱因下出现双足肿痛,至当地医院就诊,检查发现血尿酸升高(具体数值不详),诊断为痛风性关节炎。近年来,平均半年发作1~2次,多为双足趾、足踝非对称性发作,自觉无明显诱因,曾测得最高血尿酸为600~700μmol/L,现间断服用西乐葆胶囊。刻下:右足踝关节内侧疼痛,肿胀,皮色暗红,肤温较高,按之压痛明显,关节活动无障碍,伴有乏力、脾气急躁,纳可,二便调,寐可。舌红,苔黄,脉弦数。专科检查:右足踝关节内侧肿胀,皮色暗红,肤温较高,按之压痛明显,关节活动无障碍。

辅助检查:血常规未见明显异常。肾功能示血尿酸522μmol/L。双足X线片未见异常。泌尿系超声未见结石征象。既往否认结核病史,否认放射线灼伤史,无长期服用免疫抑制剂史。

问题二

请问该患者的诊断是什么?

思路

中医:痛风(湿热阻痹)。

西医:痛风性关节炎。

鉴别诊断

知识点 1

诊断与鉴别诊断

　　本病应当与类风湿关节炎、创伤性关节炎和化脓性关节炎、假性痛风关节炎等相鉴别。

问题三

请简述该患者的辨病辨证思路。

思路

　　患者为渔民,久居湿寒之地,风寒湿邪侵袭人体,郁而化热,痹阻经络、气血运行不畅,以致关节、肌肉疼痛、麻木、重着、屈伸不利而形成此病。结合舌红苔黄,脉弦数,证属湿热阻痹。

知识点 2

病 因 病 机

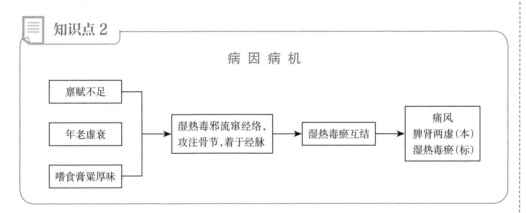

问题四

请简述该患者的治疗方案。

思路

1. 内治　清热除湿,活血通络。方选四妙散合宣痹汤加减。

2. 外治　可用消肿止痛膏外敷患处。

知识点 3

治 疗 方 案

　　痛风的治疗原则是标本兼顾,急则治其标,缓则治其本,内治和外治同施。急性期以控制关节红肿热痛症状为主,内治清热除湿、活血通络,外治消肿通络止痛。缓解期以扶正为主,兼以祛邪,内治补益肝肾、通络活血,外治活血通络、宣痹止痛。

1. 辨证论治

(1) 湿热阻痹证(急性期):下肢小关节猝然红肿热痛、拒按,触之局部灼热,得凉则舒;伴发热口渴,心烦不安,溲黄;舌红、苔黄腻,脉滑数。治宜清热除湿,活血通络。方选四妙散合宣痹汤加减。

(2) 风寒湿痹证(慢性期):肢体、关节疼痛,或呈游走性痛,或呈关节剧痛,痛处不移,或肢体关节重着肿痛,肌肤麻木,于阴雨天加重;舌淡、苔薄白,脉弦紧或濡缓。治宜温经散寒,祛风化湿。方选乌头汤加减。

(3) 痰瘀阻滞证(痛风石病变期):关节肿胀,甚则关节周围漫肿,局部酸麻疼痛,或见"块瘰"硬结不红;伴有目眩,面浮足肿,胸脘痞闷;舌胖质暗,苔白腻,脉缓或弦滑。治宜活血化瘀,化痰通络。方选身痛逐瘀汤加减。

(4) 肝肾阴虚证(痛风肾期):病久屡发,关节痛如被杖,局部关节变形,昼轻夜重,肌肤麻木不仁,步履艰难,筋脉拘急,屈伸不利;头晕耳鸣,颧红口干;舌红少苔,脉弦细或细数。治宜补益肝肾,通络止痛。方选独活寄生汤加减。

2. 外治疗法

(1) 膏药外敷

1) 消肿止痛膏(组成:朱砂、雄黄、冰片、黄连、五倍子,共捣为膏)外敷,能改善关节红肿热痛之症,使痛风性关节炎得到迅速改善。

2) 风火软膏(组成:防风、大葱、白芷、川乌各60g,共捣为膏)用热黄酒调敷冷痛处,有祛风通痹止痛功效,主治急慢性期痛风。

(2) 散剂外敷:当归散(组成:防风、当归、藁本、独活、荆芥穗、牡荆叶各30g。上药为粗末,与盐120g同炒热,袋盛熨之),功效祛风除湿、活血止痛,主治慢性期痛风。

(3) 药酒外搽:伸筋草12g,透骨草12g,川桂枝9g,羌活12g,独活12g,川乌9g,草乌9g,全当归12g,紫草9g,红花9g,桑枝9g,虎杖9g,络石藤9g,地鳖虫6g。诸药用高粱酒1.5kg浸泡,约1周后外用。功效:祛风除湿,活血通络,宣痹止痛。热水洗患处后用此酒轻擦患处,每次10分钟,每日2~3次。

3. 其他疗法 针刺治疗:功效活血、通络、止痛。①主穴取肾俞、气海俞、膀胱俞、关元、三阴交。配穴取离患部1~2寸阿是穴。手法:用平补平泻,中等量刺激。②急性期取患侧隐白、大敦、太冲、三阴交、太溪、照海、阿是穴,恢复期取双侧太冲、三阴交、太白、太溪、照海、足三里、肝俞、肾俞。手法:急性期隐白、大敦点刺放血,余穴针刺用泻法,恢复期用平补平泻法。

4. 对症治疗

(1) 急性痛风性关节炎:卧床休息,抬高患肢,冷敷,疼痛缓解72小时后方可恢复活动。应及早、足量使用以下药物,见效后逐渐减停。急性发作期不开始降尿酸治疗,已服用降尿酸药物者发作时不需停用,以免引起血尿酸波动。

1) 非甾体抗炎药:可有效缓解急性痛风症状,为一线用药。

2) 秋水仙碱：是治疗急性发作的传统药物。秋水仙碱不良反应较多，主要是胃肠道反应，也可引起骨髓抑制、肝损害、过敏和神经毒性等。不良反应与剂量相关，肾功能不全者应减量使用。

3) 糖皮质激素：通常用于不能耐受非甾体抗炎药和秋水仙碱或肾功能不全者。

（2）间歇期和慢性期：目的是长期有效控制血尿酸水平，防止痛风发作或溶解痛风石。

1) 抑制尿酸生成药：黄嘌呤氧化酶抑制剂，广泛用于原发性及继发性高尿酸血症，尤其是尿酸产生过多型或不宜使用促尿酸排泄药者。

2) 促尿酸排泄药：主要通过抑制肾小管对尿酸的重吸收，降低血尿酸。主要用于肾功能正常，尿酸排泄减少型。

（3）肾脏病变的治疗：痛风相关的肾脏病变均是降尿酸药物治疗的指征，应选用别嘌醇，同时均应碱化尿液并保持尿量。慢性尿酸盐肾病如需利尿时，避免使用影响尿酸排泄的噻嗪类利尿剂及呋塞米等，其他处理同慢性肾炎。

临证要点

1. 临证应详细询问发病过程及既往病史。

2. 痛风发病的先决条件是血尿酸增高。血尿酸增高可作为早期诊断的重要指标，但在急性期血尿酸增高的程度可能与临床症状的轻重不平行，少数急性痛风的患者血尿酸水平正常。

3. 饮酒和进食高蛋白食物是发病的主要诱因，患者应低嘌呤低能量饮食，戒酒，多饮水，每日饮水 2 000ml 以上。

4. 关节滑液检查、痛风石内容物检查、关节 X 线检查等有助于诊断。

5. 慎用影响尿酸排泄的药物，如某些利尿剂和小剂量阿司匹林等。防治伴发病，如高血压、糖尿病和冠心病等。

名中医经验

ER-13-27

研究进展

ER-13-28

笔记

诊疗流程图

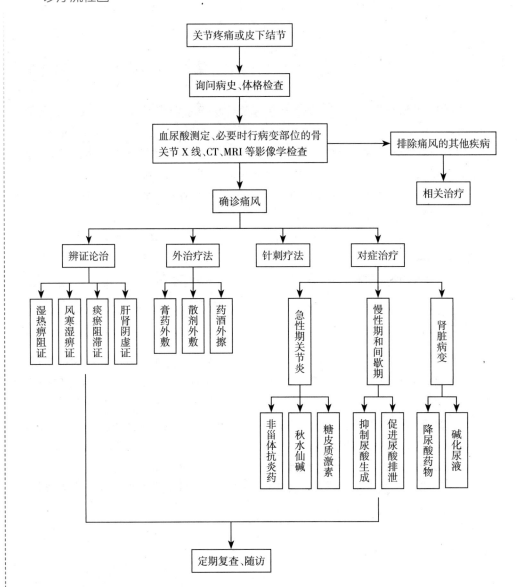

（邓柏杨）

第八节 肠 痈

 培训目标

1. 掌握肠痈的诊断、鉴别诊断。
2. 掌握肠痈的辨证论治及常用外治法。
3. 熟悉肠痈的病因病机。

　　肠痈是指发生于肠道的痈肿,属内痈范畴(图13-12~图13-14)。该病可发生于任何年龄,以青壮年为多,男性多于女性,占外科住院患者的10%~15%,发病率居外科急腹症的首位。肠痈之病名最早见于《素问·厥论》,曰:"少阳厥逆……发肠痈不可治,惊者死。"《金匮要略》总结了肠痈辨证论治的基本规律,推出了大黄牡丹汤等有效方剂,至今仍为后世医家所应用。本病的临床特点是腹痛起始于胃脘或脐周,数小时后转移至右下腹,伴发热、恶心、呕吐,右下腹持续性疼痛并拒按。本病相当于西医学的急、慢性阑尾炎。

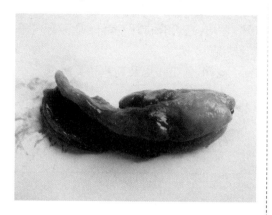

图13-12　肠痈1

古代文献中
的病名来源
ER-13-29

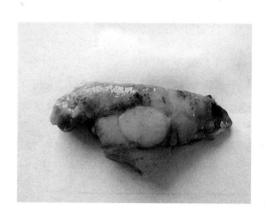

图13-13　肠痈2

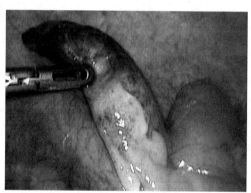

图13-14　肠痈3

典型案例

简要病史

　　患者女性,20岁,学生。因"转移性右下腹疼痛伴恶心呕吐10小时"就诊。患者10小时前无明显诱因出现腹部疼痛,以脐周明显,后逐渐转移至右下腹。起病后自服"保济丸"未见好转,现为求进一步诊治来就诊。门诊腹部彩超提示肝胆胰脾及双肾未见明显异常,双侧输尿管未见明显扩张,阑尾增粗,考虑阑尾炎可能。血常规:白细胞计数$23.7×10^9$/L,中性粒细胞计数$20.3×10^9$/L。

问题一

为进一步明确诊断,需补充完善哪些相关病史?

思路

　　青年女性,转移性右下腹疼痛伴恶心呕吐10小时,结合彩超、血常规检查结果,首先考虑的诊断是急性阑尾炎。为进一步明确诊断,需补充了解以下病史资料。

1. 既往有无类似症状。

2. 伴随症状。

3. 中医十问(是否伴随全腹部疼痛,疼痛是否有固定处;是否有呕吐;是否有恶寒、发热;是否有自汗、盗汗;是否有口干、口苦;喜温饮还是喜冷饮;胃纳、二便、夜寐等情况)。

4. 既往工作史及其他相关病史。

5. 月经史。

6. 传染病史。

7. 患者目前生命体征。

8. 舌脉。

9. 相关辅助检查结果。

完善病史

　　患者既往无类似症状。此次为 10 小时前无明显诱因出现脐周轻度疼痛,进而出现恶心,呕吐 2 次,均为早餐内容物。后腹痛加重,自服"保济丸"后,腹痛未见缓解,随后自觉腹部疼痛向右下腹转移,遂到我院就诊。刻下:右下腹部疼痛明显,伴神疲乏力,倦怠,大便未解,小便正常。专科检查:腹平软,肝脾肋下未触及,右下腹压痛明显,无反跳痛,局部腹肌无紧张,未触及包块。腹部叩诊鼓音,肝浊音界正常,无叩击痛。肾区无叩击痛,无移动性浊音。听诊肠鸣音 2~3 次/min,未闻高调肠鸣音及气过水声。腰大肌征阴性,闭口肌征阴性,结肠充气试验阳性,外生殖器未见异常,双侧腹股沟未触及肿物。舌质红,苔黄,脉弦。

　　既往史:否认结核病史,否认放射线灼伤史,否认胃炎病史,无长期服用免疫抑制剂史。

　　月经史:未婚未育,平素月经正常,末次月经为就诊前 2 周。

　　辅助检查:B 超检查提示肝胆胰脾及双肾未见明显异常,双侧输尿管未见明显扩张,阑尾增粗,考虑阑尾炎可能。血常规:白细胞计数 23.7×10^9/L,中性粒细胞百分比 86%。人绒毛膜促性腺素(HGG)未见明显异常。

问题二

请问该患者的诊断是什么?

思路

中医:肠痈(瘀滞证)。

西医:急性阑尾炎。

知识点 1

诊断与鉴别诊断

本病应当与胃穿孔、十二指肠穿孔、右侧输尿管结石、妇产科疾病等相鉴别。

问题三

请简述该患者的辨病辨证思路。

思路

患者为女性,平日情志不畅,嗜生冷油腻,损伤脾胃,肠道运化失调,糟粕积滞,湿热内生,积滞于肠道而成痈,表现为转移性右下腹疼痛,纳呆,脘腹闷胀,大便未排,右下腹痛有定处、拒按,舌红苔黄,脉弦。应辨证为瘀滞证。

📋 **知识点2**

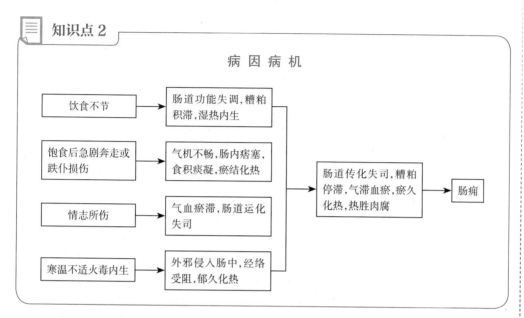

病因病机

饮食不节 → 肠道功能失调,糟粕积滞,湿热内生

饱食后急剧奔走或跌仆损伤 → 气机不畅,肠内痞塞,食积痰凝,瘀结化热

情志所伤 → 气血瘀滞,肠道运化失司

寒温不适火毒内生 → 外邪侵入肠中,经络受阻,郁久化热

→ 肠道传化失司,糟粕停滞,气滞血瘀,瘀久化热,热胜肉腐 → 肠痈

问题四

请简述该患者的治疗方案。

思路

1. 内治　行气活血,通腑泄热。方选大黄牡丹汤合红藤煎剂加减。
2. 外治　可选用金黄散、玉露散或双柏散,用水或蜜调成糊状,外敷右下腹。
3. 手术　行阑尾切除术。

📋 **知识点3**

治疗方案

六腑以通为用,通腑泄热是治疗肠痈的主要法则。初期(急性单纯性阑尾炎)、酿脓期轻证(轻型急性化脓性阑尾炎)及右下腹出现包块者(阑尾周围脓肿),采用中药治疗效果较好,能免除手术和并发症带来的痛苦。特殊类型(老人、小儿、妊娠)阑尾炎、炎症反复发作和病情严重者,应及时采取手术。

1. 内治

(1)瘀滞证:转移性右下腹痛,腹痛呈持续性、进行性加剧,右下腹局限性压痛或拒按;伴恶心、纳差,可有轻度发热;苔白腻,脉弦滑或弦紧。治宜行气活血,通腑泄热。方选大黄牡丹汤合红藤煎剂加减。

(2)湿热证:腹痛剧烈,右下腹或全腹压痛、反跳痛,腹皮挛急;右下腹可摸及包块;壮热,纳呆,恶心呕吐,便秘或腹泻;舌红苔黄腻,脉弦数或滑数。治宜通腑泄热,利湿解毒。方选复方大柴胡汤加减。

(3)热毒证:腹痛剧烈,全腹压痛、反跳痛,腹皮挛急;高热不退或恶寒发热,时时汗出,烦渴,恶心呕吐,腹胀,便秘或似痢不爽;舌红绛而干,苔黄厚干燥或黄糙,脉洪数或细数。治宜通腑排脓,养阴清热。方选大黄牡丹汤合透脓散加减。

2. 外治 无论脓已成或未成,均可选用金黄散、玉露散或双柏散,用水或蜜调成糊状,外敷右下腹;或用消炎散加黄酒或醋调敷。

还可采用通里攻下、清热解毒等中药肛滴,如大黄牡丹汤、复方大柴胡汤等煎剂150~200ml,直肠内缓慢滴入(滴入管插入肛门内15cm以上,药液30分钟左右滴完),使药液直达下段肠腔,加速吸收,以达到通腑泄热排毒的目的。

3. 其他疗法

(1)一般疗法:①输液:对禁食或脱水或有水、电解质紊乱者,应静脉补液予以纠正;②胃肠减压:阑尾穿孔并发弥漫性腹膜炎伴有肠麻痹者,应行胃肠减压,目的在于抽吸上消化道所分泌的液体,以减轻腹胀,并为灌入中药准备条件;③抗菌药物:腹膜炎体征明显或中毒症状较重者,可选用广谱抗菌药物。

(2)针刺疗法:可作为辅助治疗方法,具有促进肠蠕动、促使停滞物排出、改善血运、止痛、退热、提高人体免疫功能等作用。主穴:双侧足三里或阑尾穴。配穴:发热加曲池、合谷或尺泽放血;恶心呕吐加内关、中脘;痛剧加天枢;腹胀加大肠俞、次髎。均取泻法,每次留针0.5~1小时,每隔15分钟强刺激1次,每日2次。加用电针可提高疗效。

(3)手术疗法:西医治疗急性阑尾炎的原则是早期行手术治疗,尤其是小儿急性阑尾炎,一经确诊应积极行手术治疗。对急性单纯性阑尾炎、慢性阑尾炎也可选用腹腔镜行阑尾切除。

临证要点

1. 应详细询问病史及发病过程。本病特点是:转移性右下腹疼痛,可伴有恶心、呕吐、发热、右下腹压痛等。

2. 结合舌脉及患者全身症状,选择合适的内治方药和外治方法。

3. 避免饮食不节和食后剧烈运动,养成规律性排便习惯;驱除肠道内寄生虫,预防肠道感染。

4. 对初期、酿脓期肠痈(急性单纯性、轻度化脓性阑尾炎和阑尾周围脓肿),可根据食欲情况给予清淡软食或半流食,而并发腹膜炎者应根据病情给予流质饮食或禁食。

5. 除初期肠痈(急性单纯性阑尾炎)外,一般应卧床休息;对并发腹膜炎及阑尾周围脓肿的患者,应采取有效的半卧位,防止过早下床活动,以免病情反复。

6. 本病复发率很高。为了防止复发,一般主张在临床症状和体征消失后,继续坚持服用中药7~14天,可明显降低复发率。

名中医经验
ER-13-31

研究进展
ER-13-32

诊疗流程图

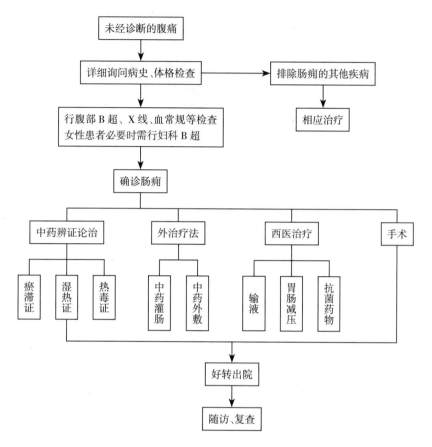

（邓柏杨）

第九节　胆　石　症

培训目标

1. 掌握胆石症的诊断、鉴别诊断。
2. 掌握胆石症的辨证论治及常用外治法。
3. 熟悉胆石症的病因病机。

胆石症是指湿热浊毒与胆汁互结成石,阻塞于胆道而引起的疾病(图 13-15,图 13-16)。胆石症在中医学中属于"胆胀""胁痛""结胸""黄疸"等范畴。《灵枢·经脉》中记载:"胆足少阳之脉……是动则病口苦,善太息,心胁痛,不能转侧。"《金匮要略》中不仅描述了类似本病的主症及病机,还提出了多种治法和方药。《伤寒全生集》更扼要地概括了本病急性期的理法方药。流行病学调查表明,我国胆结石患病率为 0.9%~10.1%,平均 5.6%。女性患病率高于男性,并随年龄增长而增加。根据胆石的外观和化学成分,分胆固醇结石、胆色素结石、混合结石 3 类。随着生活水平的提高,

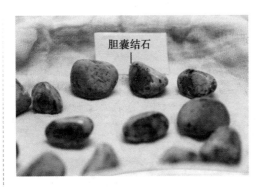

图 13-15 胆石症

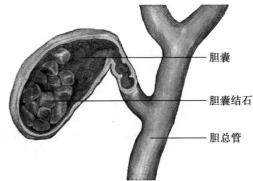

胆囊

胆囊结石

胆总管

图 13-16 胆石症

饮食结构的改变,我国的胆结石发病已经由以胆色素结石为主逐渐转变为以胆固醇结石为主,但胆色素结石的防治仍然面临着巨大困难和挑战。本病相当于西医学的胆囊结石及肝内外胆管结石。

典型案例

简要病史

患者女性,45 岁,教师。因"右上腹反复绞痛周余"就诊。患者 1 周前晚饭后出现右上腹部绞痛,时发时止。起病后曾到当地卫生院就诊,行腹部彩超检查提示胆囊结石、轻度脂肪肝。

问题一

为进一步明确诊断,需补充完善哪些相关病史?

思路

中年女性,1 周前右上腹反复绞痛,时发时止,结合彩超检查结果,首先考虑的诊断是胆石症。为进一步明确诊断,需补充了解以下病史资料。

1. 首次发作,还是复发。

2. 伴随症状。

3. 中医十问(是否有疼痛向他出放射;是否拒按;是否有恶心呕吐;是否身目黄染;是否有恶寒、发热;是否有自汗、盗汗;是否有口干、口苦,如有口干,饮水是否能缓解;喜温饮还是喜冷饮;胃纳、二便、夜寐等情况)。

4. 既往工作史及其他相关病史。

5. 传染病史。

6. 月经史。

7. 患者目前生命体征。

8. 舌脉。

9. 相关辅助检查结果。

完善病史

患者平素嗜食甘肥厚味。晨起常有口干、口苦,偶有腹胀不适。刻下:右上腹部疼痛,并向右侧肩背部放射;伴神疲乏力,倦怠,大便干,小便黄,有低热,无黄染。专科检查:右上腹局部腹肌紧张,肝脾肋下未触及,未触及包块,右上腹压痛明显,反跳痛阳性,墨菲征阳性,腹部叩诊鼓音,肝浊音界正常,无叩击痛。肾区无叩击痛,无移动性浊音。听诊肠鸣音正常,未闻高调肠鸣音及气过水声。舌质红,苔白,脉弦数。

辅助检查:腹部彩超检查提示胆囊结石,轻度脂肪肝。血尿淀粉酶未见异常;白细胞计数 $13.7×10^9$/L,中性粒细胞百分比 76%,尿常规未见异常。

既往否认结核病史,否认放射线灼伤史,无长期服用免疫抑制剂史。

问题二

请问该患者的诊断是什么?

思路

中医:胆胀(肝胆蕴热证)。

西医:急性胆囊炎,胆囊结石。

知识点 1

诊断与鉴别诊断

本病应当与消化性溃疡穿孔、急性胰腺炎、右上尿路结石、高位阑尾炎、急性胆管炎等相鉴别。

鉴别诊断
ER-13-34

问题三

请简述该患者的辨病辨证思路。

思路

患者为中年女教师,平素嗜食甘肥厚味,晨起常有口干、口苦,偶有腹胀不适,刻下症见右上腹痛,痛引右侧肩背部,伴口苦咽干,食少腹胀。此系肝胆气滞,疏泄失常,邪热蕴阻,运化失司所致;结合大便干,小便黄,有低热,无黄染,舌红,苔白,脉弦数等情况,可辨证为肝胆蕴热证。

知识点 2

病 因 病 机

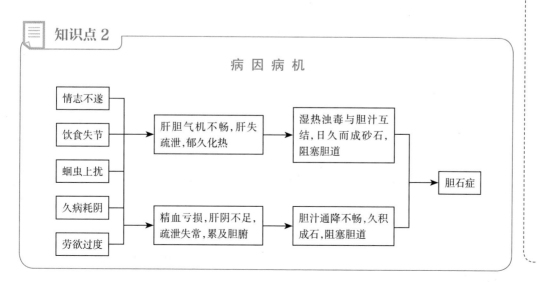

问题四

请简述该患者的治疗方案。

思路

1. 内治　疏肝利胆,清利湿热。方选茵陈蒿汤合大柴胡汤。

2. 外治　芒硝 30g、生大黄 60g,均研细末,大蒜头 1 个,米醋适量,共捣成糊状,布包外敷于胆囊区。

3. 手术治疗　行胆囊切除术或腹腔镜胆囊切除术(LC)。

知识点3

治 疗 方 案

六腑以通为用,疏肝利胆、清热利湿、通里攻下、活血解毒是胆石症的主要治法。胆石症急性发作期应以攻邪为主,通降为先。若病情严重者,应选择手术和中西医结合治疗。

1. 辨证论治

(1) 肝郁气滞证:右上腹间歇性绞痛或闷痛,有时可向右肩背部放射,右上腹有局限性压痛;伴低热、口苦,食欲减退;舌质淡红,苔薄白或微黄,脉弦紧。治宜疏肝利胆,理气开郁。方选金铃子散合大柴胡汤加减。

(2) 肝胆湿热证:右上腹有持续性胀痛,多向右肩背部放射,右上腹肌紧张,有压痛,有时可摸到肿大之胆囊;伴高热、恶寒、口苦咽干、恶心呕吐、不思饮食,部分患者出现身目发黄;舌质红,苔黄腻,脉弦滑或弦数。治宜疏肝利胆,清热利湿。方选茵陈蒿汤合大柴胡汤加减。

(3) 肝胆脓毒证:右上腹硬满灼痛,痛而拒按,或可触及肿大胆囊;黄疸日深,壮热不止;舌质红绛,苔黄燥,脉弦数。严重者四肢厥冷,脉微细而数。治宜泻火解毒,养阴利胆。方选茵陈蒿汤合黄连解毒汤加减。

(4) 肝阴不足证:胁肋隐痛,绵绵不已,可向右肩背部放射,遇劳加重;口干咽燥,心中烦热,两目干涩,头晕目眩;舌红少苔,脉弦细。治宜滋阴柔肝,养血通络。方选一贯煎加减。

2. 外治疗法　可选用芒硝 30g、生大黄 60g,均研细末,大蒜 1 头,米醋适量,共捣成糊状,布包外敷于胆囊区。

3. 其他疗法

(1) 针灸疗法

1) 体针:取阳陵泉、胆囊穴、中脘、太冲、胆俞等穴,每次选 2~3 穴,用泻法或平补平泻法,每次留针 30 分钟,每日 2 次。

2) 耳针:选用交感、神门、肝、胆、十二指肠,针刺或耳穴敷贴。

3) 耳穴压豆法:用耳穴探测仪探查耳穴压痛点后敷贴王不留行,每日按压数次。

(2) 西医疗法

1) 西药治疗:静脉输液以纠正水电解质和酸碱平衡失调;合理选用抗菌药

物;疼痛发作时,应选用解痉止痛剂及吗啡类止痛药。

2) 溶石治疗:胆囊结石可口服鹅去氧胆酸或熊去氧胆酸,每日剂量为 15mg/kg,疗程 6~24 个月,但疗效不确切。

3) 手术治疗:胆囊结石通常均需手术治疗;肝内外胆管结石多数也需要手术治疗。手术的方式除传统手术外,尚有腹腔镜胆囊切除或胆管探查术、胰十二指肠镜下 Oddi 括约肌切开取石术、胆道镜下胆囊切开取石术等。急性胆囊炎若发生严重并发症,如化脓性胆囊炎、化脓性胆管炎,可以先行手术造口或胰十二指肠镜下置管胆管引流术。应用中医药对胆石症手术患者的围手术期进行干预,可明显降低残石率,减少复发率,并提高患者生活质量。

临证要点

1. 详细询问患者发病过程,完善病史;详细体格检查。把握其特点:腹痛多在餐后,多位于右胁下、胃脘或膻中。

2. 经纤维十二指肠镜进行内镜逆行胰胆管造影术(ERCP)、经皮肝穿刺胆道造影术(PCT)、CT 等检查,对 X 线和 B 超无阳性发现的胆石症病例有极高的诊断价值。对怀疑有胆石症,但 B 超无阳性发现的患者,建议选择做以上检查,以便进一步明确诊断。

3. 血常规检查可见白细胞总数升高,以中性粒细胞计数升高为主。

4. 对胆道蛔虫病患者治疗要彻底,间断服用利胆排虫药,使胆道内的蛔虫排尽,以预防结石的形成。

名中医经验
ER-13-35

研究进展
ER-13-36

诊疗流程图

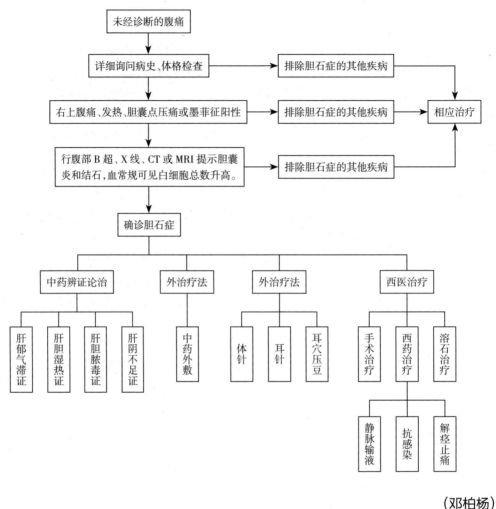

（邓柏杨）

第十节 肠 梗 阻

培训目标

1. 掌握肠梗阻的诊断、鉴别诊断。
2. 掌握肠梗阻的辨证论治及常用外治法。
3. 熟悉肠梗阻的病因病机。

古代文献中
的病名来源

ER-13-37

　　肠梗阻是外科常见的急腹症之一，中医称"大便不通""肠结""关格"等，认为是由于饮食不节、热邪郁闭、寒邪凝滞、湿邪中阻、气血瘀滞、燥屎内结、虫团聚集等因素导致肠腹传导失常，通降受阻，则气机痞结，水津潴留，闭阻于中，从而发生以胀、痛、呕、闭四大症状为特征的肠梗阻（图 13-17~ 图 13-19）。

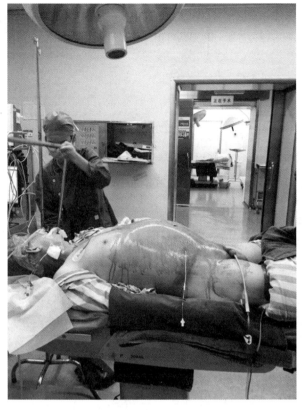

图 13-17 肠梗阻 1

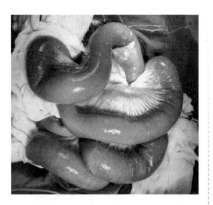

图 13-18 肠梗阻 2

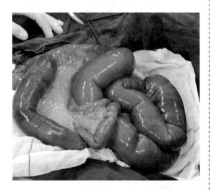

图 13-19 肠梗阻 3

典型案例

简要病史

患者男性,76 岁,退休。因"下腹部胀痛 1 天伴呕吐"就诊。患者昨日午饭后出现腹胀腹痛,口服奥美拉唑胶囊未见缓解,进而出现呕吐,呕吐物为胃内容物。今日为求进一步诊治来我院就诊。

问题一

为进一步明确诊断,需补充完善哪些相关病史?

思路

老年男性,患者昨日午饭后出现腹胀腹痛,口服奥美拉唑胶囊未见缓解,进而出现呕吐,大便未解,遂来就诊。首先考虑的诊断是肠梗阻。为进一步明确诊断,需补充了解以下病史资料。

1. 首次发作,还是复发。

2. 伴随症状。

3. 中医十问(疼痛部位在腹部何处;疼痛喜按否;疼痛的性质;是否为持续性绞痛;是否腹胀明显,呕吐物为清水还是胃内容物;是否有肛门排气;是否有小便;是否有恶寒、发热;是否有自汗、盗汗;是否有口干、口苦;夜寐等情况)。

4. 既往工作史及其他相关病史。

5. 传染病史。

6. 患者目前生命体征。

7. 舌脉。

8. 相关辅助检查结果。

完善病史

患者既往有慢性胃炎病史,曾系统治疗,经治疗后无特殊不适。昨日饭后出现腹胀腹痛,以上腹胀痛为主,无持续性绞痛,呕吐物初起为胃内容物,后以呕吐感为主。刻下:上腹部胀痛,有轻压痛,无反跳痛,肠鸣音活跃,神疲乏力,倦怠,肛门未排气,小便少。专科检查:腹部无明显膨隆,无胃肠型,有轻压痛,无反跳痛,肠鸣音活跃。舌质紫暗有瘀斑,舌苔白腻,脉细。

辅助检查:血常规提示白细胞总数 $9.0×10^9$/L,中性粒细胞百分比78%。血液生化:钾 3.3mmol/L。X 线检查:小肠扩张积气,有大小不等的阶梯状气液平面。

既往史:否认结核病史,否认便秘史,否认心脏病史,否认胆囊结石史,否认肝炎病史,无食用生鱼史。

问题二

请问该患者的诊断是什么?

思路

中医:肠结(气滞血瘀证)。

西医:单纯性肠梗阻。

鉴别诊断
ER-13-38

知识点 1

诊断与鉴别诊断

本病应当与胃十二指肠穿孔、急性胰腺炎、胆石症、急性胆囊炎、急性阑尾炎等病相鉴别。

问题三

请简述该患者的辨病辨证思路。

思路

患者年老气血虚弱,加之饮食不节,饱食后出现腹胀腹痛,进而呕吐胃内容物,此系食物积于肠道,导致肠道气血凝滞,运化无力,阻塞不通,不通则痛;肠道闭塞,胃气上逆则呕吐,清气不升,浊气不降,气体液体积于肠道;肠道失于传导,则大便不通,故出现痛、胀、呕、闭四大症状。结合舌质紫暗有瘀斑,舌苔白腻,脉细,应辨证为气滞血瘀。

知识点 2

病因病机

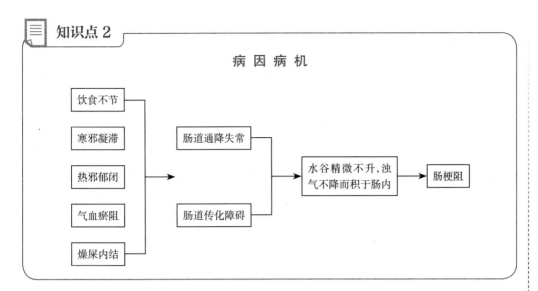

问题四

请简述该患者的治疗方案。

思路

1. 内治　行气活血,通腑导滞。方选桃仁承气汤加减。

2. 外治　大承气汤水煎 200~300ml,保留灌肠。

知识点 3

治 疗 方 案

中医认为"六腑以通为补""六腑以通为用",故对肠梗阻的治疗,以行气止痛、活血化瘀、通里攻下等为基本治则。①内治:根据肠梗阻的病因病机(肠梗阻的类别)不同,结合临床表现,可参考下列证型进行辨证论治;②外治:可选择外敷、灌肠及针灸等方法。完全性肠梗阻以及较严重的肠梗阻,须中西医结合治疗。

1. 辨证论治

(1) 气滞血瘀证:阵发腹痛、腹满拒按,恶心呕吐、停止排气排便,舌淡红,苔薄白,脉弦。治宜行气活血,通腑攻下。方选桃仁承气汤加减。

(2) 肠腑热结证:腹痛、胀满拒按、恶心呕吐、无排气排便,发热、口渴,小便黄赤,神昏谵语,舌红,苔黄燥,脉洪数。治宜活血清热,通里攻下。方选复方大承气汤加减。

(3) 肠腑寒凝证:起病急,剧烈腹痛,遇冷加重,得热减轻,腹部胀满,恶心呕吐,无排气排便,脘腹怕冷,四肢畏寒,舌质淡红,苔薄白,脉弦紧。治宜温中散寒,通里攻下。方选温脾汤加减。

(4) 水结湿阻证:腹痛阵阵加剧,肠鸣音辘辘有声,腹胀拒按,恶心呕吐,口渴不欲饮,无排气排便,尿少,舌淡红,苔白腻,脉弦缓。治宜理气通下,攻逐水饮。方选甘遂通结汤加减。

(5) 虫积阻滞证:腹痛阵作,腹胀不甚,腹部有条索状团块,恶心,呕吐,有蛔虫,或便秘,舌质淡红,苔薄白,脉弦。治宜消导积滞,驱蛔杀虫。方选驱蛔承气汤加减。

2. 外治疗法

(1) 中药敷脐治疗:脐为任脉之神阙穴,任脉乃奇经八脉之一,交叉贯穿于十二经脉之间,气通百脉,布五脏六腑。脐部外敷药物,可通络活血,行腹部气机,消除腹胀。①芒硝 200~300g,装入棉布袋内,封闭后平铺于脐部,用宽胶布或敷贴、腹带固定。棉布袋潮湿或芒硝结块后即予更换,一般每日 1~2 次。②大黄 300g、芒硝 200g 磨成粉状,充分混匀后用食醋调成糊状,装入布袋内,封闭后平铺于脐部,用宽胶布或敷贴、腹带固定,每日 1~2 次。③吴茱萸 30g,研为细末,加米醋适量调为稀糊状,贴敷于肚脐处,用宽胶布或敷贴、腹带固定,每日 1~2 次。

(2) 中药灌肠:①大黄 20g,200ml 开水中浸泡 5 分钟,芒硝 20g 冲下。臀部抬高 20cm,将导尿管或吸痰管插入肛门深度 30cm,上连接一次性输液器和无菌输液瓶,温度 39℃,滴入速度 60 滴/min,滴入后保留药液 30 分钟,每日 2 次。②大承气汤或复方大承气汤,煎汤 200ml。方法同上。

3. 其他疗法

(1) 针刺:体针取足三里、内庭、天枢、中脘、曲池、合谷为主穴。呕吐加内关;腹痛加内关、章门;痉挛者耳穴取神门、大肠、胃、小肠。得针感后强刺激,留针 30~60 分钟,4~6 小时 1 次。

(2) 推拿:患者仰卧,术者双手掌涂上滑石粉,轻而有力地紧贴腹壁按摩。先按顺时针或逆时针方向进行短时间按摩,然后按患者自觉舒服、乐于接受的方向继续进行。如疼痛反而加剧,应立即改变推拿方向。

临证要点

1. 典型的肠梗阻具有痛、呕、胀、闭四大症状,腹部可见肠型及肠蠕动波,肠鸣音亢进,可出现全身脱水等体征。

2. 行腹部立位片检查,可助诊断。

3. 根据舌脉及患者全身症状,选择合适的内治方药和外治方法。

4. 无论采用手术疗法还是非手术疗法,纠正水、电解质和酸碱平衡紊乱,积极防治感染和有效胃肠减压,是治疗肠梗阻的基础疗法。

5. 绞窄型肠梗阻及有腹膜刺激征或弥漫性腹膜炎征象的各型肠梗阻,应积极行手术治疗,解除梗阻病因。

诊疗流程图

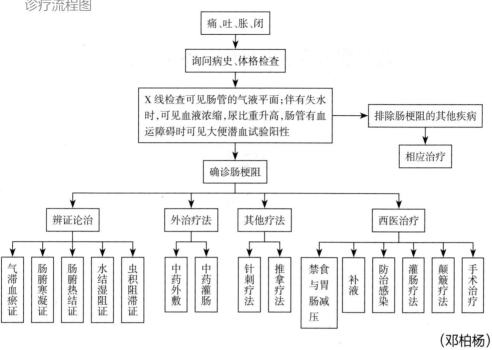

（邓柏杨）

扫一扫
测一测

复习思考题

1. 试述烧伤不同深度创面的临床表现。

2. 简述毒蛇咬伤中的蛇毒类别及其临床表现。

3. 患者,女,20岁,学生。2019年5月14日就诊。

主诉:右下腹疼痛伴恶心、呕吐10小时。

现病史:患者10小时前无明显诱因下出现腹部疼痛,以脐周明显,后逐渐转移至右下腹。起病后自服"保济丸"未见好转。刻下,恶寒发热,右下腹疼痛明显,伴恶心,大便未解,小便色黄。专科检查:全腹软,肝脾肋下未触及,右下腹压痛明显,无反跳痛,局部腹肌无紧张,未触及包块。闭孔肌征阴性,结肠充气实验阳性,外生殖器未见异常。舌质红,苔黄,脉数。

辅助检查:肝胆胰脾及双肾未见明显异常,双侧输尿管未见明显扩张,阑尾增粗,考虑阑尾炎可能。血常规:白细胞计数23.7×10^9/L,中性粒细胞计数20.3×10^9/L。人绒毛膜促性腺激素(HCG)未见明显异常。

既往否认结核病史,否认放射线灼伤史,否认胃炎病史,无长期服用免疫抑制剂史,未婚未育,平素月经正常,末次月经为就诊前2周。

请根据以上资料,完善以下内容:

中医诊断:　　　　　　　　　中医证型:

西医诊断:

中医治法(内治):

代表方剂:

中医外治:

复习思考题答案要点与模拟试卷

18检